U0781968

ANALGESIA & LOCAL ANESTHESIA ORTHOPAEDIC SURGERY ATLAS

镇痛与局麻骨科手术图谱

黄卫民 田慧中 莫利求 主编

SPM 南方出版传媒

广东科技出版社｜全国优秀出版社

· 广 州 ·

图书在版编目（CIP）数据

镇痛与局麻骨科手术图谱 / 黄卫民，田慧中，莫利求主编. —广州：
广东科技出版社，2016.1

ISBN 978-7-5359-6417-5

Ⅰ. ①镇… Ⅱ. ①黄…②田…③莫… Ⅲ. ①骨科学—外科手术—止
痛—图谱②骨科学—外科手术—局部麻醉—图谱 Ⅳ. ①R68-64

中国版本图书馆CIP数据核字（2015）第223935号

策　　划：周　良

责任编辑：黎青青

封面设计：林少娟

责任校对：谭　曦

责任印制：罗华之

出版发行：广东科技出版社

　　　　　（广州市环市东路水荫路11号　邮政编码：510075）

http://www.gdstp.com.cn

E-mail：gdkjyxb@gdstp.com.cn（营销中心）

E-mail：gdkjzbb@gdstp.com.cn（总编办）

经　　销：广东新华发行集团股份有限公司

排　　版：广州市友间文化传播有限公司

印　　刷：广州市岭美彩印有限公司

　　　　　（广州市荔湾区花地大道南海南工商贸易区A幢　邮政编码：510385）

规　　格：889mm×1 194mm　1/16　印张16.75　字数520千

版　　次：2016年1月第1版

　　　　　2016年1月第1次印刷

定　　价：180.00元

如发现因印装质量问题影响阅读，请与承印厂联系调换。

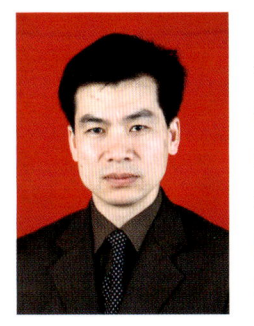

黄卫民 主任医师、副教授、硕士研究生导师。1994年新疆医学院临床医学本科毕业，获学士学位；师从白靖平教授，获硕士学位。2010年考入中南大学湘雅医院师从张宏其教授攻读博士学位。现任新疆医科大学第六附属医院脊柱外二科主任。主要擅长脊柱外科，在颈椎病、脊柱创伤、脊柱畸形、脊柱肿瘤、脊柱退变、腰椎间盘突出症和腰椎滑脱症的诊治方面经验丰富，造诣颇深。学会兼职：中国康协肢残康复专业委员会委员、新疆脊柱脊髓损伤学会常务委员、新疆医学会结核病分会委员、新疆骨质疏松学会委员。主编专业书籍：《骨关节疼痛注射疗法》《脊柱肿瘤外科治疗手术技巧》。副主编专业书籍：《脊柱畸形手术学》《颈椎外科技术》《骨科手术要点与图解》等7部。在核心期刊发表专业论文20余篇。2011年至今主持新疆维吾尔自治区自然科学基金1项、主持乌鲁木齐市科研基金1项。

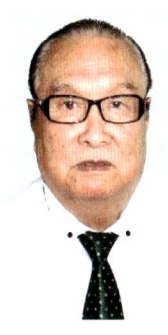

田慧中 教授、主任医师、研究员、博士生导师。现任新疆医科大学第六附属医院脊柱外科名誉主任、新疆维吾尔自治区脊柱外科研究所名誉所长、新疆脊柱脊髓损伤学会名誉会长。终生享受国务院优秀专家特殊津贴。从事外科、骨科、脊柱外科60年，亲手做的各种外科手术13 000余例，是我国脊柱外科创始人之一。在脊柱外科领域中有突出贡献，如"全脊柱截骨矫正重度脊柱侧弯"为国际首创。发明、设计的田氏脊柱骨刀、小儿轻便头盆环牵引装置等，均取得国家专利。曾获国家发明奖、国际金牌奖。主编专业书籍：《脊柱畸形截骨矫形学》《强直性脊柱炎治疗学》《实用脊柱外科学》《实用脊柱外科手术图解》《骨科手术要点与图解》《脊柱畸形颅盆牵引技术》《颈椎外科技术》等。在国内和国际上发表论著代表作80余篇。

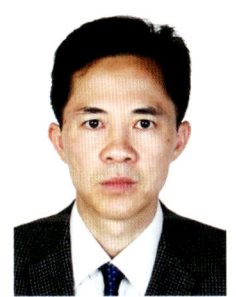

莫利求 医学博士、副主任医师、硕士生导师。现任中山大学附属第一医院麻醉科行政副主任、中华医学会广东省麻醉学会委员。从事临床麻醉近20年，对复杂脊柱手术、肝移植手术等高难度手术的麻醉具有较深的造诣，对脊柱源性的慢性痛的诊治方面有较丰富的经验，在超声引导神经阻滞麻醉新技术上起到一定的带头作用。主要研究方向是对缺氧缺血细胞和脏器的保护作用及其机制。其发表的文章中有16篇被SCI收录，中文核心期刊50多篇。

《镇痛与局麻骨科手术图谱》编写委员会

主 编 黄卫民 田慧中 莫利求

副主编（排名不分先后）

王金武 王萧枫 龙 浩 许红梅 李 璐

杨美好 周 纲 陈国斌 赵自平 徐粤新

编委、作者（排名不分先后）

马 原 马 涌 马 良 王 立 王 昊 王 彪 王兴丽 王金武

王萧枫 王磊磊 王治国 王高波 王天元 王连川 代 杰 白 雪

龙 浩 兰 英 田慧中 任 军 吕 霞 吕 游 刘 伟 刘 帅

刘 旭 刘 红 刘少喻 许红梅 孙改生 庄新明 闫 浩 肖 康

李 璐 李 磊 李 栎 李宇鹏 杜 萍 杜晓宣 张 勤 张玉坤

张怀成 张凤莲 周 纲 陆 云 杨美好 杨文成 孟祥玉 陈国斌

宓士军 赵自平 胡永胜 胡钦典 郑君涛 欧 勇 莫利求 高小亮

高兴顺 高晓辉 殷怀莲 徐粤新 翁 萍 黄 梅 黄卫民 眭江涛

程俊杰 谢 江 艾尔肯·阿木冬 艾买提江·苏来满 艾力西尔

伊力哈木·迪力夏提 沙吾提江 阿不都乃比·艾力 吐尔洪·吐尔逊

吐尔洪江·阿布都热西提 买买提艾力·尼亚孜 斯刊达尔·斯依提

内 容 提 要

　　《镇痛与局麻骨科手术图谱》一书52万字，插图576幅，内容实用，章节编排新颖，条理清晰，体例统一。全书共分为两篇，第一篇骨科镇痛，是按解剖部位划分，以图文结合的形式，首先做了骨科镇痛注射疗法的概述，对头面部、颈部、胸腰部、骶尾及骨盆部、肩及上臂、肘及前臂、腕及手部、髋及股部、膝及小腿部、踝及足部的各种注射技术进行了详细、系统的介绍，对超声介入下穿刺注射镇痛治疗、扳机点注射和浸润注射、骨肿瘤疼痛注射疗法及药物治疗加以叙述。第二篇局部浸润麻醉下脊柱手术，是以图文相结合的形式介绍了局部浸润麻醉的应用，在局部浸润麻醉下进行脊柱外科大手术时，靠患者在清醒状态下能随时问话，解决了脊髓神经受损伤的问题。并以骨科手术图谱的形式编写，能使读者深入理解。本书文字叙述简练，标题层次简明扼要，并附有参考文献，便于读者参考和阅读。

　　本书适用于各级外科医师、骨科医师、麻醉科医师、疼痛科医师、全科医师及研究人员阅读参考。

前　言　Preface

　　骨科镇痛注射疗法在骨科临床非手术治疗中，已被广泛应用并占有重要地位。虽然镇痛注射疗法，即封闭疗法的作用机制尚未取得共识，但其治疗效果已被肯定，用镇痛注射疗法曾治好了许多病例，使其免除了手术之痛苦，取得了戏剧性的疗效是有目共睹的。故在骨科临床上已成为有目共睹的一种常规非手术治疗手段，为广大骨科患者解除了很多病痛，深受患者的欢迎。

　　局部浸润麻醉在20世纪50年代至80年代期间广泛应用于骨科手术中，给骨科的伤病患者解除了疼痛，完成了许多重大、疑难手术，治愈了许多在简陋设备的条件下需要进行大手术的病例。特别是在脊柱外科中，在行靠近硬膜或神经根做减压截骨切除骨组织的时候，或者是围绕硬膜管做环形切除矫正脊柱畸形时，局部浸润麻醉能发挥它的优势，患者在清醒下能随时回答医生的问话和随时告知术者，器械对脊髓或神经根的碰触或牵拉，对截骨间隙张开过宽所造成的脊髓过牵或闭合截骨间隙时产生的脊髓神经过度迂曲缩短所致的双下肢感觉麻木等早期症状，可及时向术者提示。这是局部浸润麻醉最大的优越性，是任何全麻下的监护仪器和唤醒试验都难以比拟的。作者田慧中曾在局部浸润麻醉下做全脊柱截骨矫正脊柱畸形855例，用与患者的密切配合或与患者谈着话做手术的办法，来圆满完成手术。这就是局部浸润麻醉在脊柱外科应用中的特殊意义。

　　近数十年来我国的各大医院都设立了"疼痛治疗科"专门开展这项工作，但参与这项工作的人员多为麻醉科的工作者。因为封闭疗法（注射疗法）最初是在骨科临床工作中广泛应用的一种非手术疗法，为了加强这项工作在骨科的进一步开展，作者重新编写了这本《镇痛与局麻骨科手术图谱》，同2011年出版的《骨关节疼痛注射疗法》相比，进行了增订和修改，并邀请国内众多知名专家参与编写，增加了局部浸润麻醉的章节，并以彩色图解说明其解剖层次、进针方位、深度和与血管、神经的比邻关系以及局部浸润麻醉在脊柱外科应用的优越性。作者编写这本书主要是希望能对骨科、麻醉科与疼痛科同道们开展镇痛注射疗法和局部浸润麻醉时有所帮助！这本书的出版将为骨科范围内的非手术治疗与局麻下进行高精尖大手术的治疗提供了一个能保护脊髓神经不受损伤的方法，开辟了另一条在患者清醒下避免脊髓神经受损伤的途径。

这本书在编写过程中得到各位同仁、专家的鼎力相助，在此深表谢意！感谢新疆医科大学第六附属医院及中山大学附属第一医院给予的大力支持与鼓励！还要感谢广东科技出版社周良编审给予策划指导，使本书能够早日与读者见面。

本书的编写由于时间短、作者水平所限，谬误之处在所难免，敬请广大读者予以批评指正！本书在编写中引用的插图出处，统一在参考文献中列出，若有遗漏之处，望与本书作者联系！

黄卫民　田慧中　莫利求

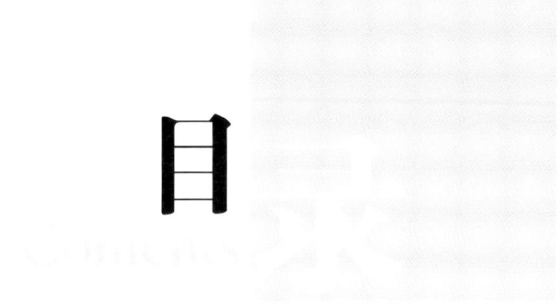

目

第一篇 骨科镇痛

第二篇　局部浸润麻醉下脊柱手术

第一篇 骨科镇痛

第一章 骨科镇痛注射疗法概述

第一节 概　述

　　骨科镇痛注射疗法在骨科伤病的非手术治疗中，占有重要地位。作者于20世纪50年代初期学习苏联生理学家巴甫洛夫学说时，根据疼痛反射弧的原理，开始应用0.25%普鲁卡因封闭疗法来代替疼痛反射弧的恶性刺激，用0.25%普鲁卡因的弱刺激来代替病理性疼痛的强刺激，产生对伤病的治疗作用。曾用肾囊封闭术治疗消化性溃疡、夹脊穴封闭术治疗腰椎间盘突出症、斜角肌间沟封闭术治疗根型颈椎病，以及其他折断疼痛反射弧的封闭疗法来治疗各种伤病，在临床上起到良好的治疗作用。有的是暂时缓解了疼痛症状，折断了疼痛的恶性反射弧，启发了自体恢复的潜力，使机体逐渐向着正常的方向发展。镇痛注射疗法的作用机理虽然尚未取得共识，但在骨科临床上已形成一种常规的非手术治疗方法，为广大骨科伤病患者解除了痛苦，转危为安。甚至本拟行肠梗阻手术的病例，经过一次封闭治疗之后，排便、排气，消除了梗阻症状，取得戏剧性效果，也不需要再做手术了。本拟行腰椎间盘摘除术的患者，经过一次夹脊穴封闭之后，疼痛症状完全消除，功能活动自如，也不需要再做手术了。类似这种例子不胜枚举，总之，镇痛注射疗法在骨科临床上是一种行之有效的治疗手段。

　　镇痛注射疗法是治疗肌肉、骨骼疼痛和风湿免疫疾病的一种非手术治疗的、简单而实用的治疗手段。该方法主要是应用局部麻醉药液和糖皮质激素类药物，进行局部注射，折断病理性疼痛的反射弧，用0.25%普鲁卡因加微量糖皮质激素的微弱刺激代替了病理性、恶性刺激的反射弧，诱导病理性反射弧向着生理性转变，通过神经反射的途径调动人体自身免疫功能治疗疾病。镇痛注射疗法从1950年在我国得到广泛应用至今已有60多年的历史，并且有大量病例资料证据证实其疗效。

　　虽然近数十年来在我国的各个大医院都设立了"疼痛治疗科"开展这项工作。但对骨科医生来说，对镇痛注射技术的进一步深入研究尚嫌不足。骨科医生仍把研究的主要目标限制在"手术治疗和内固定器械的发展上"，其实"非手术治疗和镇痛注射疗法"更是能为广大骨科患者解除病痛的治疗方法，骨科医生也应花费一部分精力来加强对这方面的深入研究。

第二节　应用解剖与穿刺部位

　　操作者必须具备全身各个穿刺部位的局部解剖知识，方能将药液注入正确的部位，产生所需要的封闭阻滞作用，才能保证不损伤其周围的重要组织，避免并发症的发生。因为镇痛注射疗法，涉及全身解剖，如头、颈、胸、腹、背部、骨盆及四肢。如果解剖基础不扎实，开展这项工作将会遇到困难。严格要求操作者在进行某种穿刺操作之前，要认真复习该部位的局部解剖，在脑海里形成一个明确的解剖概念，对进针部位、方向、深度和针尖需要到达的目的地有一个全盘计划。还要认真体会穿刺过程中的手感，根据所遇到的不同手感来体会进针已到达的层次。根据进针深度和进针的阻力感来判断针尖已进入某个层次和部位。必要时还可作回吸试验，看是否有血液、液体、气体被吸出。特别是当靠近硬膜管或脊神经根做穿刺时，更应格外当心，勿损伤神经组织。当靠近大血管做穿刺时，要特别当心有无误入动脉或静脉的危险，绝对避免将麻醉药液注入动脉中，造成麻醉中毒。更应注意勿将麻醉药液注入蛛网膜下腔，造成高位脊髓麻醉。当在胸部做穿刺封闭时，要特别注意以免穿刺针误入胸腔造成气胸。郑重提醒骨科医生、麻醉科医生、理疗科医生、疼痛科医生和全科医生在做镇痛封闭治疗之前要认真复习局部解剖，以免发生意外。

第三节　局麻药物与皮质激素

局麻药物依靠对神经纤维的可逆性阻滞发挥作用。细微神经纤维对传导疼痛的神经反射弧更为敏感，其感觉冲动比粗纤维的运动功能更易被阻断。特别是0.25%普鲁卡因的微弱刺激只能阻滞细微的感觉神经纤维，而对运动功能不受影响。

1. 局麻药物

（1）局麻药液的作用机制　尽管局麻药液的作用是暂时的，但可以折断疼痛反射弧，减少伤害性冲动向脊髓背侧角的传入，用局麻药液的弱刺激代替了强烈的疼痛刺激，使良性的反射弧代替了恶性反射弧，产生长期缓解疼痛的效果。

（2）诊断　封闭后疼痛缓解给进一步确定诊断和制订下一步的治疗方案提供了方便。有时即使是经验丰富的临床医师也难以立即明确病变组织的所在，通过向病变组织内注射小剂量的麻药或折断其疼痛反射弧暂时缓解症状，给下一步的诊断创造机会。如果疼痛缓解则说明病灶就在该部位。进一步的治疗问题也就迎刃而解。

（3）稀释　关节腔和滑囊内有相当大的容积，而且折叠的皱襞和绒毛增加了注入药液的需要量，皮质类固醇药物与滑膜的结合面积大大增加。

（4）张力　注入药液在关节腔和滑囊内的膨胀作用，起到解除粘连的物理松解作用。故向人体的大关节腔内注药时应增加稀释量。但注药量也不宜过大，以免造成关节腔过度膨胀，影响血液循环。

（5）常用局部麻醉药

普鲁卡因（Procaine，Novocaine）

在20世纪50年代我国开始应用"封闭疗法"时，即将本品0.25%溶液作病灶周围的注射，来折断疼痛反射弧，用于治疗损伤或炎症引起的疼痛，还用于四肢血管舒缩机能障碍。静脉注射每天5~10ml，还可治疗神经官能症。

利多卡因（Xylocaine）

也有加肾上腺素的制剂。用于局部封闭疗法，能延长麻醉时间，稀释成低浓度也能注入关节腔和软组织中作浸润麻醉，以上两种局麻药液是目前临床上最常用的。

丁哌卡因（Bupivacaine）

起效慢，约30分钟才能发挥最大效应。持续阻断时间长，可达8小时以上。考虑到该药清除缓慢可能引起潜在的副作用，不宜单纯大剂量的应用。

我们有大量应用以上三种卡因类药物的低浓度混合溶液作局部浸润麻醉，取得满意的麻醉效果，又无蓄积中毒倾向的例证。

2. 皮质类固醇

常用的皮质类固醇注射液均为肾上腺皮质最内层分泌的氢化可的松的合成衍生物。皮质类固醇具有多种生理功能，如参与蛋白质和糖代谢、具有抗炎活性、可介导多核杆细胞和巨噬细胞迁移以及淋巴细胞免疫反应的抑制。

（1）醋酸曲安奈德

稀释制剂：10mg/ml，商品名Adcortyl（曲安奈德）

浓缩制剂：40mg/ml，商品名Kenalog（康宁克通）

在本书中我们推荐应用浓缩制剂。由于浓缩制剂的容量非常小，故对于张力增高易导致疼痛的小肌腱和小关节而言，该制剂非常理想。而较大的关节和滑囊所需药液量大，则适用稀释制剂。该药的作用持续时间约为3周。

曲安奈德癸酸酯（商品名Lederspan）曾是溶解度最低、作用持续时间最长的注射剂，但厂家已自2001年始不再生产此药。

（2）醋酸甲泼尼龙

浓缩制剂：40mg/ml，商品名Depo-Medrone

该药与醋酸曲安奈德相比，注射后疼痛更为明显。现有该药与局麻药制成的混合制剂，如40mg/ml规格的醋酸甲泼尼龙加1ml或2ml利多卡因（10mg/ml），但我们不推荐应用，因为固定的剂量组合不适于用量的调整。

（3）氢化可的松

极稀制剂：25mg/ml，商品名Hydrocortistab

为水溶性、短效剂型。我们只推荐用于深色皮肤、消瘦的女性患者作浅表注射，因可导致局部脂肪堆积和色素沉着。

20mg氢化可的松与4mg曲安奈德或甲泼尼龙药效相当。

表1　常用类固醇制剂及特点

药　物	药　效	剂　量	生产厂家
醋酸氢化可的松	+（短效）	25mg/ml	Sovereign
氢化可的松	+（短效）	1ml/瓶	
甲泼尼龙	++++（中效）	40mg/ml	
醋酸甲泼尼龙	++++（中效）	1ml/瓶，2ml/瓶，3ml/瓶	Pharmacta
醋酸甲泼尼龙+利多卡因	++++（中效）	1ml/瓶，2ml/瓶	
曲安奈德	++++（中效）	10mg/ml	
		1ml/瓶，5ml/瓶	Squibb
康宁克通	++++（中效）	40mg/ml	
		1ml/瓶	

第四节　注射疗法的适应证

注射疗法的适应证极其广泛，在临床上可用于各种伤病的治疗，如弥漫性炎症、外科感染（丹毒、破伤风、蜂窝组织炎等）、肠炎、肾盂肾炎、盆腔炎等。对灼伤、冻伤、营养障碍、慢性溃疡、胃溃疡、十二指肠溃疡均有显效。对血液循环系统疾病：如血管栓塞、脉管炎、血管痉挛都有治疗作用。对过敏性疾患：如荨麻疹、支气管哮喘、血管神经性水肿、湿疹、疱疹等，亦能产生较好的效果。现重点叙述骨科伤病的适应证如下：

外伤所致的枕部疼痛、肌肉紧张或痉挛性头痛、颈椎病、肩关节周围炎、腱鞘炎、腱鞘囊肿、弹响指、特发性尾骨痛、骶尾韧带牵拉伤、腰椎间盘突出症或椎管狭窄症、胸腰椎内固定术后疼痛的治疗、股外侧皮神经麻痹、内收肌腱痉挛性疼痛、大转子滑囊炎、坐骨结节滑囊炎、急性膝关节炎、慢性膝关节炎、骨性关节炎、类风湿性关节炎和创伤性关节炎、鹅足腱滑囊炎、腘窝囊肿、髂胫束滑囊炎、急性跟腱炎、慢性跟腱炎、跟骨后滑囊炎、跖腱膜囊肿等均为骨科注射治疗的适应证。

骨科注射治疗的绝对适应证：

（1）胸腰椎内固定术后疼痛后遗症。

（2）腰椎间盘突出症或椎管狭窄症术后疼痛症状未得到完全缓解，遗留腰背痛或下肢放散症状者。

（3）胸椎黄韧带骨化症减压手术后遗留疼痛和下肢运动功能恢复欠佳者。

（4）下腰痛及腿痛经影像学检查未发现定位性病变，难以采用手术治疗者。

（5）胸腰椎骨折脱位并截瘫术后脊髓功能恢复欠佳，且伴有放散性下肢疼痛者。

（6）胸腰椎骨折后或手术后腹胀、蠕动减弱、肠胀气等症状持续存在者。

第五节　注射疗法的禁忌证

1．绝对禁忌证

（1）局麻药液过敏：也可单独使用类固醇。

（2）化脓性局部或全身感染时不能应用注射疗法。

（3）骨折部位注药可延迟骨折愈合。

（4）关节手术前封闭能增加感染风险。

（5）18岁以内儿童的关节病变通常为全身性关节病的局部表现，一般不需注射。儿童关节炎的注射疗法不属本书讨论的范畴。

（6）患者不愿意接受注射治疗，未在知情同意书上签字。

（7）医生自己没有信心、没有把握时，不要进行注射。

2．相对禁忌证

（1）糖尿病：化脓感染风险增大，血糖升高可持续数日或更长者。

（2）免疫抑制：疾病（白血病、艾滋病）或药物（全身应用类固醇药物）者。

（3）较大肌腱病变：如跟腱、髌腱，不能在腱内注药。

（4）出血性疾病：注射前应先纠正凝血机制后再应用。

（5）抗凝治疗：但并无确切证据表明注射后出血风险增加。

（6）血栓形成：有争议，积液抽出后疼痛可戏剧性地缓解。骨折除外。

（7）精神病性疼痛：注射可加重病情。

（黄卫民　田慧中　莫利求）

参 考 文 献

［1］田慧中，黄卫民，窦书和. 骨关节疼痛注射疗法[M]. 北京：人民军医出版社，2011：1-178.

［2］傅志俭，宋文阁. 镇痛注射技术图解[M]. 济南：山东科学技术出版社，2007：33-152.

［3］史可任. 颈腰关节疼痛及注射疗法[M]. 4版. 北京：人民军医出版社，2011：783-793.

［4］David L Brown. 局部麻醉图谱[M]. 范志毅，译. 北京：科学出版社，2008：18-253.

［5］黄文起. 局部麻醉学[M]. 北京：人民卫生出版社，2008：13-174.

［6］孟庆云，柳顺锁，刘志双. 神经阻滞学[M]. 北京：人民卫生出版社，2003：1-796.

［7］潘晓军，傅志俭，宋文阁. 临床麻醉与镇痛彩色图谱[M]. 济南：山东科学技术出版社，2003：21-273.

［8］薛富善. 临床局部麻醉技术[M]. 北京：人民军医出版社，2005：3-432.

［9］康健. 封闭治疗肋软骨炎83例报告[J]. 农垦医学，2000，22（1）：30-31.

［10］任龙喜，白俊清，刘英杰，等. 封闭加针剥治疗顽固性棘上韧带炎[J]. 中国骨伤，2000，13（7）：422-423.

［11］文兰兰. 棘上或棘间韧带炎封闭治疗体会[J]. 实用医技杂志，1999，6（9）：707.

［12］顾建良. 硬膜外封闭疗法治疗腰椎间盘突出症的疗效观察[J]. 当代医学：学术版，2007，1（12）：91.

［13］宋兴贤. 骶管封闭治疗腰椎间盘突出症80例[J]. 现代医药卫生，2007，23（7）：1022-1023.

［14］蔡美顺，于仲元，王玉柱，等. 肾囊内注射甲基泼尼松龙治疗肾小球肾炎的研究[J]. 中国实用内科杂志，2001，21（5）：280-281.

［15］黄琼宝，梁滨. 硬膜外注药治疗56例带状疱疹疗效分析[J]. 中国热带医学，2010，10（7）：849-850.

第二章　头　面　部

第一节　颞颌关节注射术

【病因】

急性关节囊炎、慢性关节囊炎。

【临床表现】

1. 创伤性颞颌关节软骨盘撕裂。

2. 骨性关节炎、关节弹响、关节不稳滑移等。

3. 颞颌关节疼痛、咀嚼困难。

4. 吃饭时不能张大口，不能咬硬物。

【应用解剖】

颞颌关节乃由颞骨上的关节凹与下颌骨上的关节凸而形成杵臼关节，在关节腔内有一层软骨盘，将关节腔分隔成两个腔，其内壁衬有滑膜和关节的软骨面。颞颌关节的活动范围较大，臼窝较浅，且中间有软骨盘衬垫，故容易产生磨损或脱位，有时还可因创伤造成软骨盘破裂（图2-1、图2-2）。

【操作步骤】

1. 工具及药物

注射器	穿刺针	康宁克通A	利多卡因
1ml	22G 3cm	10mg	2%　5ml

2. 体位　仰卧位头转向对侧或侧卧位。

3. 具体操作　在皮肤消毒情况下，令患者张口，触摸确定进针部位。标记出关节间隙，在关节间隙的前方、软骨盘的下方进针，垂直刺入直达关节腔内注射药物（图2-3）。

【术后处理】

术后应避免下颌关节过度运动，如张大口、咬硬东西等。要学会双侧下颌关节同时咬合的动作。要遵照牙科医生关于预防夜间磨牙的建议是有益的。

【并发症及注意事项】

1. 颞颌关节的中间有软骨盘相隔分成两个腔，注药时容易只注入一个关节腔内，产生治疗效果不能完全消除，需要第二次封闭注药方能解决问题。

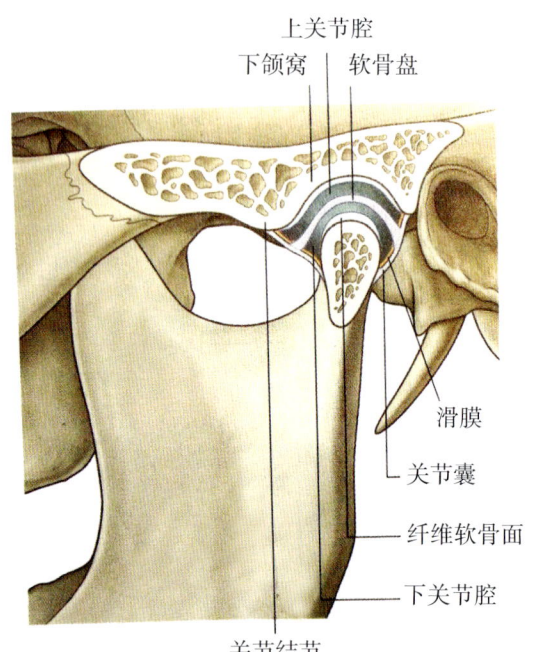

图2-1　颞颌关节解剖图侧面观

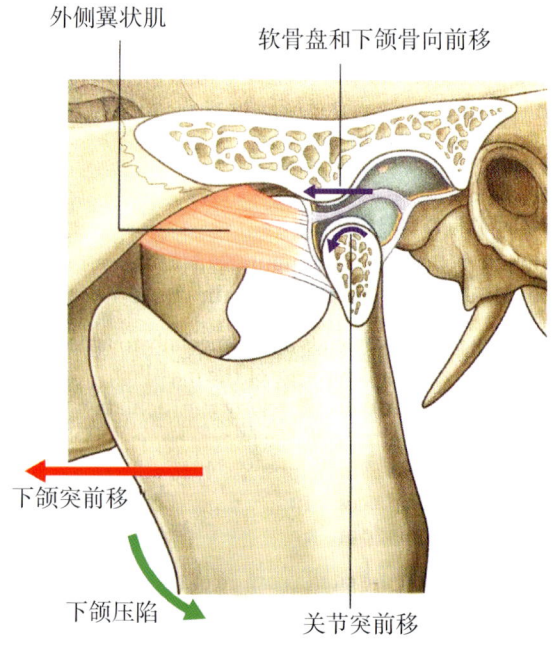

图2-2　颞颌关节前移位侧面观

2. 颞颌关节位于颧骨弓的后下方，关节间隙比较隐蔽，需要认真触摸确定进针部位和方向，才能保证穿刺的正确性。

3. 当颞颌关节有急性化脓性炎症存在时，最好不要做局部封闭治疗。

4. 避免用粗针头在关节腔内反复穿刺，造成人为的软骨盘损伤。

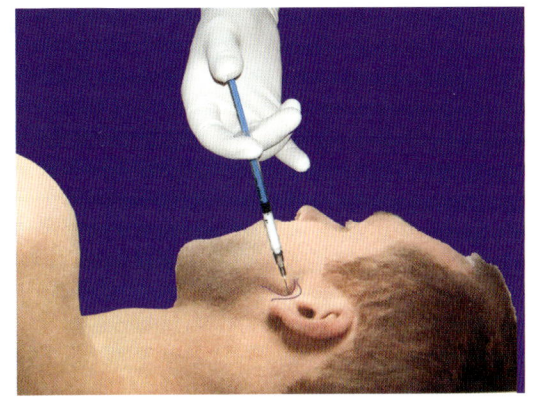

图2-3　颞颌关节穿刺进针部位和方向

（黄卫民　高小亮　任军）

第二节　茎乳孔注射治疗面神经痉挛

【病因】

面神经在茎乳管内受炎症性刺激所致面肌痉挛。

【临床表现】

1. 面颊部抽搐，嘴角向患侧偏斜，呈节律性抽动，说话时加重。

2. 夜间睡眠时减轻，醒后即出现痉挛性抽动，经用镇静、解痉药物治疗无效。

3. 曾经五官科专家会诊用药和局部封闭治疗，牵延半年以上，未能治愈。患者丧失治疗信心，每天戴大口罩上班，自卑心理严重。

4. 发病半年后给予茎乳孔封闭治疗，收到戏剧性效果。

【应用解剖】

第Ⅶ对脑神经（面神经）在颞骨岩石部的茎乳管内经过，由于该段的无菌性炎症刺激造成面神经痉挛，虽经长期抗感染治疗和多次局部封闭治疗，但因未能将药物真正注入茎乳孔内，故未能产生应有的效应。经最后一次找准茎乳孔的位置，将药物注入茎乳管之后，一次封闭即彻底治愈了患者的面肌痉挛。

茎乳孔位于颞骨乳突的内侧，茎突的后方、颈内静脉的外侧。穿刺前令患者张口，在乳突尖的前方、外耳道的下方、下颌角的上方进针，方向向着内上刺入，触

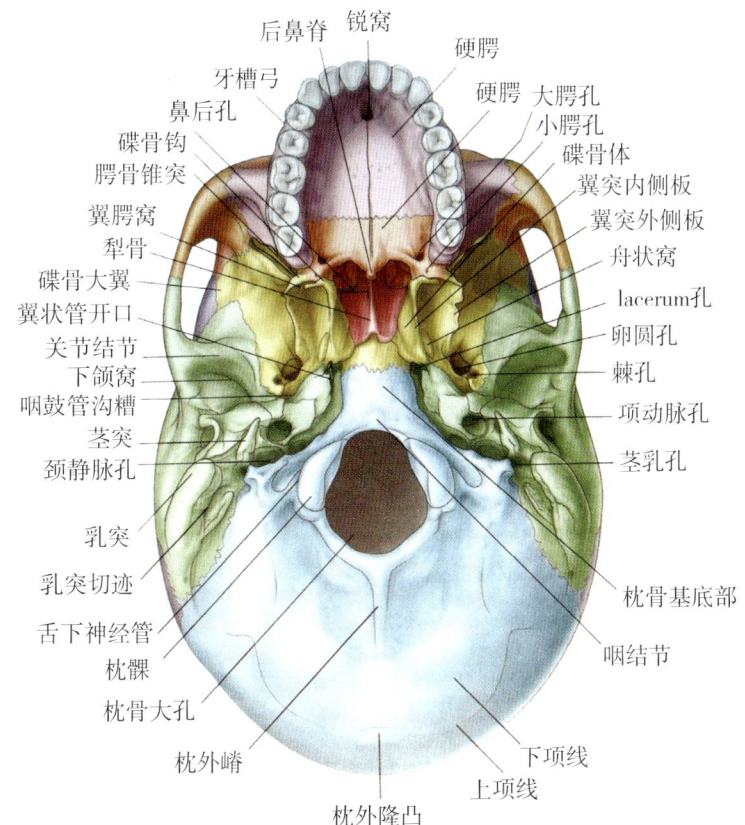

图2-4　颅底下面的解剖，面神经从颅底的茎乳孔穿出

（图中标注：后鼻脊、锐窝、硬腭、牙槽弓、硬腭、大腭孔、鼻后孔、小腭孔、碟骨钩、碟骨体、腭骨锥突、翼突内侧板、翼腭窝、翼突外侧板、犁骨、舟状窝、碟骨大翼、lacerum孔、翼状管开口、卵圆孔、关节结节、棘孔、下颌窝、咽鼓管沟槽、项动脉孔、茎突、茎乳孔、颈静脉孔、乳突、乳突切迹、枕骨基底部、舌下神经管、咽结节、枕髁、枕骨大孔、枕外嵴、下项线、上项线、枕外隆凸）

及茎突后退针，再向着茎突的后方偏斜刺入即可到达茎乳孔的部位（图2-4至图2-7）。

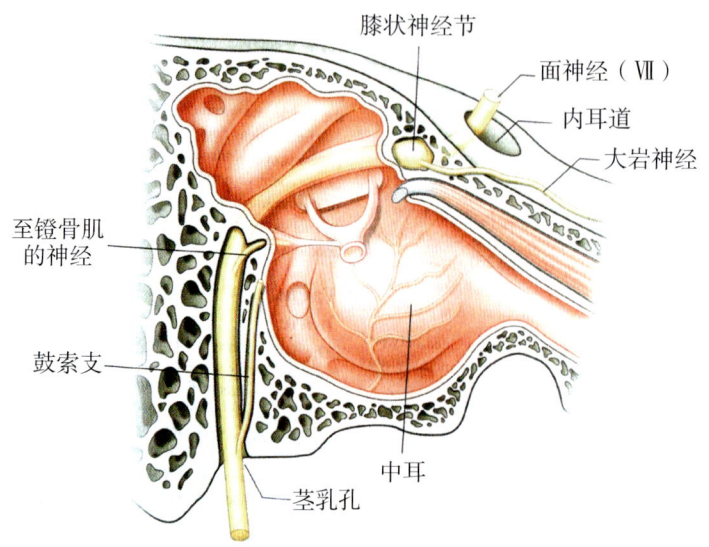

图2-5　颞骨岩石部冠状切面，面神经经茎乳管从茎乳孔穿出

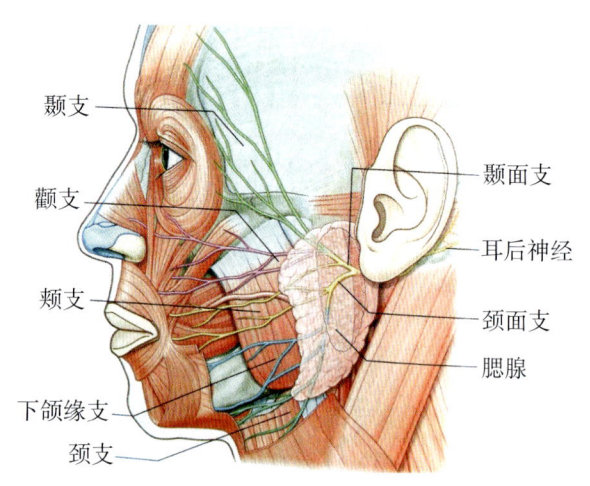

图2-6　面神经腮腺前支及腮腺后支的分布

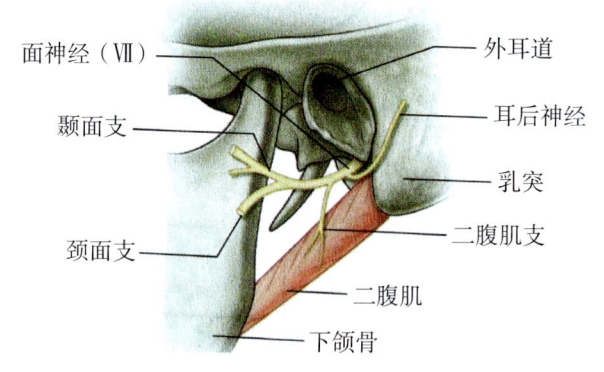

图2-7　面神经腮腺前支

【操作步骤】

1. 工具及药物

注射器	穿刺针	康宁克通A	利多卡因
1ml	25G 3~5cm	5~10mg	2% 5~10ml

2. 体位　仰卧位头转向对侧，令患者张口。

3. 具体操作　在患者的耳后，外耳道的下方触诊，确定乳突的尖部。在外耳道的下方、下颌角的上后方确定进针点。进针方向向后、向上，直到触及茎突后，再退针向着茎突后缘的方向重新刺入，即可进入茎乳孔内（图2-8至图2-10）。一旦确认针头进入茎乳孔内，绝对避免过深刺入，即可推入药液0.1ml，绝对避免过多注入药量，因为茎乳管内的高压可以造成患者抽搐

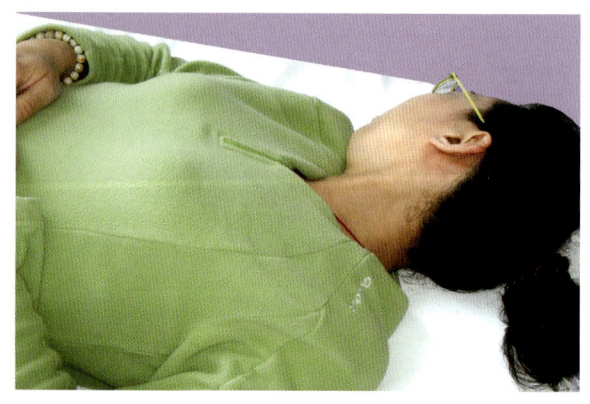

图2-8　茎乳孔封闭的卧位，仰卧位，头转向健侧

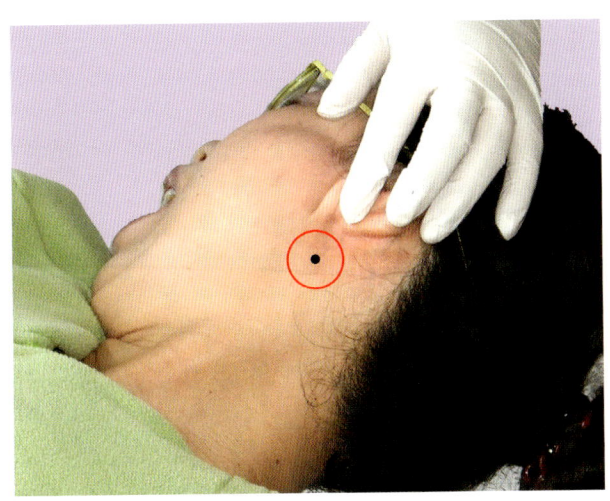

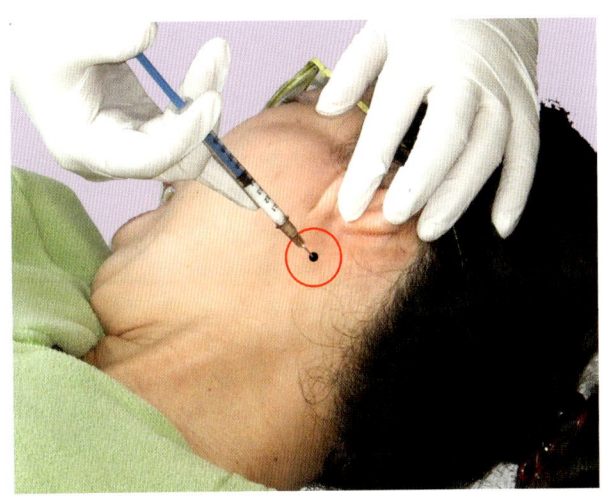

图2-9 茎乳孔封闭的进针点，位于外耳道的下方、下颌关节的后方、乳突的前方和下颌角的上方

图2-10 茎乳孔封闭的进针方向，向上、向后进针，直到触及茎突后，再向茎突的后缘进针，抵达茎乳孔

死亡。这是一种风险性极大的封闭疗法，务必时刻注意。

【术后处理】

如果注药后出现患者躁动不安、神志不清、在床上滚动、翻转，应立即采取抢救措施。一般约于10分钟之后恢复清醒，在此期间应给予足够的氧气供应，检测血氧饱和度及呼吸、循环情况。待一过性反应后，面部抽搐常可伴随消失，出现戏剧性效果。

【典型病例】

患者李XX，女，19岁，一次感冒后发病，主诉左侧面颊部刺痛抽搐，半个面部肌肉酸困，不随意的抽动无法控制。因她是一名护士曾多次经本院五官科及外院五官科医师会诊治疗。曾应用各种镇静、解痉药物治疗无效，也曾多次应用局部封闭疗法未得到治愈。从1969年6月10日发病，一直持续到1969年12月10日未能治愈，每天戴着大口罩上班，给这位年轻漂亮的女护士精神上造成极大的压力。于1969年12月10日因踝关节扭伤收住骨科病房，正好赶上骨科开办"封闭疗法学习班"，为她做了"茎乳孔封闭术"。操作过程：令患者取仰卧位，头偏向对侧，在皮肤消毒条件下进行茎乳孔穿刺定位。然后用25G、5cm长的穿刺针进行穿刺，当穿刺针进入茎乳孔后，抽吸无回血或脑脊液，注入药液0.2ml，注药后患者立即出现抽搐躁动反应，约3分钟，观察呼吸、脉搏尚平稳，血压145/70mmHg（1mmHg=1.333×10²Pa）。一过性反应后患者清醒，面部的抽搐自此消失，出现了戏剧性的效果，随访二年未见复发。

【并发症及注意事项】

1. 茎乳孔封闭术治疗面神经痉挛的技术要求颇高，一定要瞄准茎乳孔，方能将药液正确地注入孔内，但进入茎乳孔的深度不能过深，以免损伤面神经。

2. 茎乳孔封闭是一种风险性极大的操作方法，注意药量不能超过0.2ml，以免造成因茎乳管高压引起严重惊厥或休克。

3. 茎乳孔通过鼓索支与前庭听神经相通，大剂量的注药可以造成耳聋听神经受损。

4. 做茎乳孔封闭之前应认真复习局部解剖，切勿盲目操作而发生意外。

5. 封闭药液的配制：利多卡因的浓度不宜过高，应限制在0.25%~0.5%。类固醇激素的含量也应该适当减少。药液的容量不能过大，以免造成茎乳管高压。

（田慧中 王金武 白雪）

第三节　三叉神经阻滞术

【目的及意义】

三叉神经阻滞术主要用于面部神经痛患者的诊断，确定面部疼痛的原因是否由三叉神经所致，便于下一步进行神经松解术。当今的神经松解术一般采用温度凝固术（Thermocoagulation），而不采用神经破坏术（Neurolytic solutions）。三叉神经阻滞术只作为试验性治疗。

【适应证】

正在面部神经痛严重、患者无法忍耐的期间，无论患者还有否其他并发症存在，为了解除患者无法忍受的痛苦，均有作三叉神经阻滞、缓解疼痛和为下一步神经松解术进行试验性准备的必要性。另外对疱疹后遗神经痛，可加用少量激素封闭治疗，有时可以收到意外的效果。

【应用局麻药的选择】

三叉神经阻滞术，一般只需要局部麻醉药液1~3ml，不需要加激素类药物或肾上腺素等，几乎所有的局麻药液均可采用。

【应用解剖】

三叉神经位于颅内，1cm×2cm大小，位于颈动脉与海绵窦外侧，卵圆孔的后上方，通过卵圆孔的下颌神经离开颅内。三叉神经（第Ⅴ对脑神经）发出三个主要分支，即眼支、上颌支和下颌支。这些神经分支司眼额部、上颌部、下颌部的感觉。除下颌支内含有运动纤维支配咀嚼肌之外，其余全部属于感觉神经纤维。三叉神经节的一部分位于硬膜返折内即美克尔腔（Meckel cave）。卵圆孔位于颧弓的水平面和在下颌切迹水平的额状面。卵圆孔直径1cm，位于翼状突的背外侧（图2-11、图2-12）。

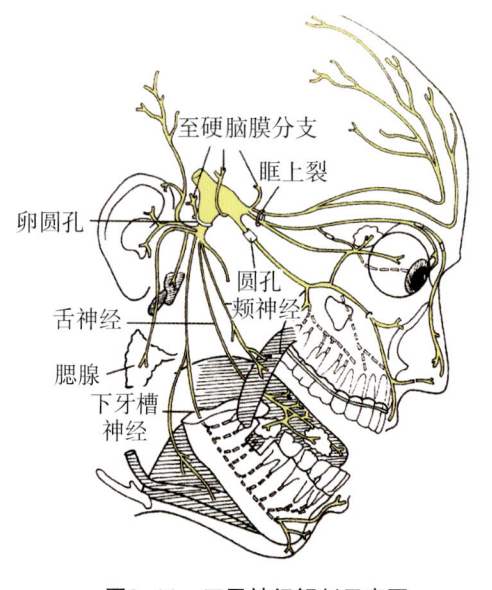

图2-11　三叉神经解剖示意图

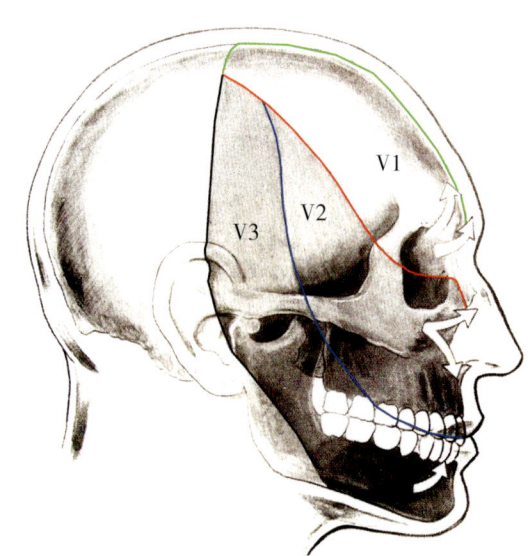

图2-12　三叉神经支配区

【操作步骤】

1. 工具及药物　用22G、10cm长的穿刺针，局麻药液0.5%普鲁卡因1~3ml或0.5%利多卡因1~2ml均可，用于试验性诊断时，不需要加激素类药物。

2. 体位　取仰卧位，面向上，两眼凝视前方向远处眺望，操作者站在患者的旁边，低于患者的肩部，仔细观察患者的面部表情，这样可以看到和想到如图2-13所示的透视图。

3. 具体操作　在嚼肌的内缘打皮丘，嚼肌内缘可让患者咬紧牙关来确定，皮丘的位置在嘴角外侧3cm处（图2-14）。穿刺方向与该侧瞳孔相垂直（图2-15）。这样针尖可触及蝶骨大翼的颞下面，刚好在卵圆孔之前方，深度为4.5~6cm。确定针尖位于颞下面后便开始退针，重新进针，略向下方调整方向，直到进针深度达6cm以上时，即已超过触到颞下面的深度1~1.5cm时已进入卵圆孔。

进入卵圆孔后常可引起下颌神经的异感，若再向前进针还可引起眼神经或上颌神经分布区的异感。根据这些异感可以判断穿刺针在神经节周围的位置。如只有下颌神经的异感时，也很可能针尖尚未完全进入卵圆孔，只是触及了下颌神经。

注药之前应认真回吸看是否有回血或脑脊液，因三叉神经节的后2/3位于美克尔腔内。如果注药的目的是为神经松解术前的诊断，应注射1ml局麻药液，5~10分钟即可产生效果。若麻醉效果不全时，还可补加1~2ml药液，或改变针的位置以获得较完全的神经阻滞。如果用于三叉神经毁损性阻滞，在注入毁损性药物前需经过X线检查证实穿刺针的正确位置，确定位置正确后方能注入无菌甘油或6.5%苯酚甘油0.1ml，作毁损性治疗。

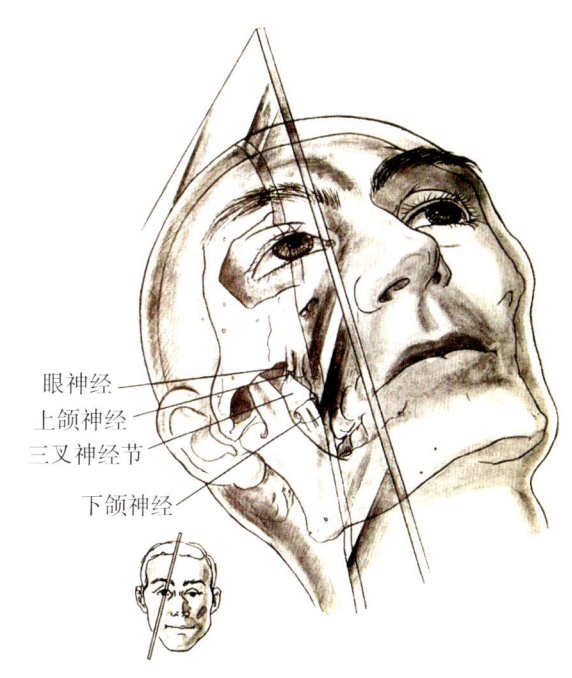

图2-13　三叉神经节解剖及进针平面透视图

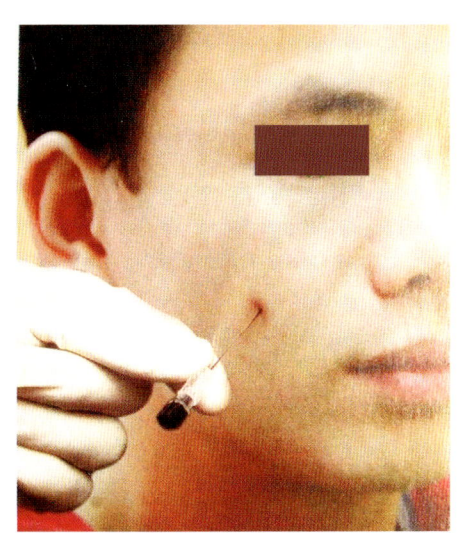

图2-14　三叉神经节穿刺进针点

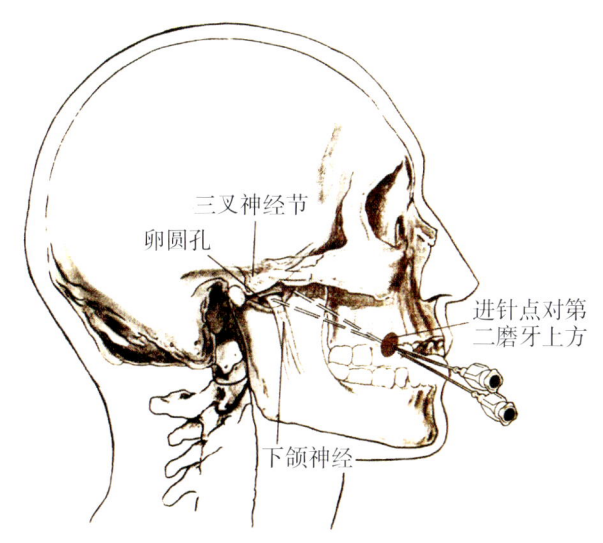

图2-15　三叉神经节穿刺进针方向图

【术后处理】

令患者回病房卧床休息，观察有无眼圈瘀血或黑眼圈出现、有无头痛、脑脊液压力改变、有无感染症状表现、治疗后面部疼痛的改善情况和持续时间。必要时可给予止血药或镇静剂，卧床休息3天。

【并发症及注意事项】

1. 三叉神经节（半月神经节）阻滞的技术要求较高，一定要熟悉局部解剖，操作要精细轻柔。因为半月神经节位置深在，又有许多重要组织相邻，故稍有不慎易造成严重并发症。术前一定要征得患者及其家属的同意和签字方可进行。

2. 出血 卵圆孔周围血管较多，棘孔内有脑膜中动脉通过，破裂孔内有颈动脉通过，如穿刺方向偏差可造成大血管损伤引起出血；如损伤颅内动脉或海绵窦则可形成血肿。出血量小则可逐渐吸收，出血量大常需要冷敷或给予止血药物治疗。

3. 眩晕综合征 多为药物涉及脑膜或侵犯前庭神经所致，一般发生在局麻药物或神经破坏药注入神经节后产生。注药速度一定要慢，如有眩晕综合征出现应立即停止注药。必要时输液、吸氧、注射止吐药，眩晕综合征多在数分钟后消失。

4. 疱疹 有时在注药区的皮肤上出现疱疹，可能是神经营养改变所致，给予清洁、保护、预防感染后，疱疹很快消失。

5. 同侧角膜病变及失明 这是一种严重的并发症，逐渐出现视力模糊、角膜充血、浑浊、眼球萎缩导致失明。其原因是进针过深、药量过大，直接损伤了眼神经造成营养障碍所致。预防重于治疗，一定要做到进针不能过深，注药量不能过大。

（莫利求 杜晓宣 王彪）

第四节 枕神经注射术

【目的及意义】

枕神经封闭常用于枕神经痛及颈源性头痛的治疗。枕神经痛多发生在枕部挫伤后所致的疼痛。枕神经阻滞术能取得显著的效果。

【适应证】

1. 颅脑外伤所致的枕部疼痛。

2. 肌肉紧张或痉挛性头痛的诊断和治疗。

3. 枕部软组织外伤的清创缝合手术。

4. 颈椎病引起的向枕部放散性头痛。

【禁忌证】

对局麻药液过敏的患者或对激素类药物过敏的患者慎用或禁用。

【应用解剖】

枕大神经由C_2颈神经根的后支发出（图2-16），在脊旁肌的深面走行，在上项线的正下方及枕外隆凸的侧方与枕动脉伴行到达浅层。枕小神经及耳大神经都是颈浅丛的终末支，均由C_2

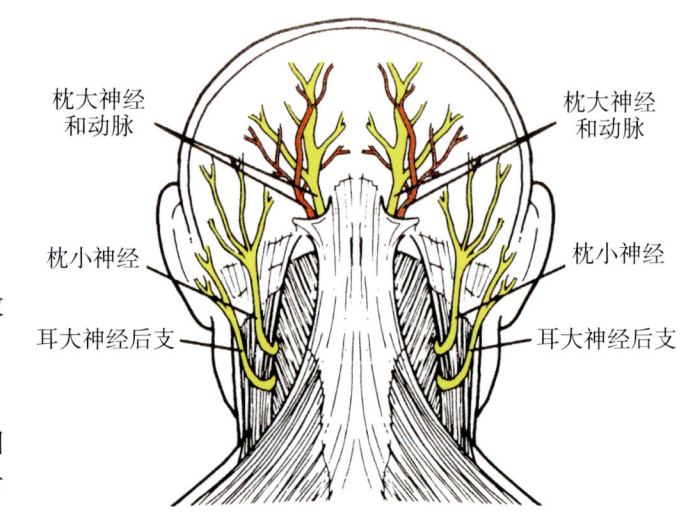

图2-16 枕神经和枕动脉分布图

和C_3发出，行经颈椎脊旁肌，自下向上逐渐到达浅层，位于乳突的上方和耳廓的下方。颈丛的各感觉支均由胸锁乳突肌的后缘中点发出（图2-17）。

【操作步骤】

1. 工具及药物

注射器	穿刺针	康宁克通A	普鲁卡因
5ml、20ml	22G 3cm	20mg	0.25% 15~30ml

2. 体位 取坐位，头颈部处于低头位。

3. 具体操作 枕大神经是在枕外隆凸和乳突之间跨过上项线，所以在此处阻断最方便。可以触及枕动脉的搏动协助定位。用1.5~3.75cm的细长穿刺针，在斜方肌颅底附着点的外缘穿刺，向头侧方向进针，直至触及颅底骨组织（图2-18），退针1~2mm。回吸试验阴性，注入药液3~5ml。

用1.5~3.75cm长针头，在胸锁乳突肌乳突附着点的内侧，进针向内上方穿刺直至触及颅底部，退针1~2mm，回吸阴性，注入药液3~5ml。另外再在枕外隆凸至乳突连线上作浅层浸润注药，阻断枕大神经和枕小神经的所有分支，以达到彻底阻滞的目的（图2-19）。

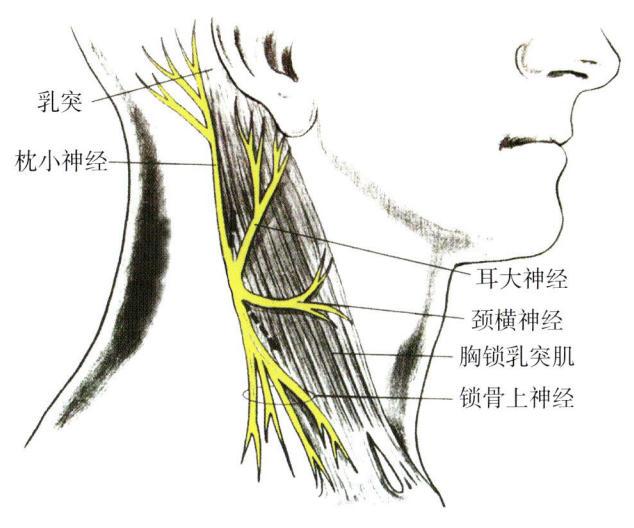

图2-17 颈浅丛神经分布图

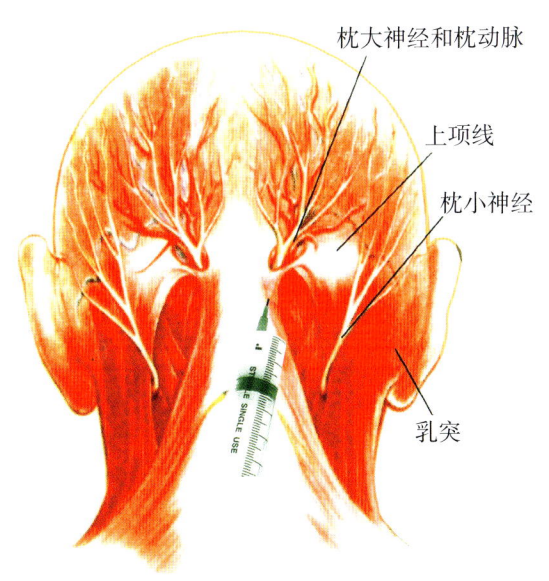

图2-18 枕大神经封闭进针方向

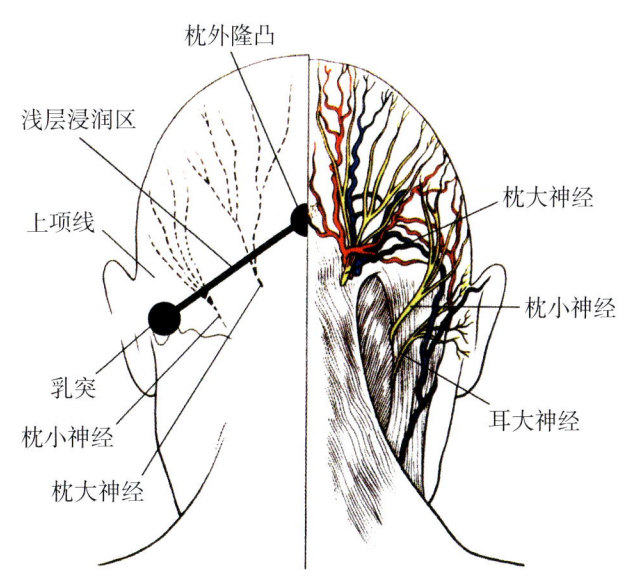

图2-19 先作枕大神经和颈浅丛的神经分支封闭，然后再作乳突至枕外隆凸的浅层浸润

【术后处理】

注药后令患者作轻微的颈部活动，看疼痛是否还存在。必要时配合枕颌带悬吊牵引。每1~3天注药1次，3~5次后一般均可治愈。

【并发症及注意事项】

1. 有麻药误入头皮静脉或枕动脉的可能性，但由于药量小，能否引起不良后果尚有争议。

2. 穿刺针进入枕骨大孔或颅骨缺损区，注药引起全脊髓麻醉的可能性甚小，如果采用短针头穿刺则可避免此现象的发生。

（陈国斌 马涌 代杰）

参 考 文 献

［1］傅志俭，宋文阁. 镇痛注射技术图解[M]. 济南：山东科学技术出版社，2007：33-152.

［2］David L Brown. 局部麻醉图谱[M]. 范志毅，译. 北京：科学出版社，2008：18-253.

［3］黄文起. 局部麻醉学[M]. 北京：人民卫生出版社，2008：13-174.

［4］孟庆云，柳顺锁，刘志双. 神经阻滞学[M]. 北京：人民卫生出版社，2003：1-796.

［5］潘晓军，傅志俭，宋文阁. 临床麻醉与镇痛彩色图谱[M]. 济南：山东科学技术出版社，2003：21-273.

［6］王延宙. 骨科临床检查图解[M]. 济南：山东科学技术出版社，2005：1-273.

［7］薛富善. 临床局部麻醉技术[M]. 北京：人民军医出版社，2005：3-432.

［8］中国医科大学. 实用解剖图谱（上肢）[M]. 上海：上海科学技术出版社，1980：37-272.

［9］Richard L Drake，Wayne Vogl，Adam W M Mitchell. 格氏解剖学：教学版[M]. 北京：北京大学医学出版社，2006：2-739.

［10］Schuenke M，Schulte E，Schumacher U. THIEME解剖彩色图谱：解剖总论和骨骼肌肉系统[M]. 北京：人民卫生出版社，2003：1-796.

［11］田慧中，黄卫民，窦书和. 骨关节疼痛注射疗法[M]. 北京：人民军医出版社，2011：1-178.

［12］史可任. 颈腰关节疼痛及注射疗法[M]. 4版. 北京：人民军医出版社，2011：783-793.

［13］Anthony M. Headache and the greater occipital nerve [J]. Clin Neurol Neurosurg, 1992, 94：297-301.

第三章　颈　　部

第一节　颈椎小关节注射术

【病因】

急性滑囊炎、慢性滑囊炎或滑膜嵌顿。

【临床表现】

1. 突发性颈项部疼痛，活动受限，常为夜间睡眠姿势不当，枕头的高低不合适造成第2天起床时剧烈疼痛。

2. X线拍摄颈椎正侧位片，除能发现有陈旧性颈椎增生退变之外，找不到与症状符合的X线表现。

3. 沿颈椎棘突两侧触压，可发现在小关节突关节的部位有压痛点存在（图3-1）。

4. 在压痛点部位给予封闭治疗，能减轻或消除疼痛症状。

【应用解剖】

颈椎小关节非常平滑，关节间隙与垂直面呈30°~45°。颈椎小关节突旁开棘突为1.5~2cm，瘦人隔着皮肤可以触得，感觉像平坦的柱状（图3-2），受累关节对压力很敏感。可因小关节间隙的滑膜炎或滑膜嵌顿，而致急性疼痛，被认为是"落枕"。

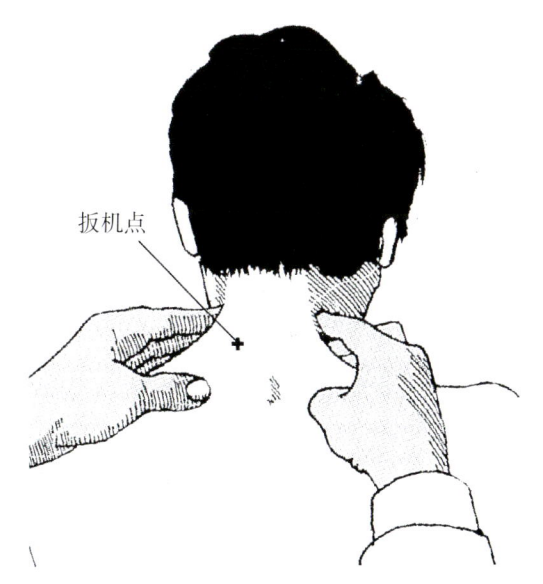

图3-1　沿棘突触诊，在小关节突关节的间隙部位，长可触及敏感的压痛点，在该处用拇指触诊，疼痛一触即发，故名"扳机点"

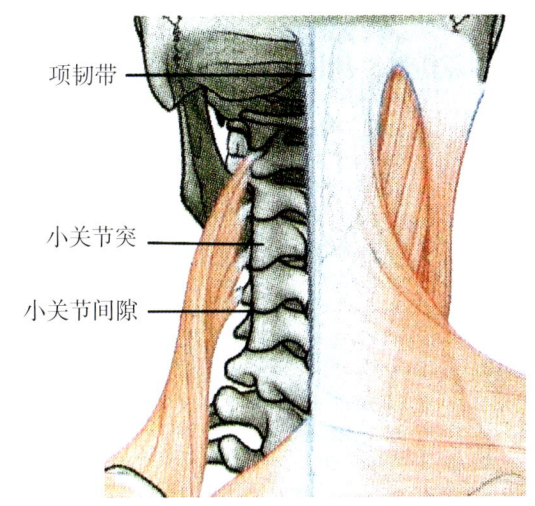

图3-2　颈椎小关节间隙的正常解剖

【操作步骤】

1. 工具及药物

注射器	穿刺针	康宁克通A	普鲁卡因
5ml、10ml	22G 3cm	20mg	0.25% 15~20ml

2．体位　俯卧位或侧卧位，按压寻找压痛点做标记。

3．具体操作

（1）消毒铺单，根据患者的需要采取俯卧位或侧卧位。

（2）颈椎前屈稍向健侧偏斜（图3-3）。

（3）标记出扳机点。

（4）向着小关节突关节间隙的部位进针，注射局麻药液5ml。一般常需注药1~3点。

（5）注药前回吸观察有无回血或脑脊液，以免误入血管和蛛网膜下腔。

（6）最好能将药液注入小关节囊内，或小关节囊的周围，均有效。

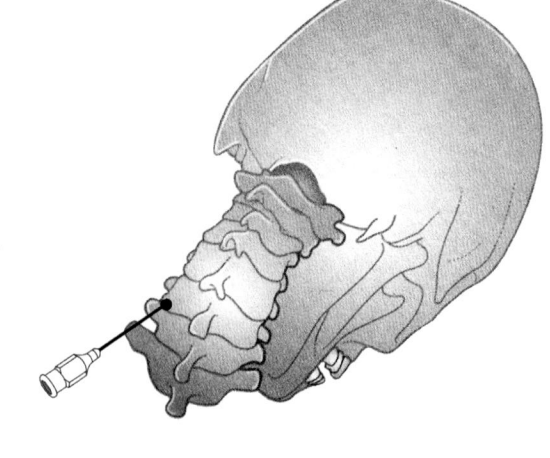

图3-3　在扳机点的部位，用22G、3cm长的针头，向着关节突关节间隙刺入，注入药液每点5ml，必要时可注药1~3点

【术后处理】

注药后令患者作轻微的颈部活动，看疼痛是否还存在。必要时配合枕颌带悬吊牵引。每1~3天注药1次，3~5次后一般均可治愈。

【并发症及注意事项】

颈部注药尽管比较复杂，但只要能掌握局部解剖和进针方向尚比较安全，而且只要针尖顶在关节突的骨组织上，注药还是安全的。只要回吸没有血液或脑脊液，则证明没有误入血管和蛛网膜下腔之虑。

（田慧中　李栎　买买提艾力·尼亚孜）

第二节　斜角肌间注射术

【目的及意义】

斜角肌间封闭术在脊柱外科常被用于治疗根性颈椎病所致的放散性疼痛、麻木等症状。骨科常用在肩关节周围炎的病例，可在斜角肌间麻醉下被动活动肩关节撕脱粘连，并同时在肩关节囊内注射康宁克通A及局麻药液治疗肩凝症。

【适应证】

1．根性颈椎病涉及肩、臂、手部症状的病例。

2．肩关节周围炎所致肩关节活动受限、疼痛、肌肉萎缩等现象。

3．更年期综合征所致骨质疏松和肩痛、功能障碍等。

4．交感性颈椎病，患者的一侧面部和半身出汗，另一侧不出汗，患侧手部紫绀呈雷诺征现象（图3-4）。

【禁忌证】

年龄过大、骨质疏松严重、体质情况太差者不宜接受此治疗。

【应用解剖】

熟悉斜角肌间的解剖是穿刺成功的关键。颈部有两群肌肉，分内侧群（椎前群）和外侧群（斜角肌群），其中的前斜角肌起自第3至第6颈椎横突的前结节，肌纤维向外下方走行，止于第1肋骨内缘的斜角肌结节；中斜角肌位于前斜角肌的后方，起自第2至第7颈椎横突的后结节，肌纤维向外下方止于第1肋骨上。脊神经根从椎间孔穿出后，经前后结节之间，穿行于前、中斜角肌间隙形成臂丛神经。斜角肌间沟的内缘为颈椎，前后缘为斜角肌，底部为第1肋骨（图3-5至图3-7）。

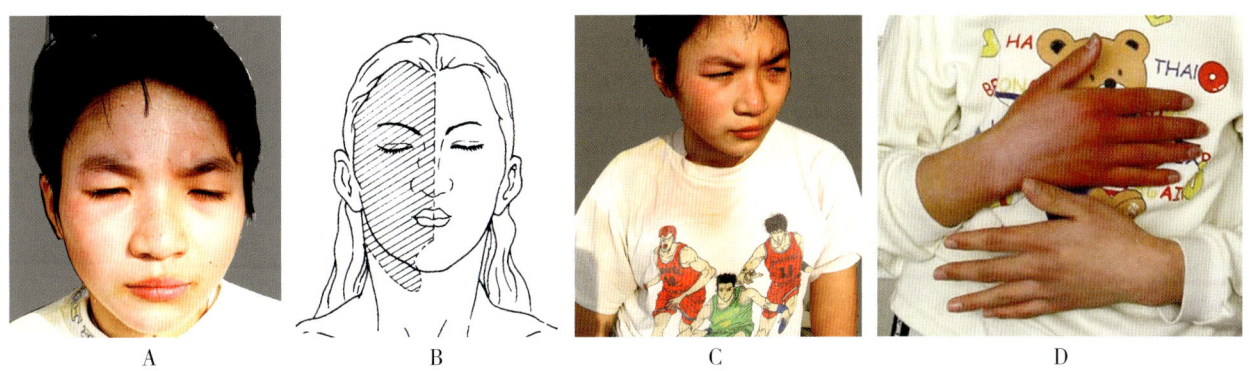

A. 右半侧面部及胸部多汗，右手指发绀、右眼结膜充血。B. 斜线部位为右侧面部多汗区。C. 右胸部衣服被汗湿，左侧正常。D. 右手皮肤颜色变红、发绀、脉搏细弱；左手正常。

图3-4　交感性颈椎病

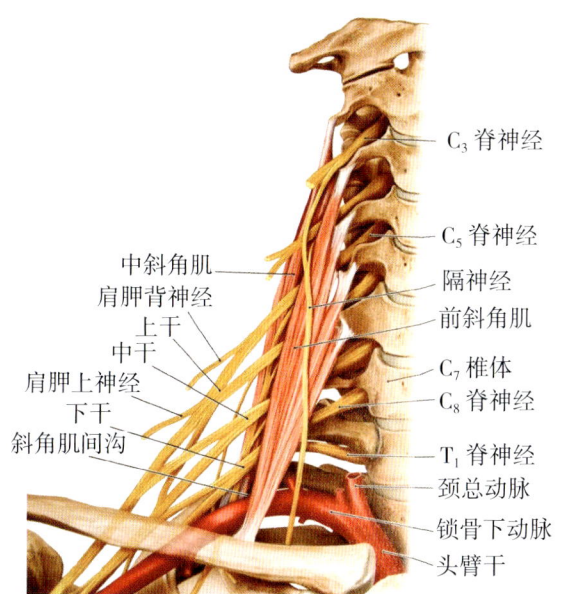

C₃ 脊神经
C₅ 脊神经
中斜角肌
肩胛背神经
上干
中干
肩胛上神经
下干
斜角肌间沟
隔神经
前斜角肌
C₇ 椎体
C₈ 脊神经
T₁ 脊神经
颈总动脉
锁骨下动脉
头臂干

图3-5　斜角肌间沟的解剖关系

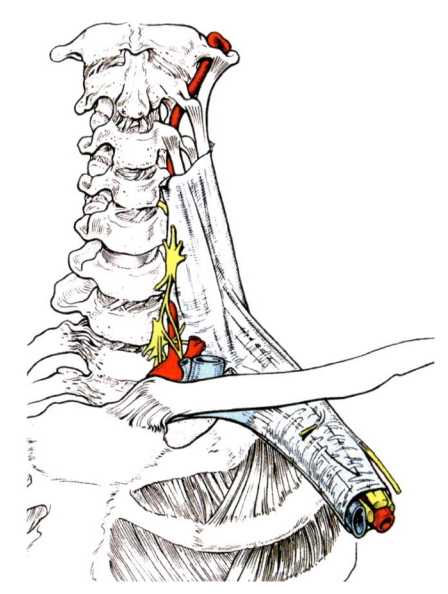

图3-6　颈脊神经根自斜角肌间沟内穿出，被肌筋膜所包绕，形成一囊腔。当麻醉药液注入该囊腔中时，将会产生浸润性阻滞作用

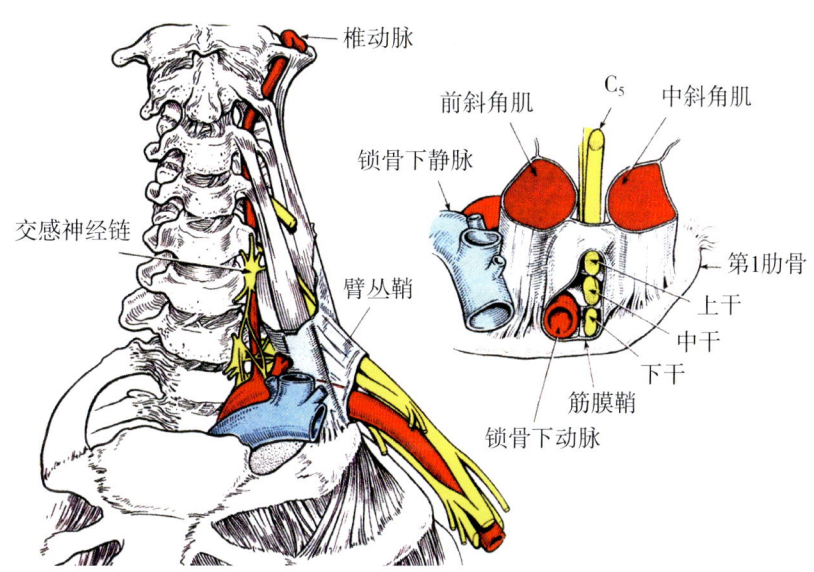

椎动脉
交感神经链
臂丛鞘
前斜角肌　C₅　中斜角肌
锁骨下静脉
第1肋骨
上干
中干
下干
筋膜鞘
锁骨下动脉

图3-7　切除斜角肌间沟的筋膜组织，显示脊神经根和臂丛神经

【操作步骤】

1. 工具与药物

注射器	穿刺针	康宁克通A	普鲁卡因
5ml、30ml	普通肌肉针头	20mg	0.25% 15~30ml

2. 体位　平卧位不枕枕头，头转向对侧（图3-8）。

3. 具体操作　常规消毒皮肤、铺单，令患者将头抬起离床（图3-9），术者将右手示指及中指放在胸锁乳突肌的后缘，然后再嘱患者将头放下置于床上，肌肉放松，这时术者的示、中二指插入胸锁乳突肌的深层，触得前斜角肌的肌腹后，再向后滑就可将指尖滑入前斜角肌与中斜角肌之间的沟内，深压即可摸到横突的前结节和后结节（图3-10、图3-11）。用普通肌肉注射针头，在示指与中指之间刺入皮肤，1cm深即可进入斜角肌间沟的筋膜囊内，抽吸无回血或脑脊液后注入配好的药液15~20ml（成人量）（图3-12），即可将斜角肌间沟的筋膜囊灌满，使组成臂丛的脊神经根在筋膜囊内受到浸润阻滞，用0.25%的普鲁卡因的微弱刺激代替了病理性疼痛的强刺激，产生对颈椎病或肩凝症的治疗作用。

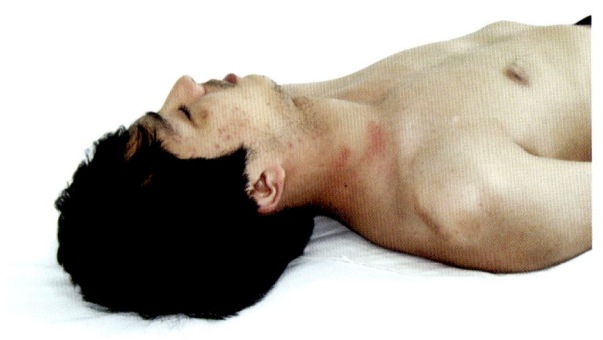

图3-8　令患者平卧，不枕枕头，头偏向对侧

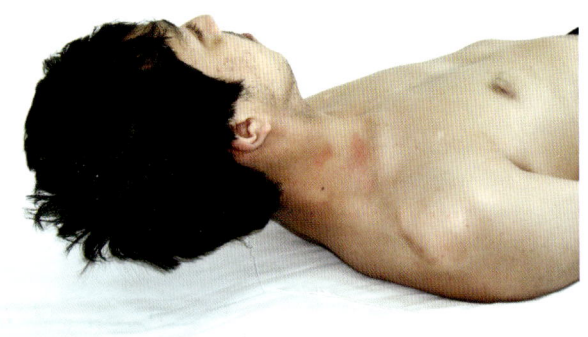

图3-9　将头抬起离床，可见胸锁乳突肌紧张成形

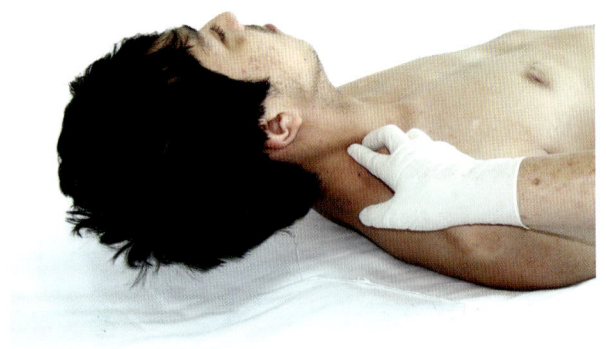

图3-10　术者将示指和中指放在胸锁乳突肌的后缘，插入胸锁乳突肌的深层

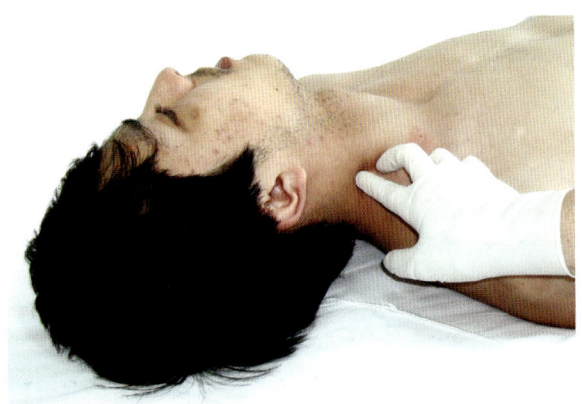

图3-11　令患者将头放回床上，使颈部肌肉放松，术者的中指和示指触得前斜角肌的肌腹后，慢慢向后滑移，至前斜角肌、中斜角肌的间沟内，示指和中指略分开，两指间即进针点

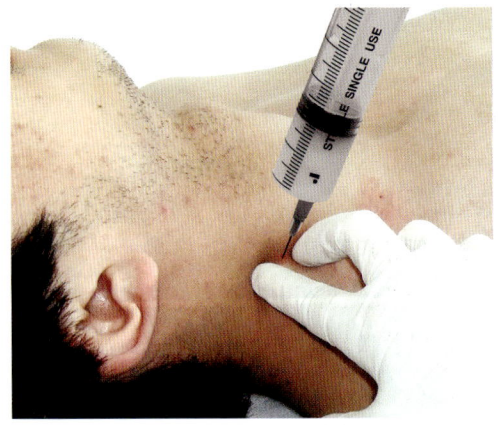

图3-12　用22G、2.5cm的针头刺入皮肤，深度1cm即可抵达斜角肌间沟的筋膜囊，抽吸无回血和脑脊液后，注入15~20ml药液

【术后处理】

令患者卧床休息片刻，观察是否有注药反应，注药后臂丛神经分布区会出现暂时性麻醉感觉，很快即可恢复。注药后1周内观察治疗效果。必要时每周封闭1次，连续3次为一个疗程。

【并发症及注意事项】

1. 术前应作普鲁卡因过敏试验，以免发生普鲁卡因过敏现象。

2. 注药后常有Horner综合征出现，但很快将会自行消失。

3. 斜角肌间封闭进针不需要过深，针尖刺入皮肤1cm深已足够。更不需要用针在组织内穿来穿去找异感，看是否刺入筋膜囊内，这样做容易损伤血管、神经组织。

4. 斜角肌间封闭进针绝对不能过深，以免针尖进入蛛网膜下腔，造成高位脊髓麻醉，发生呼吸停止。

5. 斜角肌间封闭进针过深，还可伤及椎动脉形成血肿，压迫椎动脉，产生脑基底动脉供血不全，也是一种严重并发症。

6. 只要术者对颈部的解剖概念清楚，手术得当，则为一种安全可靠的治疗方法。

（田慧中　周纲　刘帅）

第三节　星状神经节注射术

【目的及意义】

星状神经节封闭术（Stellate ganglion block，SGB）属于交感神经封闭。自1883年开始由Liverpool、Alexander在做其他手术时损伤了交感神经，却得到意想不到的治疗效果。从此以后才开始了用星状神经节封闭术治疗各种疾病的开端。因其适应证广泛，效果确切，特别是对一些难治之症效果显著，故为临床医师的惯用疗法。在日本疼痛治疗中SGB的应用占注射治疗的60%~80%，在我国约占神经阻滞术的50%。

【适应证】

1. 全身性疾病　自主神经功能紊乱症、不定陈诉综合征、失眠症、全身多汗症、脑卒中后遗症、反射性交感神经萎缩症、慢性疲劳症、不明原因的微热和低体温、灼痛、过敏性皮炎、脂溢性皮炎、皮肤瘙痒症、原发性高血压、低血压、甲状腺功能亢进或减退、食欲不振、过食症、起立性眩晕症等。

2. 头部疾病　偏头痛、肌紧张性头痛、丛集性头痛、外伤性头痛、颞动脉炎、头晕、脑血管痉挛、脑血栓、脑梗死、脱发症、带状疱疹。

3. 面部疾病　特发性面神经麻痹（Bell麻痹）、Hunl病、外伤性面瘫、非典型面部痛、咀嚼肌综合征、颞颌关节紊乱症、三叉神经痛、带状疱疹。

4. 眼部疾病　过敏性结膜炎、眼睑炎、视网膜血管阻塞症、视网膜色素变性症、虹膜炎、视神经炎、视神经萎缩、泪囊黄斑水肿、角膜溃疡、青光眼、眼肌劳损、瞳孔紧张症、VDT综合征。

5. 耳鼻喉科疾病　过敏性鼻炎、突发性耳聋、耳鸣、急性鼻窦炎、慢性鼻窦炎、分泌性中耳炎、梅尼埃病、良性阵发性头晕、鼻阻塞、扁桃体炎、咽喉感觉异常症、嗅觉障碍、打鼾症。

6. 口腔疾病　拔牙后疼痛、口腔炎、舌炎、牙龈炎、口腔溃疡、舌痛症。

7. 颈、肩、上肢疾病　雷诺病、急性动脉阻塞症（Burger病）、颈肩综合征、外伤性颈痛、肩周炎、颈肩痛、乳房切除术后综合征、带状疱疹、幻肢痛、断肢痛、网球肘、腱鞘炎、颈椎病、臂丛神经痛、关节炎、手掌多汗症、冻伤、Heberden结节痛、腱鞘囊肿、腋臭症、带状疱疹、指甲纵裂症、指甲层状裂、反射性交感神经萎缩症。

8．循环系统疾病　心绞痛、心肌梗死、窦性心动过速、神经性循环无力症。

9．呼吸系统疾病　慢性支气管炎、肺栓塞、肺水肿、过度通气综合征、支气管哮喘。

10．消化系统疾病　过敏性肠炎、溃疡性结肠炎、Grohn病、胃炎、胃溃疡、消化性溃疡、便秘、腹泻、倾倒综合征、食欲不振、腹部胀满症。

11．妇科疾病　更年期综合征、经前期紧张症、痛经、月经异常、子宫切除后自主神经紊乱、女性不孕症。

12．泌尿系统疾病　神经性尿频、尿失禁、夜尿症、肾盂肾炎、前列腺炎、阳痿、男性不育症。

13．腰、下肢疾病　腰痛、膝关节痛、冻伤、肢端痛症、肢端发绀症、寒性足裂、足白癣。

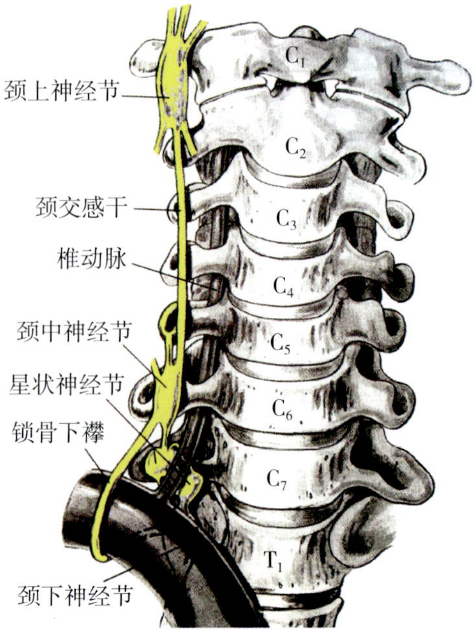

【禁忌证】

1．出凝血时间延长，有出血倾向或正在进行抗凝治疗。

2．高度恐惧，精神异常及小儿等不配合者。

3．局部炎症感染、肿瘤等。

4．连续咳嗽不能控制者。

【应用解剖】

星状神经节（Stellate ganglion）又名颈胸神经节，由颈下神经节与T_1、T_2神经节合并而成，呈梭形或星形。颈交感干是胸交感干向头向的延续。它包括3个神经节：颈上神经节与第1颈椎相对应；颈中神经节与第6颈椎相对应；星状神经节与第7颈椎相对应，靠近第一肋骨头的位置（图3-13）。颈交感链和神经节位于椎体横突的前方表面，并由薄薄的肌肉层将其与椎体横突分开（图3-14）。经前方穿刺常在第6颈椎横突向着颈动脉结节进针，实际上是对准颈中神经节，要产生星状神经节的封闭作用则需靠药液的扩散才能达到（图3-15）。所以就需要用低浓度的、大剂量的药液方能起作用，0.25%普鲁卡因常需要15~20ml以上才行。

图3-13　颈交感神经节解剖示意图

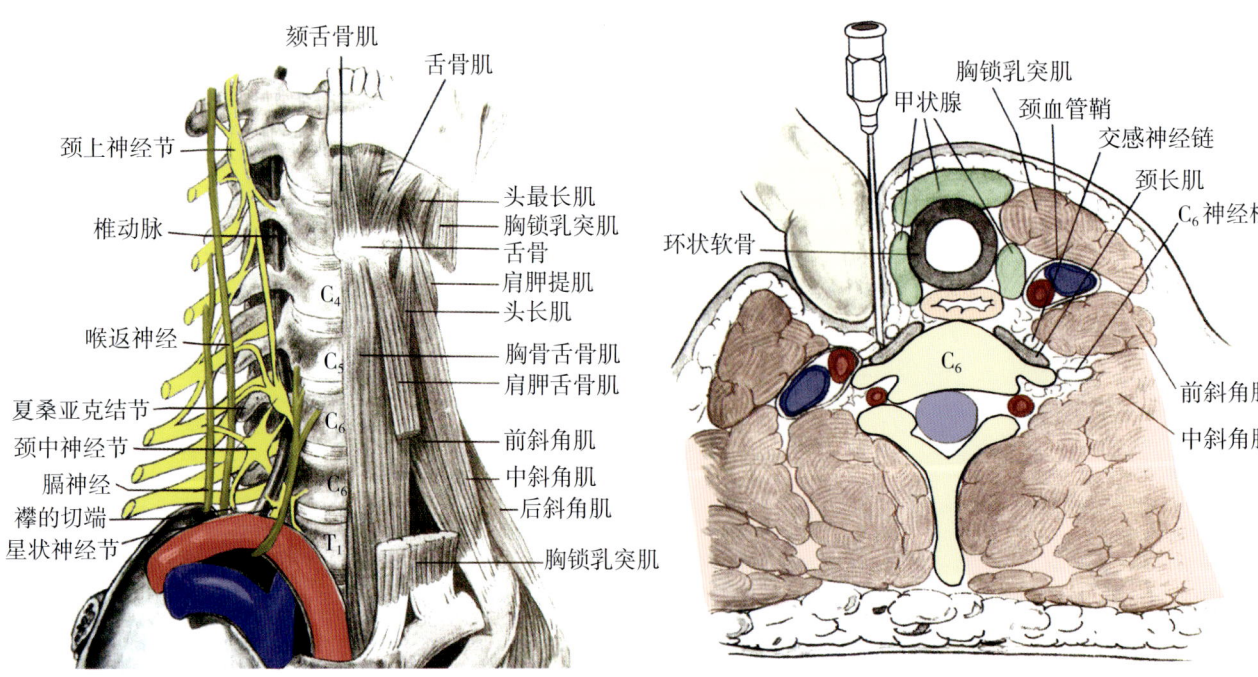

图3-14　星状神经节与肌肉、血管的解剖　　　　　图3-15　C_6横断面解剖

【操作步骤】

1. 工具及药物

注射器	穿刺针	康宁克通A	普鲁卡因
5ml、30ml	22G或25G3cm	20mg	0.25% 20ml

2. 体位　仰卧位，不枕枕头，两眼向前平视。

3. 具体操作　令患者放松颈部肌肉，在胸锁乳突肌前缘、胸骨柄以上2横指处，术者用左手示、中二指深压触诊第6颈椎横突的前结节（颈动脉结节），然后用右手持注射器在该处触得颈动脉结节的部位直接穿刺，直达横突的骨性组织，将针退出1~2mm抽吸无回血或脑脊液后即可注入药液，这种方法为直接穿刺法（图3-16）。因为当指压软组织时已将血管鞘与内脏鞘向两侧推开，故无损伤血管之虑。但其注药部位并非是在星状神经节，而是相当于颈中神经节的部位，只有采用大剂量低浓度的药液才能扩散到星状神经节。其次是采用间接穿刺法：对准第7颈椎椎体进针，使针尖先顶在第7颈椎椎体的外侧缘，然后再退针改变方向至第7颈椎横突的前方注药。这种方法比较复杂，而且位置偏低有损伤胸膜发生气胸的可能性。故不如前种方法常用。

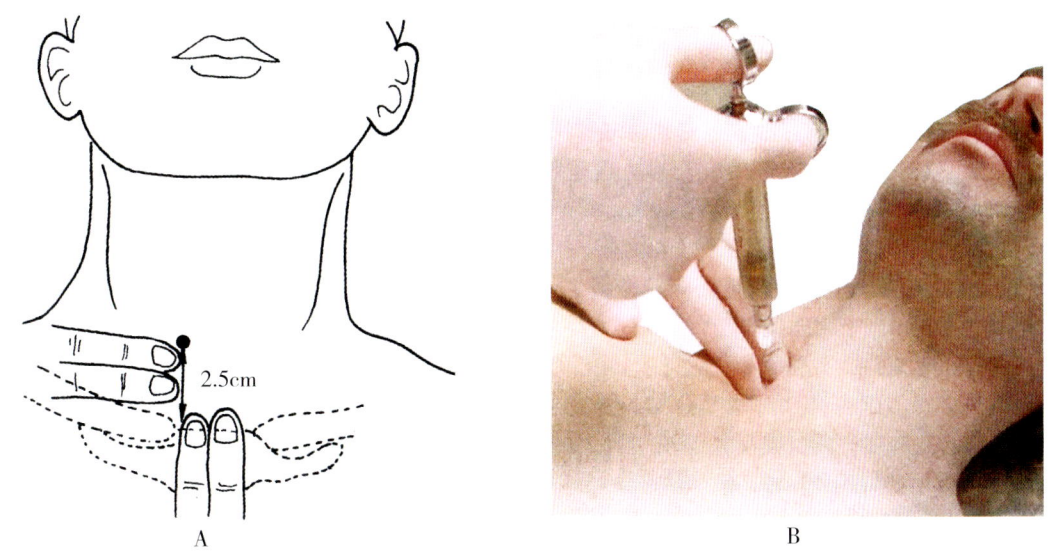

A. 右侧胸锁关节上2.5cm处为进针点。B. 术者用左手示、中二指深压触得第6颈椎横突前结节，用右手持注射器自示、中二指之间进针，向着第6颈椎横突前结节，直接穿刺注药。

图3-16　星状神经节前路封闭术

【术后处理】

注药后观察患者有无呼吸困难或声音嘶哑，颈部有无血肿压迫感或药物过敏等现象。

【并发症及注意事项】

1. 喉返神经阻滞　并发率较高，20%以上，应向患者交代清楚，一旦发生，进食进水的时间应该推迟和注意。

2. 膈神经阻滞　最好不要双侧同时做，以免影响呼吸。

3. 气胸　低水平的穿刺有发生气胸的可能性，术后必要时胸透除外气胸的存在。

4. 蛛网膜下腔阻滞　后路和侧路穿刺容易发生，前路比较安全。一旦发生为一严重并发症，需要紧急抢救。

5. 麻醉药液误入动脉内　产生麻药中毒症状，呼吸抑制、惊厥、神智昏迷，需立即给氧、行人工呼吸、静脉给予硫苯妥钠、地西泮等处理。术前给予鲁米那尔钠100mg肌注，能减轻中毒症状发作。

6．C_6入路穿刺最为安全，注药后给予半坐位，使药液向下扩散，产生星状神经节阻滞。

7．注药次数因病种不同，有时需数十次注药，方能出现显著效果。

（黄卫民　王萧枫　马良）

第四节　颈神经丛注射术

【目的及意义】

颈神经丛封闭术主要用于颈浅丛或颈深丛分布区以内的各种痛症，用0.25%普鲁卡因加激素的弱刺激代替了病理性疼痛的强刺激，折断了恶性疼痛的反射弧，使疼痛性质减缓或消失。

【适应证】

颈部的各种痛症，如枕后神经痛、咽部恶性肿瘤所致的疼痛、颈部扭挫伤、耳大神经痛、落枕、膈神经痛、颈椎病（上位颈椎病变）、颈皮神经痛、锁骨上区神经痛等。

【禁忌证】

颈部畸形或感染。

【应用解剖】

颈神经丛可分为浅丛和深丛，颈神经皮支如图3-17、图3-18所示。颈神经丛由C_1~C_4组成，通过横突的前后结节所形成的沟内穿出，刚好位于椎动脉的后方，出椎间孔后分成前支及后支。

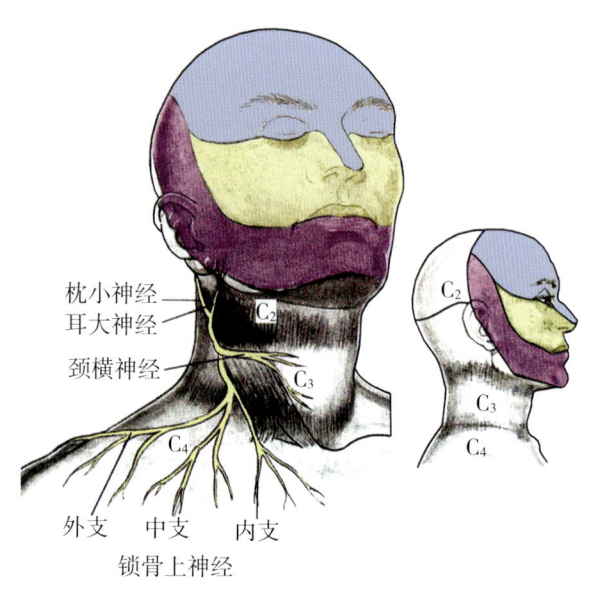
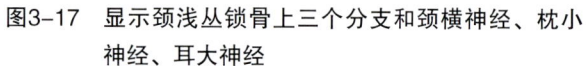
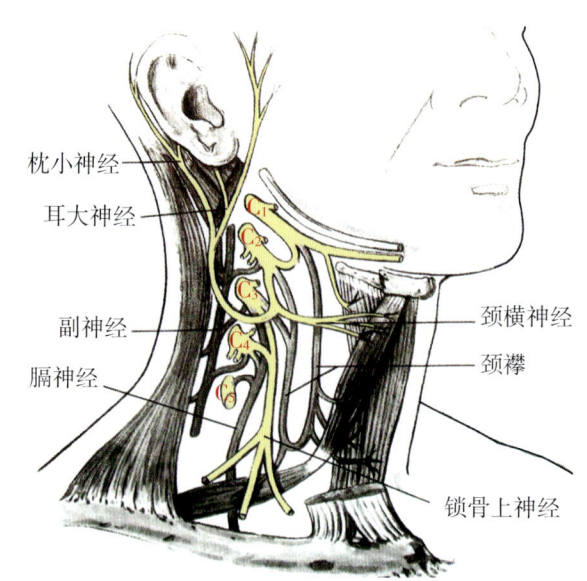

图3-17　显示颈浅丛锁骨上三个分支和颈横神经、枕小神经、耳大神经

图3-18　显示颈深丛C_1~C_5的前支和后支

颈神经丛浅丛位于胸锁乳突肌后缘中点，从这点向前分出颈前神经（C_2、C_3），向下分出锁骨上神经（C_3、C_4），向后上分出耳大神经（C_2、C_3），向后分出枕小神经（C_2、C_3），颈浅丛呈披肩状分布于头颈胸肩的后部。颈深丛支配颈肌、膈肌，并与舌下神经、副神经、迷走神经以及交感神经干相连接。

表面标志：在乳突尖端以下1.5cm为第2颈椎横突、第6颈椎横突最高即颈动脉结节容易定位，用手可以触到。从乳突至第6颈椎横突作一连线，在此连线上C_2横突以下2cm为C_3的横突，下3cm为C_4横突，C_4横突恰恰位于胸锁乳突肌与颈外静脉的交角以上的1.5cm处，用手指按压可触到横突并出现异感。

【操作步骤】

1. 工具及药物

注射器	穿刺针	康宁克通A	普鲁卡因
5ml、30ml	22G 3~5cm	20mg	0.25% 30ml

2. 体位 患者平卧头转向对侧，自乳突尖部至第6颈椎横突作一条直线。

3. 具体操作

（1）颈深丛注药：使患者伸颈，偏向对侧，在乳突尖端与第6颈椎的颈动脉结节（第6颈椎横突前结节）之间画一条直线，向后平行于该线1cm画第二条平行线（图3-19）。C_2横突位于乳突肌尖端以下1.5~2cm处，此后每1.5cm即为C_3、C_4的横突。用22G、3~5cm长的针头，刺入深度为1.5~3cm的深度即可碰到横突，然后调整针的方向使针尖位于前后结节之间的沟内注射药液每点10~12ml，如穿刺时有碰触神经的异感时，则更说明注药部位的正确。要求操作者有纯熟的解剖概念，避免反复穿刺找异感，产生并发症。

（2）颈浅丛注药：颈浅丛神经位于胸锁乳突肌的中点、后缘，进针不宜过深，只要将药液注入在胸锁乳突肌后缘中段的适合深度，就可产生阻滞作用，注药量可达10~20ml，沿胸锁乳突肌后缘中段注药即可（图3-20）。

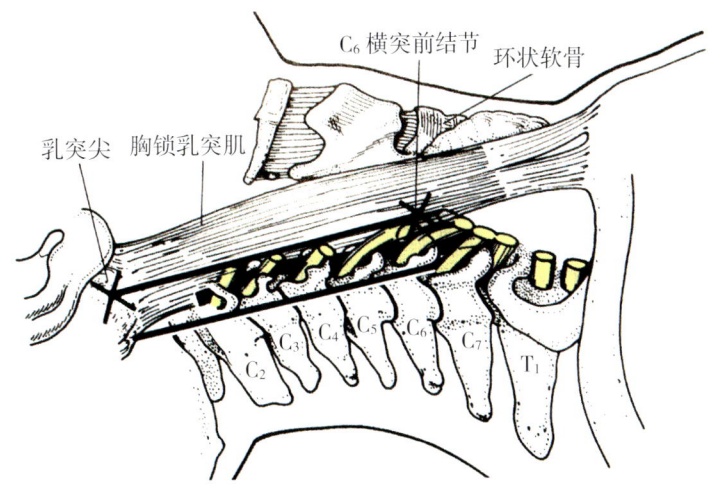

图3-19 颈深丛穿刺定位法

（图中标注：C_6横突前结节 环状软骨 乳突尖 胸锁乳突肌 C_2 C_3 C_4 C_5 C_6 C_7 T_1）

【术后处理】

卧床休息片刻，观察注药后有无反应，必要时每隔5~7天再次封闭，连续3~5次为一个疗程。

【并发症及注意事项】

1. 局麻中毒反应 主要是麻药误入血管，注药前应抽吸有无回血，避免反复穿刺寻找异感。

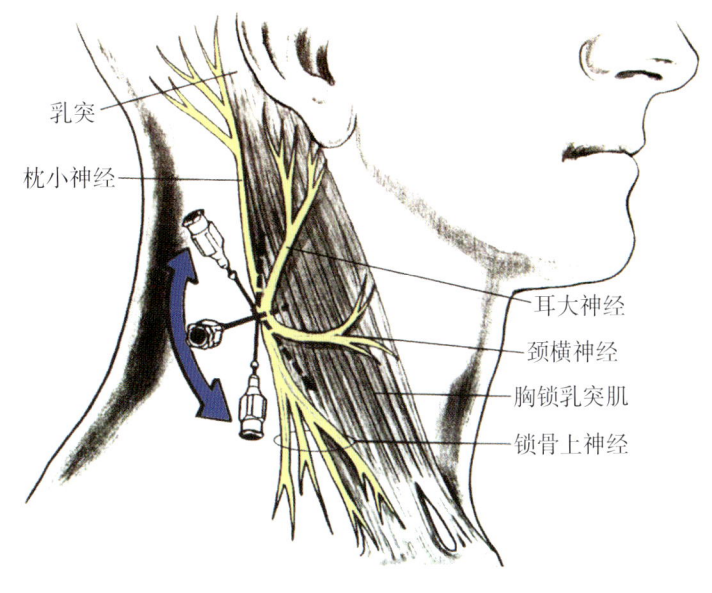

图3-20 颈浅丛穿刺定位法

（图中标注：乳突 枕小神经 耳大神经 颈横神经 胸锁乳突肌 锁骨上神经）

2. 高位脊髓麻醉 药液误入蛛网膜下腔所致，防止进针过深并回吸看有否脑脊液存在。

3. 椎动脉损伤 椎动脉损伤的原因为进针过深刺伤椎动脉造成术后眩晕，脑基底动脉供血不足。

4. Horner综合征 药液向前扩散到达交感神经产生瞳孔缩小、眼球下陷、球结膜充血等症状，一般过后均可自愈。

5. 眩晕、心跳加速 术后卧床休息片刻常可自愈。

（莫利求 龙浩 肖康）

第五节　膈神经注射术

【病因】

顽固性膈神经痉挛。

【临床表现】

1. 药物中毒性膈神经痉挛：询问患者有否服用某种药物后发病。如使君子、甲睾酮、本丙酸诺龙之类的药物。

2. 肺底部肺炎引起的膈神经痉挛：检查患者有否肺部感染情况，胸透或拍片除外肺底部肺炎的存在。

3. 晚期贲门癌刺激膈神经痉挛：多为老年重患者，具有消化道梗阻的症状。

4. 肝胆疾患刺激膈神经，引起顽固性呃逆的临床症状者。

【适应证】

膈神经封闭主要用于治疗顽固性呃逆。

【应用解剖】

膈神经是颈丛的重要分支，发自 C_4 前支，也接受 C_3 及 C_5 的小分支，膈神经首先沿前斜角肌外上缘下行，再沿其前面降至内侧，然后于锁骨下动脉与锁骨下静脉之间穿出颈部，进入胸腔，穿过纵隔区抵达膈肌（图3-21、图3-22）。

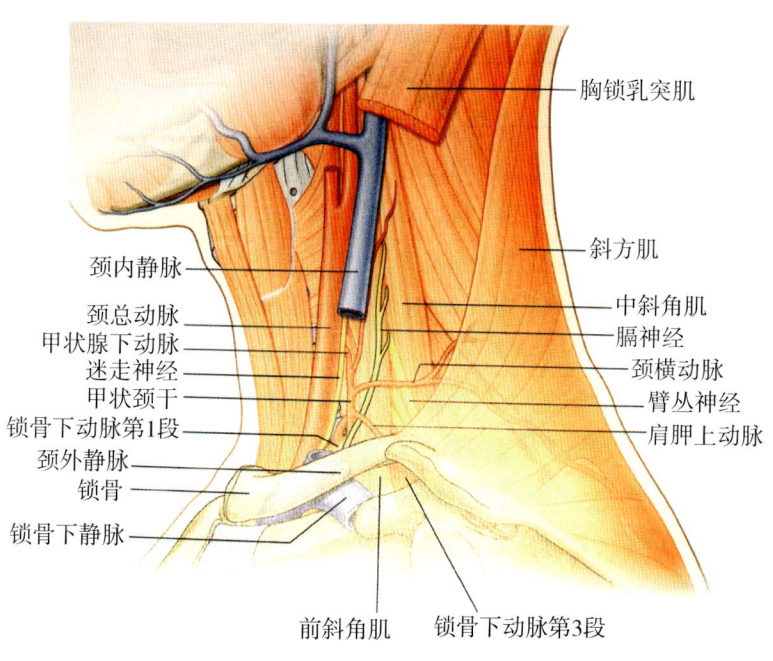

胸锁乳突肌
斜方肌
颈内静脉
颈总动脉
甲状腺下动脉
迷走神经
甲状颈干
锁骨下动脉第1段
颈外静脉
锁骨
锁骨下静脉
中斜角肌
膈神经
颈横动脉
臂丛神经
肩胛上动脉
前斜角肌　锁骨下动脉第3段

图3-21　锁骨上膈神经与前、中斜角肌的关系

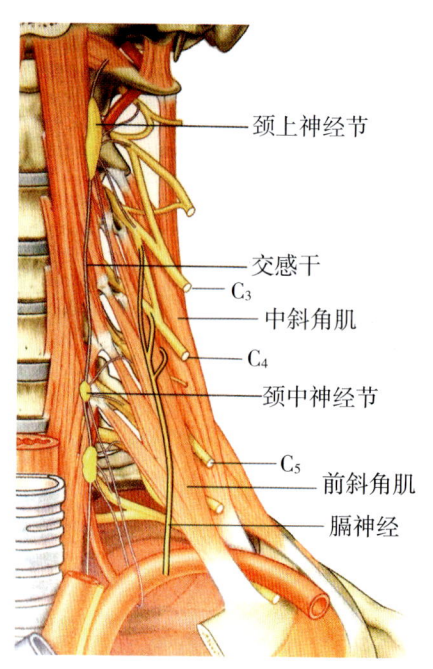

颈上神经节
交感干
C_3
中斜角肌
C_4
颈中神经节
C_5
前斜角肌
膈神经

图3-22　膈神经来自 C_3、C_4、C_5 脊神经根，在前斜角肌前面下行进胸腔

【操作步骤】

1. 工具及药物

注射器	穿刺针	康宁克通A	利多卡因
5ml　10ml	22G　3cm	10mg	2%　10ml

2. 体位　仰卧位，头转向对侧。

3. 具体操作　令患者将头抬起，术者将示、中二指插入胸锁乳突肌的后缘，触得前斜角肌的前面，然后令患者将头放回床上，放松颈部肌肉，用示、中二指推开胸锁乳突肌（图3-23）。穿刺点应位于锁骨上3cm处，该处就是膈神经经过的部位，然后换用拇、示二指向内、向下推开胸锁乳突肌，显露前斜角肌的前面，用左手持注射器在锁骨上3cm以上的部位进针，进针方向向内、向下，深度1~1.5cm即已达到前斜角肌的筋膜下（图3-24），抽吸无回血、脑脊液或气体后，即可注入2%利多卡因加类固醇激素的药液5~10ml，术毕观察呃逆是否停止，必要时再次重复注药。对膈神经的封闭必须双侧同时进行，否则呃逆难以停止。

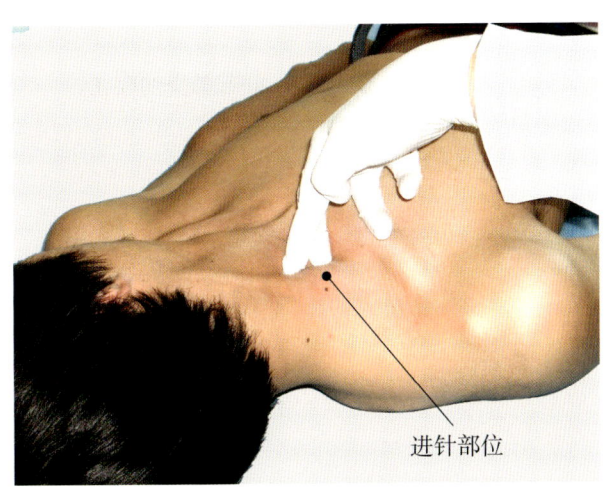

图3-23　术者用示、中二指向内推开胸锁乳突肌，显露前斜角肌的前面，确定进针部位

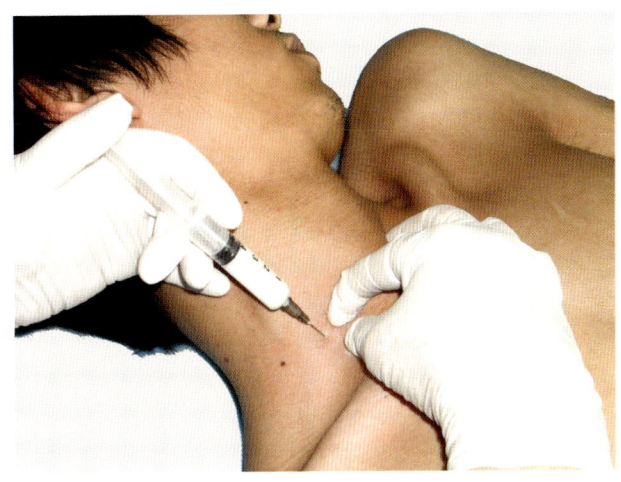

图3-24　术者用右手的拇、示二指推开胸锁乳突肌，左手持注射器向着前斜角肌前面的筋膜下穿刺注药，即可阻断膈神经

膈神经封闭的操作方法，类似于斜角肌间封闭，斜角肌间封闭是将药液注入前斜角肌和中斜角肌之间的筋膜囊内。而膈神经封闭则是将药液注入前斜角肌前面的肌膜下即可，因为膈神经就在前斜角肌前面的肌膜下走行，将药液灌满前斜角肌的包膜内，对膈神经就可产生阻滞作用。

【术后处理】

休息观察膈神经痉挛的恢复情况，呃逆发作的频率是否减轻，膈神经痉挛的力度是否减弱。必要时，3~5天后还可做第二次封闭。

【并发症及注意事项】

1. 膈神经为运动神经，神经纤维粗大，低浓度的麻药难奏效。需要用1%~2%的利多卡因作封闭才行。0.25%的普鲁卡因封闭作用不大。

2. 膈神经来自C_3、C_4、C_5颈神经根，经前斜角肌前方，向内、向下合成一条进入胸腔。只要能将麻药注入前斜角肌前面的肌膜囊内，即可沿着膈神经的周围扩散，产生阻滞作用，不需要将药液直接注射在神经干上。

3. 要想制止顽固性呃逆，最好是做双侧膈神经阻滞术，单侧注药有时效果不可靠。

4. 如为某种药物反应所致的呃逆，则应首先将药物停用，然后再作封闭治疗。

5. 封闭治疗无效的顽固性呃逆，长期未治愈者，可考虑行膈神经压轧术。

（王金武　胡永胜　艾力西尔）

第六节　颈椎硬膜外封闭术

【病因】

2011年，国际权威脊柱外科学术杂志*Spine*发布前瞻性研究，发现具备手术指征的神经根型颈椎病患者，经硬膜外注射治疗，80%可免于手术。通过颈椎硬膜外封闭术治疗神经根型颈椎病日益得到临床医师认可。

早期颈椎间盘源性疾病多是在颈椎退行性改变的基础上，由于应力作用而产生椎管内无菌性炎症，从而导致椎管内组织产生充血、水肿、纤维粘连等病理变化，引起相应临床症状。有效的颈椎硬膜外注射可以发挥强大的抗炎机制，有效抑制椎管内炎症介质、炎性因子和神经活性肽，改善局部血液循环，从而缓解临床症状。同时药液注射后的稀释作用可有效减少椎管内炎症介质的浓度，解除硬脊膜与周围组织的粘连。

【临床表现】

颈椎硬膜外封闭术的主要治疗指征包括神经根型颈椎病和交感型颈椎病，其中对于急性椎间盘突出所导致的神经根性症状的治疗效果最好。

神经根型颈椎病常表现为上肢放射痛、手指麻木和肌力降低等，也有些患者会出现肩痛、胸痛等症状。症状多呈现为间歇性，发作频率可有较大变化。典型神经根型颈椎病的患者查体会发现定位体征：C_4/C_5椎间盘突出影响C_5神经根，出现三角肌和肱二头肌肌力减弱；C_5/C_6椎间盘突出影响C_6神经根，出现肱二头肌肌力减弱和肱二头肌腱反射减弱，前臂外侧、拇指、示指皮肤感觉减退；C_6/C_7椎间盘突出影响C_7神经根，出现肱三头肌、指总伸肌肌力减弱和肱二头肌腱反射减弱，中指皮肤感觉减退；C_7/T_1椎间盘突出影响C_8神经根，出现环指、小指、手掌尺侧皮肤感觉减退。

交感型颈椎病的临床表现多种多样，常见的症状包括头晕、眩晕、耳鸣、眼胀、间歇性视物模糊、恶心、呕吐、胸闷、心慌等。近几年，交感型颈椎病在长期伏案工作的白领阶层中的发病率明显增加，其症状多在加班劳累后加重，经休息多可自行缓解。交感型颈椎病多无特异性体征，可合并有颈背肌劳损的表现，如椎旁肌痉挛、压痛，以及颈椎活动范围受限等。

【应用解剖】

脊髓覆有三层脊膜，最外层为致密坚韧的纤维膜——硬脊膜，由硬脑膜向枕骨大孔下方延续形成。硬脊膜与骨性椎管内壁之间存在一个潜在间隙——硬膜外间隙，其容量约为100ml，内有硬膜外脂肪和疏松结缔组织。硬膜外腔为负压状态，在临床上可以在此明确穿刺是否进入硬膜外腔。硬膜外间隙充满半流体状颗粒状脂肪，这种解剖结构可使注入硬膜外腔的液体得以在间隙中上下扩散，并可有效保留高脂溶性药液。

【操作步骤】

1．工具　硬膜外穿刺包。

2．用药　包括试验药和治疗药：试验药为1%利多卡因3ml；治疗药共计12ml，其中包括：2%利多卡因3ml、曲安奈德1ml（40mg）或倍他米松1ml、生理盐水8ml。

3．体位　患者首先采取侧卧位穿刺，然后采取平卧位给药。穿刺体位要求患者颈椎极度前屈，下颌抵于胸前（图3-25）。

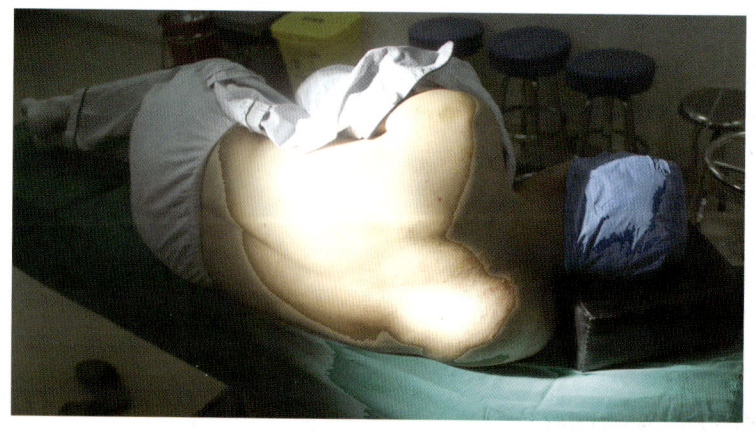

图3-25　颈椎硬膜外封闭术的穿刺体位

4. 操作

（1）定位：穿刺间隙通常采取C₇/T₁间隙，通过体表触诊可定位C₇棘突，以此为标志找到C₇/T₁间隙。

（2）消毒铺巾：以穿刺点为中心进行局部消毒，上至发际线，下至肩胛下角，两侧至腋后线，铺无菌孔巾。

（3）局部麻醉：在穿刺点周围以1%利多卡因2~3ml做皮丘（图3-26），进行逐层局部浸润麻醉。

（4）穿刺：根据术前定位，选择16G硬膜外穿刺针，在导针引导下进行穿刺（图3-27）。缓慢进针，依次突破皮肤、皮下组织、项韧带。抵达黄韧带前，抽出针芯，接5ml低阻力注射器，边进针边试探针管阻力，当阻力突然消失或患者出现不适感、肢体放射痛后，回抽注射器，确定回抽无血、无脑脊液后，采用空心阻力消失法判断是否进入颈椎硬膜外间隙（图3-28）。

（5）置管：确认穿刺针进入硬膜外间隙后，经穿刺针置入硬膜外导管（图3-29）。根据病患部位决定置管的方向和深度，通常向头端置管，置管深度达到病患间隙位置为准。然后保留固定硬膜外导管，拔出硬膜

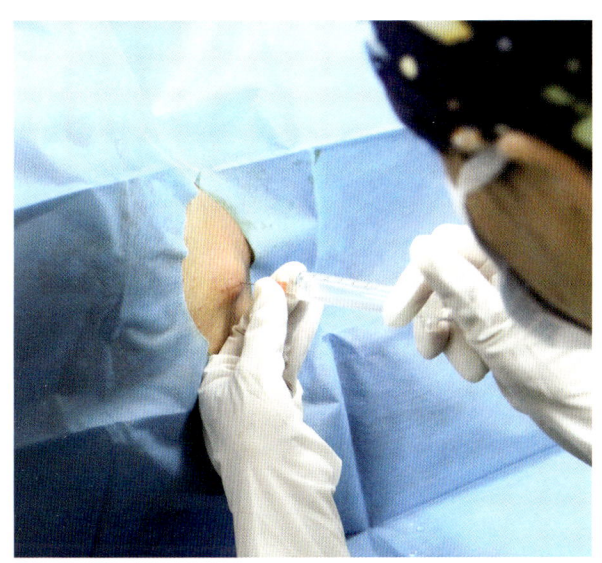

图3-26 以利多卡因行逐层浸润麻醉

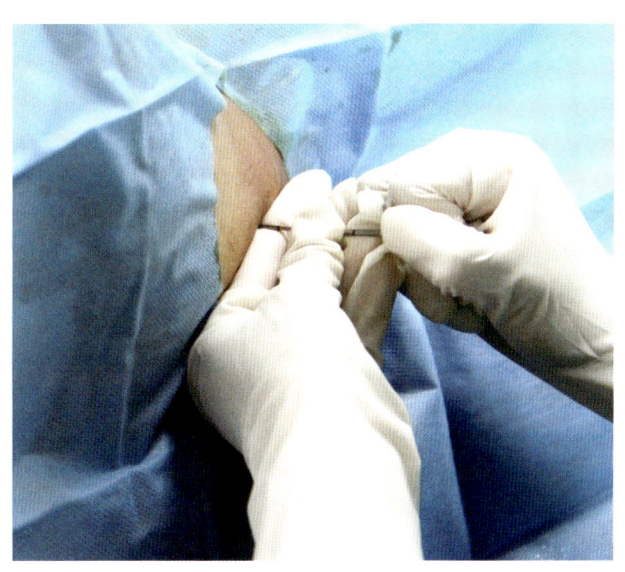

图3-27 以16G硬膜外穿刺针在导针引导下进行穿刺

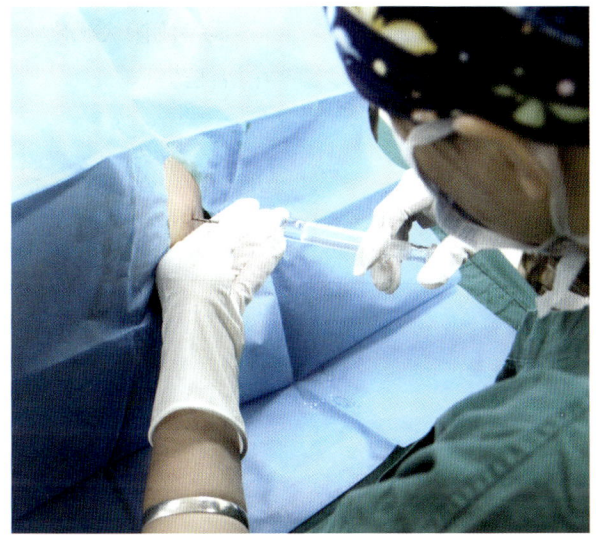

图3-28 穿刺针接低阻力注射器判断是否进入颈椎硬膜外间隙

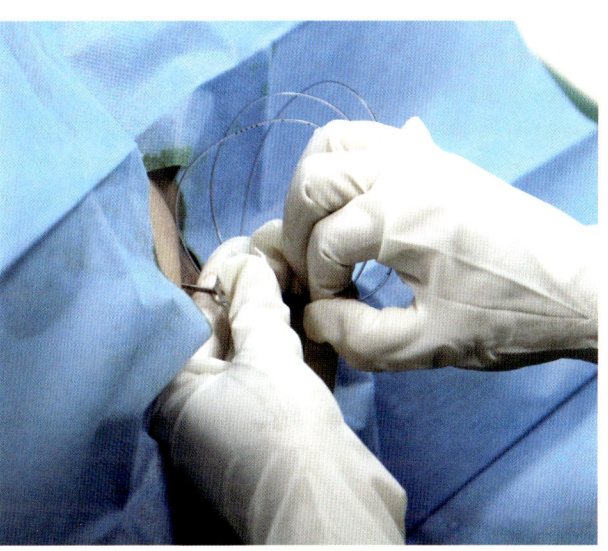

图3-29 经硬膜外间隙穿刺针置入硬膜外导管

外穿刺针（图3-30），将硬膜外导管固定于体表。

　　（6）注药：穿刺置管成功后，嘱患者由侧卧位改为平卧位（图3-31）。首先推注试验药，1%利多卡因3ml，试验药注入后5分钟，观察麻醉平面。确定麻醉平面后方可推注治疗药，共12ml，推注时间应不少于1分钟（图3-32）。

　　【术后处理】

　　经颈椎硬膜外封闭术治疗后，患者应严格绝对卧床、禁食4小时。术后严密观察患者病情变化及并发症情况。

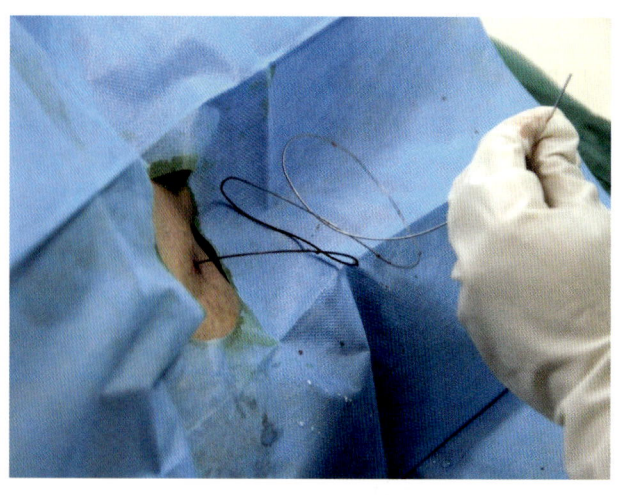

图3-30　保留硬膜外导管，拔出硬膜外穿刺针

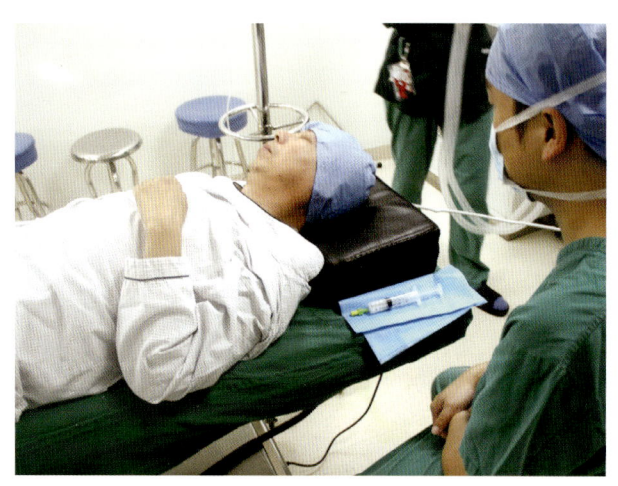

图3-31　患者变换为平卧位体位

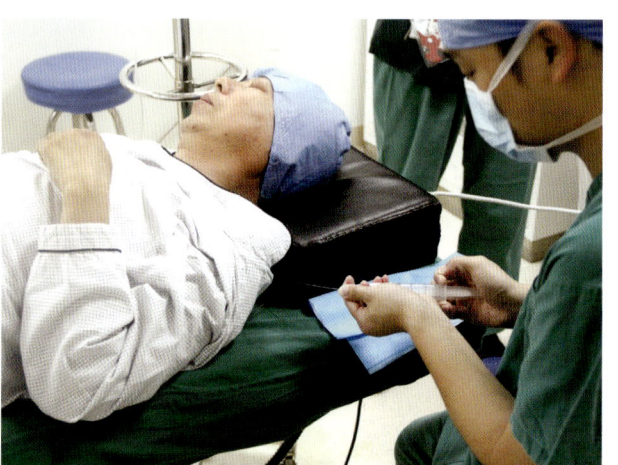

图3-32　患者在平卧位体位下进行缓慢注药

　　【并发症及注意事项】

　　1. 迷走神经兴奋症状和神经根性症状（如上肢疼痛、麻木、痛觉过敏、无力等），通常持续时间不超过24小时。

　　2. 颈椎硬膜外封闭术应由技术熟练的医师操作。

　　3. 严格无菌操作。

　　4. 术前应先开放静脉通路。

　　5. 注入治疗药前均需先行注入试验药，试验药注入后观察5分钟，谨防局麻药误入蛛网膜下腔所导致的全脊麻。治疗药应缓慢注入，注入过程及注入后应严密观察患者反应，监测血压、脉搏、呼吸、神志、血氧饱和度等，并密切观察麻醉平面变化。

　　6. 严禁从穿刺针内向外拔出硬膜外导管，避免硬膜外导管在穿刺针头处出现切割现象，导致断管。

　　7. 颈椎硬膜外封闭术的治疗效果存在个体差异，还应与其他保守治疗方法配合进行，如卧床、药物治疗、物理治疗等。

（吕游）

参 考 文 献

［1］Richard L Drake，Wayne Vogl，Adam W M Mitchell. 格氏解剖学：教学版[M]. 北京：北京大学医学出版社，2006：2-739.

［2］Schuenke M，Schulte E，Schumacher U. THIEME解剖彩色图谱：解剖总论和骨骼肌肉系统[M]. 北京：人民卫生出版社，2003：1-796.

［3］傅志俭，宋文阁. 镇痛注射技术图解[M]. 济南：山东科学技术出版社，2007：33-152.

［4］David L Brown. 局部麻醉图谱[M]. 范志毅，译. 北京：科学出版社，2008：18-253.

［5］黄文起. 局部麻醉学[M]. 北京：人民卫生出版社，2008：13-174.

［6］孟庆云，柳顺锁，刘志双. 神经阻滞学[M]. 北京：人民卫生出版社，2003：1-796.

［7］潘晓军，傅志俭，宋文阁. 临床麻醉与镇痛彩色图谱[M]. 济南：山东科学技术出版社，2003：21-273.

［8］James P Rathmell. 影像学引导下区域麻醉和疼痛介入治疗图谱[M]. 倪家骧，岳剑宁，主译.北京：科学出版社，2009：33-150.

［9］王延宙. 骨科临床检查图解[M]. 济南：山东科学技术出版社，2005：1-273.

［10］薛富善. 临床局部麻醉技术[M]. 北京：人民军医出版社，2005：3-432.

［11］中国医科大学. 实用解剖图谱（上肢）[M]. 上海：上海科学技术出版社，1980：37-272.

［12］田慧中，黄卫民，窦书和. 骨关节疼痛注射疗法[M]. 北京：人民军医出版社，2011：1-178.

［13］史可任. 颈腰关节疼痛及注射疗法[M]. 4版. 北京：人民军医出版社，2011：783-793.

［14］Anthony M. Headache and the greater occipital nerve [J]. Clin Neurol Neurosurg, 1992, 94：297-301.

［15］Lee SH1，Kim KT，Kim DH，et al. Clinical outcomes of cervical radiculopathy following epidural steroid injection: aprospective study with follow-up for more than 2 years [J]. Spine（Phila Pa 1976），2012, 37（12）：1041-1047.

［16］McLain RF，Kapural L，Mekhail NA. Epidural steroid therapy for back and leg pain: mechanisms of action and efficacy [J]. Spine J，2005, 5（2）：191-201.

［17］Huston CW. Cervical epidural steroid injections in the management of cervical radiculitis: interlaminar versus transforaminal. A review [J]. Curr Rev Musculoskelet Med，2009, 2（1）：30-42.

［18］杜素娟，叶西就. 颈部硬膜外腔注射皮质类固醇治疗神经根型颈椎病[J]. 国际麻醉学与复苏杂志，2013, 34（2）：167-170.

第四章　胸　腰　部

第一节　胸锁关节注射术

【病因】

急性滑膜炎、慢性滑膜炎、泰齐病、类风湿性关节炎。

【临床表现】

锁骨与胸骨柄交界处肿胀、疼痛。当肩胛带大幅度活动时疼痛加重，有时伴有胸锁关节半脱位或弹响。

【应用解剖】

胸锁关节中有一小软骨片，它的损伤可导致疼痛。胸锁关节面从内上至外下，位于胸骨柄与锁骨内端之间，因该关节比较表浅位于皮下组织内，容易用触诊法检查。令患者主动活动肩胛带，能协助确定关节间隙，有时还可听到摩擦音（图4-1、图4-2）。

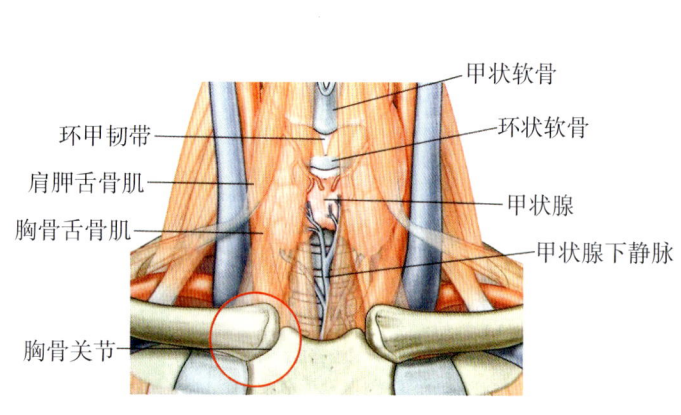

图4-1　胸锁关节局部解剖

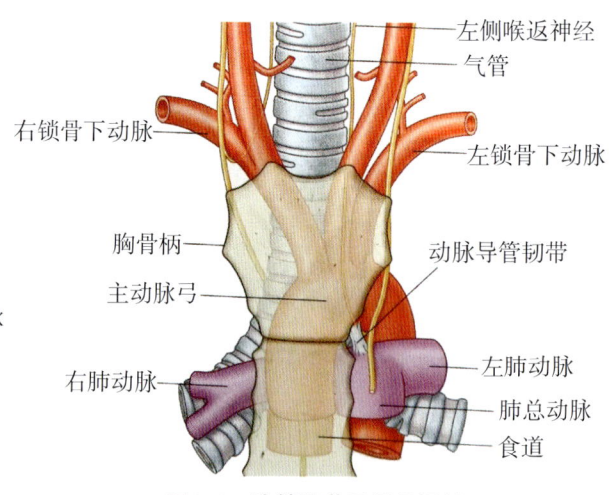

图4-2　胸锁关节后局部解剖

【操作步骤】

1. 工具及药物

注射器	穿刺针	康宁克通A	利多卡因
1ml	22G 3cm	10mg	2% 1~2ml

2. 体位　仰卧位或半坐位。

3. 具体操作　确定关节面的中心点为穿刺点（图4-3），垂直刺入穿破关节囊进入关节腔内，抽吸观察有无关节液存在，注入全部药液（图4-4）。切记勿用过长的针头，以免误入胸腔，损伤大血管。

【术后处理】休息1周后，开始进行功能活动。

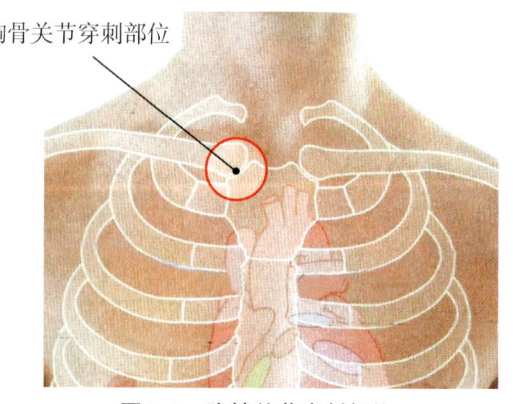

图4-3　胸锁关节穿刺部位

【并发症及注意事项】

1. 一般仅作关节内注药，即可得到良好的效果。

2. 但对泰齐病的患者，除关节内注药之外，还应在关节周围注药方能产生显著疗效。

3. 泰齐病的患者常合并多发性肋软骨炎，也应同时治疗。

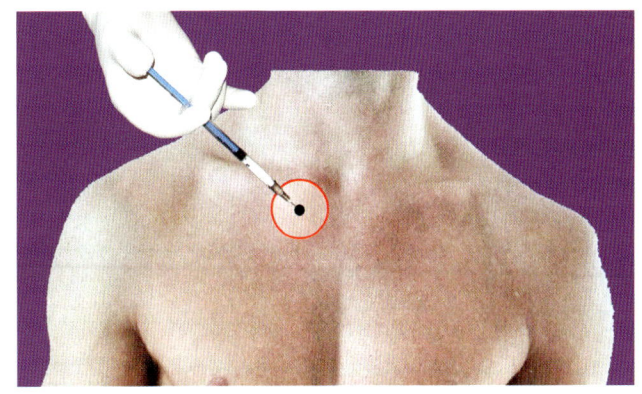

图4-4　胸锁关节穿刺进针点及方向

（黄卫民　李磊　伊力哈木·迪力夏提）

第二节　肋间神经注射术

【目的及意义】

用于胸壁或腹壁部疼痛，特别是当肋骨骨折因疼痛所致呼吸受限时，或因咳嗽震动造成胸腹部疼痛加重时，肋间神经封闭术为一较好的治疗方法。还可用于癌症性疼痛，以及带状疱疹所致疼痛。

【适应证】

1. 多发性肋骨骨折所致的疼痛和呼吸受限。

2. 手术后切口疼痛所致的呼吸受限。

3. 带状疱疹所致的胸腹壁疼痛。

4. 晚期肝癌患者的姑息治疗。

5. 肋软骨炎及胸膜炎性疼痛。

6. 肋间神经疼痛的治疗。

【禁忌证】

对局麻药或激素类药物过敏的病例勿用。

【应用解剖】

肋间神经由T_1~T_{11}组成，T_{12}称为肋下神经。在各条肋骨中部至后角，肋间神经位于胸膜和肋间肌筋膜之间，该筋膜为肋间后膜。在椎旁区肋间神经与胸膜之间只有脂肪结缔组织。在肋角处（棘突旁6~8cm）肋间神经开始位于肋间内肌和肋间最内肌之间，此处肋沟最深。该神经与肋间静脉和动脉伴行，位于肋间神经的上方（图4-5、图4-6）。肋间神经的位置最靠下，并向肋间隙的中央移行。

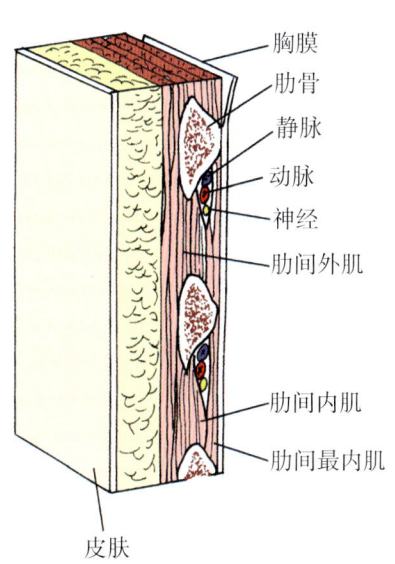

图4-5　肋间神经、动脉、静脉示意图

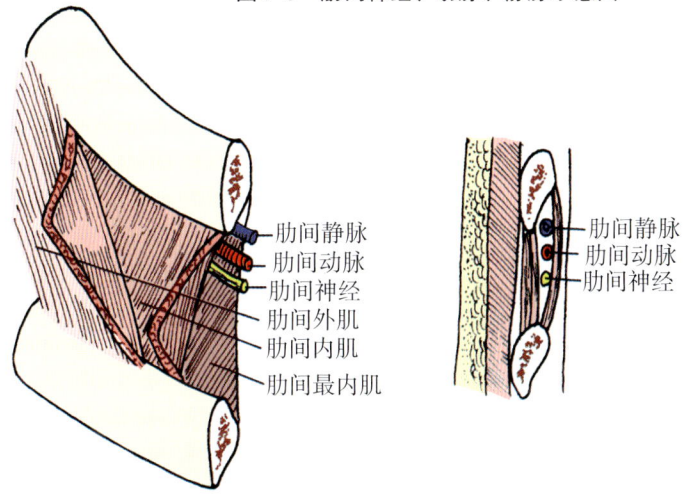

图4-6　肋间隙内血管、神经位置

【操作步骤】

1. 工具及药物

注射器	穿刺针	康宁克通A	普鲁卡因
5ml、30ml	22G 3cm	20mg	0.25% 15~20ml

2. 体位

（1）俯卧位，两手置于床边下垂，使两侧肩胛骨分开远离中线，不妨碍做肋间神经封闭。

（2）侧卧位，患侧在上，抱肩、低头，拓宽肩胛间隙暴露肋间便于穿刺。

（3）坐位，两上肢外展抱头，使肩胛骨分开便于穿刺。

3. 确定穿刺部位　肋间神经阻滞部位应按疼痛治疗的范围确定阻滞部位。因肋间神经皮支重叠分布，故阻滞范围应大于镇痛区域1~2个节段（图4-7）。

（1）肋角处：后正中线旁7~8cm，相当于骶棘肌外缘。在侧方肋间内膜变为肋间内肌。在肋角处肋骨和肋间隙较宽，一般不会穿透胸膜，在这里穿刺较容易。其缺点是不能阻滞胸神经后支及交感神经交通支。只有椎旁胸神经阻滞术才能对这两条神经产生阻滞作用。

（2）腋后线处：在此阻滞能阻断外侧皮支和前侧皮支，但不能阻断后侧皮支。

（3）腋前线处：在此可阻滞肋间神经的前皮支，适用于胸骨骨折的疼痛治疗。

（4）在肋骨远端处阻滞只能消除局部疼痛。

4. 具体操作

常规消毒铺单，穿刺点在每一条肋骨的下缘。用局麻做皮丘，左手示指放在皮丘上方触及肋骨，将皮肤轻微提拉，使皮丘随皮肤移至肋骨上面固定不动。右手持针经皮刺入达肋骨深度，再将针头向下滑

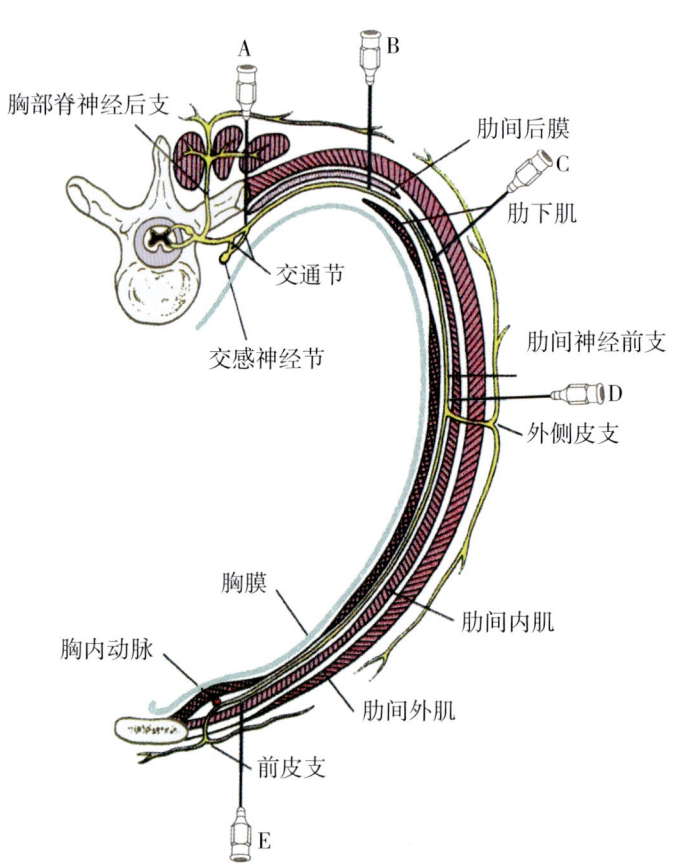

A. 椎旁封闭。B. 后侧封闭。C. 腋后线封闭。D. 外侧封闭。
E. 肋间神经末端封闭。
图4-7　各种肋间神经封闭的部位

移到肋骨下缘，再进针2~3mm。用手指固定针，到达肋间神经的深度，不再向前推进。嘱患者屏气，抽吸无回血、无气体，即可注入药液（图4-8）。一般进针0.3~0.5mm即可达到神经血管鞘内。常用的麻醉药物有丁哌卡因（Bupivacaine）、利多卡因（Lidocane）、罗哌卡因（Ropivacaine）等。麻醉药液中加入少量肾上腺素还可延长作用时间。效果不佳的原因是注射部位不到位。

【术后处理】

术后卧床休息片刻，观察有无并发气胸的症状和体征，必要时做胸透证实。

【并发症及注意事项】

1. 气胸　避免进针过深，穿破胸膜及肺组织。对小儿或不合作的患者，应先给予镇静剂后再进行操作。

2. 出血　严禁反复穿刺找异感，以免刺伤血管形成血肿或血胸。

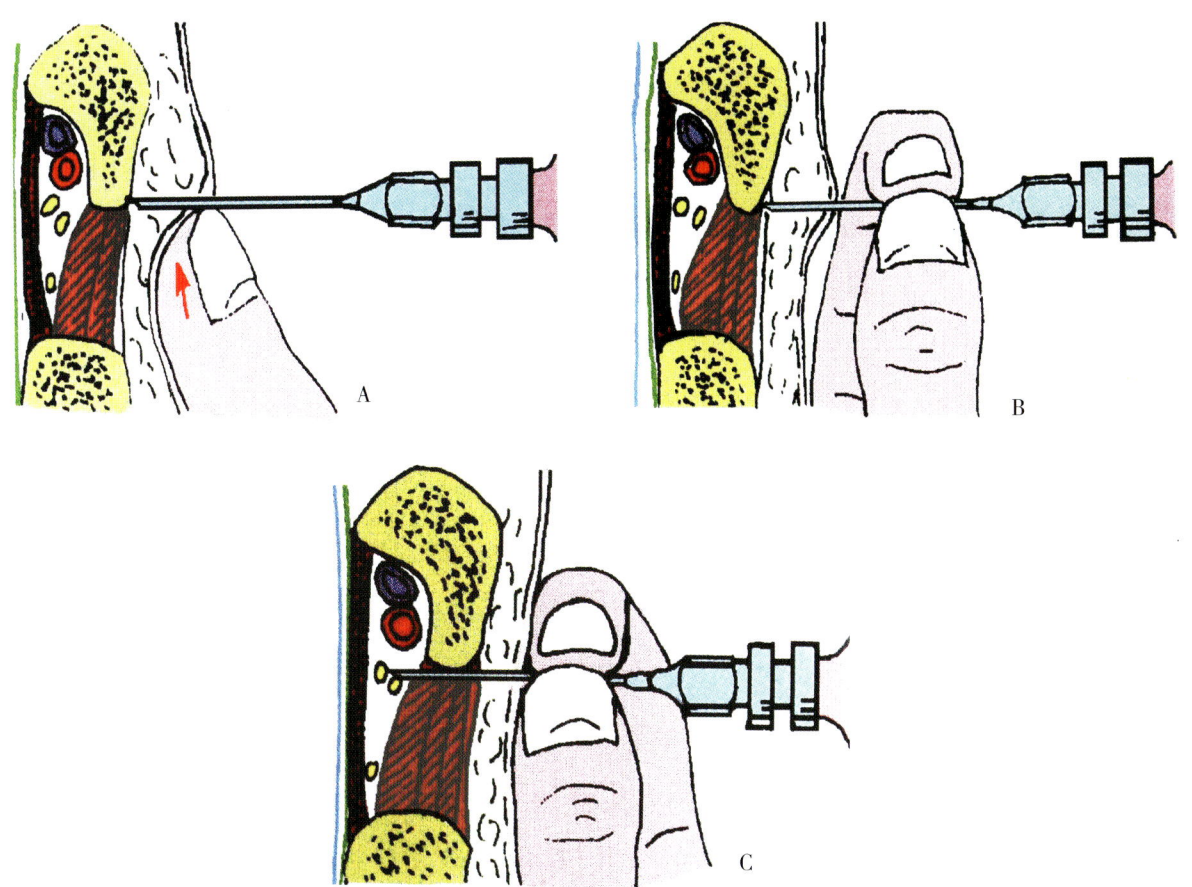

A. 触及肋骨下缘后，再将针头滑至肋间。B. 先用拇指和示指捏住针头，然后向下、向前深入。C. 对准肋间神经的走行部位，向深部刺入2~3mm，针尖至血管神经鞘内，抽吸无回血和气体，即可注入药液。

图4-8 肋间神经封闭穿刺方法

3. 局麻药中毒 主要是局麻药误入血管或超过规定的剂量。应强调，注药后至少观察15~25分钟后再离开。

（莫利求 马原 欧勇）

第三节 肋软骨炎注射术

【病因】

肋软骨炎又名肋软骨隆起症、Tietqe综合征。为软组织劳损所致肋软骨发生无菌性炎症。常为体力劳动者、工作劳累后得病。在第2、3肋软骨处隆起疼痛，上肢活动时疼痛加重。该病好发于女性，男女比例为3∶10，均为青壮年人。

【临床表现】

1. 症状 胸前部相当于肋软骨处肿胀、疼痛，局部有包块隆起为特征。

2. 检查 包块处有压痛，咳嗽、上肢动作时疼痛加重。穿刺抽不出脓液。

【应用解剖】

位于第2、3肋软骨的部位肿胀隆起，可为单侧性，也可为双侧性（图4-9、图4-10）。X线摄片无骨质异常发现。肋软骨的增生肥大可能与肌肉的牵拉作用和肋软骨的无菌性炎症有关。

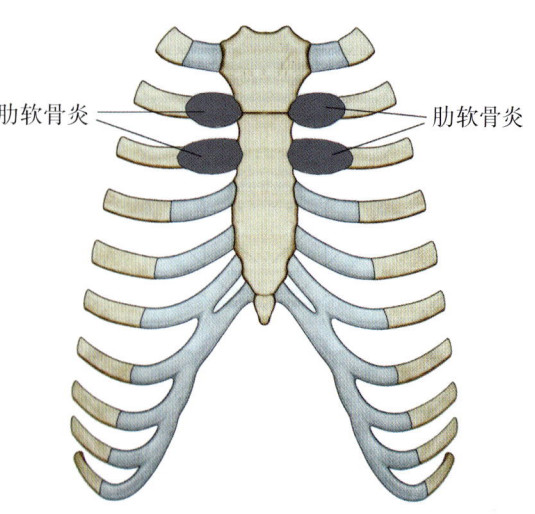

图4-9　肋软骨炎的好发部位为第2、3肋软骨

【操作步骤】

1. 工具及药物

注射器	穿刺针	康宁克通A	普鲁卡因
5ml	22G 3cm	20mg	0.25% 50ml

2. 体位　仰卧位。

3. 具体操作　在皮肤消毒情况下，触诊肋软骨隆起的部位，在肋软骨的周围作浸润封闭（图4-11），穿刺针刺入至肋软骨的前面、头侧和尾侧，但勿刺入至肋软骨的后方，以免造成气胸。每次可封闭1~4条肋软骨，每周1次，连续3次为一个疗程。

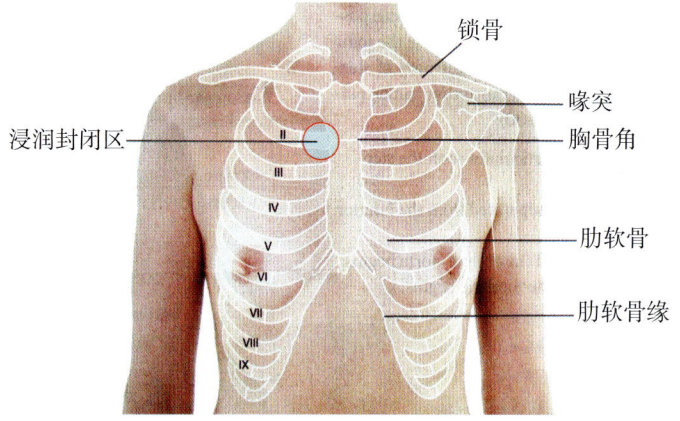

图4-10　肋软骨炎的穿刺和浸润封闭部位

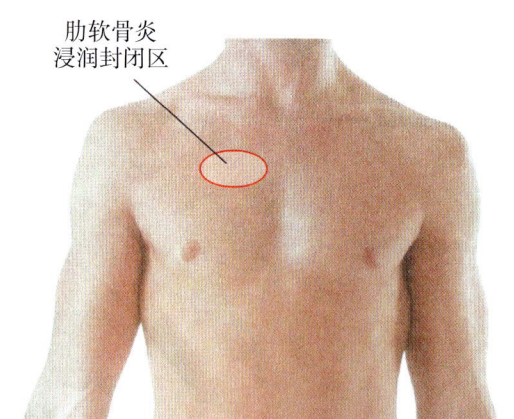

图4-11　肋软骨炎的浸润封闭区

【术后处理】

术后休息观察，避免重体力劳动。如有呼吸困难、胸闷等症状，及时进行胸透，以除外气胸的存在。

【并发症及注意事项】

1. 严防气胸的发生，穿刺针绝不能刺入过深。术后应密切观察，必要时透视检查，如有气胸存在时，应及时穿刺抽气。

2. 穿刺时应不断做回吸试验，看有否脓液吸出，以排除胸壁结核的存在。

3. 更应警惕的是认清肿物是否存在与动脉一致的搏动，以除外夹层动脉瘤的存在。

（周纲　张玉坤　孙改生）

第四节　胸神经根注射术

【目的及意义】

胸神经根封闭术是在肋间神经出椎间孔的部位注药产生阻滞作用，使胸壁的前外侧出现镇痛作用。阻滞的范围取决于注药水平和局麻药液的浓度和剂量。

【适应证】

1. 前外侧胸壁部炎症感染引起的疼痛。

2. 带状疱疹所致的胸壁疼痛。

3. 晚期乳腺癌所致的胸部疼痛。

4. 胸部外伤及肋骨骨折所致的胸部疼痛。

5. 胸腔手术后所造成的顽固性疼痛。

6. 肋软骨炎（Tletqe综合征）所致的胸壁疼痛。

【应用解剖】

胸脊神经根封闭椎旁间隙注药时，被阻滞的神经包括胸神经的前支（肋间神经）和后支，当注药量加大时还可涉及交感神经（图4-12）。

【操作步骤】

1. 工具及药物

注射器	穿刺针	曲安奈德	利多卡因
5ml、10ml	22G 5~9cm	5ml	1% 30ml

药物选择：

①根据您希望的感觉、运动阻滞程度来选择药物。

②对局麻药液的总容量应该认真考虑，是单侧注药，还是双侧注药，共注几点，按每点5ml计算需要多少药液，均应详细计划。

③任何氨基酰胺类局麻药物都可用于胸部脊神经根封闭注药。

2. 体位　俯卧位、侧卧位或坐位。

3. 具体操作　给患者摆好体位，确认背部中线。确定拟阻滞的胸神经节段，在所定节段对应的脊突上缘距离中线2~2.5cm处分别做标记（图4-13）。切记进针部位的选择一定不要距离中线过远，以免穿刺针刺入胸膜腔。穿刺部位皮肤用适当的消毒液进行准备。皮肤和皮下组织的局部麻醉使用1%利多卡因

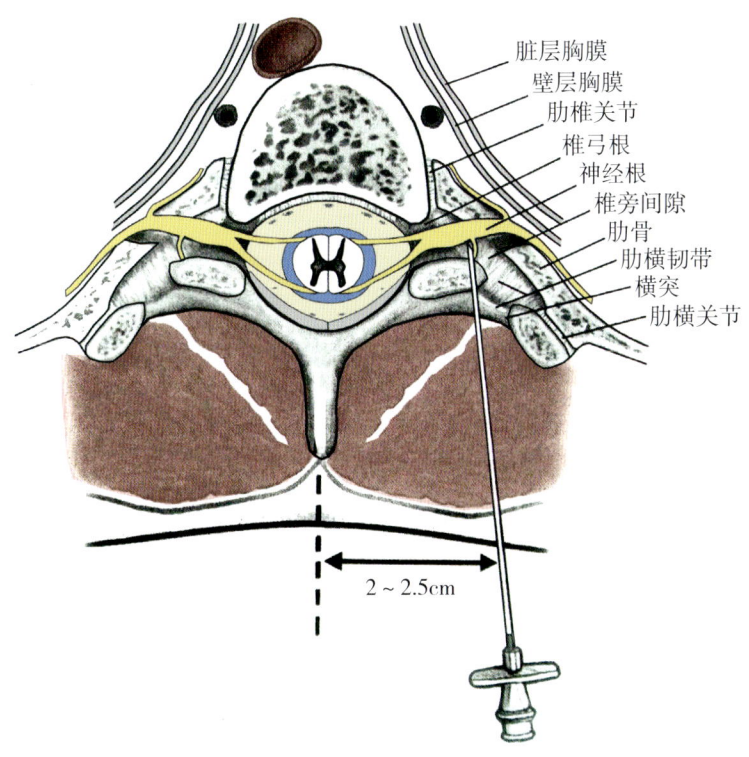

脏层胸膜
壁层胸膜
肋椎关节
椎弓根
神经根
椎旁间隙
肋骨
肋横韧带
横突
肋横关节

2~2.5cm

图4-12　胸脊神经根封闭穿刺部位与解剖关系

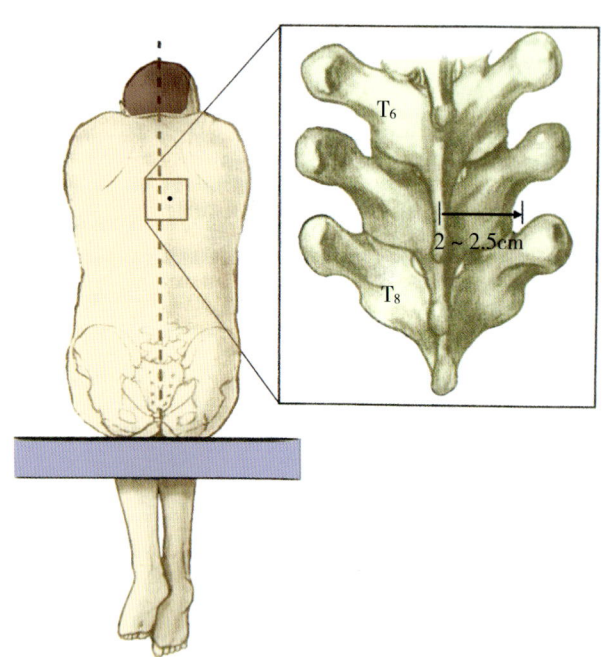

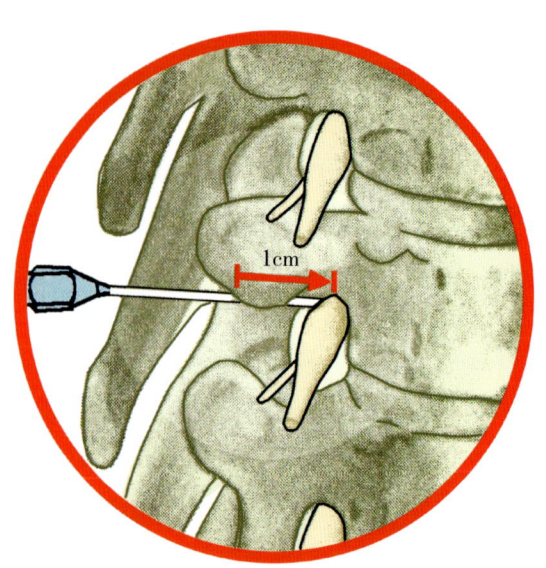

图4-13 胸脊神经根穿刺体位及穿刺点 　　　　　　　图4-14 胸脊神经根穿刺进针深度

溶液。22G的硬膜外穿刺针连接于注射器，向前方横突方向进针。对于许多患者，在进针3~5cm时可以碰到横突。碰到横突后，标记深度，然后拔出穿刺针，重新略向下、向前进针，进针深度碰到横突后再向前进针1cm。穿刺针杆上标记1cm刻度有助于穿刺不会过深。为了避免穿刺进入胸膜腔，一定要注意穿刺深度不能超过碰到横突后的1~1.5cm（图4-14）。穿刺针进入椎旁间隙应当有典型的"阻力消失"感觉。回吸试验应当阴性，而注射应当容易。每一阻滞节段注射5ml局麻药液。在进针过程中如果发生异感，注射前需要略微调整针的位置。

【术后处理】

休息观察治疗效果，应特别当心有无气胸存在，必要时做胸透或摄片检查。

【并发症及注意事项】

1. 穿刺针旁开棘突中线不能过远，以免损伤胸膜造成气胸。

2. 穿刺针也不能距离棘突中线太近或过度向内倾斜，以免误入椎管损伤脊髓神经。

3. 对穿刺针的进针深度严格掌握，是避免误入胸腔造成气胸的关键。

4. 胸神经根封闭较硬膜外封闭的优越性是单次注药即可达到单纯镇痛作用，而不涉及交感神经系统，不会引起血压降低等副作用。

（莫利求　郑君涛　陆云）

第五节　棘上韧带滑囊炎注射术

【病因】

棘上韧带与棘突之间因磨损产生滑囊炎。真正的滑囊炎比较少见，大部分病例为棘上韧带劳损性疼痛，找不到滑囊的存在。

【临床表现】

主诉疼痛部位局限在某个棘突顶点，检查沿棘突触压可以找到固定的压痛点，压痛点常位于棘突的尖部，在该部位注射局麻药物，可以使疼痛缓解。X线摄片无异常发现。

【应用解剖】

沿棘突触诊可以摸到略高起的棘突，同时有明显的压痛（图4-15），局部注射麻醉药液也可改善疼痛症状，但在影像学上能找到滑囊炎的病例仅占少数。

【操作步骤】

1. 工具及药物

注射器	穿刺针	康宁克通A	利多卡因
1ml	22G 3cm	10mg	2% 5ml

2. 体位　俯卧位。

3. 具体操作　在局部消毒情况下，触压找到压痛部位，用22G、3cm长的针头穿刺注药，将3~5ml的药液注射在棘突尖部及其周围。5~7天1次，3次为一个疗程（图4-16）。

【术后处理】

休息观察治疗效果。

【并发症及注意事项】

1. 一般不需要长针头，3cm长的针头已足够，无误入蛛网膜下腔之虑。

2. 如能发现棘上韧带下有滑囊时，将药液注入滑囊内，如无滑囊时将药液注射到棘突顶部及其周围也能奏效。

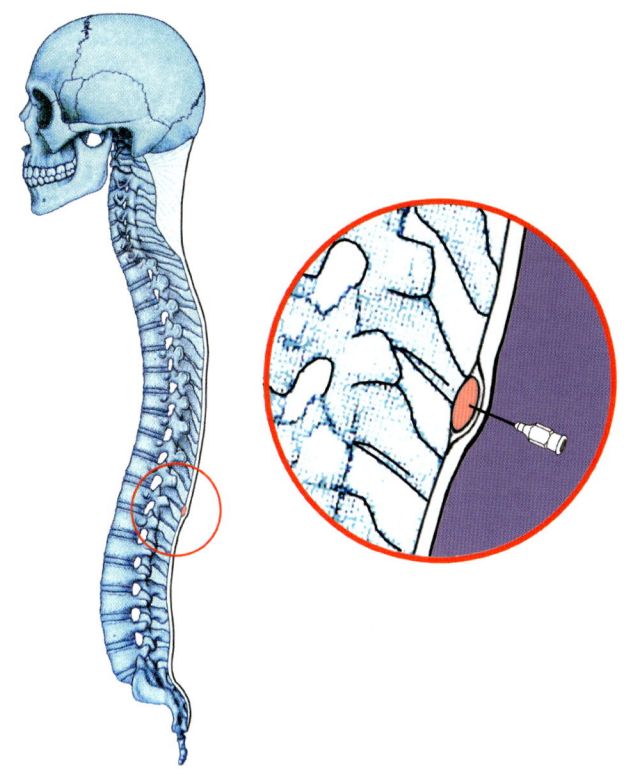

图4-15　棘上韧带的解剖和棘上韧带下滑囊炎的注射部位

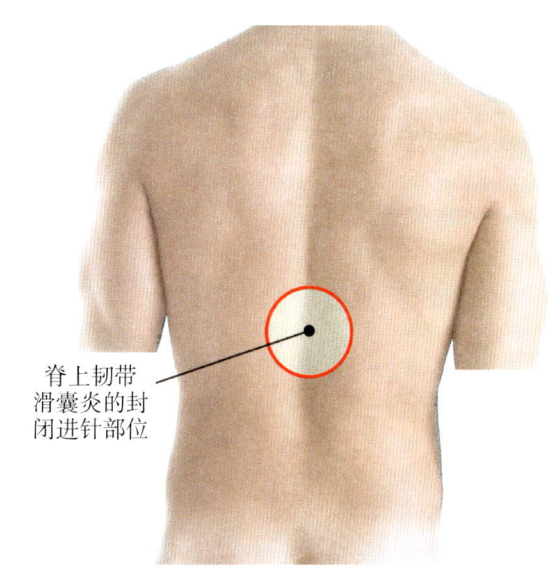

脊上韧带滑囊炎的封闭进针部位

图4-16　棘上韧带滑囊炎的封闭进针部位

（赵自平　王治国　刘旭）

第六节　夹脊穴注射术

【目的及意义】

夹脊穴封闭术主要用于腰椎间盘突出症及腰椎管狭窄症所致的腰腿痛。

【适应证】

1. 腰椎间盘突出症所致的腰痛、腰肌痉挛、活动受限，咳嗽和打喷嚏时疼痛加重等。

2. 坐骨神经痛，沿坐骨神经走行，从腰部沿下肢的后外侧向下放散至小腿及足的背侧或外侧3个足趾。

3. 多发性腰椎管狭窄症所致的广泛性腰痛，行动困难合并间歇性跛行。

4. 其他原因所致的腰背痛及下肢放散痛。

【禁忌证】

1. 患者年龄过大，体质虚弱，不能采用俯卧位的病例。

2. 对普鲁卡因或激素类药物过敏的患者。

3. 拒绝接受该项治疗的患者。

【应用解剖】

腰段脊神经根出椎间孔后，分成前支和后支，前支在上下两个横突之间向前、向下走行，后支向后绕过关节突至椎板后的肌肉层。夹脊穴封闭即将药液注入横突基部，横突间筋膜的前方，相当于脊神经根出椎间孔的部位，对脊神经前支和后支均起阻滞作用（图4-17、图4-18）。

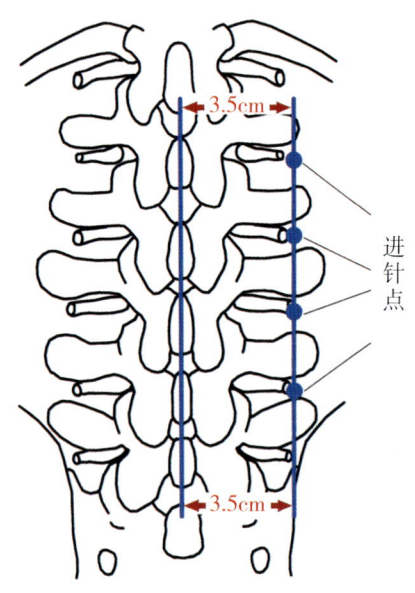

图4-17　夹脊穴封闭的进针点和穿刺方向

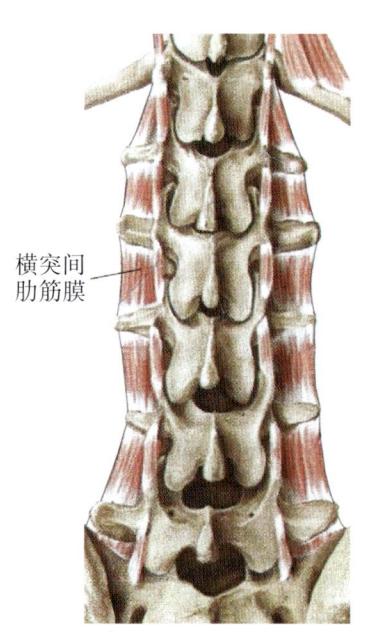

图4-18　穿刺针的针尖一定要到达横突间肌筋膜的前方。在肌筋膜的后方注药效果差

【操作步骤】

1. 工具及药物

注射器	穿刺针	康宁克通A	普鲁卡因
5ml、30ml	20G 10cm	20mg	0.25% 15~30ml

药物的选择：夹脊穴封闭术还可以选择0.5%利多卡因溶液、0.125%~0.25%丁哌卡因溶液和0.1%~0.2%罗哌卡因溶液。

2. 体位　俯卧位，下腹部垫枕，以减少腰椎的前凸；也可采用侧卧位。

3. 具体操作　可采用单针法或三针法，进针点位于棘突旁3~4cm处（图4-19），向前、向内进针，触及第3、4、5腰椎横突下缘的骨组织后，再将针退出少许，改变方向，向下、向内至关节突外侧，于上、下横突之间刺入，穿过横突间韧带至脊神经根出椎间孔的部位（图4-20），开始注入每个间隙10ml的药液，共注3个间隙，双侧症状者可作双侧注药，单侧症状者也可只作单侧注药。

注药前应抽吸看有无回血及脑脊液，以免误入血管或蛛网膜下腔。

为了避免穿刺针刺入的疼痛，可先用小针头做皮丘并注射局麻药液，然后再作深部穿刺。

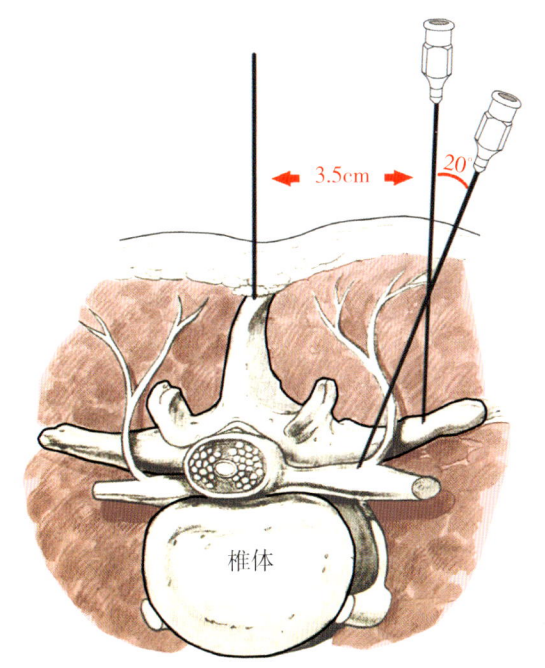

图4-20 进针点旁开棘突中线3.5cm，进针方向向前、向内，触及横突后，将针退出少许，改变方向，内倾角约为20°，向内、向下穿过横突间肌筋膜，针尖到达椎间孔外脊神经根周围注药即可

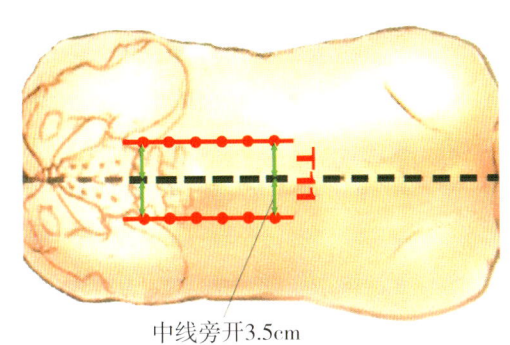

中线旁开3.5cm

图4-19 夹脊穴封闭进针点

【术后处理】

术后令患者卧床休息片刻，观察有无注药反应，无反应后再离开，注药后三周内观察腰部及下肢疼痛恢复情况。

【并发症及注意事项】

1. 夹脊穴封闭与腰交感神经封闭的不同点：夹脊穴封闭的进针点旁开棘突3~4cm，进针方向向前略向内，穿刺深度超过横突间筋膜后，即可注药，比腰交感神经封闭的进针深度浅，不需要过长的针头，操作技术略简单。

2. 夹脊穴封闭常为双侧多间隙注药，穿刺点多，应严格消毒，防止感染。

3. 夹脊穴封闭对急性腰椎间盘突出合并代偿性脊柱侧凸的患者，能产生较好的治疗效果。

4. 夹脊穴封闭对老年性多发性腰椎管狭窄症，能起到缓解症状、减轻疼痛的作用。

（田慧中　刘伟　高兴顺）

第七节　腰交感神经注射术

【目的及意义】

腰交感神经封闭主要用于改善下肢的血液循环，解除下肢疼痛。

【适应证】

1. 由于下肢缺血性疾病所致的交感性疼痛和缺血性坏死。如闭塞性脉管炎、复杂性下肢痛综合征、交感性肌营养不良、幻肢痛等情况。需要诊断性或治疗性神经阻滞封闭试验的患者，这些患者往往年龄较大。

2．腰椎骨折合并前纵韧带撕裂影响腰交感神经链造成高度膨胀形成麻痹性肠梗阻的病例。

3．重度腰椎间盘突出，疼痛症状严重，患者不敢翻身，不敢放屁造成麻痹性肠梗阻的病例。

【禁忌证】

1．患者年龄过大，体质虚弱，不能采用俯卧位的病例。

2．对普鲁卡因或激素类药物过敏的患者。

3．拒绝接受该项治疗的患者。

【应用解剖】

腰交感神经链及神经节，位于腰椎椎体前外侧面，交感神经链被腰肌及其筋膜与体神经分开（图4-21）。在腰部，L_1、L_2有时包括L_3向交感链发出的白交通支，所有的5个腰椎都与灰交通支相连。这些交通支在腰部比在胸部长。腰交感神经封闭从概念上讲，与腹腔丛封闭的解剖学概念是一致。

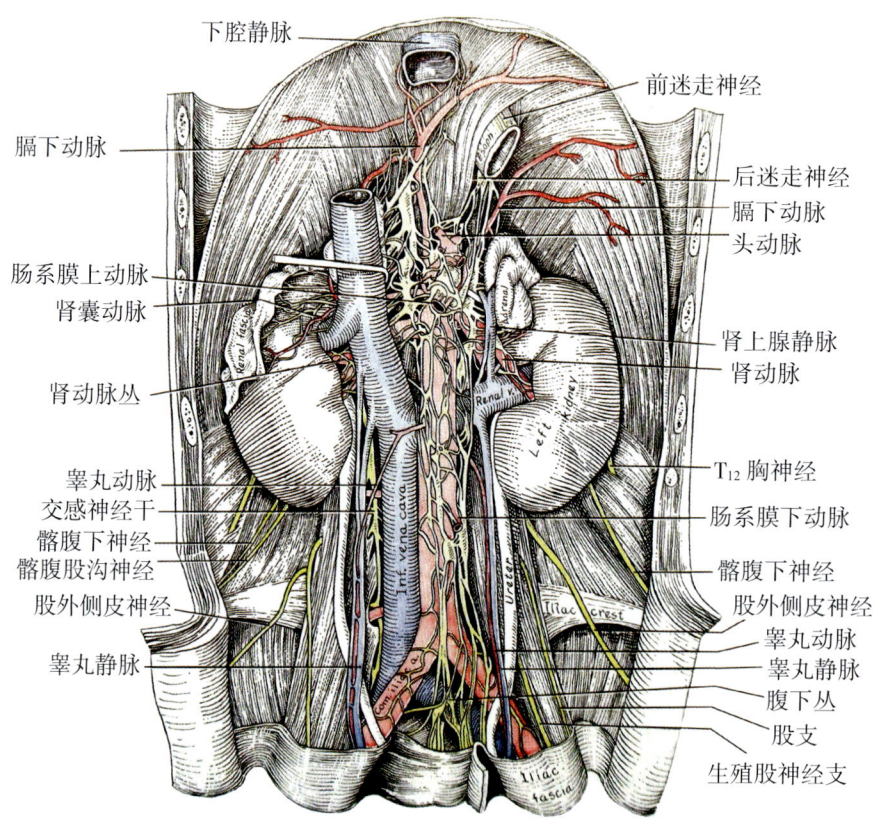

图4-21　腰交感神经分布图

【操作步骤】

1．工具及药物

注射器	穿刺针	康宁克通A	普鲁卡因
5ml 30ml	20G 15cm	20mg	0.25% 15~20ml

药物的选择：交感神经阻滞几乎可以用比任何阻滞都低的浓度完成。例如，还可以选择0.5%利多卡因溶液、0.125%~0.25%丁哌卡因溶液和罗哌卡因0.1%~0.2%溶液。

2．体位　俯卧位，下腹部垫枕，以减少腰椎的前凸。也可采用侧卧位。

3．穿刺　采用单针法或三针法，进行穿刺，针尖位于L_2至L_4椎体的前外侧缘。单针法可一次注入0.25%普鲁卡因溶液15~20ml以及康宁克通A 10~20mg。使药液沿交感神经链上下扩散，产生交感神经阻滞封闭的作用，来达到解除下肢痉挛性疼痛和扩张血管的作用。三针法乃由三个穿刺点各注入药液5~7ml，一般不常用。

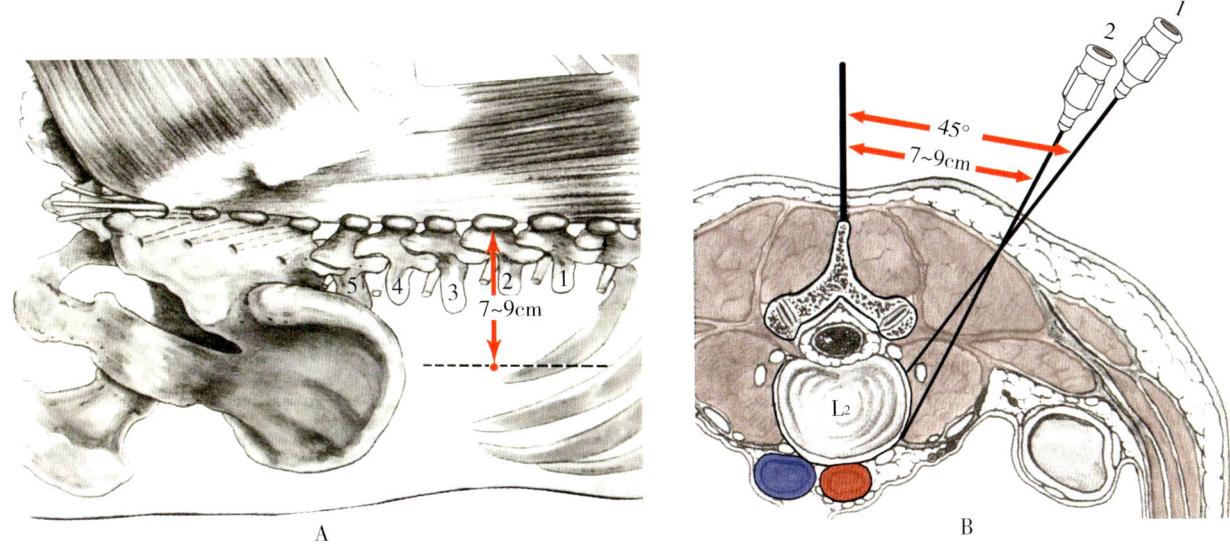

A. 腰交感神经穿刺进针点。B. 腰交感神经穿刺轴位像显示。

图4-22　腰交感神经封闭术的进针点和进针方向

单针法的注射部位，常采用第2腰椎水平，旁开中线7~9cm处，进针方向向着椎体的前外侧（图4-22）。用20G、15cm长的穿刺针，进行穿刺，先用小针头做皮丘，注射局麻，然后穿刺。

【术后处理】

术后令患者卧床休息片刻，观察有无注药反应，无反应后再离开，注药后三周内观察下肢疼痛及血液循环的改善情况。

【并发症及注意事项】

1. 腰交感神经封闭的潜在危险，是针尖误刺入主动脉，但主动脉被穿破也不会有太多的后遗症。主动脉位于椎体的前方略偏左侧，腔静脉位于椎体的前方略偏右侧，当穿刺针的针尖沿着椎体外侧的骨膜向前推进时，一般不会损伤血管，因为血管还在椎体前方的疏松组织内，故不容易损伤。如果穿刺针的大方向正确，则误入椎管损伤神经组织的可能性很小。如患者术后有体位性头痛，应想到穿刺针误入蛛网膜下腔的可能性。特别是当注入破坏性药物时，如酒精等，应考虑到"溢出"的问题，以免溢出到脊神经根，产生脊神经根麻痹。

2. 腰交感神经封闭与腹腔丛封闭非常相似。所以，如果理解了其中一个，就会想到另一个，就很容易将其应用在交感神经封闭上。当穿刺针达到第2腰椎的前外侧缘时，一定要令患者保持镇静和勿动，这对患者和操作者都是很有利的。

（王萧枫　眭江涛　杨文成）

第八节　腰神经后支注射术

【目的及意义】

腰神经后支封闭术，是骨科医生最常用的一种封闭疗法。其操作简单、效果显著，适用于不合并坐骨神经痛、仅为腰痛的病例。特别是带有腰肌痉挛性强直、活动受限的患者，腰神经后支封闭能立即缓解症状，消除疼痛取得戏剧性效果。

【适应证】

1. 腰神经后支源性疼痛。

2. 特发性慢性腰痛的治疗。

3. 顽固性腰痛和腰肌劳损。

4. 腰椎手术后疼痛的治疗。

5. 腰背肌痉挛性疼痛。

【禁忌证】

1. 对麻醉药物或激素类药物过敏的患者勿用。

2. 对封闭疗法高度恐惧的患者禁用。

3. 局部皮肤感染的患者禁用。

【应用解剖】

　　腰神经在椎间孔外侧分为前支和后支、脊膜支和交通支。后支又分为后内侧支和后外侧支（图4-23）。该支从前向后绕过关节突发出细支分布至附近的肌肉。肌纤维组织炎和椎间关节炎产生机械性刺激为疼痛的原因。腰椎间盘突出所致的反射性疼痛也可涉及该部位。腰肌痉挛引起的疼痛也可涉及该部位。腰椎关节突关节痛的分布区（图4-24）。

【操作步骤】

1. 工具及药物

注射器	穿刺针	康宁克通A或曲安乃德	普鲁卡因
5ml、30ml	20G 3～9cm	20mg	0.25%　30ml

2. 体位　俯卧位，腹部垫枕头，或侧卧位，腰部垫枕头。

3. 具体操作　首先按压找到压痛点作标记，然后结合痛点，在其上下约3个棘突旁开2.5cm处进针，向着关节突的方向刺入，直达关节突的骨组织，在关节突的后方，每点注射药液5～10ml。如为双侧腰痛则在双侧注药（图4-25）。

　　腰神经后支封闭的方法简单，但疗效甚佳，能迅速消除疼痛，可每5～7天注药1次，一般3次后能收到明显的效果。

【术后处理】

　　术后令患者卧床休息15～30分钟再离开，观察有无注药后反应存在。

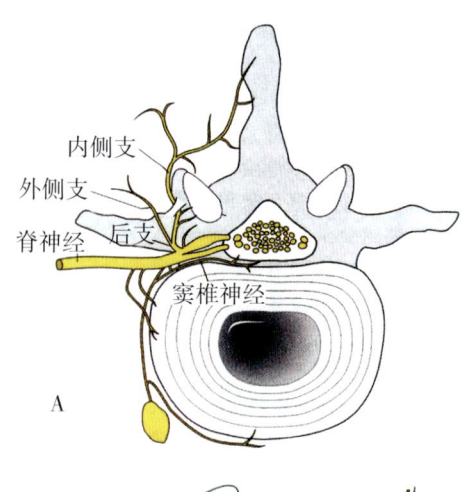

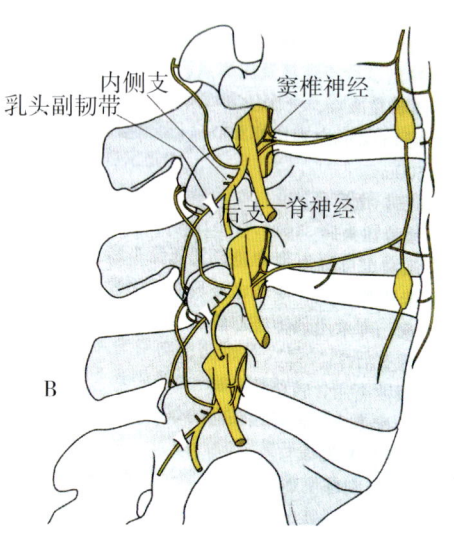

A. 腰神经后支的解剖分布图正位。B. 腰神经后支的解剖分布图侧位。

图4-23　腰神经后支的解剖分布示意图

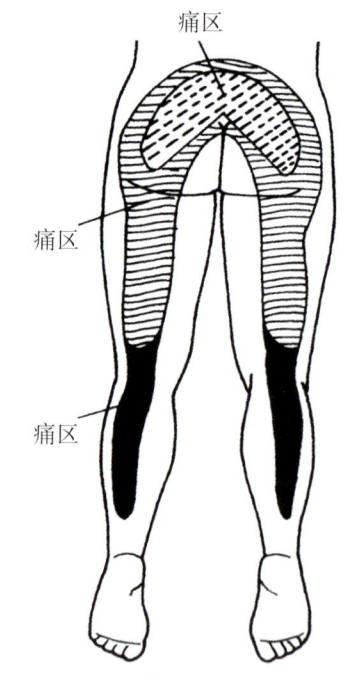

图4-24　腰椎关节突关节痛的分布区

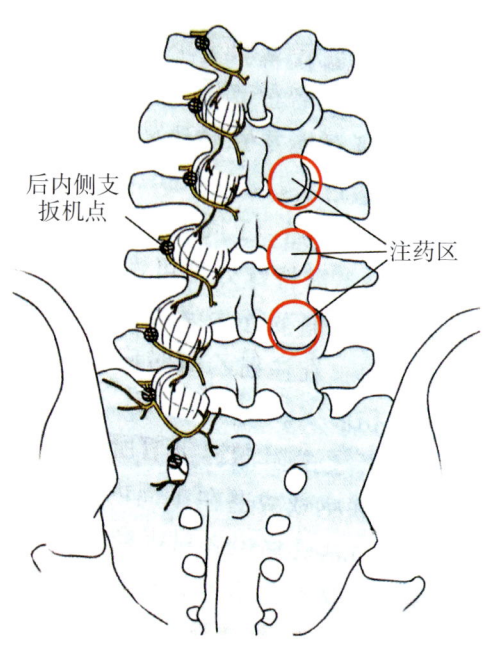

图4-25　腰神经后支扳机点及封闭注药区示意图

【并发症及注意事项】

1. 对肥胖患者必须用9cm的长穿刺针方能到位。

2. 若多次注药疼痛仍不能缓解时，疼痛的原因可能来自椎间盘或窦椎神经，这种疼痛常为脊椎中线深部疼痛。可另采用夹脊穴封闭，向椎间孔内注药的方法解决。

3. 对顽固性神经后支痛，诊断确定后可用注射无水酒精的方法取得永久性效果。

（徐粤新　谢江　高晓辉）

第九节　第3腰椎横突综合征注射术

【病因】

第3腰椎横突综合征乃由肌肉、筋膜、韧带和神经发生炎症、粘连或肌疝所致症候群。

【临床表现】

1. 急性损伤或习惯性姿势不良和劳累所致。

2. 腰部酸痛、乏力，休息后缓解，劳累受凉后加重。症状重时呈持续性疼痛，可向臀部放散，也可向大腿后侧放散，一般不超过膝关节。

3. 有时可在第3腰椎横突尖部触到压痛或硬节。

4. 内收肌痉挛引起髋外展受限。

5. X线片有时可见第3腰椎横突过长。

【应用解剖】

正位X线片上第3腰椎横突最长（图4-26），侧位X线片上第3腰椎是前凸的最高点，也是前屈、后伸、左右旋转的活动枢纽。附着于第3腰椎横突的有横突间韧带、腰方肌、横突间肌、横突棘肌、多裂肌、骶棘肌及腰背筋膜深层等（图4-27）。还有脊神经前支和后支在其周围经过。

【操作步骤】

1. 工具及药物

注射器	穿刺针	康宁克通A	普鲁卡因
10ml	22G 9cm	20mg	2% 20ml

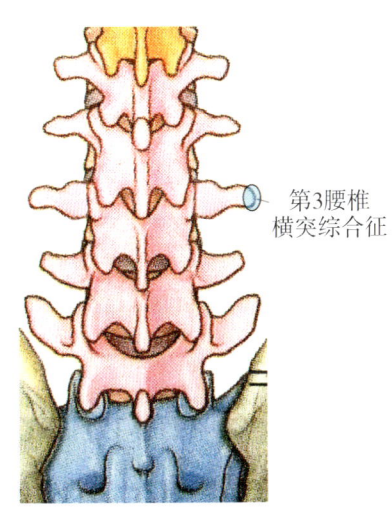

图4-26　第3腰椎横突综合征

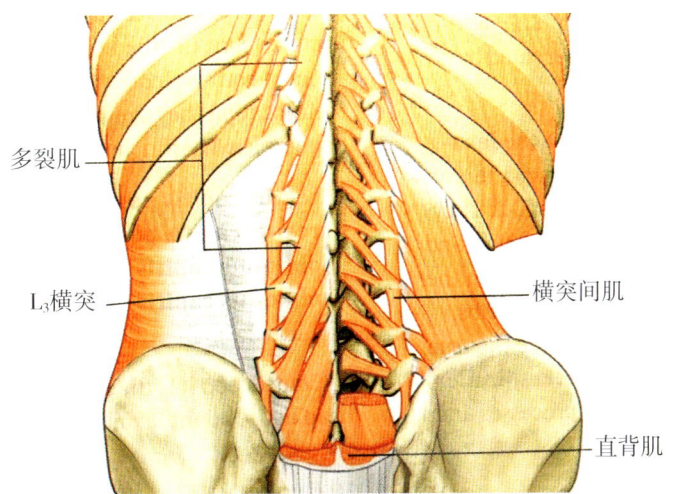

图4-27　第3腰椎横突附着的肌肉、韧带组织解剖图

2．体位　俯卧位或侧卧位。

3．具体操作　触摸找到第3腰椎横突的位置及压痛点，并做记号，在局麻下用22G、9cm长的针头做穿刺，针头抵达第3腰椎横突尖部时，回抽无回血及脑脊液时注入药液10ml（图4-28）。

【术后处理】

休息观察治疗效果。

【并发症及注意事项】

1．疼痛症状长期不愈者，可行封闭注药治疗，能收到较好的效果。

2．大部分病例一次注药即可治愈，症状重者每5~7天1次，共3次可以治愈。

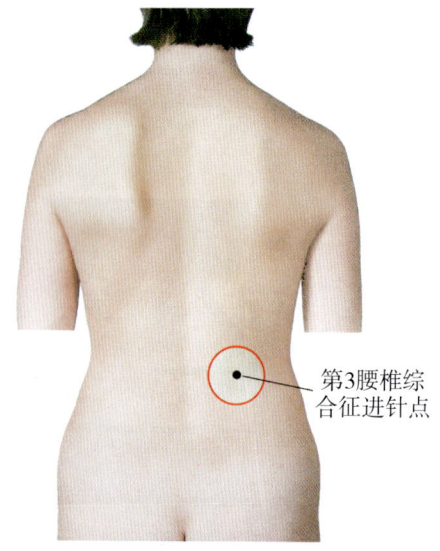

第3腰椎综合征进针点

图4-28　第3腰椎横突综合征封闭进针点

（李宇鹏　程俊杰　斯刊达尔·斯依提）

第十节　硬膜外注射治疗腰椎间盘突出症

【病因】

腰椎间盘突出所致腰痛。

【临床表现】

1．腰痛伴单侧或双侧下肢放散痛，呈间歇性或持续性。

2．疼痛的规律：活动时加重、静止时减轻，直立时加重、卧床时减轻，下午加重、上午减轻，白天加重、夜间减轻，咳嗽、打喷嚏时加重，平静呼吸时减轻。

3．患者行走时不敢迈大步，直腿抬高试验阳性。

4．病史长的患者，有时伴有下肢局限性肌肉萎缩。

5．多发性腰椎间盘突出和腰椎管狭窄症常见于老年人。

【应用解剖】

腰椎间盘突出症乃由于急性外伤或反复多次劳损引起腰椎间盘纤维环破损、髓核脱出、神经根受压所致（图4-29至图4-32）。腰椎间盘突出部位的纤维环、韧带、关节囊或神经根等产生无菌性炎症、充血、水肿刺激神经末梢引起疼痛。硬膜外封闭疗法有抑制神经末梢的兴奋、改善局部血运、消除炎症的作用。

【操作步骤】

1．工具及药物

注射器	穿刺针	曲安奈德	普鲁卡因
5ml、10ml	20G 10cm	5ml	0.25% 20ml

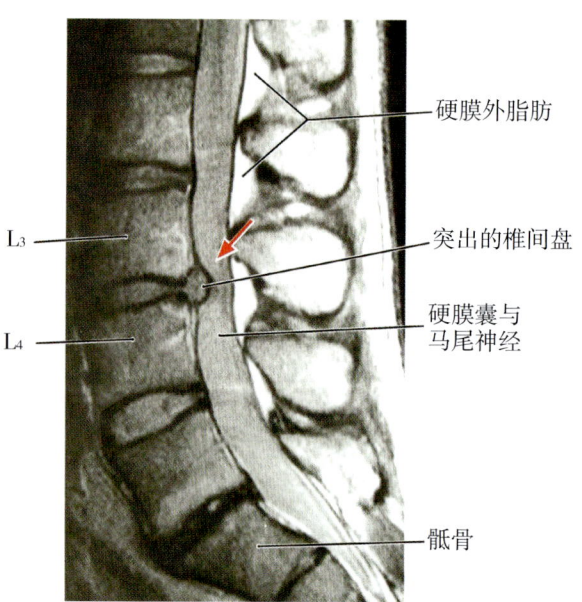

硬膜外脂肪

突出的椎间盘

硬膜囊与马尾神经

骶骨

L₃

L₄

图4-29　L₃、L₄之间椎间盘突出

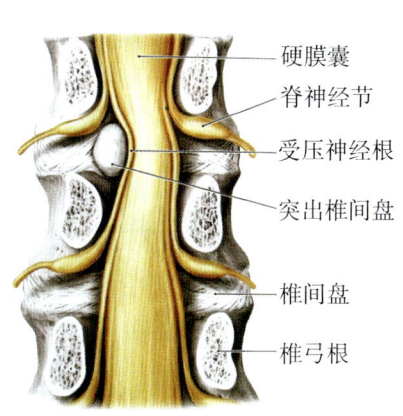

图4-30 椎间盘突出压迫下一椎
        间孔穿出的神经根

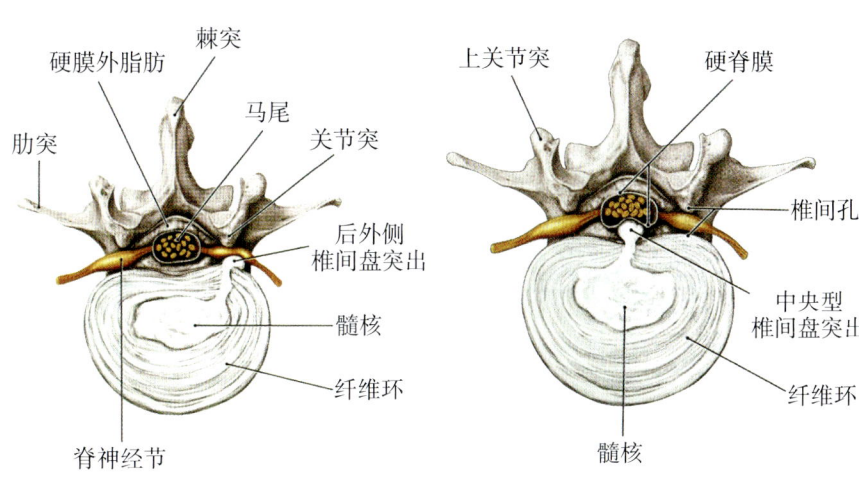

图4-31 后外侧椎间盘突出

图4-32 中央型椎间盘突出

2．体位 侧卧位。

3．具体操作 患者侧卧弓腰，患侧在下面，有利于药液向患侧弥散。选病变间隙穿刺注药以达到分离粘连的目的（图4-33）。对双侧间隙者，采用上一间隙作穿刺。对穿刺失败的病例，改用侧入法穿刺，进入硬膜外腔，可见负压搏动，回吸无脑脊液时，缓慢注入药液，改变体位以利药液弥散。术毕卧床休息半小时。严格无菌技术预防感染。回吸为脑脊液时则终止本次注药，以免注入蛛网膜下腔，另选日期进行封闭。

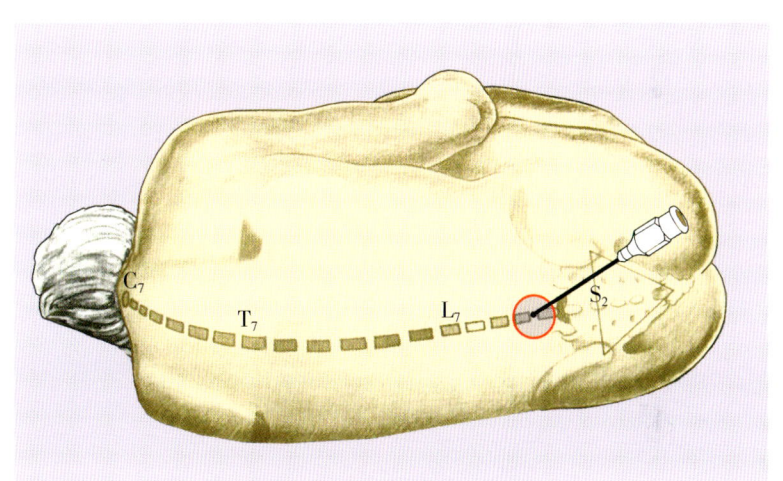

图4-33 硬膜外封闭穿刺部位

【术后处理】

卧床休息1天，观察注药后效果，第2天开始操练腰背肌功能。

【并发症及注意事项】

1．严重的腰痛和坐骨神经痛患者，不同意手术治疗者均可采用硬膜外封闭治疗，配合卧床休息能取得良好的治疗效果。

2．硬膜外封闭能折断窦椎神经的疼痛反射弧，其止痛效果甚佳。

3．硬膜外封闭能消除突出的椎间盘及其周围软组织的无菌性炎症及水肿，使神经根的受压得到缓解。

4．大容量的低浓度药液注入硬膜外腔，能产生分离粘连的作用。

5．硬膜外腔封闭术的技术要求较高，初学者应与麻醉医师交流学习后再临床应用。

（王磊磊 吐尔洪江·阿布都热西提 胡钦典）

第十一节　窦椎神经注射治疗椎弓根内固定术后疼痛

【目的及意义】

　　腰椎间盘突出、腰椎管狭窄症、腰椎滑脱及腰椎不稳症的手术治疗常与椎弓根器械内固定同时应用。对加用内固定的这部分患者的术后疼痛问题，给予了许多非手术治疗或手术治疗的方法来解决，甚至拆除内固定器械。作者从治疗中摸索出"窦椎神经封闭术"，对解除内固定遗留疼痛的效果显著。由于这种疼痛是来自交感神经系统的传导反射，故采用窦椎神经封闭治疗，能折断它的反射弧，用0.25%普鲁卡因的微弱刺激代替了病理性恶性刺激的反射弧，对术后疼痛的治疗有重要意义。

【病因】

　　内固定器械的外力作用，扰乱窦椎神经的感受器造成疼痛。

【临床表现】

　　内固定术后疼痛加剧，使患者难以忍受，如重物压迫感，昼夜不停，提心吊胆，说不出的难受，很少向下肢放散，疼痛仅限于腰部及臀部，止痛药效果不好，静点地塞米松效果短暂。

【应用解剖】

　　窦椎神经（Sinuo vertebral nerve，SVN）有两个来源，躯体根起源于紧靠脊神经节外侧的脊神经总干的腹侧。自主根起源于交感神经的交通支。Sckiguchi认为SVN支配硬脊膜的一支来自背根神经节，另一支来自椎旁交感干（图4-34、图4-35）。在腰段躯体根均来自脊神经总干，而自主神经根均来自椎旁交感神经干，并与它们之间的神经纤维互相串连。通过椎间孔返回进入椎管内的分支，并非只有一支，而是常有5~6支不恒定的小分支返回椎管内，其神经末梢分布在硬脊膜、后纵韧带、纤维环组织等处。当内固定器械置入椎弓根和椎体后，其撑压作用的强弱，矫正力与致畸力的拮抗，均可刺激窦椎神经感受器产生交感性与躯体性混合神经痛。对这种现象采用窦椎神经封闭术能缓解疼痛，消除患者的思想顾虑。对那些顽固性疼痛的病例，窦椎神经封闭无效的病例，可考虑拆除内固定的方法处理。

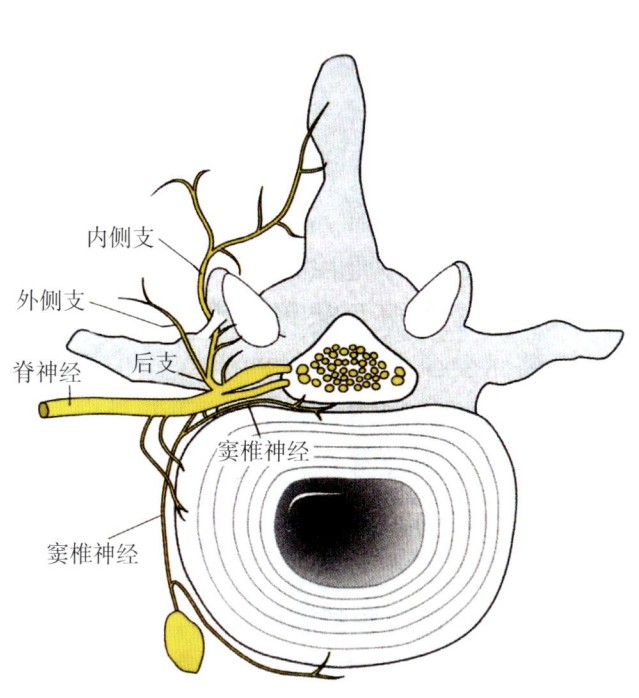

图4-34　窦椎神经解剖分布图

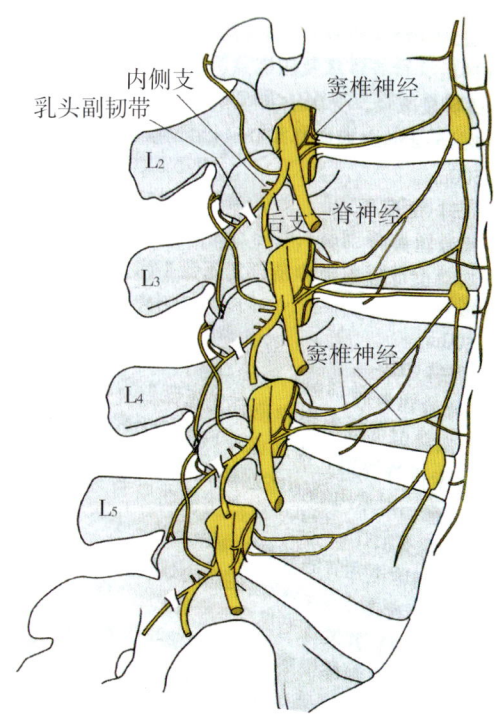

图4-35　窦椎神经交感纤维分布图

【操作步骤】

1. 工具及药物

注射器	穿刺针	康宁克通A	普鲁卡因
5ml、30ml	20G 12cm	20mg	0.25% 40ml

药物的选择：还可以选择低浓度0.5%利多卡因溶液、0.125%~0.25%丁哌卡因溶液和罗哌卡因0.1%~0.2%溶液。

2. 体位　侧卧位或俯卧位。

3. 具体操作

（1）穿刺点：采取L_2~L_5的棘突旁7cm的部位进针（图4-36），一般每侧3~4点即可。也可单侧封闭。

（2）进针位置：在第2腰椎水平旁开棘突7cm处进针，方向向着椎体的外侧缘，略浅于腰交感神经封闭术的进针方向（图4-37）。

（3）针尖到达位置：使穿刺的针尖到达椎体的外侧缘，位于椎间孔的前方，腰交感神经链的外侧，将药液注入交感链与椎间孔之间的部位，使窦椎神经在进入椎间孔之前受到阻断。这样才能折断窦椎神经的反射弧。因为窦椎神经纤维从L_2向下斜行，故封闭点应该较疼痛部位高一个椎间隙。

（4）窦椎神经在进入椎间孔之前的神经纤维细支分为多条，并非只限于1~2条，故应在椎体旁作浸润注药方能奏效。

（5）三针法注药或单针法注药：初学者可采用三针法注药，操作熟练后，用单针法注药即可。

（6）用20G、12cm长的穿刺针，即可达到目的部位。

（7）该方法为深层注药，一定要严格消毒，绝对无菌操作，以免感染。

【术后处理】

严格观察术后有无注药反应和注药的治疗效果，必要时可每5~7天注药1次，直至疼痛症状消失。

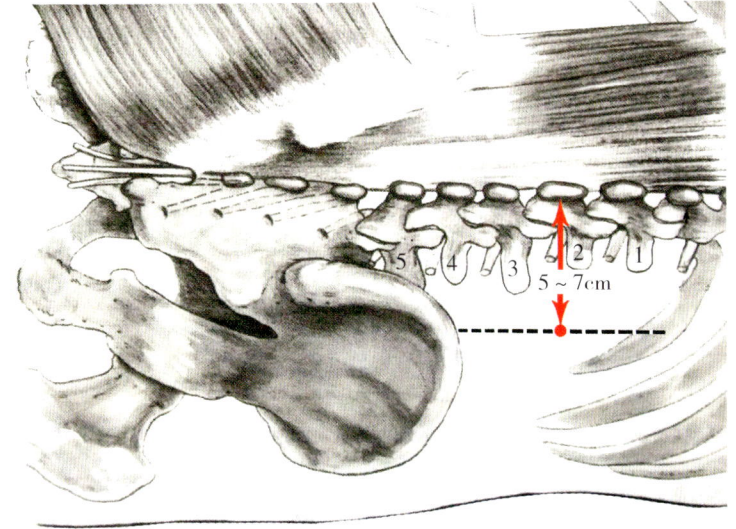

图4-36　窦椎神经封闭的进针点

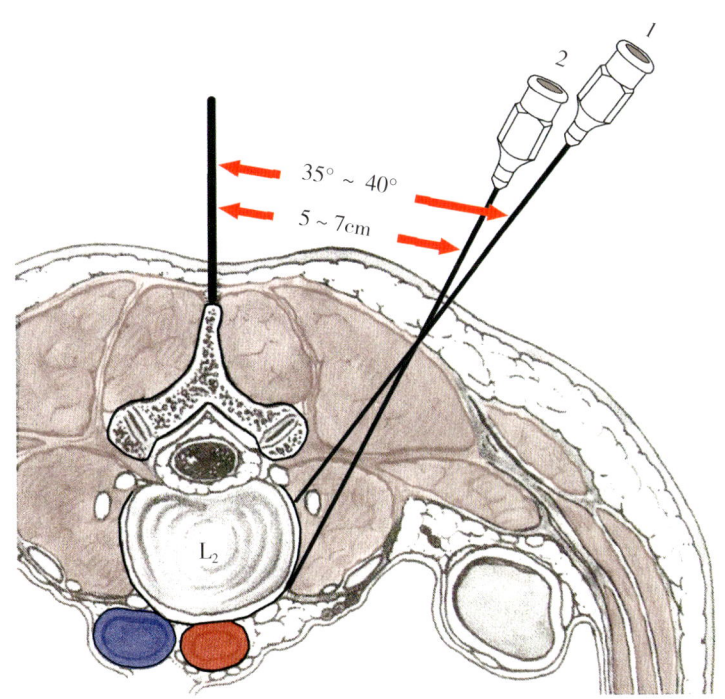

图4-37　窦椎神经封闭的进针角度和方向

【并发症及注意事项】

1. 窦椎神经封闭术与腰交感神经封闭术类似，应参考腰交感神经封闭术的注意事项。

2. 与腰交感神经封闭术的不同，是将药液注入交感神经链与椎间孔之间的窦椎神经纤维上，也就是椎体的外侧缘处，最好是作浸润注射，才能阻断其所有的细小分支。

3. 防止穿刺针尖误入大血管，进针方向应该先对准椎体的后外侧缘，然后沿着椎体的外侧向前滑，这样可以避开下腔静脉和腹主动脉。因为腔静脉和腹主动脉均在疏松的腹膜后间隙内，并不紧贴在椎体上。

4. 防止穿刺针的针尖误入椎间孔，造成脊髓损伤或将麻药注入蛛网膜下腔，造成全脊髓麻醉，只要术者对解剖概念清楚，进针方向没有大的偏差，也是可以避免的。

（龙浩　孟祥玉　肖康）

第十二节　肾周围脂肪囊注射疗法

【目的及意义】

肾周围脂肪囊封闭术通称肾周封，在我国自1950年开始应用至今已60多年。乃根据苏联生理学家巴甫洛夫的理论基础并结合我们的实践经验创造出来的一种治疗方法。利用0.25%普鲁卡因溶液加微量类固醇激素来折断疼痛反射弧，用弱刺激代替病理性强刺激的诱导方法，使恶性循环的反射弧转变成良性循环的反射弧，达到使高级神经活动及神经营养机能恢复正常的目的。

肾周围脂肪囊位于腹膜后，左右互相沟通，其中间又有数个神经丛。封闭药液可沿着椎前筋膜间隙，上下左右扩散，向下可至骨盆内器官，向上可至肺神经丛，故对胸、腹、骨盆及下肢病变均能产生治疗作用。后腹膜腔隙较大，组织疏松，能允许大量的药液注入。50~100ml药液注入后不会产生高压。

【适应证】

1. 肾囊封闭的适应证广泛，在临床上用途最多。可用于弥漫性炎症、外科感染（丹毒、破伤风、蜂窝组织炎等）、肠炎、肾盂肾炎、盆腔炎等。

2. 对灼伤、冻伤、营养性障碍、肢体慢性溃疡、胃十二指肠溃疡有显效。

3. 对血液循环系统疾病如：血管栓塞、脉管炎、血管痉挛有显效。

4. 对过敏性疾患：如荨麻疹、支气管哮喘、血管神经性水肿、湿疹、疱疹等能产生较好的效果。

5. 对骨科伤病的适应证如下：

（1）胸腰椎内固定术后疼痛的治疗：肾囊封闭能缓解钉棒系统内固定术后引起的窦椎神经痛，经过1~5次的肾囊封闭，即可减轻或消除窦椎神经反射性疼痛。

（2）腰椎间盘突出症或椎管狭窄症术后疼痛症状未得到完全缓解，遗留腰背痛或下肢放散症状者，也是肾囊封闭治疗的适应证。

（3）胸椎黄韧带骨化症减压手术后遗留疼痛和下肢运动功能恢复欠佳者，也是肾囊封闭的适应证。

（4）下腰痛及腿痛经影像学检查未发现定位性病变，难以采用手术治疗者，也可选用肾囊封闭治疗，以观察效果。

（5）胸腰椎骨折脱位并截瘫术后脊髓功能恢复欠佳，且伴有放散性下肢疼痛者，也是肾囊封闭的适应证。

（6）胸腰椎骨折后或手术后腹胀、蠕动减弱、肠胀气等症状，肾囊封闭能收到显效。

总之，肾囊封闭对骨科手术效果欠佳、遗留下来的疼痛症状不消失，而又不是术后感染的病例，是一种值得试用的治疗方法。

【应用解剖】

肾脏位置一般是在第11胸椎至第3腰椎水平的范围内，右侧较低，左侧略高。左肾上极在T_{11}、T_{12}椎间隙的水平，下极在L_2、L_3椎间隙平面。右肾上极在T_{12}椎体的上缘水平，下极在L_3椎体上缘水平。成人肾脏高

11cm、宽6cm、厚3cm，其内缘离正中线6cm，其外缘离正中线11cm左右。从腰背部皮肤至肾脂肪囊的深度为4~8cm，当然深度的变化很大，与年龄、身材、体重、肥瘦关系很大。肾周围脂肪囊的作用主要是保护肾脏，其下极的纤维脂肪组织较厚，有扶拖肾脏、防止肾下垂的作用。肾下极第12肋骨与腰方肌的交角处是肾囊封闭的进针部位（图4-38、图4-39）。

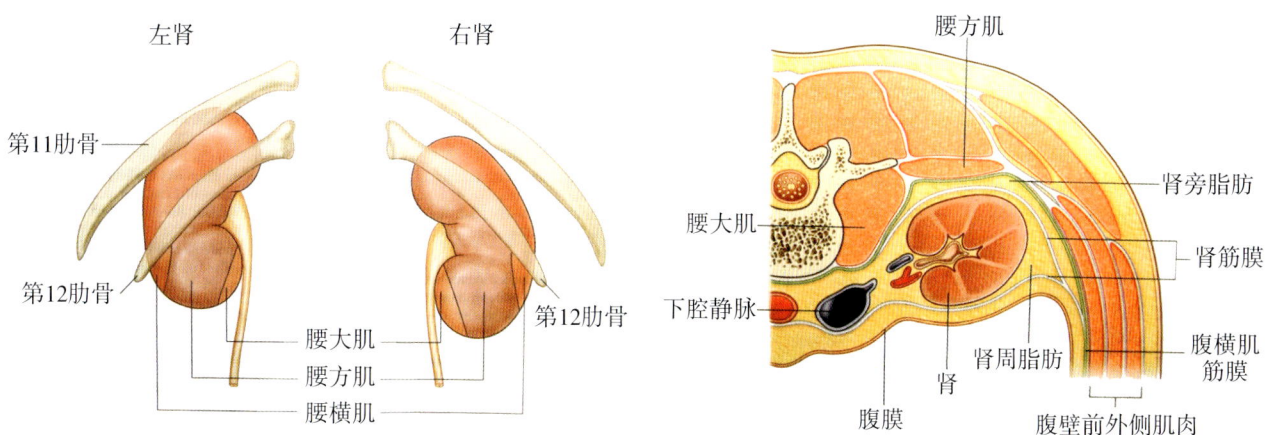

图4-38　后面观，肾脏与第11肋骨、12肋骨的关系　　图4-39　横断面、肾脏与肾脂肪囊的解剖关系

【禁忌证】

1．术前应作肾脏的超声检查和X线摄片，以除外肾下垂或肾异位，以免因解剖位置的变异造成穿刺损伤。

2．对局部麻醉药物过敏的患者不宜应用此疗法。

3．伴有精神分裂症、不配合的患者，最好不做此治疗。

4．对穿刺有恐惧心理，不同意做这项治疗的患者，最好不做。

【操作步骤】

1．工具及药物

注射器	穿刺针	曲安奈德	普鲁卡因
5ml、30ml	20G 9~12cm	5ml	0.25% 100ml

2．体位　俯卧位或侧卧位。

3．具体操作　单侧封闭者可采用侧卧位，双侧封闭采用俯卧位。在常规皮肤消毒情况下，在末条肋骨与骶棘肌外缘交角的略下方确定进针点，并做记号。先用5ml注射器、3cm长的针头在皮肤上做皮丘，并沿穿刺针进针方向注射局麻药液3~5ml。然后更换9~12cm长的穿刺针垂直于皮肤进行穿刺，当穿刺针深达4~6cm时，可能有明显的穿透深筋膜的感觉，而后突然感到阻力消失，这时针尖已进入肾周围脂肪囊（图4-40）。固定穿刺针，看是否有回血，如无回血可注入0.25%普鲁卡因复方药液5~10ml，然后作悬滴试验，常为阳性。至于先注入空气的方法，最好不使用，以免术后形成并发症。应谨防穿刺针进入腹腔中。负压也

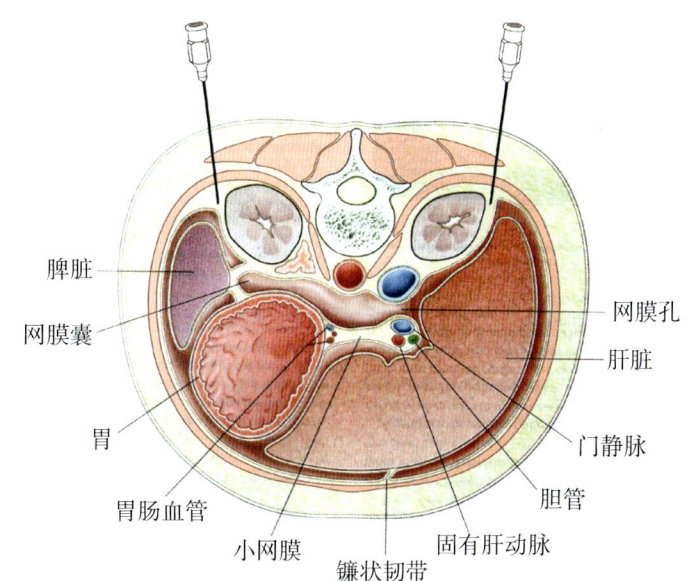

图4-40　横断面解剖，显示穿刺针自骶棘肌外缘向前略向内穿刺，针尖到达肾脂肪囊

可因患者的情绪紧张而不出现。此时唯一的指征是推药时全无阻力，注入20~30ml药液后，无局部隆起已足以说明注药部位正确。每侧注药量30~85ml，一般为50~60ml，门诊患者30~40ml。3~5次为一个疗程，每隔5~7天封闭1次。

【术后处理】

封闭术后必须休息24小时，如有不适症状还需休息更长的时间，每次注药时间必须间隔5~7天。

【并发症及注意事项】

1. 穿刺时进针方向和深度不当会刺伤肾脏，术后引起血尿，有时造成尿外渗感染等严重并发症。

2. 穿刺针误入腹腔中、发生腹胀、胃肠蠕动异常。

3. 大量普鲁卡因溶液误入动脉或静脉出现中毒现象。

4. 要严格在无菌条件下操作，以免发生术后感染，应该牢记在心，绝不能忽视。

5. 认真学习肾周围的局部解剖和后腹膜的局部解剖，对理解肾囊封闭的原理和临床操作有很大帮助。

（莫利求　王连川　王昊）

第十三节　腰筋膜疝注射术

【病因】

神经末梢和纤维脂肪从腰筋膜内向外疝出，产生神经卡压疼痛。

【临床表现】

腰筋膜疝的疼痛症状有两种，一为高位的症状，常位于腰肋三角的部位。二为低位的症状，常位于髂腰三角的部位。腰部运动时症状加重，卧床休息时症状减轻。没有向下肢放散的症状。咳嗽、打喷嚏时加重。常合并腰肌痉挛。临床上应与腰椎间盘突出症和腰椎管狭窄症相鉴别。

【应用解剖】

腰疝常位于第12肋骨与髂嵴之间，骶棘肌的外侧缘。分上位腰疝和下位腰疝两种。上位腰疝常位于上肋腰三角（Grynfeltt's triangle），在第12肋骨与髂肋肌之间。下位腰疝常位于下髂腰三角（Petit's triangle），在髂嵴与背阔肌和腹外斜肌之间（图4-41）。

【操作步骤】

1. 工具及药物

注射器	穿刺针	康宁克通A	利多卡因
5ml	22G 5cm	10mg	2% 15ml

2. 体位　俯卧位。

3. 具体操作　沿骶棘肌外缘，自第12肋骨向下触诊，找到扳机点后做记号。然后用5cm长的穿刺针垂直于皮肤进针，抵达深筋膜后，反复穿刺企图将疝出的囊性突出物穿破注药，即可达到治疗目的（图4-42）。每点注药液5~10ml。

【术后处理】

休息观察注药后效果。

【并发症及注意事项】

1. 腰筋膜疝的封闭治疗效果甚佳，疗效非常好。一般不需要手术治疗或小针刀治疗，单靠封闭就可治愈。

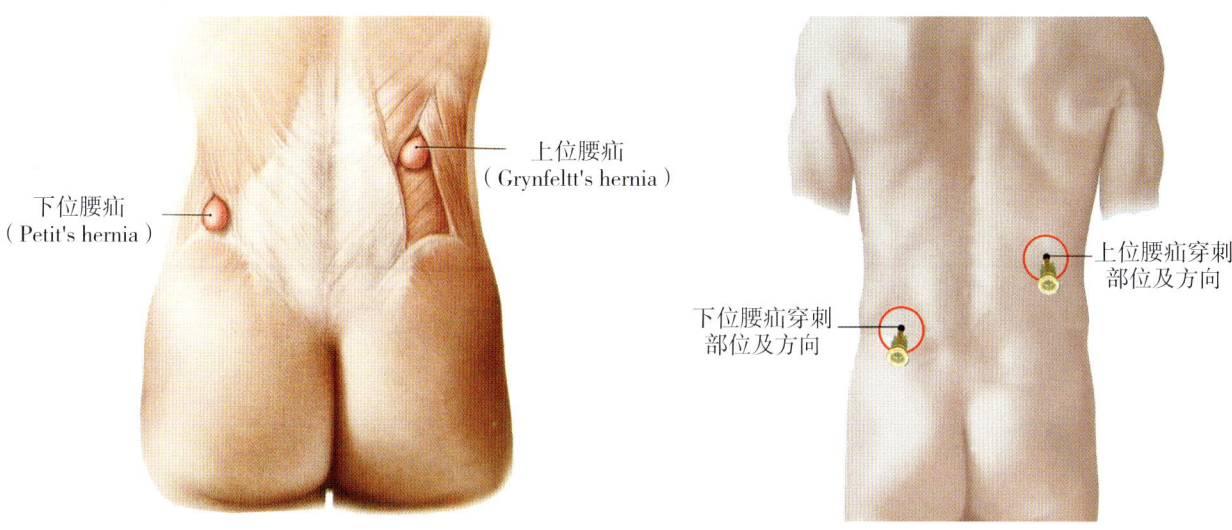

图4-41　腰筋膜疝的常见部位　　　　　图4-42　腰筋膜疝的穿刺进针点及方向

2. 对腰筋膜疝的诊断一定要正确，方能取得较好的治疗效果。

3. 应与臀上皮神经痛相鉴别，但二者均为封闭治疗的适应证，均可用封闭疗法治疗。

（黄卫民　阿不都乃比·艾力　刘红）

第十四节　臀上皮神经注射术

【病因】

臀上皮神经痛多由慢性损伤导致神经轴突和髓鞘的变态反应所致。

【临床表现】

1. 臀部突然出现针刺痛或撕裂痛或酸痛。有时向大腿后侧放散，但不超过膝关节以下。

2. 腰部前屈、旋转、站立、下蹲时疼痛加重。

3. 在髂嵴中部入臀点有明显的压痛。向大腿放散不过膝。

4. 病程长者在臀部骨盆边缘处可触及梭形硬条状物，有压痛及放射痛。

5. 有时症状可累及窦椎神经，引起背痛及坐骨神经痛。

【应用解剖】

臀上皮神经起源于T_{12}~L_3脊神经后支，是行程最长的皮神经分支，分为4段，6个扳机点。

第一段：从椎间孔穿出后，通过骨纤维孔称为出孔点。再沿肋骨或横突的背面行走，被固定在横突纤维束下，称为横突点。

第二段：行走于骶棘肌内，为肌内段，在进入骶棘肌的部位称为入肌点。

第三段：走行于腰背筋膜浅层深面，称为筋膜下段，走出骶棘肌的位置称为出肌点。

第四段：穿出深筋膜至皮下浅筋膜的部位称为皮下段，此点为出筋膜点。出筋膜点位于髂嵴的上缘，是最关键的卡压部位（图4-43）。

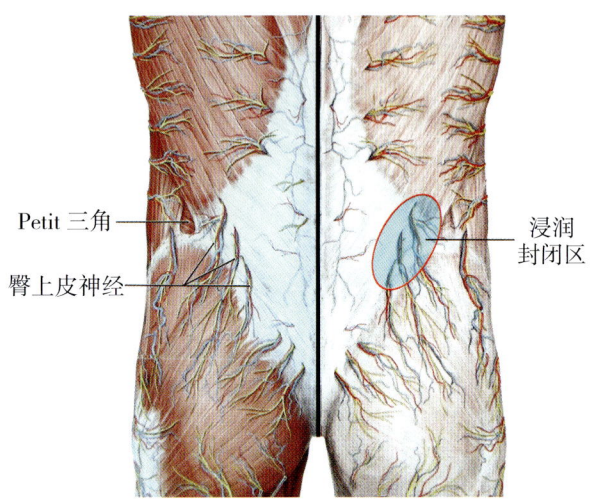

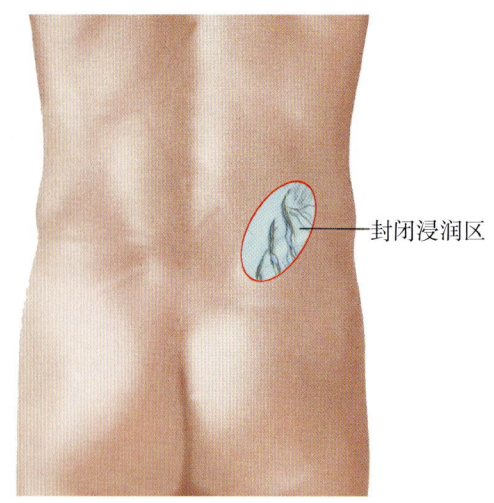

图4-43　三支主要臀上神经的分布区和浸润封闭部位　　　　图4-44　臀上神经浸润封闭部位

【操作步骤】

1. 工具及药物

注射器	穿刺针	曲安奈德	利多卡因
10ml	22G 5~8cm	20mg	1%　30ml

2. 体位　俯卧位。

3. 具体操作

（1）穿刺点定位：在髂嵴中点部位，沿髂嵴找压痛点，并做标记。

（2）常规消毒皮肤。用5~8cm长的细针头穿刺，1%利多卡因复方溶液20~30ml，沿着髂嵴横行作浸润封闭，阻滞主要三支臀上皮神经（成人）（图4-44）。

【术后处理】

休息观察注药后效果。

【并发症及注意事项】

1. 将药液注入臀上皮神经出深筋膜的位置即可显效。

2. 注药部位的正确性全靠注药前仔细寻找压痛点，并结合解剖部位来做浸润性封闭。

（杨美好　陈国斌　吕霞）

第十五节　带状疱疹注射治疗

【病因】

带状疱疹病毒引起急性疱疹性皮炎。

【临床表现】

急性发作的疱疹和皮炎，沿周围神经产生簇集性疱疹和疼痛。受累神经常为肋间神经、颈神经、三叉神经和腰骶神经支配区。疱疹病毒在初次感染后，长期潜伏在脊髓后根神经节或颅神经节内，当免疫功能下降时发作。老年患者症状剧烈。病程一般为2~4周。水痘病毒自胸腰椎节段的脊髓后根神经节发病，沿肋间神经或腰神经向胸壁及腹壁皮肤扩散，呈束带状形成水痘及炎症性浸润（图4-45）。疼痛非常严重，令人难以忍受。

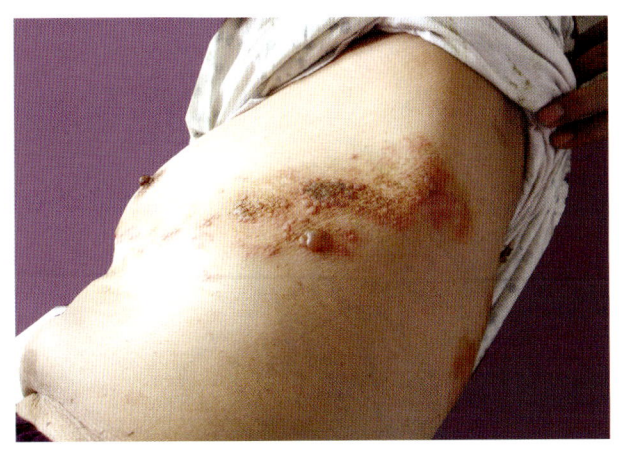

图4-45　沿第11、12肋间神经的带状疱疹

【应用解剖】

水痘病毒主要潜伏在脊髓后根的神经节内，当免疫功能下降时发作，沿脊神经的分布向着皮肤表面扩散，形成带状疱疹。受累神经常为肋间神经、颈神经、三叉神经和腰骶神经支配区。一般最常见的为肋间神经和腰神经带状疱疹（图4-46）。

图4-46　肋间神经的解剖分布及封闭进针点

【操作步骤】

1. 工具及药物

注射器	穿刺针	康宁克通A	利多卡因
10ml	22G 5cm	20mg	1% 20ml

2. 体位　侧卧位或俯卧位。

3. 具体操作

（1）确定穿刺部位：按带状疱疹的分布区确定封闭的范围。一般需要封闭3条肋间神经。

（2）肋角处：后正中线旁7~8cm，相当于骶棘肌外缘处。该处肋骨和肋间隙较宽，一般不会穿透胸膜，在这里穿刺较安全。其缺点是不能阻滞胸神经后支及交感神经交通支。只有椎旁阻滞术才能对这两条神经产生阻滞作用。

（3）穿刺方法：穿刺点与肋骨的下缘。先用局麻做皮丘，左手示指放在皮丘上方触及肋骨，将皮肤轻微提拉，使皮丘上移至肋骨上面固定不动。右手持针经皮刺入直达肋骨深度，将针头滑移到肋骨下缘，再进针2~3mm即可到达神经血管鞘内（图4-47）。用手指固定针位于肋间神经的水平，不再向前滑移。嘱患者屏

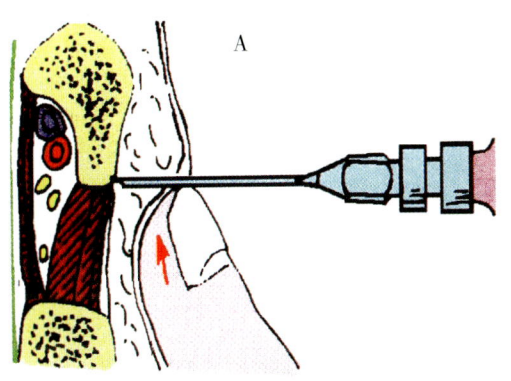
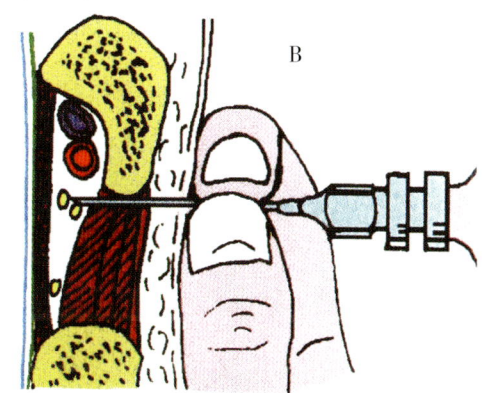

A.触及肋骨下缘后，再将针头滑至肋间。B.带状疱疹注射治疗的穿刺方法。

图4-47　带状疱疹注射治疗的穿刺方法

气，抽吸无回血、无气体即可注药。只要注药部位到位，麻醉效果可靠。

【术后处理】

观察有无损伤胸膜造成气胸，必要时拍胸片除外气胸。

【并发症及注意事项】

1. 气胸 避免进针过深，穿破胸膜及肺组织。

2. 出血 避免反复穿刺找异感，刺伤血管形成血肿。

3. 局麻药中毒 主要是麻药误入血管或超出规定的药量。

（田慧中 赵自平 张凤莲）

第十六节 腰部穿椎间孔注射法

【目的及意义】

腰部椎间孔穿刺注药用于手术后神经根粘连、坐骨神经麻木疼痛或足尖下垂。

【适应证】

腰椎间盘手术后神经根粘连、坐骨神经麻木疼痛不消失、足尖下垂。如果神经根未被切断时，则能产生较好的治疗效果。

【应用解剖】

腰部脊神经腹支和背支在椎管内下行，在各自的椎间孔形成脊神经。椎间孔朝向侧方。椎间孔的顶部和底部由椎弓根构成。后外侧壁大部分由下面的上关节突，小部分由上面的下关节突及关节囊构成。前内侧壁由上面椎体的尾端和椎间盘的后外侧角构成（图4-48）。

脊神经在硬膜袖中斜向穿出椎间孔。神经根在向外下穿过椎间孔时，分出腹支和背支。腹支经横突前方走行。根动脉是腹主动脉的分支，经椎间孔供应脊髓。对椎动脉的了解能帮助顺利进行椎间孔注射。

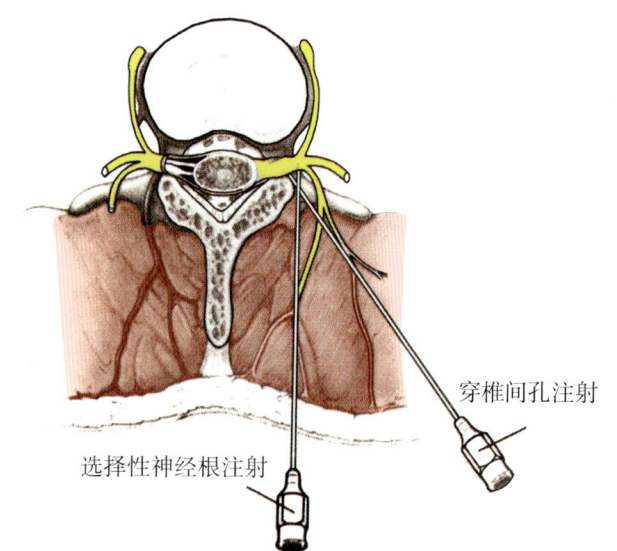

穿椎间孔注射

选择性神经根注射

图4-48 椎间孔穿刺术进针位置的解剖图

【操作步骤】

1. 工具及药物

注射器	穿刺针	曲安奈德	利多卡因
5ml	22G 12cm	5ml	1% 10ml

2. 体位 俯卧位，腹部垫枕头，需要靶椎间孔位于10°~20°的倾斜面，才能将针刺入椎间孔的外侧面。这一操作可能会在L_5~S_1遇到困难。

3. 具体操作 在透视下标记出靶椎间孔的部位。进针点旁开棘突5~6cm，斜行向前向内，触及上关节突外侧部分后，改变方向再向深部刺入，感到阻力消失感后，即已进入椎间孔内（图4-49）。但不应过深进针，以免损伤神经根周围的血管组织或误入蛛网膜下腔。抽吸无回血及脑脊液后注入药液2~3ml，能产生整个神经根周围的阻滞作用。椎间孔穿刺注药法可以在C形臂机下应用（图4-50、图4-51），也可不在透视下应用。但其穿刺技术要求较高，必需经验丰富的医师操作。

【术后处理】

休息观察治疗效果，对神经根粘连重的病例常需3次以上的注药才能见效。

【并发症及注意事项】

1．椎间孔内注药的方法，主要用于椎间盘切除术后神经根挫伤粘连或局部血肿机化所造成的神经根压迫后遗症。

2．注药前应详细询问手术者神经根是否被切断。如神经根未被切断则应试用此疗法。

3．该部位的注药方法应准确无误，注药前应认真复习局部解剖，以免因穿刺造成局部血肿，加重病情。

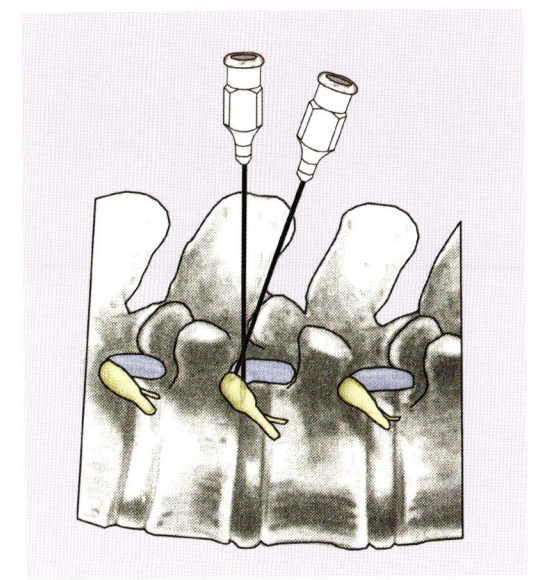

图4-49　穿椎间孔注射和选择性神经根注射穿刺针最终位置的侧面观

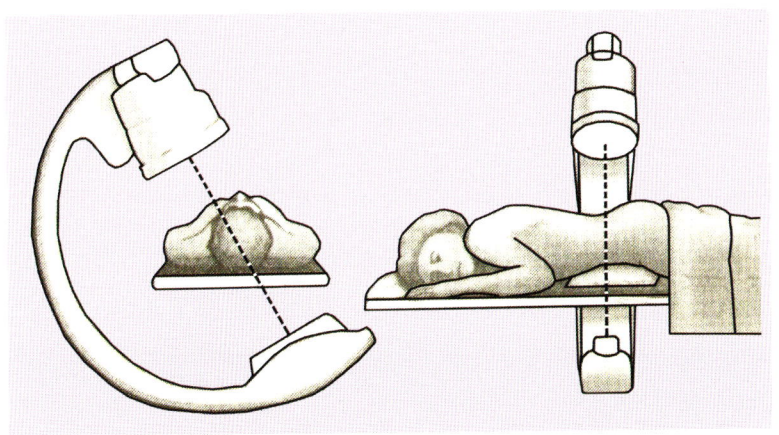

图4-50　放射透视时患者的体位，患者体位和C形臂机的角度

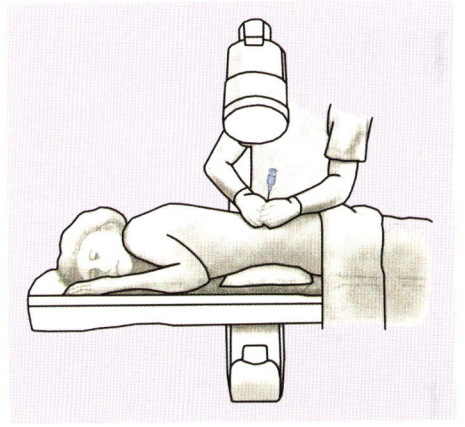

图4-51　在放射透视监护下进针

4．注射药物的选择：以利多卡因及康宁克通A最为优选。

5．如为极外侧腰椎间盘突出压迫位于椎间孔内的神经根时，还可通过此入路将药物注射到椎间盘内，康宁克通A有促进椎间盘机化吸收的作用。

（龙浩　沙吾提江　田慧中）

第十七节　脊神经后内侧支封闭术

【病因】

下腰痛的发病率居高不下，一直以来都是骨科门诊的第一就诊原因，关于下腰痛的发病机制研究也是一直是脊柱外科的研究热点。早在1911年，Goldthwait就曾提出，腰椎小关节（Facet joint）退变是导致下腰痛的潜在原因。1933年，Ghormley首次提出"腰椎小关节综合征"的概念。Moony和Robertson共同合作，对腰椎小关节进行注射可诱导出下腰痛和下肢牵涉痛，而同一位点注射麻醉药后疼痛消失，由此为脊神经后内侧支封闭奠定了重要基础。

小关节病变引起腰痛的病因学研究仍然不明确，相关的研究和学说众多，主要包括：小关节滑膜皱襞嵌顿导致腰痛，小关节的方向性和对称性的变化引起腰痛，小关节的神经支配和疼痛传递导致腰痛，小关节滑膜炎症及炎症因子引起腰痛等。

【临床表现】

腰椎小关节综合征多发生于中年以上的患者，男女发病率无明显差异。临床表现主要包括下腰痛和下肢牵涉痛，而不伴有下肢神经根性症状。具体表现可以是腰部疼痛、酸胀、不适等，在腰椎屈伸、旋转活动时加重。急性发病者可明显影响患者活动范围，重者强迫卧位。更多患者会出现以下部位的牵涉痛：臀部、髋部、腹股沟区、大腿后方、大腿侧方、膝外侧等，但疼痛范围不会放射到膝部以下。双侧疼痛范围和疼痛程度可有不同。

查体可在腰部扪及压痛点，典型者压痛点与病患小关节位置一致，位于脊柱中线旁1~2cm处，局部无叩痛。站立位或端坐位腰椎后伸可复制疼痛或引起疼痛加重，并诱发大腿近端牵涉痛，为Kemp征阳性。双下肢感觉运动查体正常，双侧直腿抬高试验阴性。

【应用解剖】

脊神经自椎间孔发出后，在神经节远端分为三支：前支、窦椎神经和后支，后支随后分为后内侧支、后中间支和后外侧支。后内侧支从后支分出后下降，自上关节突基底与横突根部交界的表面神经沟经过，其上覆有乳突副突韧带，然后经过椎板深面，最终进入多裂肌。

以Bogbuk为代表的多数研究认为，脊神经后内侧支存在"双重神经支配"的解剖特点，即后内侧支除支配同侧同节段小关节之外，还支配同侧下一节段小关节。但没有解剖研究证明后内侧支神经纤维通过越过脊柱中线，即后内侧支仅支配同侧小关节而不支配对侧小关节。

根据以上解剖特点，在采用脊神经后内侧支封闭术治疗腰椎小关节综合征中，除封闭同侧同节段脊神经后内侧支外，还应封闭同侧上一节段脊神经后内侧支。即如果诊断为双侧L_4/L_5小关节综合征的患者，应封闭双侧L_3、L_4四个脊神经后内侧支；如果诊断为双侧L_4/L_5、L_5/S_1小关节综合征的患者，应封闭双侧L_3、L_4、L_5六个脊神经后内侧支。

【操作步骤】

1. 工具及药物

C形臂X线机、带芯穿刺针。带芯穿刺针的推荐型号为：21G，150mm。较细的直径能够明显减少穿刺过程中患者的疼痛感受，穿刺针的长度应满足各种体型患者的穿刺要求，较肥胖的患者的软组织厚度可达100mm，所以穿刺针的长度至少应在120mm。

通常采用利多卡因+肾上腺皮质激素类药物作为注射用药，可将利多卡因稀释至1%，每个小关节的注射量约为5ml。皮质类固醇激素可选择曲安奈德或得宝松，每次封闭的激素用量不超过单次使用的最大剂量。

2. 体位   患者应采取俯卧位，卧于可透X线的手术床上，胸下髂下垫软垫，可通过调节手术床，将腰椎调整至轻度后凸位（图4-52）。

3. 具体操作

（1）定位：体表定位椎间关节，使用克氏针或专用的脊柱体表定位架在C形臂下进行定位（图4-53），定位靶点位于乳突和副突之间，大约位于椎弓根"双眼征"的外上象限以外的位置（图4-54）。考虑到软组织厚度的影响，实际的穿刺点则应更偏外一些（图4-55），体型越肥胖的患者，实际穿刺点应更加外移一些。

（2）消毒铺巾：按照脊柱外科手术常规消毒铺巾方法进行。

（3）局部麻醉：可在穿刺点周围进行局部麻醉，如果穿刺针直径较细，可无需给予局部麻醉。

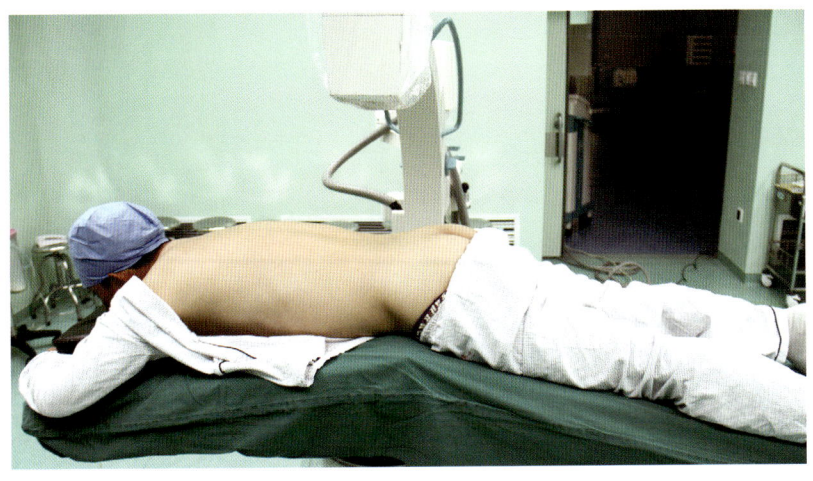

图4-52 脊神经后内侧支封闭术手术体位

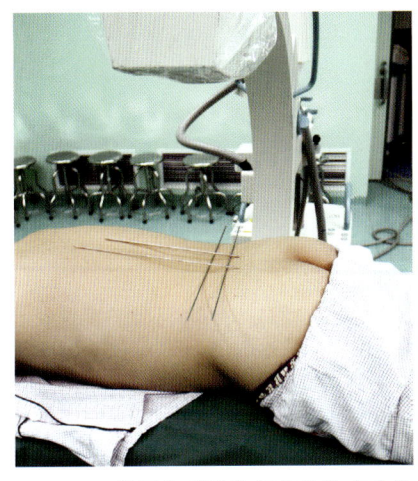

图4-53 使用克氏针进行术前体表定位

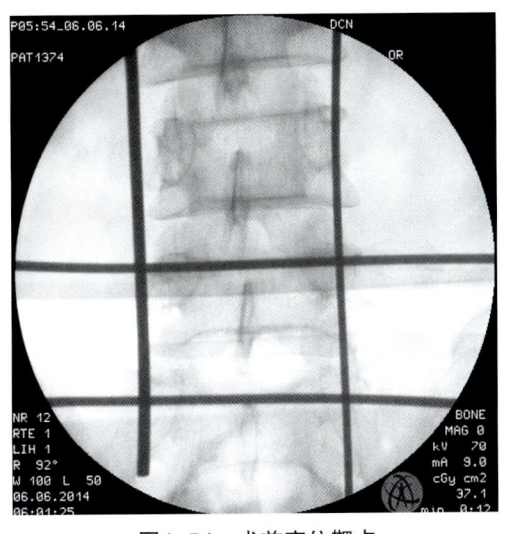

图4-54 术前定位靶点

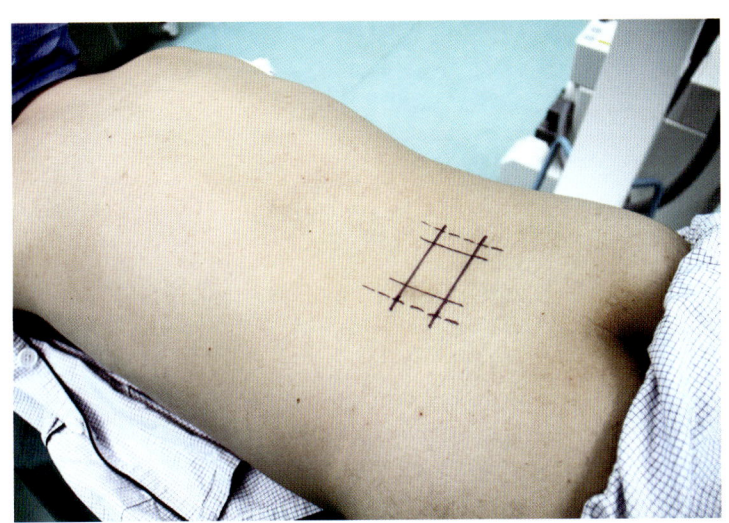

图4-55 定位后标记，实际穿刺点应在定位靶点外侧

（4）穿刺：根据术前定位，采用21G、150mm带芯穿刺针进行穿刺，穿刺方向采用15°~20°外展角，0°~5°头倾角。对于L_5脊神经背内侧支的穿刺，考虑到髂棘的影响，应适当减小外展角并加大头倾角（图4-56）。穿刺针通过逐层软组织，抵达骨膜表面或小关节囊表面，然后经C形臂透视，调整穿刺针的位置至靶点，即乳突和副突的连线中点位置（图4-57）。如果穿刺位置正确，在穿刺针穿越乳突副突韧带的过程中，有阻力增加然后落空的感觉，类似腰椎穿刺中通过黄韧带的感觉。如果穿刺针抵至脊神经背内侧支，可引起患者臀部、髋部、大腿后方侧方的刺激症状，可以此作为判断穿刺正确与否的标准之一。

（5）注药：刺穿正确后，拔出针芯，穿刺针尾连接注射器，将事先配好的药液，按每个脊神经背内侧支5ml给药（图

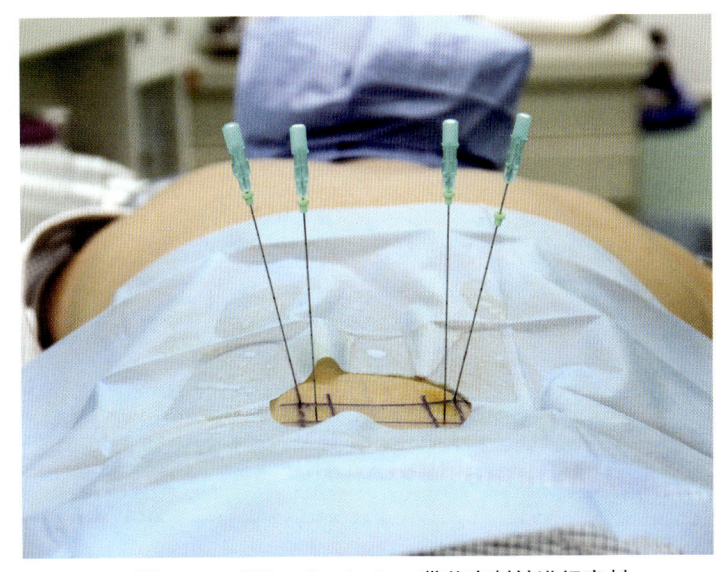

图4-56 采用21G、150mm带芯穿刺针进行穿刺

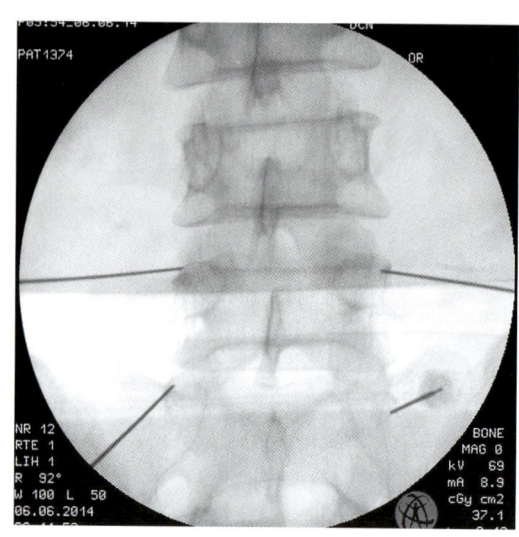

图4-57　C形臂透视确认穿刺针位置正确

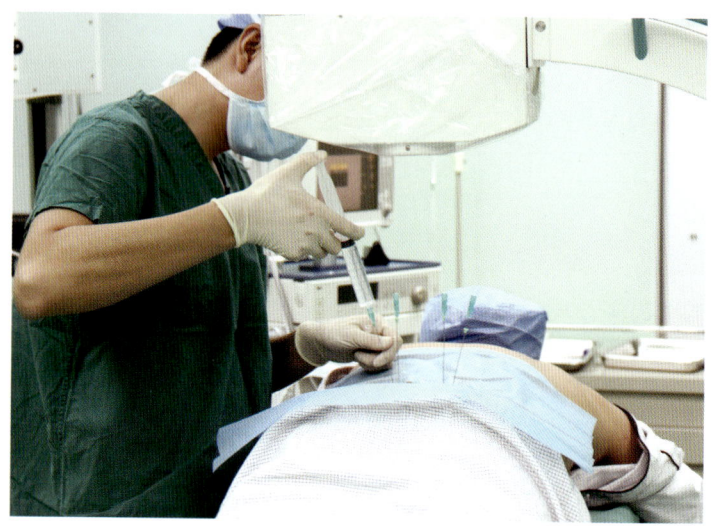

图4-58　拔出针芯，连接注射器给药

4-58）。给药过程中，患者会出现局部胀痛，为正常现象。除向靶点给药外，还可轻微移动穿刺针，向临近的小关节囊表面给予药物。注药后，取下注射器，将针芯归于穿刺针内，缓慢拔出穿刺针，并以敷料包扎。

【术后处理】

经脊神经后内侧支封闭治疗后，患者还应严格卧床，即使患者感觉到疼痛明显缓解。可嘱患者在床上适当活动，观察疼痛缓解情况。脊神经后内侧支封闭术既是治疗，也是诊断，如24小时疼痛缓解率超过50%者，可证实为腰椎小关节综合征，并可作为后续治疗（如脊神经后内侧支切断术）的依据。

缓解率=（治疗前VAS-治疗后VAS）/治疗前VAS

【并发症及注意事项】

脊神经后内侧支封闭术的治疗效果存在个体差异，通常急性发病患者治疗效果更好。老年慢性腰痛患者由于存在更多的致痛因素，单纯脊神经后内侧支封闭治疗往往不能达到满意效果，还需配合卧床、药物治疗、物理治疗等方式进行综合治疗。部分体力劳动者在经脊神经后内侧支封闭术达到治疗效果后，在返回工作岗位后，会出现再次损伤导致症状复发甚至加重，此类患者可行二次封闭治疗。如病情反复发作，可考虑行脊神经后内侧支切断术。

（吕游）

第十八节　腰椎硬膜外封闭术

【病因】

2014年，北美脊柱外科学会（NASS）循证医学临床指南发展委员会下属的腰椎间盘突出神经根病工作组对现有的临床医学证据进行了总结和归纳，制定出新版腰椎间盘突出症诊疗指南。在各种治疗腰椎间盘突出症的非手术治疗方案中，腰椎硬膜外激素类注射（ESIs）是唯一A级推荐（良好的科学证据提示该医疗行为带来的获益实质性地压倒其潜在的风险）的治疗方案。

腰椎间盘突出症的炎症学说正在被越来越多的学者认可。McCarron等在动物实验中将自体椎间盘髓核组织注入狗的硬膜外腔，结果发现存在炎症反应。在后续研究中，将髓核注入硬膜外腔后，给予炎性反应抑制——甲基泼尼松龙，结果发现甲基泼尼松龙能缓解髓核引起的神经传导速度减慢效应。这些基础研究为腰椎硬膜外封闭治疗奠定了理论基础。

【临床表现】

腰椎硬膜外封闭术治疗腰椎间盘突出症的临床效果已经得到认可，特别是对于纤维环完整、突出物较小、炎症刺激症状较重的单纯腰椎间盘突出症，效果更佳。腰椎间盘突出症的典型症状为"坐骨神经痛"，表现为下肢由近及远的放射痛。但早期腰椎间盘突出症的表现不一定都十分典型，也会出现腰痛重于腿痛的情况，查体可无神经定位症状，直腿抬高试验也不是诊断这类疾病的标准。

椎间盘源性腰痛日益引起临床医生的重视，但对此疾病的诊断仍然存在困难。椎间盘源性腰痛和轻度腰椎间盘突出症的临床表现多有交叉，临床查体中也很难找到具有特异性的鉴别方法。

【应用解剖】

下腰椎段的硬膜外腔更加宽松，硬膜内包含马尾神经，这些解剖结构使腰椎硬膜外封闭术的操作更加安全，也允许注入更大剂量的药液。硬膜外腔内有硬膜外脂肪和疏松结缔组织，并呈负压状态，在临床上可以此作为穿刺准确的判断方法。硬膜外腔充满半流体状颗粒状脂肪，这种解剖结构可使注入硬膜外腔的液体得以在间隙中上下扩散，并可有效保留高脂溶性药液。

【操作步骤】

1. 工具及药物

硬膜外穿刺包。用药包括试验药和治疗药：试验药为2%利多卡因4ml；治疗药共计20ml，其中包括：2%利多卡因5ml、曲安奈德1ml（40mg）或倍他米松1ml、生理盐水14ml。

2. 体位　患者首先采取侧卧位穿刺（图4-59），然后采取仰卧位给药。如果患者存在明显的单侧症状，则要求患者侧卧于患侧，头前屈垫枕，背部贴近手术台边缘并与手术台面垂直，双手抱膝，膝部贴近胸腹部。

3. 操作

（1）定位：穿刺间隙通常采取L_3/L_4间隙，通过体表触诊可借助髂棘位置确定L_4/L_5间隙，以此为标志找到L_3/L_4间隙（图4-60）。

（2）消毒铺巾：以穿刺点为中心进行局部消毒，上至肩胛下角，下至尾椎，两侧至腋后线，铺无菌孔巾。

（3）局部麻醉：在穿刺点周围以1%利多卡因做皮丘，进行局部麻醉。

（4）穿刺：根据术前定位，以16G或18G硬膜外穿刺针，依次突破皮肤、皮下组织、棘上韧带、棘间韧带，最后突破黄韧带进入硬膜外间隙（图4-61）。可采用突破感法或负压

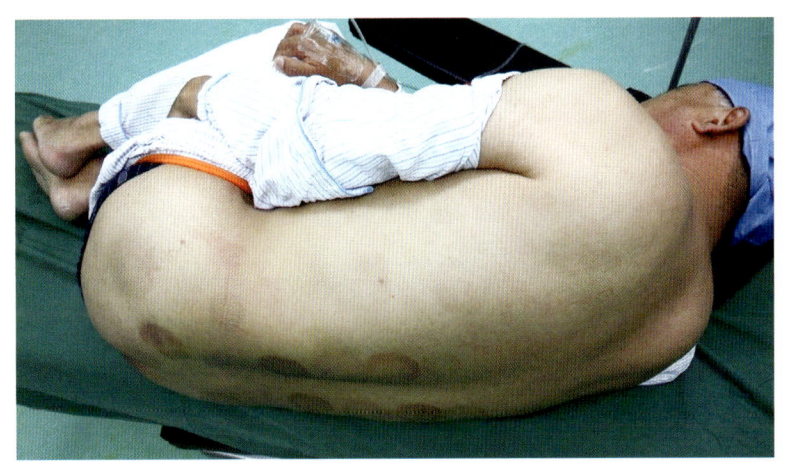

图4-59　腰椎硬膜外封闭术的穿刺体位

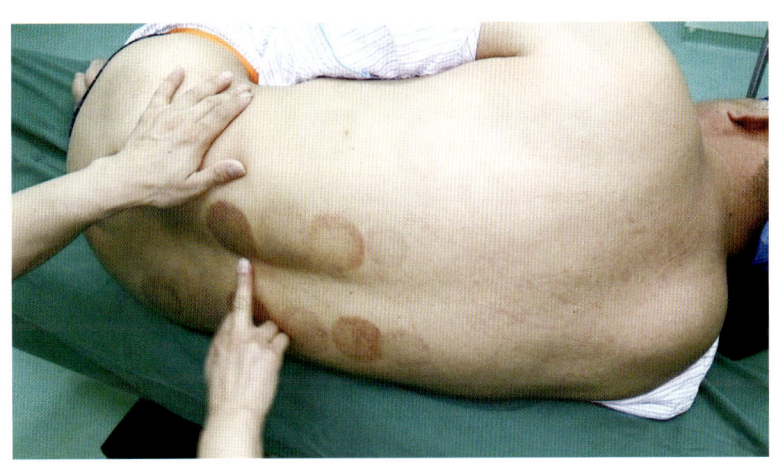

图4-60　通过髂棘位置定位穿刺点（L_3/L_4间隙）

吸入法作为判断穿刺针进入硬膜外间隙的标准。

（5）置管：证实穿刺针置入硬膜外间隙后，经穿刺针置入硬膜外导管（图4-62）。置管的方向和深度根据病患的部位决定，通常向尾端置管，置管深度达到病患间隙位置为准。然后保留固定硬膜外导管，拔出硬膜外穿刺针（图4-63），将硬膜外导管固定于体表（图4-64）。

（6）注药：穿刺置管成功后，嘱患者由侧卧位改为仰卧位。首先推注试验药，2%利多卡因4ml，试验药注入后5分钟，观察麻醉平面。确定麻醉平面后方可推注治疗药，共20ml，推注时间应不少于2分钟（图4-65）。

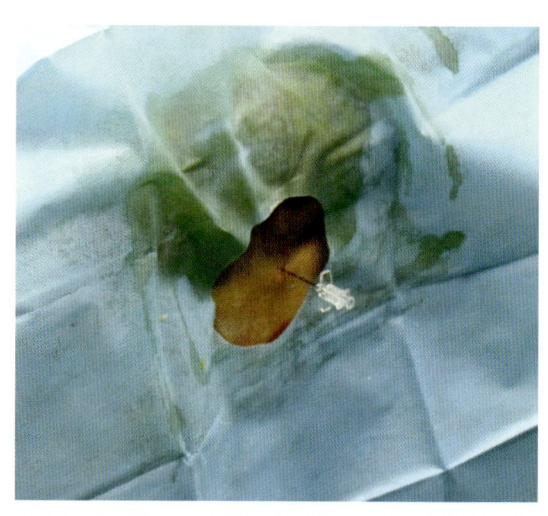

图4-61　采用硬膜外穿刺针穿刺进入硬膜外间隙

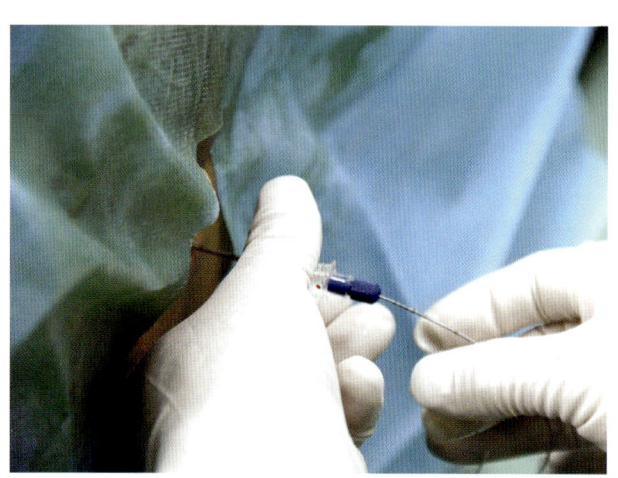

图4-62　经硬膜外穿刺针置入硬膜外导管

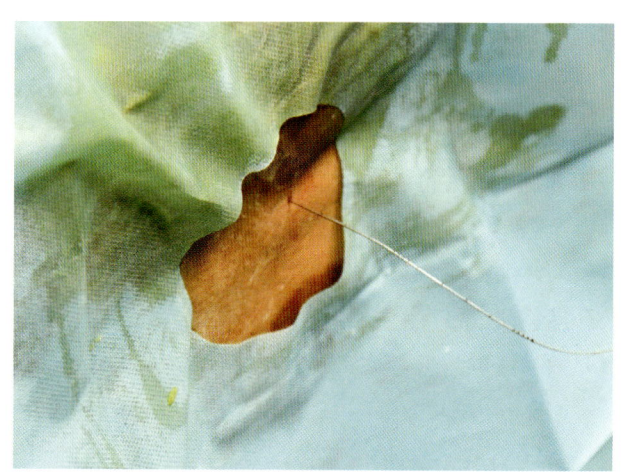

图4-63　保留硬膜外导管，拔出硬膜外穿刺针

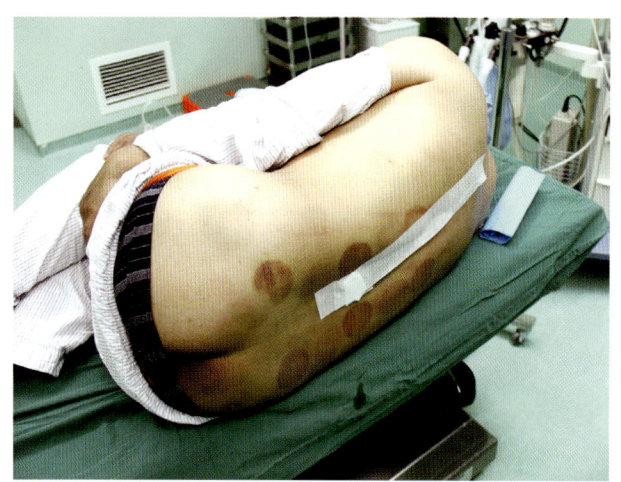

图4-64　将硬膜外导管固定于体表

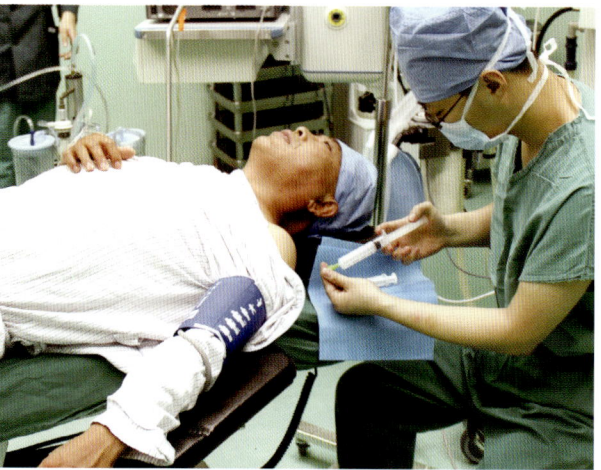

图4-65　患者在平卧位体位下进行缓慢注药

【术后处理】

经腰椎硬膜外封闭术治疗后，患者应严格绝对卧床2小时。行腰椎硬膜外封闭术的患者多合并有多种致痛因素，所以术后还应结合其他治疗方案进行系统疼痛管理，如卧床、物理治疗、口服非甾体消炎镇痛药等。症状缓解后，可进行腰背肌功能锻炼。

【并发症及注意事项】

1. 严格无菌操作。

2. 操作前应先开放静脉通路。

3. 注入治疗药前均需先行注入试验药，试验药注入后观察5分钟，谨防局麻药误入蛛网膜下腔所导致的全脊麻。治疗药应缓慢注入，注入过程及注入后应严密观察患者反应，监测血压、脉搏、呼吸、神志、氧饱和度等，并密切观察麻醉平面变化。

4. 严禁从穿刺针内向外拔出硬膜外导管，避免硬膜外导管在穿刺针头处出现切割现象，导致断管。

5. 腰椎硬膜外封闭术的治疗效果存在个体差异，还应与其他保守治疗方法配合进行，如卧床、药物治疗、物理治疗等。

（吕游）

参 考 文 献

［1］傅志俭，宋文阁. 镇痛注射技术图解[M]. 济南：山东科学技术出版社，2007：33-152.

［2］David L Brown. 局部麻醉图谱[M]. 范志毅，译. 北京：科学出版社，2008：18-253.

［3］Roberta L Hines，James P Rathmell，Joseph M Neal，et al. 局部麻醉学[M]. 黄文起，译. 北京：人民卫生出版社，2008：13-174.

［4］孟庆云、柳顺锁、刘志双. 神经阻滞学[M]. 北京：人民卫生出版社，2003：1-796.

［5］潘晓军，傅志俭，宋文阁. 临床麻醉与镇痛彩色图谱[M]. 济南：山东科学技术出版社，2003：21-273.

［6］James P Rathmell. 影像学引导下区域麻醉和疼痛介入治疗图谱[M]. 倪家骧，岳剑宁，译. 北京：科学出版社，2009：33-150.

［7］王延宙. 骨科临床检查图解[M]. 济南：山东科学技术出版社，2005：1-273.

［8］薛富善. 临床局部麻醉技术[M]. 北京：人民军医出版社，2005：3-432.

［9］田慧中、黄卫民、窦书和. 骨关节疼痛注射疗法[M]. 北京:人民军医出版社，2011：1-178.

［10］Richard L Drake，Wayne Vogl，Adam W M Mitchell. 格氏解剖学：教学版[M]. 北京：北京大学医学出版社，2006：2-739.

［11］Schuenke M，Schulte E，Schumacher U. THIEME解剖彩色图谱：解剖总论和骨骼肌肉系统[M]. 北京：人民卫生出版社，2003：1-796.

［12］康健. 封闭治疗肋软骨炎83例报告[J]. 农垦医学，2000，22（1）：30-31.

［13］黄家智. 封闭治疗肋软骨炎138例报告[J]. 中国骨与关节损伤杂志，1988，3（1）：63.

［14］陈俊昌. 封闭治疗肋软骨炎76例报告[J]. 重庆医学，1989，18（3）：53.

［15］陈伟，黄杰平. 局部封闭治疗肋软骨炎52例[J]. 中国中西医结合外科杂志，2001，7（1）：30.

［16］任龙喜，白俊清，刘英杰，等. 封闭加针剥治疗顽固性棘上韧带炎[J]. 中国骨伤，2000，13（7）422-423.

［17］文兰兰. 棘上或棘间韧带炎封闭治疗体会[J]. 实用医技杂志，1999，6（9）：707.

［18］杨阳. 地塞米松局部注射治疗棘上韧带炎的体会[J]. 吉林医学，1994，15（6）：378.

［19］汪志勇. 小针刀加局部封闭治疗腰段棘上韧带炎87例[J]. 中国民间疗法，2005，13（8）：55-56.

［20］徐彬，吴春燕，阳仲琴，等. 小针刀加封闭治疗顽固性棘上韧带炎[J]. 中国乡村医药，2005，12（10）：48-49.

［21］顾建良. 硬膜外封闭疗法治疗腰椎间盘突出症的疗效观察[J]. 当代医学：学术版，2007，1（12）：91.

［22］张玉坤，陈大国，王秀菊. 曲安奈德局部封闭治疗腰椎间盘突出症疗效观察[J]. 中原医刊，2006，35（4）：78.

［23］宋兴贤. 骶管封闭治疗腰椎间盘突出症80例[J]. 现代医药卫生，2007，23（7）：1022-1023.

［24］杨世忠，李登蔼. 腰肌间沟封闭治疗腰椎间盘突出疗效观察[J]. 中国社区医师：综合版，2007，9（20）：51.

［25］卢建喜. 硬膜外激素封闭疗法治疗腰椎间盘突出症的体会[J]. 现代中西医结合杂志，2007，16（8），1027-1028.

［26］万静，李爱芳. 中西医结合治疗带状疱疹[J]. 临床医药实践，2010，37（16）：1125-1126.

［27］史可任. 颈腰关节疼痛及注射疗法[M]. 4版. 北京：人民军医出版社，2011：783-793.

［28］田慧中，李明，王正雷. 胸腰椎手术要点与图解[M]. 北京：人民卫生出版社，2012：245-374.

［29］刘骏，张浩，廖湘平，等. 肾脂肪囊内注射甲基泼尼松龙治疗IgA肾病的疗效[J]. 医学临床研究，2007，24（1）：97-99.

［30］黄琼宝，梁滨. 硬膜外注药治疗56例带状疱疹疗效分析[J]. 中国热带医学，2010，10（7）：849-850.

［31］郝增柱，刘霞，张宽平. 硬膜外腔注药治疗带状疱疹19例[J]. 疼痛学杂志，1995，3（1）：11.

［32］刘与忠，黄光明，肖南萍. 中西医结合治疗带状疱疹48例[J]. 中国中医急症，2010，19（9）：1648.

［33］吴珏，吴传恩. 关于肾周围脂肪囊封闭的体会[J]. 中级医刊，1955，（11），44-47.

［34］彭禾. 肾囊封闭[J]. 中级医刊，1958（2）：54-56.

［35］汉吉洪. 经皮肾囊穿刺封闭术治疗难治性肾病综合征临床研究[J]. 潍坊医学院学报，2004，26（06）：21-22.

［36］Karmakar MK. Thoracic paravertebral block[J]. Anesthesiology，2001，95：771-780.

［37］Klein SM，Bergh A，Steele SM，et al. Thoracic paravertebral block for breast surgery[J]. Anesth Analg，2000，90：1402-1405.

［38］Naja MZ，Ziade MF，El Rajab M，et al. Varying anatomical injection points within the thoracic paravertebral space：effect on spread of solution and nerve blockade[J]. Anaesthesia，2004，59：459-463.

［39］Richardson J，Sabanathan S. Thoracic paravertebral analgesia[J]. Acta Anaesth Scand，1995，39：1005-1015.

［40］D.Scott K，Steven WH，John EE. An evidence-based clinical guideline for the diagnosis and treatment of lumbar disc herniation with radiculopathy[J]. The Spine Journal，2014，14：180-191.

［41］McCarron RF，Wimpee MW，Hudkins PG，et al. The inflammatory effect of nucleus pulposus. A possible element in the pathogenesis of low-back pain[J]. Spine，1987，12（8）：760-764.

［42］Olmarker K，Blomquist J，Stromberg J，et al. Inflammatogenic properties of nucleus pulposus[J]. Spine，1995，20（6）：665-669.

［43］Goldthwait JE. The Lumbaosacral Articulation. An explanation of many cases of "lumbago，sciatica and paraplegia."[J]. Boston Med Surg J，1911，164：365-372.

［44］Ghormley K. Low back pain with special reference to the articular facets，with presentation of an operative procedure[J]. JAMA，1933，101：1773-1777.

［45］Weinstain JN，Wiesel SW. The lumbar spine：the international society for the study of the lumbar spine[M]. Philadelphia：WB Saunders，1990：422-441.

［46］Mooney V，Robertson J. The facet syndrome[J]. Clin Orthop，1976，115：149-156.

［47］李忠海，侯树勋. 小关节源性腰痛机制研究进展[J]. 中国脊柱脊髓杂志，2013，23（10）：943-946.

［48］Bogduk N，Twomey LT. Clinical anatomy of the lumbar spine[M]. London：Churchill Livingstone，1997：1-100.

第五章 骶尾及骨盆部

第一节 骶尾关节注射术

【病因】

1. 骶尾关节骨折脱位。

2. 特发性尾骨痛。

3. 骶尾韧带牵拉伤。

【临床表现】

1. 臀部着地所致尾骨痛，但X线摄片未见骨折脱位。

2. 长期坐硬物所致尾骨痛。

3. 骶尾部发育畸形，低位骶尾骨与两侧坐骨结节平面相等，与座位产生摩擦所致尾骨痛。

【应用解剖】

从背面观，骶尾关节位于骶骨的末端与尾骨交界的部位，表面标志位于肛门后上方5cm左右，触诊确定骶裂孔后，在其末端即为骶尾关节（图5-1）。骶尾关节背侧压痛点可直接用触诊法检查，骶尾关节腹侧压痛点可用肛门指诊的方法检查。

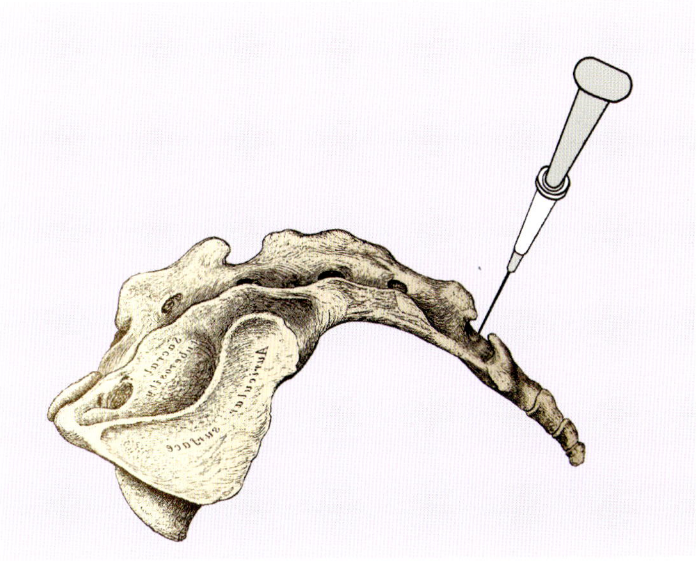

图5-1 骶尾关节侧位解剖图示穿刺注药部位

【操作步骤】

1. 工具及药物

注射器	穿刺针	康宁克通A	利多卡因
5ml	23 G	20mg	2% 2~5ml

2. 卧位 患者取胸膝卧位或俯卧位，腹下垫枕。

3. 具体操作

（1）在骶尾关节背侧标记出进针点（图5-2）。

（2）穿刺针直接刺入至该关节的背面及两侧。

（3）将药物注入在骶尾关节及其左右两旁（图5-3）。

【术后处理】

嘱患者封闭后卧床休息3天，如需要手法复位者，再次前来住院作手法复位。

【并发症及注意事项】

1. 尾骨痛是临床上的常见疾病，一般均能用封闭疗法治疗。

2. 经X线摄片所见确有骨折脱位者，可试用闭合手法复位的方法治疗。

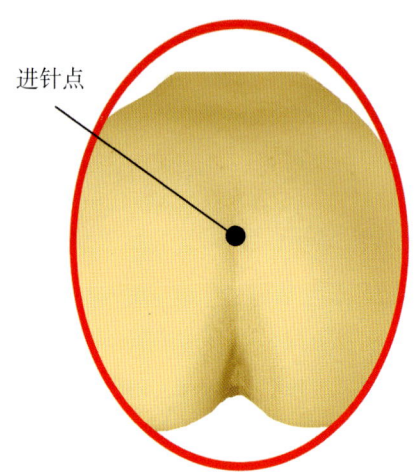

进针点

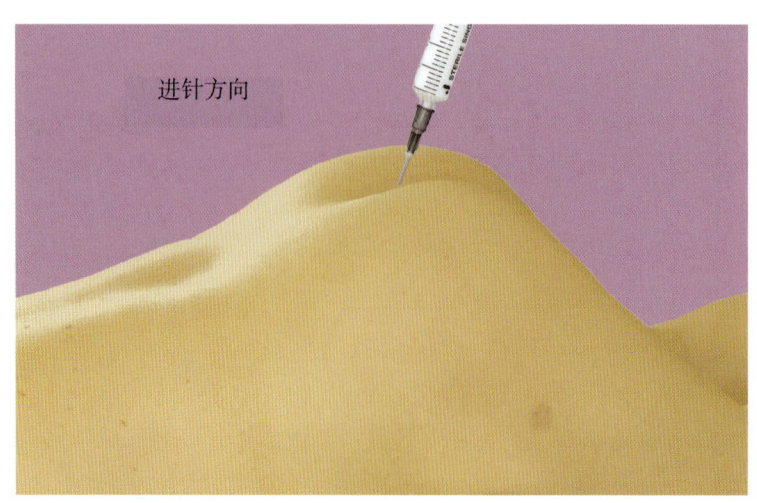

进针方向

图5-2　进针点位于骶尾关节背侧

图5-3　进针方向向内向上，直达骶尾关节背侧骨性结构

3. 对顽固性尾骨痛，一般疗法无效者，可考虑做尾骨摘除术。

（肖康　艾买提江·苏来满　王天元）

第二节　骶管注射术

【目的及意义】

将低浓度的局麻药液经骶裂孔注入硬膜外腔隙，通过药液的扩散作用到达下腰椎及腰骶段，对腰椎间盘突出症和腰椎管狭窄症能起到良好的治疗作用。利用0.25%普鲁卡因的微弱刺激代替了腰椎间盘突出压迫神经根和腰椎管狭窄对神经组织的病理性压迫的强刺激，折断了疼痛反射的反射弧，用微弱的良性刺激代替了病理性的恶性刺激，消除了疼痛，使受压神经根或马尾神经的炎症和水肿得到消肿和松解，突出的椎间盘、纤维环和肥厚的黄韧带之间的间隙也相应地增宽，减轻了临床症状，恢复了活动功能。

【适应证】

1. 急性腰椎间盘突出症，代偿性腰椎侧弯。

2. 腰椎管狭窄症，间歇性跛行，放散性坐骨神经痛。

3. 腰椎滑脱所致的下腰痛及坐骨神经痛。

4. 下腰痛原因待查的试验治疗。

5. 腰椎间盘术后疼痛症状不消失。

6. 腰椎内固定术后疼痛症状加重，除外术后伤口感染。

【禁忌证】

1. 凝血功能障碍患者。

2. 穿刺部位有感染病灶。

3. 骶骨部位有畸形或肿瘤存在。

4. 骶裂孔发育异常，穿刺困难。

【应用解剖】

骶裂孔位于骶骨的末端，呈一斜形三角间隙，位于两侧骶骨角之间的凹陷处，瘦人容易扪及此裂隙，裂孔的顶部有骶尾韧带所封盖，当穿刺针通过此韧带时有明显的突破感，外有皮肤和皮下脂肪所覆盖（图5-4、

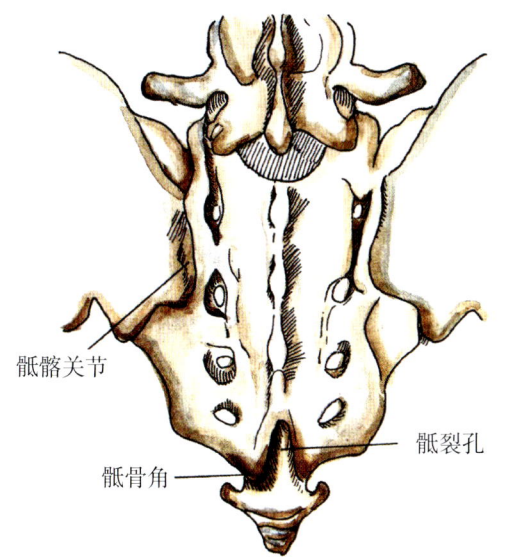

图5-4 正常骶骨的骶裂孔呈三角形，位于两侧骶骨角之间

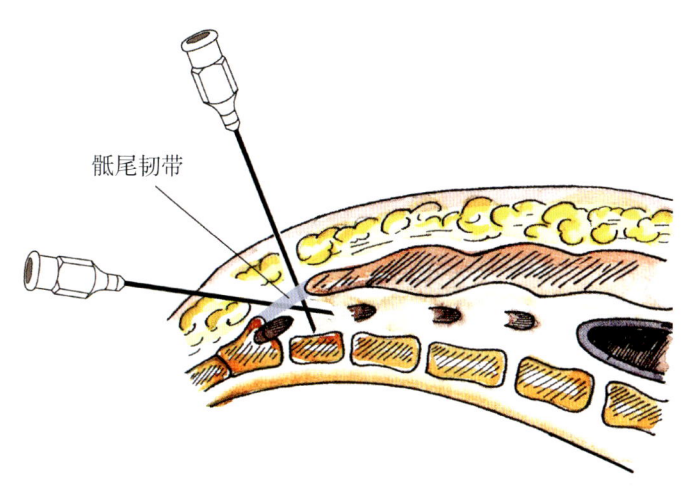

图5-5 骶裂孔位于骶尾关节的上方，由骶尾韧带所覆盖，穿刺针通过骶尾韧带，即到达硬膜外腔隙

图5-5）。

【操作步骤】

1. 工具及药物

注射器	穿刺针	康宁克通A	普鲁卡因
5ml、30ml	22G 3~7cm	20mg	0.25% 30ml

2. 体位　①侧卧位；②俯卧位；③膝胸卧位。

3. 定位　确定骶裂孔和骶骨角是骶管穿刺成功的关键。年轻瘦弱的患者容易操作，但对于过度肥胖的病例，则需要认真摸索。确实认清是进入骶裂孔的感觉后方可注药。在尾骨尖以上4~5cm，可触及一弹性凹陷即骶裂孔。在孔的两侧可触及蚕豆大的骨质隆起为骶骨角，其中间即为穿刺点。

4. 具体操作　骶管注药法　患者取侧卧位，常规消毒皮肤，术者右手持5ml注射器，接22G、5cm长的针头，针尖向头侧，将针管与皮肤呈45°，刺入皮肤后直达骶尾韧带（图5-6）。找到骶尾韧带后，调整针尖的斜面向下，并压低针尾，一般男性患者使针与皮肤呈20°，女性呈35°~45°进针。当针尖穿过骶尾韧带时，有明显的阻力消失感，此时针尖已进入骶管内。再向前推进0.3~0.5cm，最多不超过1cm，回吸无血及脑脊液后，推注少量生理盐水或空气全无阻力，也无皮肤隆起则证实针尖确在骶管腔内（图5-7）。保留针头，去掉5ml注射器，更换装有药

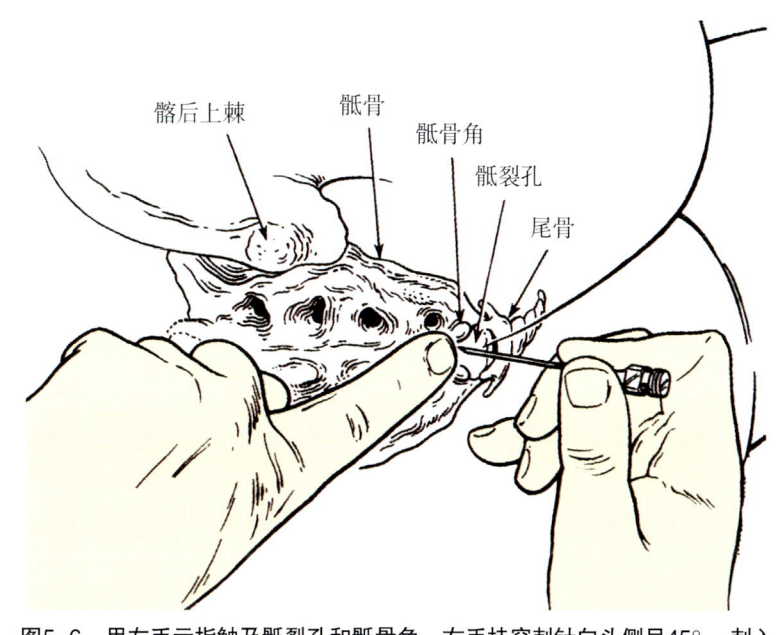

图5-6 用左手示指触及骶裂孔和骶骨角，右手持穿刺针向头侧呈45°，刺入皮肤后直达骶尾韧带

液的20ml注射器，缓慢注入药液总量的1/4，观察无误入蛛网膜下腔现象后，再缓慢注入其余全部药液。

　　输液法滴药　用静脉点滴的方法向骶裂孔内、硬膜外注药。药物为普鲁卡因0.5g、生理盐水250ml，曲安奈德溶液1ml的混合溶液作骶管内滴注，要缓慢滴注，应在0.5~1小时滴注完。

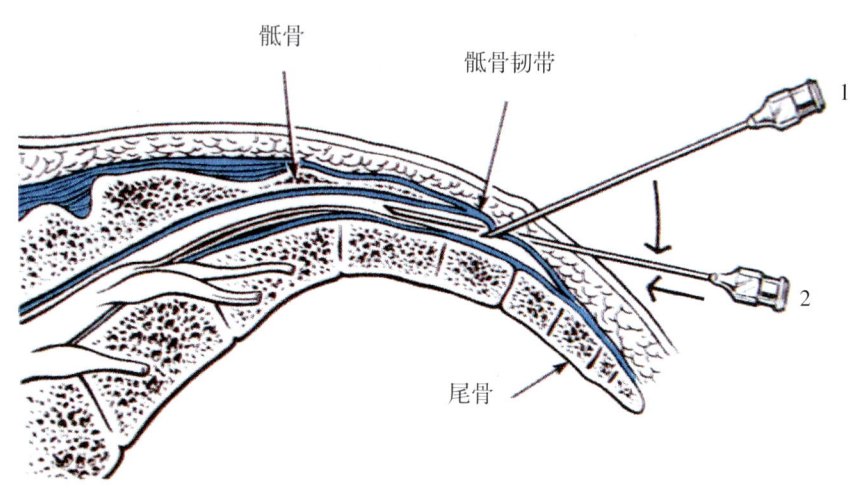

图5-7　穿透骶尾韧带后，将针尾压低，再沿着骶管向前推进0.3~0.5cm，回吸无血及脑脊液后，即可注药

【术后处理】

术后令患者卧床休息15~30分钟再离开，观察有无注药后反应存在。

【并发症及注意事项】

　　1. 穿刺难度大，易失败，骶裂的大小形状变异较多。约有20%的患者有骶骨异常存在，如骶裂孔的上端闭合的高或低，还有骶裂孔不通无法进针的病例。因此行骶管穿刺时遇到失败的机会较多，应引起注意。

　　2. 应注意切勿误入蛛网膜下腔，造成高位腰麻，因其穿刺部位低这种可能性不大。

　　3. 阻滞区域和范围有限，难以达到高位平面的阻滞作用。

　　4. 小剂量注药常无反应，若大剂量、快速注药后可出现头昏、头胀，意识消失肌牙关禁闭或肌张力增高、抽搐等现象。应给予镇静、吸氧或辅助呼吸。注药前给予鲁米那尔钠100mg肌注可防止麻醉反应的出现。

　　5. 骶管位于肛门附近，应注意无菌操作以防发生细菌性感染。

（周纲　杨美好　杜萍）

第三节　梨状肌综合征注射术

【病因】

梨状肌对坐骨神经产生卡压疼痛。

【临床表现】

1947年Pobinson最早将梨状肌异常（水肿、增厚、变性或挛缩）合并外伤而形成的坐骨神经障碍命名为"梨状肌综合征"。其临床表现如下：

　　1. 伴有下肢放散痛的臀部疼痛。

　　2. 小腿后外侧和足底部感觉异常或麻木。

　　3. 腓总神经分布区的感觉障碍。

　　4. 有臀部外伤史，赛跑时疼痛史，不能长时间坐位。臀大肌出现萎缩。

【应用解剖】

梨状肌起于骨盆内面骶骨2~4节，其肌腹向外走行，出骨盆至大粗隆的后方，附着到大转子的内侧。几乎完全占据坐骨大孔，L₄、L₅、S₁、S₂、S₃的神经根在其前方向外走行，合成坐骨神经干，自梨状肌或经其上缘穿出骨盆（图5-8、图5-9）。由于解剖上的变异，坐骨神经主干可穿过梨状肌或经其上缘穿出骨盆，有时还可提前分为胫神经和腓神经，在梨状肌的上、下缘自骨盆内穿出。当梨状肌受到外伤或慢性劳损及炎症刺激时可产生痉挛、水肿、增厚、粘连、疤痕形成，导致坐骨神经卡压症状出现。使患者行走时造成卡压症状表现。坐骨神经与梨状肌的解剖关系变异见图5-10。

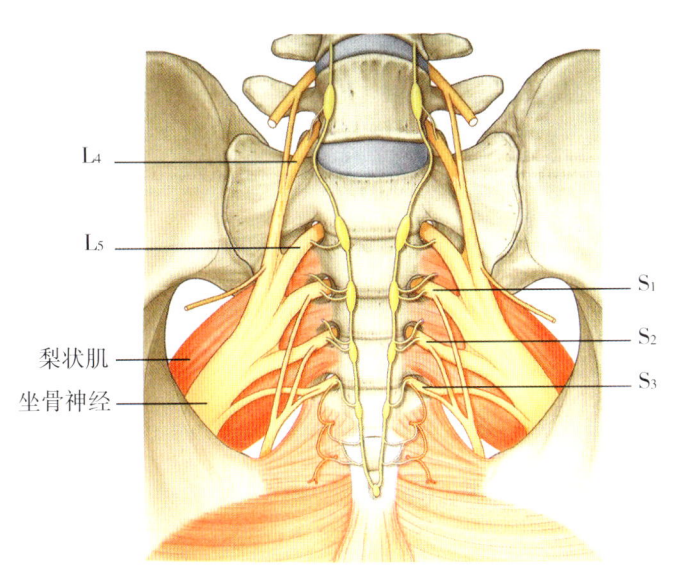

图5-8　坐骨神经由L₄、L₅、S₁、S₂、S₃组成，位于梨状肌的前面　　图5-9　正常坐骨神经由梨状肌的下缘出骨盆

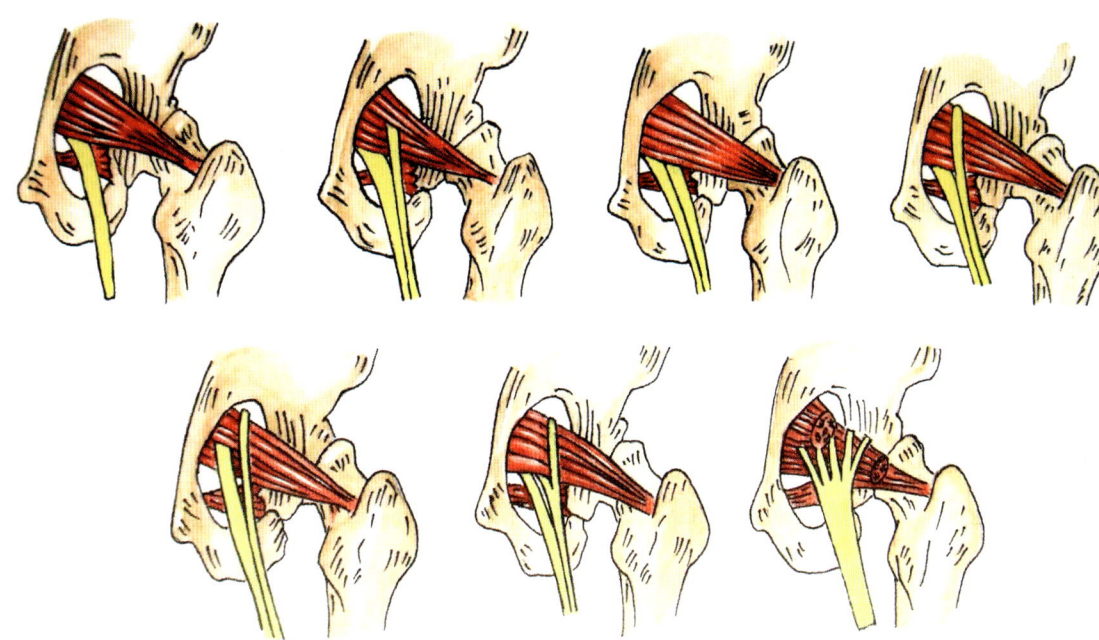

图5-10　坐骨神经与梨状肌解剖关系变异

【操作步骤】

1. 工具及药物

注射器	穿刺针	曲安奈德	利多卡因
10ml	22G 10cm	5ml	2%　15ml

2．体位　侧卧位，屈膝、屈髋。

3．具体操作

（1）穿刺部位：取髂后上棘与大转子连线中点以下2.5~3cm处进针（图5-11）。

（2）常规消毒皮肤，用22G、10cm长穿刺针垂直刺入，通过臀大肌后感到阻力消失时，即已到达梨状肌的部位，如果有放电感即已到达坐骨神经附近，抽吸无回血即可注药，药量一般为10~15ml。

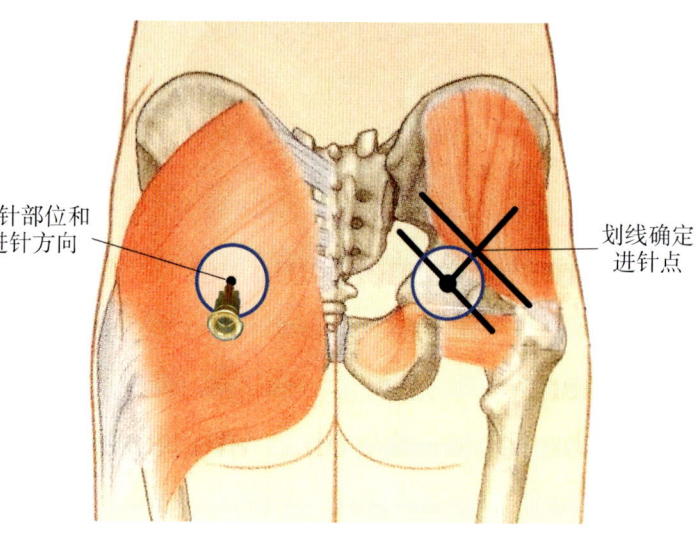

图5-11　确定进针点和进针方向

【术后处理】

休息观察治疗效果，短时间避免重体力活动。

【并发症及注意事项】

1．急性期患者必须卧床休息，减轻水肿及瘀血。

2．梨状肌卡压症状明显时，应给予物理治疗配合封闭疗法。

3．应严格复习解剖后再作穿刺，以免损伤坐骨神经及其他组织。

4．对梨状肌综合征的诊断，应严格与腰椎间盘突出症相鉴别。

5．应牢记腰椎间盘突出症是常见病，而梨状肌综合征是少见病。

（杨美好　李璐　王兴丽）

第四节　骶髂关节注射术

【目的及意义】

骶髂关节封闭术可用于诊断和治疗。在疼痛治疗中心主要是用于下背部及臀部的单侧性疼痛的治疗及骶髂关节病变与腰椎间盘突出症的鉴别诊断。

【适应证】

1．早期强直性脊柱炎所致骶髂关节疼痛。

2．急性骶髂关节损伤或脱位。

3．慢性骶髂关节劳损或韧带撕裂。

4．女性产前、产后臀部及骨盆部疼痛。

5．臀部、腹股沟部疼痛，有时放散至膝关节以上。

6．"4"字试验或下肢过伸试验出现典型疼痛的病例。

【应用解剖】

骶髂关节有发育良好的关节腔，关节的骶骨面有透明软骨滑膜，髂骨面为较薄的纤维软骨。关节前面有关节囊和骶髂韧带覆盖。后面没有关节囊，关节腔之后由骶髂骨间韧带覆盖。骶髂骨间韧带之后为大而结实的骶髂骨后韧带（图5-12、图5-13）。正常骶髂关节有3°~5°的旋转活动度。对髋关节与骨盆之间起弹性支撑的缓冲作用。

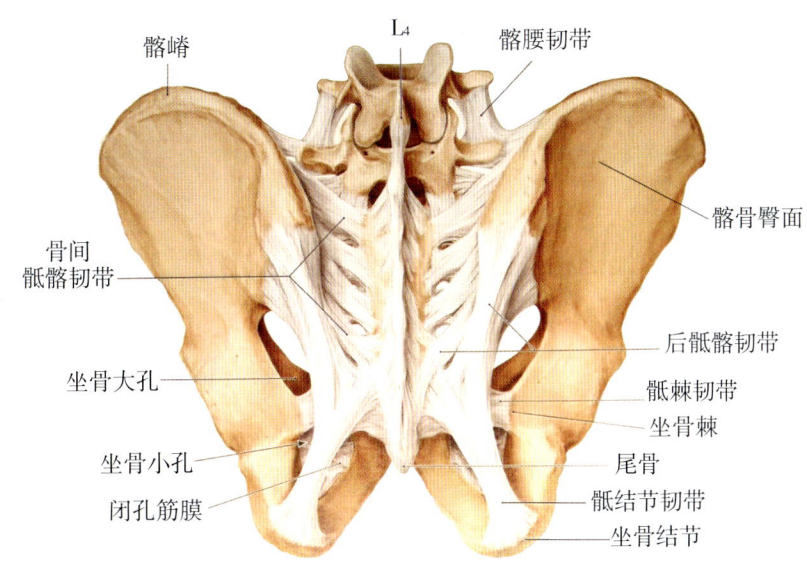

图5-12　背面观，骶髂关节韧带结构解剖图

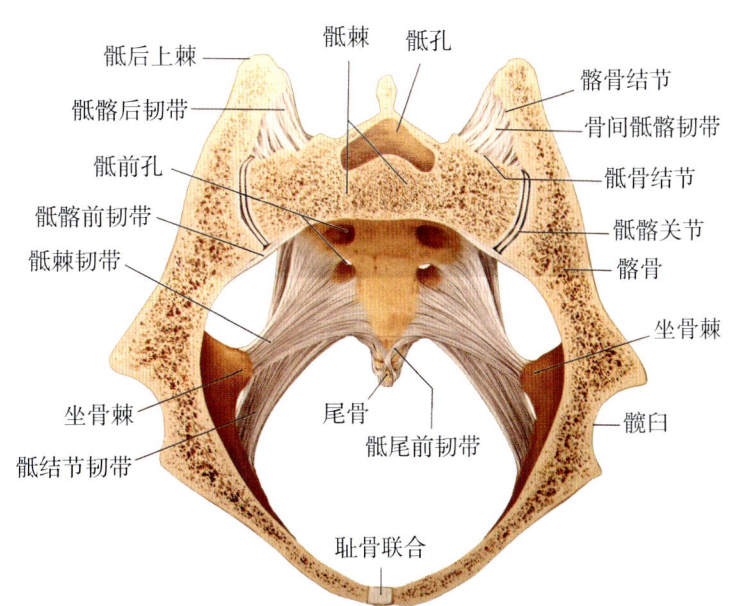

图5-13　骶髂关节横断面解剖图

【操作步骤】

1. **工具及药物**

注射器	穿刺针	康宁克通A	利多卡因
10ml	22G 7～9cm	20mg	2% 20ml

2. **体位**　俯卧位，在骨盆和下腹部垫枕。

3. **具体操作**　在第2~3骶椎棘突的侧旁进针向着前外呈45°～55°刺入，通过骶骨与髂骨之间的骶髂间韧带直达骶髂关节内。自上向下呈扇面形注药。用三环控制注射器，22G、7~9cm长的针头加压注药。将药液注入骶髂关节的关节腔内和其周围的韧带筋膜组织内即可（图5-14）。

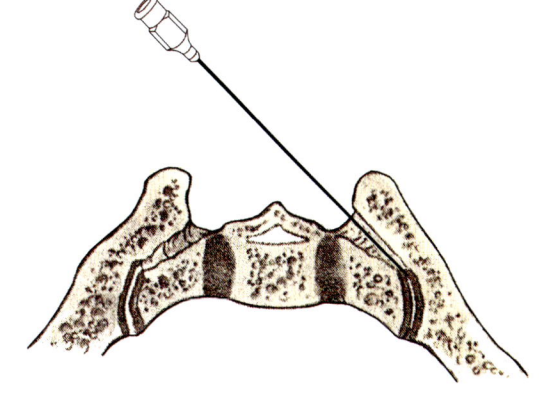

图5-14　骶髂关节穿刺进针部位和进针方向

【术后处理】

休息观察注药后效果。

【并发症及注意事项】

1. 骶髂关节穿刺难度较大，高位髂后上棘内侧注药时，穿刺针往往遇到骨性阻力，使药液难以真正地注入关节腔内。

2. 低位骶髂关节注药时，谨防穿刺针进针过深，误入盆腔内损伤神经、血管和内脏。

3. 骶髂关节结核为骶髂关节封闭注药时的禁忌证。

4. 晚期强直性脊柱炎，因骶髂关节骨性融合注药可能失败。

（王金武 许红梅 王高波）

参 考 文 献

［1］田慧中，黄卫民，窦书和. 骨关节疼痛注射疗法[M]. 北京：人民军医出版社，2011：1–178.

［2］史可任. 颈腰关节疼痛及注射疗法[M]. 4版. 北京：人民军医出版社，2011：783–793.

［3］Richard L Drake，Wayne Vogl，Adam W M Mitchell. 格氏解剖学：教学版[M]. 北京：北京大学医学出版社，2006：2–739.

［4］Schuenke M，Schulte E，Schumacher U. THIEME解剖彩色图谱：解剖总论和骨骼肌肉系统[M]. 北京：人民卫生出版社，2003：1–796.

［5］傅志俭，宋文阁. 镇痛注射技术图解[M]. 济南：山东科学技术出版社，2007：33–152.

［6］David L Brown. 局部麻醉图谱[M]. 范志毅，译. 北京：科学出版社，2008：18–253.

［7］孟庆云，柳顺锁，刘志双. 神经阻滞学[M]. 北京：人民卫生出版社，2003：1–796.

［8］潘晓军，傅志俭，宋文阁. 临床麻醉与镇痛彩色图谱[M]. 济南：山东科学技术出版社，2003：21–273.

［9］王延宙. 骨科临床检查图解[M]. 济南：山东科学技术出版社，2005：1–273.

［10］薛富善. 临床局部麻醉技术[M]. 北京：人民军医出版社，2005：3–432.

［11］张玉坤，陈大国，王秀菊. 曲安奈德局部封闭治疗腰椎间盘突出症疗效观察[J]. 中原医刊，2006，35（4）：78.

［12］宋兴贤. 骶管封闭治疗腰椎间盘突出症80例[J]. 现代医药卫生，2007，23（7）：1022–1023.

［13］Capdevila X，Macaire P，Dadure C，et al. Continuous psoas compartment block for postoperative analgesia after total hip arthroplasty: new landmarks，technical guidelines，and clinical evaluation. [J]. Anesth Analg，2002，94：1606–1613.

第六章　肩　及　上　臂

第一节　肩峰下滑囊注射术

【病因】

慢性滑囊炎。

【临床表现】

1. 临床症状　劳损、创伤、疼痛及活动受限。

2. 疼痛性质　常为轻度疼痛。涉及部位常侵犯肩部、上臂及前臂。

3. 运动功能受限　肩关节上举、内旋和外旋功能受限。被动外展、外旋上臂时可感到活动幅度减少，产生抵抗感，被动活动可诱发疼痛。外展和外旋肌群继发萎缩，肩关节周围的关节囊和筋膜组织可继发纤维化及粘连。

【应用解剖】

该滑囊位于肩峰下方，其大小范围变异较大，有时与盂肱关节囊相通（图6-1）。

【操作步骤】

1. 工具及药物

注射器	穿刺针	康宁克通A	普鲁卡因
5ml	25G	20mg	5ml 2%

2. 体位　患者取坐位，上肢自然下垂置于体壁。

3. 具体操作

（1）确定肩峰的外缘位置（图6-2）。

（2）自肩峰下进针（图6-3），向着内上方穿刺（图6-4），进入滑囊抽吸无血液或滑液后推药。

（3）将药液注入滑囊后，逐渐将针退出，当注药遇到阻力后，说明针尖已退出滑囊。

【术后处理】

术后令患者卧床休息片刻，观察有无注药反应，轻微活动肩关节使药物分布均匀，并告知是否需要再次前来复查或再作第二次封闭治疗。

【并发症及注意事项】

1. 肩峰下滑囊炎是封闭治疗的最佳适应证，一般疗效较好。

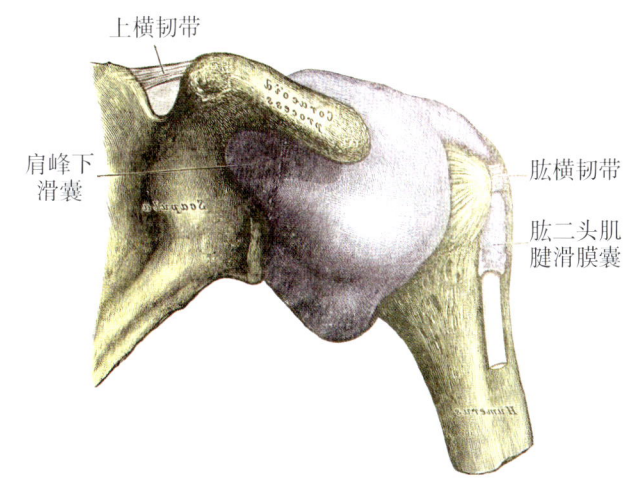

图6-1　肩关节滑膜囊的前面观

上横韧带

肩峰下滑囊

肱横韧带

肱二头肌腱滑膜囊

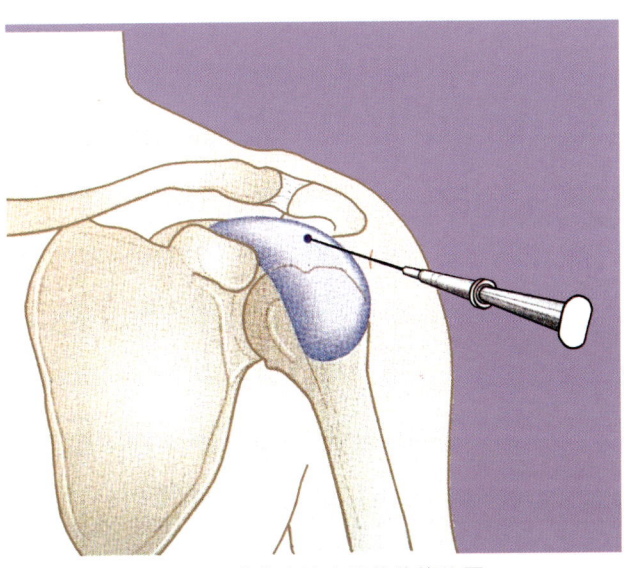

图6-2　确定肩峰尖端的外缘位置

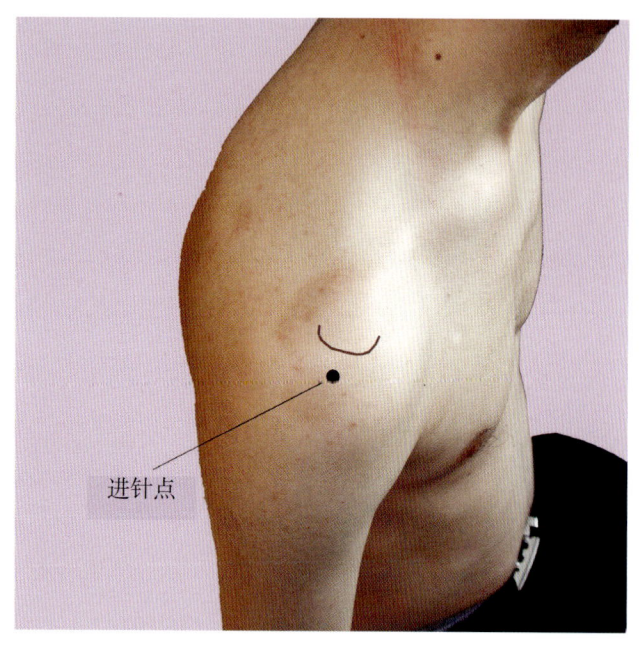

进针点

图6-3　触诊肩峰外端，做标记，自其下方1.5cm处进针，至肩峰下滑囊

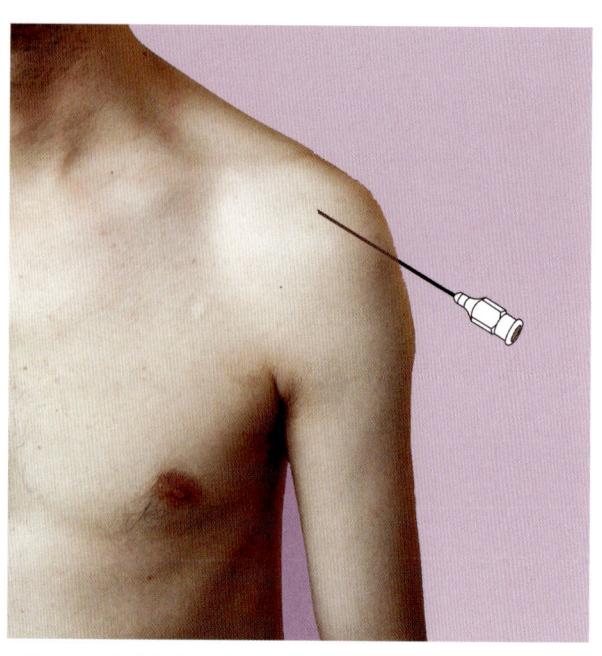

图6-4　进针方向：自肩峰下1.5cm向内向上至肩峰下滑囊，用5ml注射器将药液注入肩峰下滑囊内

2. 如经3次注药后效果不好者，应进一步X线摄片或造影检查，看是否有腱袖撕裂存在。

3. 长期慢性滑囊炎，滑囊壁增厚钙化，注射针进入滑囊会遇到阻力，甚至使针尖无法刺入滑囊，只好将药物注射在滑囊周围，其疗效较差。

（龙浩　艾尔肯·阿木冬　田慧中）

第二节　冈上肌腱滑囊炎注射术

【病因】

慢性肌腱炎及肩峰下滑囊炎。

【临床表现】

肩关节开始外展时疼痛，放散至三角肌区域。外展抗阻时疼痛。主动外展时疼痛。

【应用解剖】

冈上肌腱附着于肱骨大结节，从肱骨大结节至肱骨外上髁作一条直线，恰恰与冈上肌腱在一条轴线上，冈上肌腱的宽度相当于成人中指的宽度（图6-5）。

【操作步骤】

1. 工具及药物

注射器	穿刺针	康宁克通A	普鲁卡因
1ml	22G 3cm	10mg	1.0ml 2%

2. 体位　患者取45°仰卧位，患侧前臂置于身后，此体位可将冈上肌腱向前旋转至肩峰的前缘。

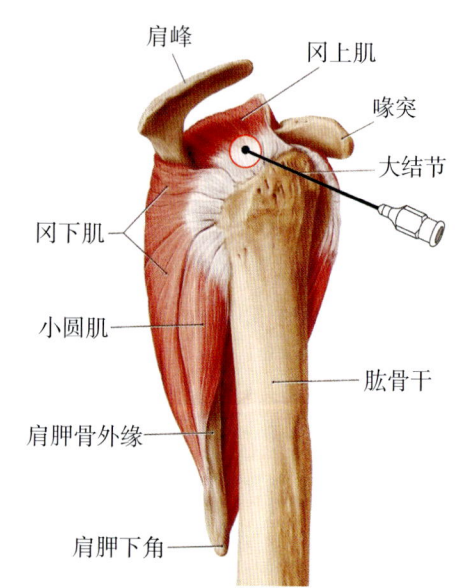

图6-5　肩关节侧面观，冈上肌腱滑囊炎穿刺部位及穿刺方向

3．具体操作　在肩峰的前缘和大结节之间，可触及一凹陷区，冈上肌腱就在此间隙中。垂直进针穿过肌腱到达骨面（图6-6）。稍退针在肌腱中行扇面形封闭。

【术后处理】

建议制动休息1周，当疼痛缓解后，逐渐开始功能锻炼。

【并发症及注意事项】

1．因为在肌腱中直接注药有促进肌腱断裂的可能性，该疗法一直有争议。

2．但在肌腱中直接注药法确实有止痛和增加功能活动的作用。

3．在治疗上冈上肌腱滑囊炎和肩峰下滑囊炎可以同时并举，能取得较好的治疗效果。

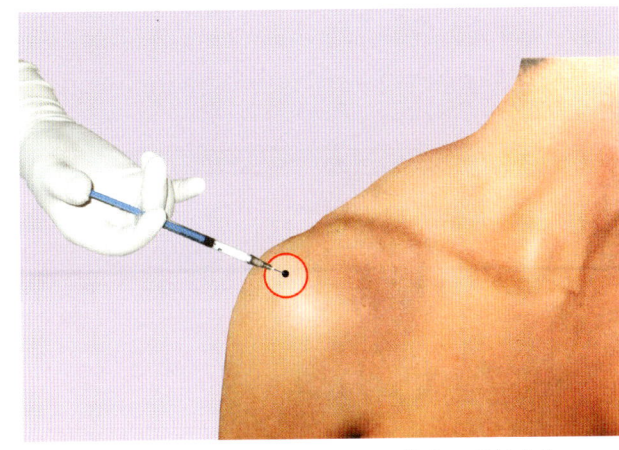

图6-6　冈上肌腱滑囊炎封闭注药点及进针方向

（赵自平　黄梅　李璐）

第三节　肩锁关节注射术

【病因】

急性滑囊炎、慢性滑囊炎。

【临床表现】

肩锁关节肿胀疼痛，外观可见肩锁关节呈柔软性膨隆，被动活动肩关节时可诱发疼痛。特别是搭肩试验时疼痛。肩关节上举动作时疼痛加重。

【应用解剖】

肩锁关节面呈矢状位，位于肩峰外端的内侧1.5cm处，关节间隙由外上斜向内下，可触得有一狭窄的凹陷，用力向下按压肩峰可感到有活动度存在（图6-7）。

【操作步骤】

1．工具及药物

注射器	穿刺针	康宁克通A	利多卡因
1ml	22G 2.5cm	10mg	1.0ml 2%

2．体位　仰卧位或坐位。

3．具体操作　令患者将患肢后伸下垂，可使肩锁关节间隙轻度张开增宽便于穿刺。触得肩峰外端，向内侧水平横移一横指，扪及肩锁关节间隙，自此进针，针与人体在矢状面上呈30°，穿透关节囊壁即可到达关节腔内。一次性注入全部药液（图6-8）。

【术后处理】

术后用三角巾兜布悬吊患肢休息1周后，开始锻炼。

【并发症及注意事项】

1．该关节间隙比较狭窄，再加上退变增生，难以刺入关节间隙内，牵拉患肢扩大关节间隙的方法有助于穿刺成功。

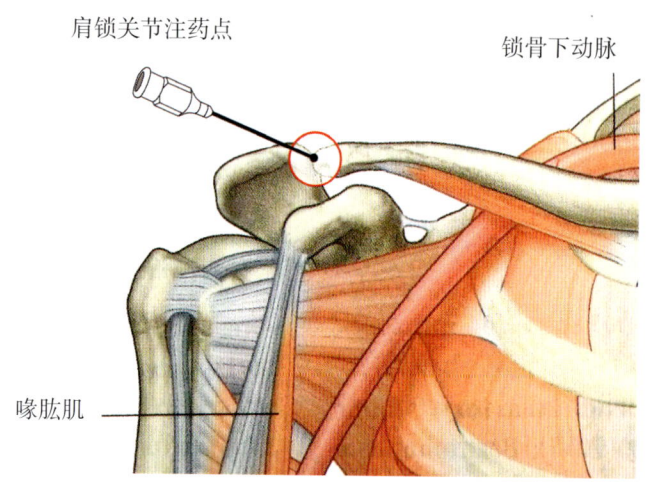

肩锁关节注药点

锁骨下动脉

喙肱肌

图6-7　肩锁关节的解剖和穿刺点

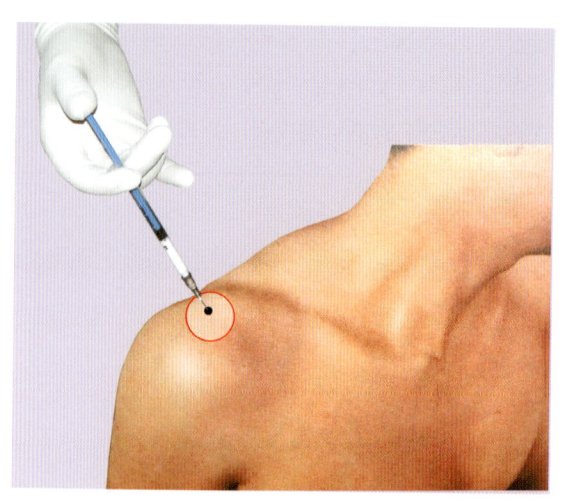

图6-8　肩锁关节封闭的进针点和进针方向

2. 急性化脓性炎症所致肩锁关节炎是封闭治疗的禁忌证。

3. 创伤性肩锁关节脱位也不是封闭治疗的适应证。

（杨美好　张怀成　王兴丽）

第四节　推拿注射治疗肩凝症

【目的及意义】

肩凝症又名肩关节周围炎，中医命名为"五十肩"，人到50岁左右就会发生该病，故命名为五十肩。病因与内分泌改变有关，是接近更年期而得的一种病。在斜角肌间麻醉下进行被动活动肩关节，将肩关节周围粘连的关节囊撕开，然后再在盂肱关节囊内注射康宁克通A或曲安奈德和利多卡因，嘱患者回家操练肩关节活动，即可改善肩关节的活动功能和解除疼痛。

【适应证】

1. 根性颈椎病的患者，由于颈肩臂疼痛使肩关节活动量减少，久而久之引起肩关节周围粘连，产生上肢上举、内旋和外旋困难，是推拿封闭治疗肩凝症的对象。

2. 年老体弱肩关节逐渐产生肌肉萎缩，肩关节的活动幅度逐渐丧失，先是梳头够不到，后是擦屁股够不到，也是推拿封闭治疗肩凝症的对象。

3. 女性患者在月经停止后出现肩痛，活动功能逐渐丧失，检查肩关节的活动范围逐渐缩小，似被冻结了的表现。

4. 50岁以上的老年人也常常在一次大病之后，肩关节从此就抬不起来了，产生了肩关节周围粘连，丧失了功能活动。

【禁忌证】

1. X线表现肱骨头脱钙严重的患者，最好不作推拿术，以免造成肱骨外科颈骨折。

2. 斜角肌间阻滞效果不完全，推拿时有疼痛的患者，不能勉强进行推拿治疗，以免因疼痛限制活动达不到推拿目的。

3. 过度敏感怕疼的患者，禁忌作此治疗。

【应用解剖】

肩关节（shoulder joint）包括胸锁、肩锁、盂肱3个关节和2个滑动面（肩胛胸间隙和肩峰下间隙），是全身活动最大的关节，但肱骨头较关节盂大3倍，稳定性差。肩关节活动范围：上举180°，内收45°，外展90°，前屈90°，后伸45°，内旋90°，外旋60°。

肩关节周围的肌肉较多，分内、外两层。外层是三角肌（deltoid），起自锁骨外1/3前缘、肩胛冈嵴、肩峰尖及其外侧缘，包绕肩关节的上、前、后和外侧。向下收缩变窄成一腱止于肱骨三角肌粗隆。内层是冈上肌（supraspinatus）、冈下肌（infraspinatus）、肩胛下肌（subscapularis）和小圆肌（teres minor），它们共同组成腱帽，又称肩袖或腱袖。肩袖易受损伤和炎症，是肩周炎的好发部位。冈上肌、冈下肌止于肱骨大结节最上面的小面，肩胛下肌止于肱骨小结节，小圆肌止于肱骨大结节最下面的平面。在冈上肌腱和肩峰之间有肩峰下滑囊，在关节囊与三角肌之间有三角肌下滑囊（有时两滑囊相通），有助于肱骨头的活动（图6-9、图6-10）。

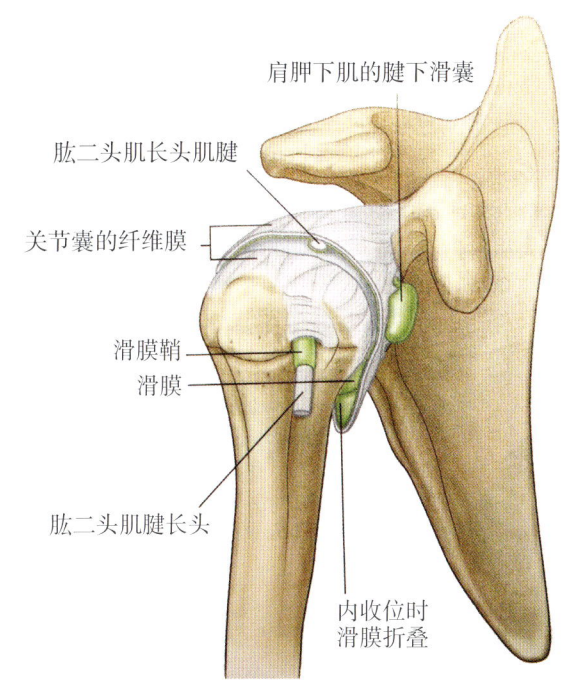

图6-9　右盂肱关节的滑膜和关节囊

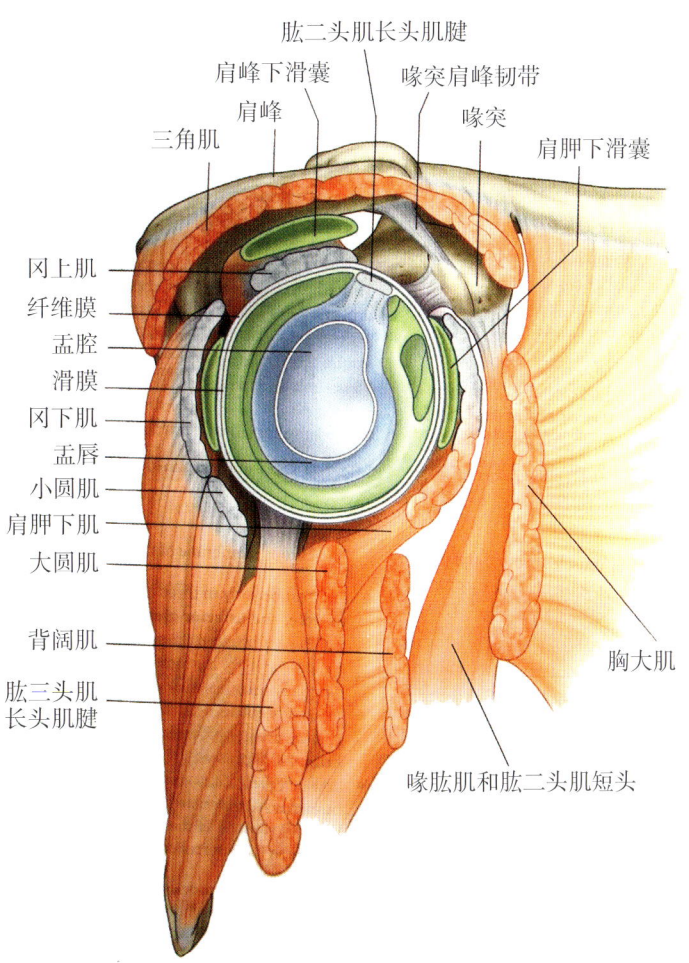

图6-10　右盂肱关节的侧面观和去掉肱骨头后的盂肱关节周围肌肉组织

【操作步骤】

1. 工具及药物

注射器	穿刺针	康宁克通A	普鲁卡因
5ml、30ml	22G 3cm	20mg	0.25% 30ml

药物的选择：还可以选择0.5%利多卡因溶液、0.125%~0.25%丁哌卡因溶液和0.1%~0.2%罗哌卡因溶液。

2. 体位   患者取仰卧位，卧于床边，推拿时将上肢伸出床外，以便做画圈运动。

3. 具体操作

（1）先在斜角肌间封闭（见斜角肌间封闭术），使患者的肩关节周围产生麻醉后，再进行推拿活动肩关节。

（2）令患者紧靠床边，将上肢伸出床外。术者坐在床边，握住患者的肘部（图6-11），作画圈运动，由慢到快，由轻到重（图6-12）。在活动过程中常可听到关节囊的撕裂声，肩关节的活动度将会逐渐增大，直到使患者的上肢上举能够过头，能摸到对侧的耳朵（图6-13），患者的上肢向下能够抵达臀部为止（图6-14）。

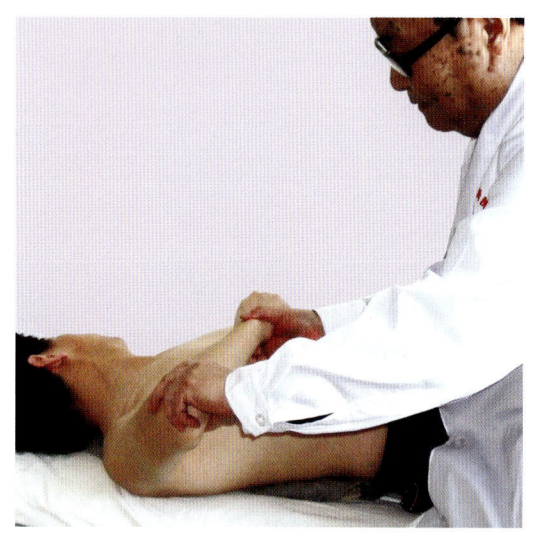

图6-11   在斜角肌间阻滞麻醉下，术者左手握住患者的肘部，右手握住腕部，旋转活动肩关节

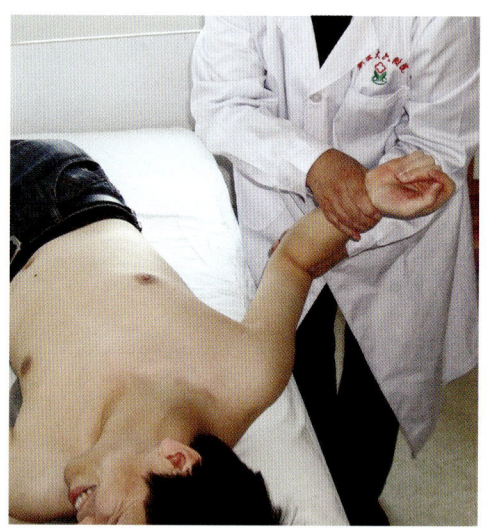

图6-12   将肩关节从内旋位向外旋转推拿

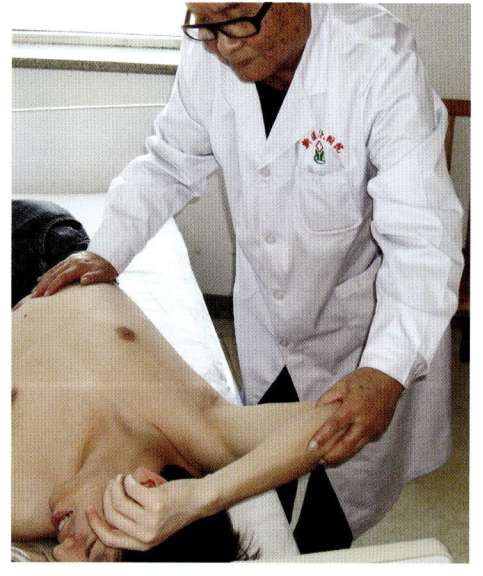

图6-13   然后使肩关节上举过头，这时常可听到被粘连关节囊的撕裂声

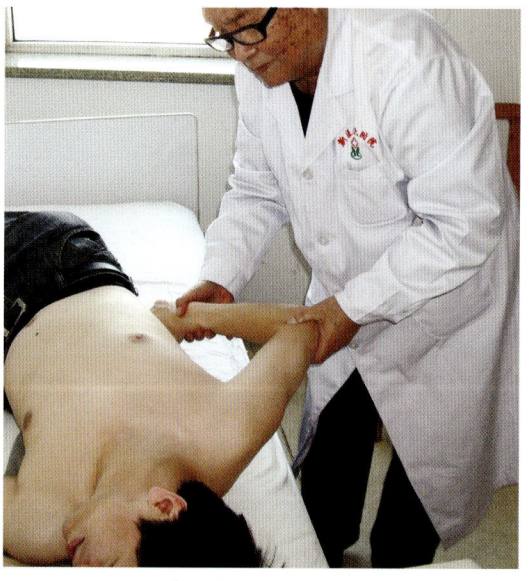

图6-14   使肩关节内旋过伸，将手置于臀部

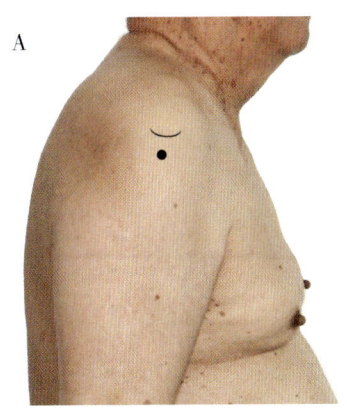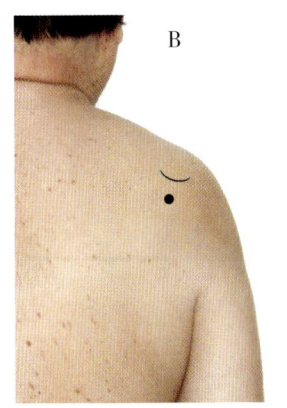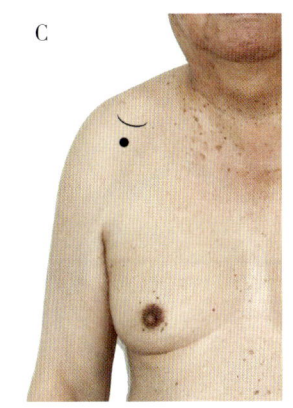

A. 肩峰下注药点。B. 肩关节后穿刺注药点。C. 肩关节前穿刺注药点。

图6-15　推拿后，肩关节囊内三个注药部位

（3）推拿完毕后，行肩关节囊内注药康宁克通A或曲安奈德均可。注药部位有三个点：肩峰下注药、肩关节后穿刺注药和肩关节前穿刺注药（图6-15）。每点可注入曲安奈德0.5~1.0ml。

【术后处理】

推拿后令患者回家操练肩关节活动，防止撕开的关节囊重新粘连，要日夜不断、随时随地的注意活动肩关节。操练活动的方法有三种：①画圈运动（图6-16）；②爬墙运动（图6-17）；③擦背运动（图6-18）。

【并发症及注意事项】

1. 对年龄大、肩关节粘连严重、骨质脱钙明显的患者，应防止推拿时用力过度造成肱骨外科颈骨折。

2. 对年老体弱难以耐受推拿治疗的患者，不要勉强去做，要征得家属的同意与患者的配合。

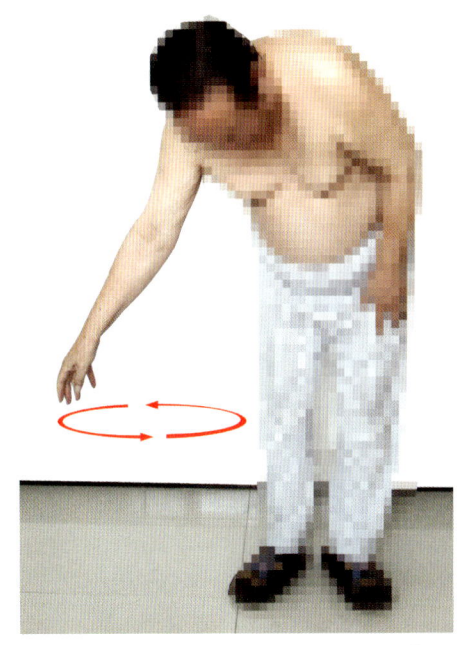

图6-16　术后功能锻炼，做画圈运动

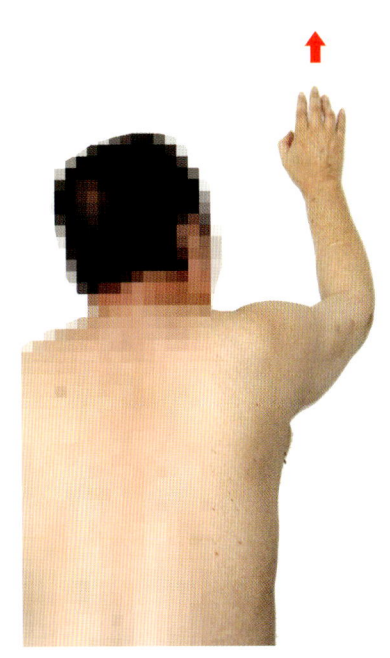

图6-17　术后功能锻炼，做爬墙运动

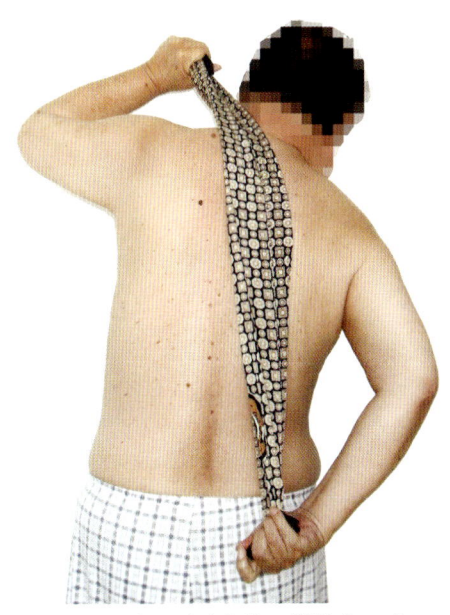

图6-18　术后功能锻炼，做擦背运动

3. 推拿后的自家操练非常重要，是防止术后再粘连的重要手段，一定要向患者交代清楚，使患者密切配合方能收到很好的治疗效果。

（王萧枫　田慧中　闫浩）

第五节　肱二头肌长头腱鞘炎注射术

【病因】

肱二头肌长头肌腱位于肱骨大小节之间的沟内，与狭窄的腱鞘相摩擦，产生疼痛。

【临床表现】

当肩关节及肘关节屈曲时疼痛加重，患者不能提重物，肩上举时受到限制。在肱骨头的前上部有压痛。有时还可感觉到肌腱在结节间沟内活动和压轧音。

【应用解剖】

肱二头肌腱长头位于肱骨大小结节之间的沟内，被腱鞘所包绕（图6-19），检查者手指放在该部位，令患者用力屈肘时，可清楚地触到肌腱在腱鞘内滑动，当该腱鞘发炎和狭窄时，除有压痛外，有时还可出现摩擦音。

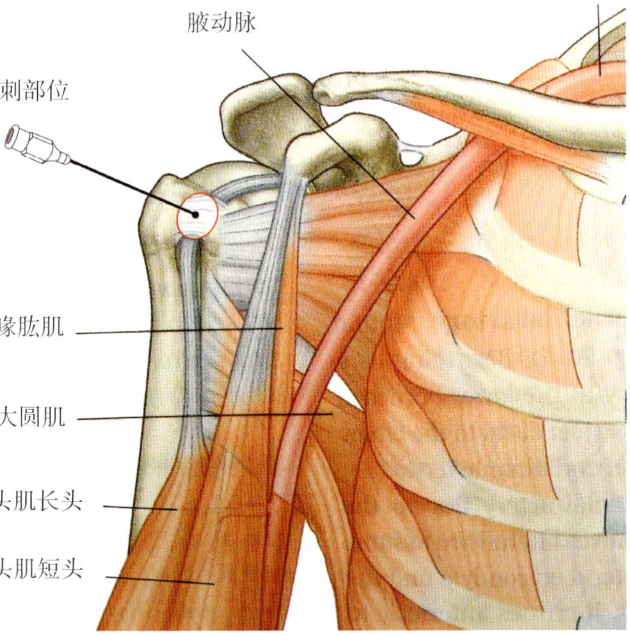

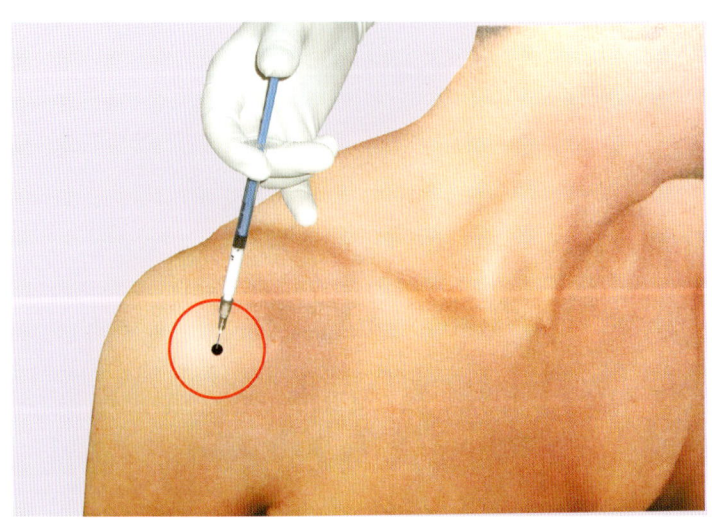

图6-19　肱二头肌长头腱鞘炎的解剖和穿刺部位

【操作步骤】

1. 工具及药物

注射器	穿刺针	康宁克通A	利多卡因
1ml	22G 3cm	10~20mg	2% 1.0~2.0ml

2. 体位　坐位或仰卧位。

3. 具体操作　令患者取坐位，背靠支撑托，患侧上肢屈曲，肘部放置稳妥。触得肱骨大结节及小结节，在结节间沟的部位，平行于腱鞘穿刺，将针头刺入腱鞘内，注射药液0.5~2ml（图6-20）。

【术后处理】

患肢制动1周，避免重劳动。

【并发症及注意事项】

1. 应与腱袖损伤和腱袖粘连相鉴别，当腱袖病变时也可在该部位触得压痛。

2. 颈椎病时也可在该部位触得压痛。

图6-20　肱二头肌长头腱鞘炎封闭的进针点和进针方向

3. 肱二头肌长头肌腱鞘炎，经封闭治疗后，常在2周内疼痛症状逐渐消失。若治疗效果不理想者，可行狭窄性腱鞘切开术。

（许红梅　孙改生　黄梅）

参 考 文 献

［1］中国医科大学. 实用解剖图谱（上肢）[M]. 上海：上海科学技术出版社，1980：37–272.

［2］Richard L Drake，Wayne Vogl，Adam W M Mitchell. 格氏解剖学：教学版[M]. 北京：北京大学医学出版社，2006：2–739.

［3］Schuenke M，Schulte E，Schumacher U. THIEME解剖彩色图谱：解剖总论和骨骼肌肉系统[M]. 北京：人民卫生出版社，2003：1–796.

［4］田慧中、黄卫民、窦书和. 骨关节疼痛注射疗法[M]. 北京：人民军医出版社，2011：1–178.

［5］史可任. 颈腰关节疼痛及注射疗法[M]. 4版. 北京：人民军医出版社，2011：783–793.

［6］傅志俭、宋文阁. 镇痛注射技术图解[M]. 济南：山东科学技术出版社，2007：33–152.

［7］David L Brown. 局部麻醉图谱[M]. 范志毅，译. 北京：科学出版社，2008：18–253.

［8］黄文起. 局部麻醉学[M]. 北京：人民卫生出版社，2008：13–174.

［9］孟庆云、柳顺锁、刘志双. 神经阻滞学[M]. 北京：人民卫生出版社，2003：1–796.

［10］潘晓军、傅志俭、宋文阁. 临床麻醉与镇痛彩色图谱[M]. 济南：山东科学技术出版社，2003：21–273.

［11］James P Rathmell. 影像学引导下区域麻醉和疼痛介入治疗图谱[M]. 倪家骧，岳剑宁，译. 北京：科学出版社，2009：33–150.

［12］王延宙. 骨科临床检查图解[M]. 济南：山东科学技术出版社，2005：1–273.

［13］薛富善. 临床局部麻醉技术[M]. 北京：人民军医出版社，2005：3–432.

［14］Chan VW. Applying ultrasound imaging to interscalene brachial plexus block[J]. Reg Anesth Pain Med，2003，28：340–343.

第七章　肘 及 前 臂

第一节　网球肘注射治疗

【病因】

伸肌总腱肌腱炎。好发于类似打网球动作的疲劳运动。伸肌总腱所属肌群无力，对抗阻力时疼痛，重者吃饭时难以用筷子和端碗，常见于炊事员、建筑工人、抹灰工和类似伸肌腱反复收缩运动的工种。

【应用解剖】

网球肘的压痛点几乎均位于肱骨外上髁的部位，故名肱骨外上髁炎。围绕肱骨外上髁周围作封闭，能消除疼痛症状（图7-1）。

【操作步骤】

1. 工具及药物

注射器	穿刺针	康宁克通A	利多卡因
10ml	22G 3cm	20mg	2%　5~10ml

2. 体位　平卧位，患手放在胸部。

3. 具体操作　令患者伸指伸腕对抗阻力，确定压痛点的部位并做标记。在标记区和肱骨外上髁的周围作浸润性封闭（图7-2）。对个别疼痛部位深在的病例，采用肱桡关节环状韧带周围的浸润性封闭能收到意想不到的效果。

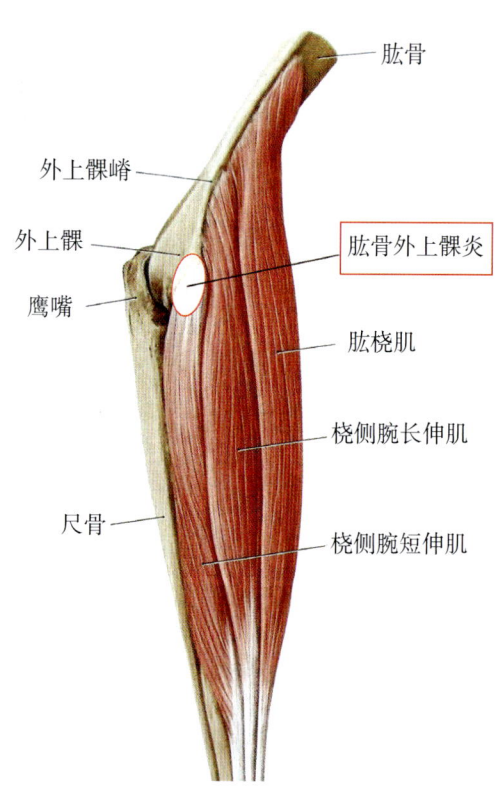

图7-1　肱骨外上髁炎的疼痛部位

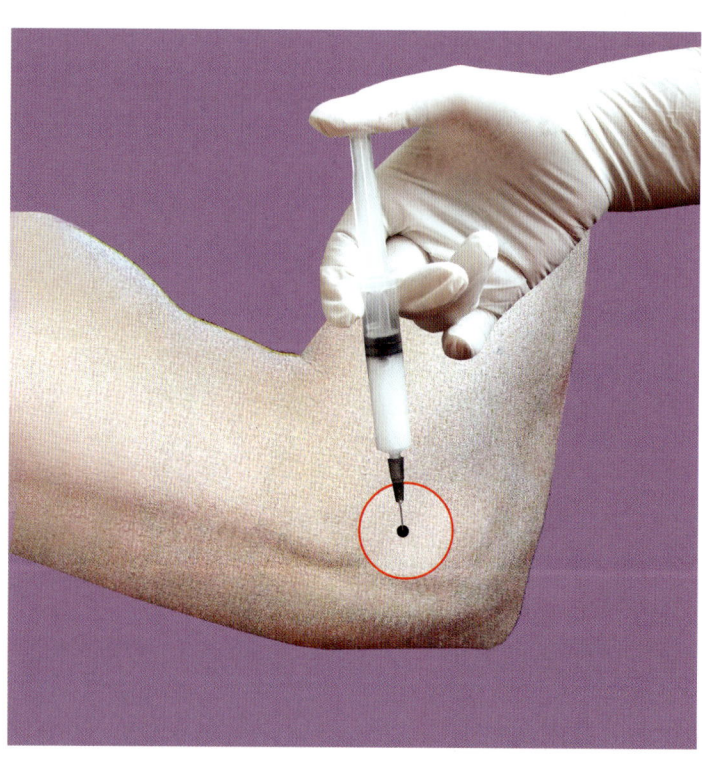

图7-2　肱骨外上髁炎封闭的进针点和进针方向

【术后处理】

术后三角巾悬吊上肢，休息2~3周直至疼痛消失，短时间内避免做前臂伸屈运动的工作以免复发，如为网球运动员，在短期时间内最好不做这项运动。

【并发症及注意事项】

1. 网球肘封闭治疗的效果十分明显，但术后常需要一定期限的休息，才能避免复发。忽视了这一点是复发的常见原因。

2. 局限于肱骨外上髁附近的压痛点，可用肱骨外上髁周围封闭治疗。

3. 距离肱骨外上髁远端，相当伸肌腱、腹交界部位的压痛点，痛点封闭加肱骨外上髁封闭方能得到治疗效果。

4. 位于深层肱桡关节环状韧带部位的疼痛，应作环状韧带周围浸润性封闭方能产生效果。

5. 在治疗期间应改换工种或停止所进行的运动竞赛。

（徐粤新　高兴顺　陆云）

第二节　鹰嘴滑囊炎注射术

【病因】尺骨鹰嘴磨损性滑囊炎。长期伏案工作者易发此病，肘部外伤以及其他容易产生肘部慢性磨损的病例。

【临床表现】

尺骨鹰嘴部肿胀，触得一柔性包块，无红肿炎症表现，疼痛不明显，常可肿大至小枣或鸡蛋大，外形明显可见。

【应用解剖】

鹰嘴滑囊炎位于肘关节的后方，曲肘时明显可见，相当于乒乓球大小，压痛不明显（图7-3）。

【操作步骤】

1. 工具及药物

注射器	穿刺针	康宁克通A	利多卡因
5ml	22G 3cm	10mg	2% 2~5ml

2. 体位　平卧位时将肘关节放于胸部或侧卧位曲肘90°。

3. 具体操作　局部消毒铺单，在囊肿的顶部穿刺，抽吸无滑液存在，然后注入药液2~3ml（图7-4），并观察吸收情况。

【术后处理】

三角巾悬吊患肢，休息2~3周观察吸收情况。

【并发症及注意事项】

1. 对较小滑囊宜用注药法治疗，较大的滑囊则

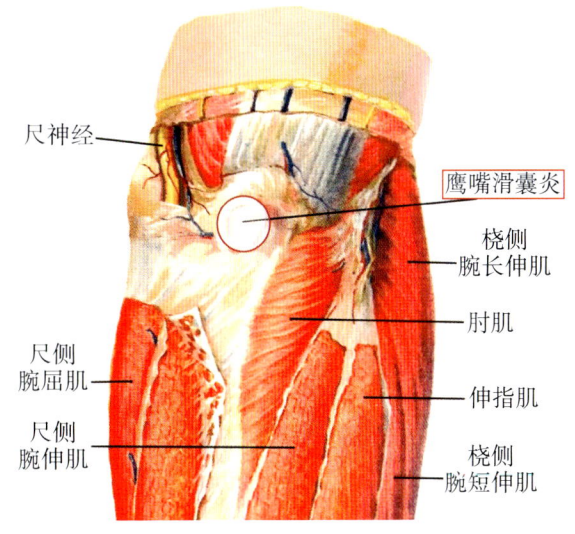

图7-3　鹰嘴滑囊炎的部位

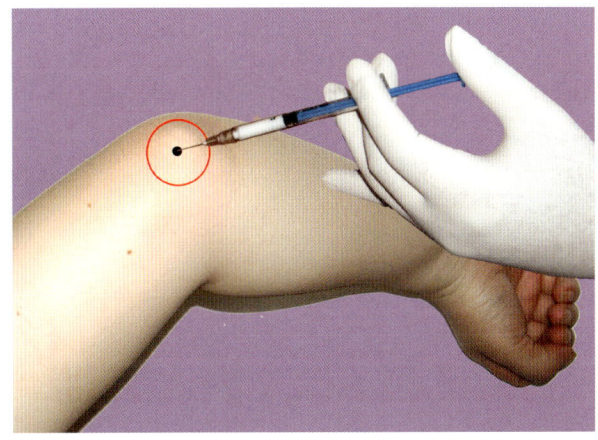

图7-4　鹰嘴滑囊炎封闭的进针点及进针方向

用手术切除。

2．有大量滑液存在者应做化验检查决定性质后再作处理。

3．急性创伤性鹰嘴血肿，应拍摄X线片除外鹰嘴骨折。

（赵自平　杨美好　张凤莲）

第三节　磨损性尺神经炎的注射疗法

【病因】

尺神经在尺骨内髁后方的尺神经沟内受到反复摩擦而发炎。

【临床表现】

表现为第四指和第五指感觉迟钝，手指呈爪形表现，自觉肘关节水平，相当于尺神经沟的部位麻木、疼痛不适，在尺神经沟部触压有扳机点存在。

【应用解剖】

在肘关节部位，肱骨内髁的后方，相当于尺神经沟的部位触摸时，可以摸到肿大增粗的尺神经，同时具有明显的压痛（图7-5）。

【操作步骤】

1．工具及药物

注射器	穿刺针	康宁克通A	利多卡因
1ml	25G 2.5~3cm	10mg	0.25% 15~20ml

2．体位　平卧位将肘部立起放胸前。

3．具体操作　触得尺神经的走行位置，在相当于尺神经沟的水平穿刺，将针头刺入尺神经沟的包囊内注入药液在尺神经的周围（图7-6）。用25G、2.5~3cm长的针头注药，不会损伤神经组织。

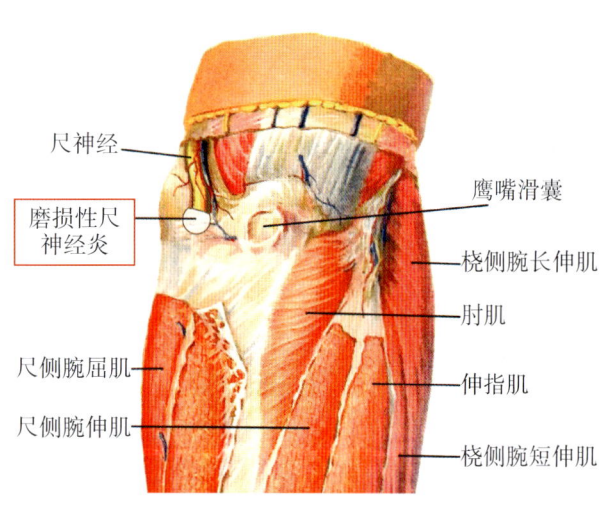

图7-5　磨损性尺神经炎的卡压部位

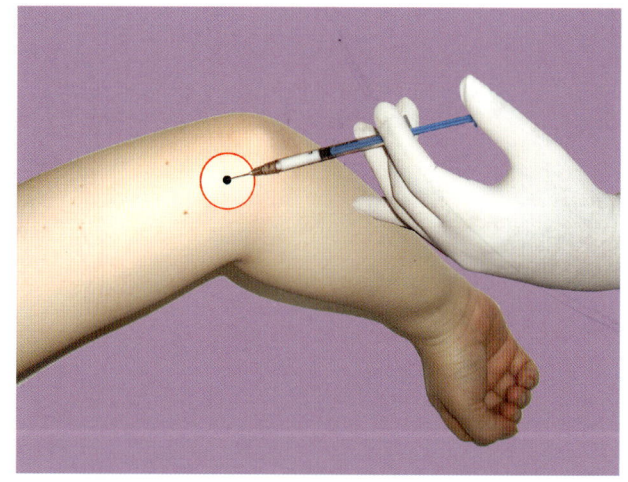

图7-6　磨损性尺神经炎封闭的进针点及进针方向

【术后处理】

休息1~2周观察恢复情况。

【并发症及注意事项】

1. 早期磨损性尺神经炎封闭治疗效果满意。

2. 顽固性尺神经炎，并带有尺神经周围粘连狭窄的病例应作手术治疗。

（周纲　杨文成　代杰）

第四节　前臂伸肌腱压轧音性腱鞘炎注射术

【病因】

急性反复伸屈运动后所致腱鞘炎。

【临床表现】

在一次剧烈的运动或劳动后手腕伸屈时带有摩擦音，像是马车走在雪地上的声音，故名压轧音性腱鞘炎。该病起病快，局部疼痛肿胀不明显，是封闭治疗的适应证。

【应用解剖】

前臂伸肌腱鞘炎位于前臂中段背侧的伸指肌腱、外展拇长肌腱及伸拇短肌腱（图7-7），在强体力劳动或剧烈运动之后，常发生压轧音性腱鞘炎。检查时，握住前臂即可感到有摩擦音的存在。

【操作步骤】

1. 工具及药物

注射器	穿刺针	康宁克通A	普鲁卡因
5ml、10ml	22G　3cm	20mg	0.25%　20ml

2. 体位　仰卧位。

3. 具体操作　前臂放于胸前，确定压轧音出现范围，用0.25%普鲁卡因作浸润封闭（图7-8），然后用三角巾悬吊休息2~3周，即可痊愈。

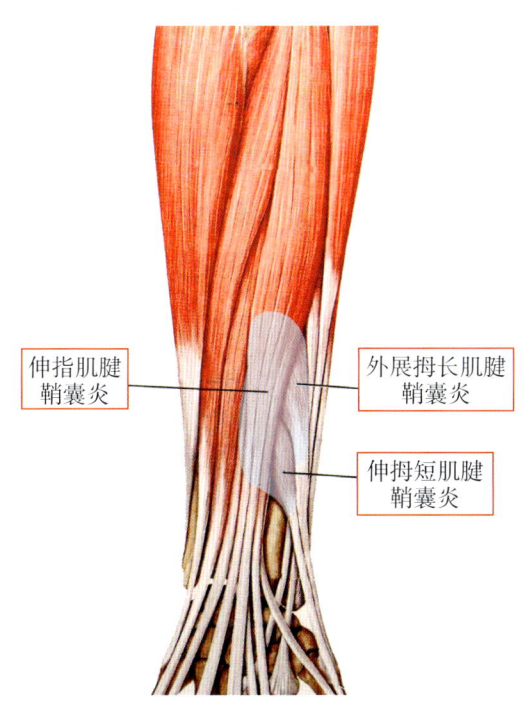

图7-7　前臂伸肌腱压轧音性腱鞘炎的发生部位

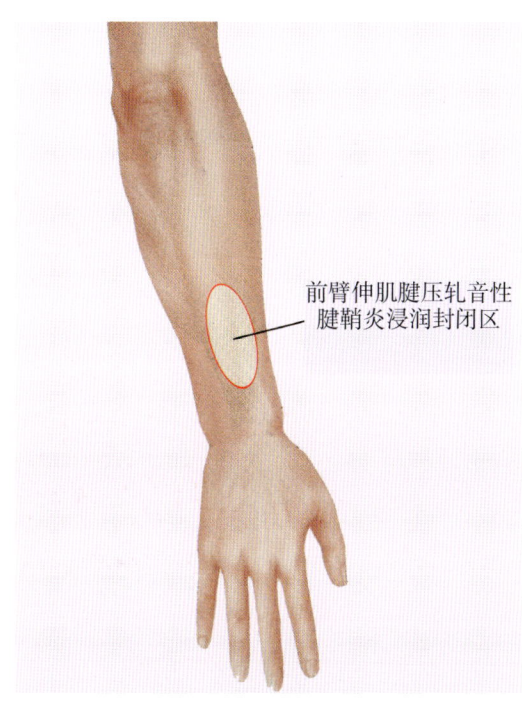

图7-8　前臂伸肌腱压轧音性腱鞘炎的浸润封闭区

【术后处理】

封闭后制动休息很重要，一定要切实注意。

【并发症及注意事项】

1. 因该病为急性炎症，恢复快，如能切实做到配合休息，2~3周后将会完全治愈。

2. 封闭后不能活动过多或继续劳动，否则将会变成慢性炎症，延长治愈时间。

（陈国斌　程俊杰　斯刊达尔·斯依提）

参 考 文 献

［1］中国医科大学. 实用解剖图谱（上肢）[M]. 上海：上海科学技术出版社，1980：37-272.

［2］Richard L Drake，Wayne Vogl，Adam W M Mitchell. 格氏解剖学：教学版[M]. 北京：北京大学医学出版社，2006：2-739.

［3］Schuenke M，Schulte E，Schumacher U. THIEME解剖彩色图谱：解剖总论和骨骼肌肉系统[M]. 北京：人民卫生出版社，2003：1-796.

［4］田慧中，黄卫民，窦书和. 骨关节疼痛注射疗法[M]. 北京：人民军医出版社，2011：1-178.

［5］史可任. 颈腰关节疼痛及注射疗法[M]. 4版. 北京：人民军医出版社，2011：783-793.

［6］傅志俭，宋文阁. 镇痛注射技术图解[M]. 济南：山东科学技术出版社，2007：33-152.

［7］潘晓军，傅志俭，宋文阁. 临床麻醉与镇痛彩色图谱[M]. 济南：山东科学技术出版社，2003：21-273.

第八章　腕及手部

第一节　腕部腱鞘囊肿注射术

【病因】

腕背侧及腕掌侧腱鞘囊肿为腕关节滑膜囊内局限性积液，向掌侧或背侧张力性膨出、疼痛、功能障碍、压迫桡浅神经分支，可造成反射性疼痛放散至颈、肩部。起病突然，一夜间即可形成桂圆大的圆形肿物，触诊张力颇大发硬、疼痛剧烈。

【应用解剖】

腕背侧腱鞘囊肿常见于腕背侧、桡侧伸腕肌腱附着于腕骨的部位（图8-1），该处正好是桡浅神经浅支的走行位置，故常造成严重的疼痛和功能丧失。

腕掌侧腱鞘囊肿常见于腕掌侧、屈腕肌腱附着在腕骨的部位（图8-2），该处正好是桡动脉经过的部位。因其张力大压迫桡动脉，影响腕关节的功能活动。

【操作步骤】

1. 工具及药物

注射器	穿刺针	康宁克通A	普鲁卡因
5ml、20ml	22G 3cm	20mg	0.25% 20ml

2. 体位　仰卧位，不枕枕头，头偏向对侧。

3. 具体操作

（1）远程封闭疗法：遵照斜角肌间注射术的操作方法（本书第三章第二节）进行操作。以上疗法用于急

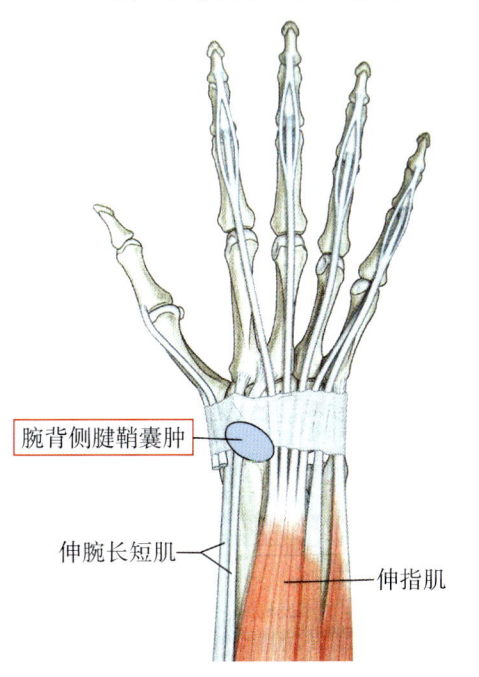

图8-1　腕背侧腱鞘囊肿位于桡侧伸腕肌腱与伸指肌腱之间，相当于桡腕关节的部位

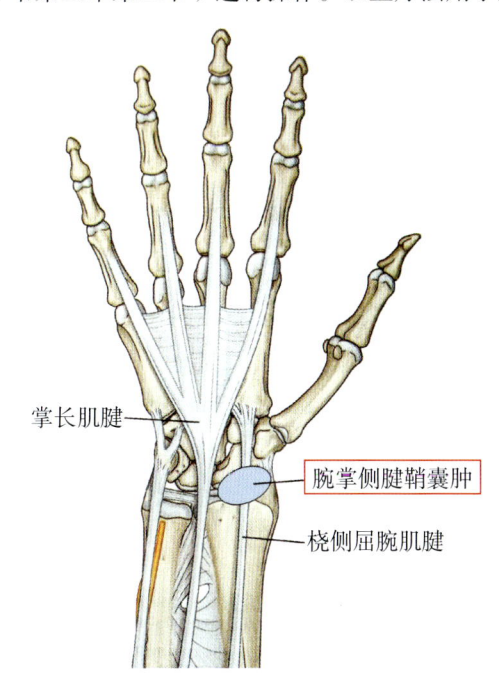

图8-2　腕掌侧腱鞘囊肿位于桡侧屈腕肌腱与掌长肌腱之间，相当于桡腕关节的部位

性发作的病例效果显著。

　　（2）局部封闭疗法：对发病后时间已久的病例，远程封闭效果较差。可用局部穿刺抽吸囊内积液后注入药液治疗（图8-3、图8-4）。

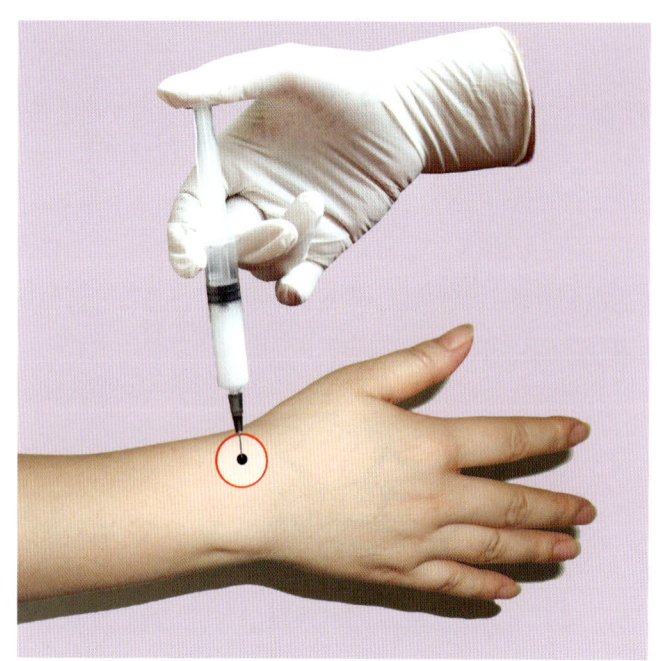

图8-3　腕背侧腱鞘囊肿的局部穿刺点及进针方向　　　图8-4　腕掌侧腱鞘囊肿的局部穿刺点及进针方向

【术后处理】

术后休息2周，观察疗效。

【并发症及注意事项】

　　1. 远程封闭有时具有戏剧性效果，特别是对那些急性发作的病例，一针斜角肌间封闭即可使腕部腱鞘囊肿彻底消除、完全治愈，是令人难以想象的。

　　2. 对远程封闭的治疗效果，尚未能确切了解，有待进一步研究。

　　3. 总之，斜角肌间封闭能折断躯体神经和自主神经的反射弧，用良性刺激代替了恶性病理刺激的作用意义是非常深远的。如能掌握这方面的知识和应用于临床，将会出现一个最大飞跃。

　　4. 对一般慢性腕部腱鞘囊肿，虽然也可试用远程封闭的方法治疗，但可能疗效没有那么神奇，故采用局部穿刺抽液、注药的方法，也能取得较好的治疗效果。

（王金武　李栎　张勤）

第二节　拇长展肌、拇短伸肌狭窄性腱鞘炎注射术

【病因】

桡骨茎突缩窄性腱鞘炎。

【临床表现】

　　1. 拇长展肌和拇短伸肌过度疲劳所致。

　　2. 伸拇动作时桡骨茎突部位疼痛及弹响。

3．有时可闻腱鞘压轧音。

4．背伸和外展拇指时可引起疼痛或弹响音。

5．在拇外展背伸对抗阻力时引起疼痛。

6．在手腕向尺侧偏斜时可诱发疼痛，被动曲拇指可引起疼痛，Fink lestein 试验阳性。

【应用解剖】

桡骨茎突部位的腱鞘内包含拇长展肌腱和拇短伸肌腱。触诊该腱鞘时可以得知该腱鞘增厚，当肌腱滑动时可感到有肌腱通过狭窄的腱鞘所产生的摩擦感。当拇指用力背伸时，隔着皮肤可以清楚地看到两条肌腱显现在手腕的桡侧。也可在第一掌骨的基底部触得此两条肌腱。穿刺针应该平行于该肌腱，刺入腱鞘内注射药即可（图8-5）。

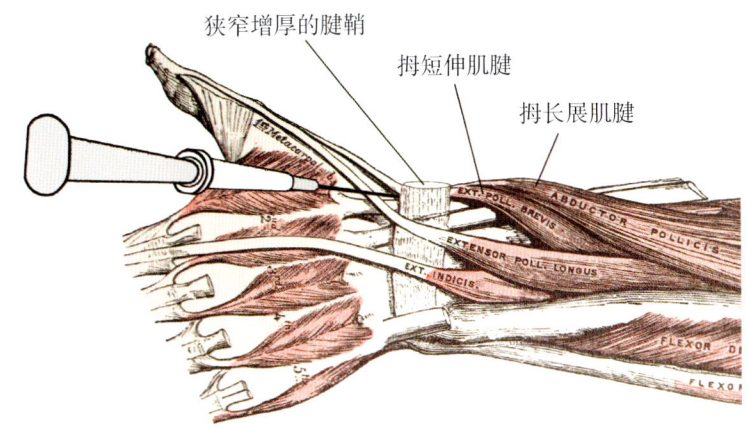

图8-5　拇长展肌腱、拇短伸肌腱狭窄性腱鞘炎的解剖部位

【操作步骤】

1．工具及药物

注射器	穿刺针	康宁克通A	利多卡因
1ml	25G	10mg	2%　1~2ml

2．体位　患者将手及前臂放在操作台上，桡侧向上。

3．具体操作　常规消毒，铺单。穿刺点自第一掌骨基底部向近端沿该肌腱的走行方向刺入腱鞘。最好是穿刺的针头位于两条肌腱之间，一次性注入全部药液（图8-6）。

【术后处理】

术后令患者卧床休息片刻，观察有无注药反应，轻微活动腕关节使药物分布均匀，并告知是否需要再次前来复查或再做第二次封闭治疗。

【并发症及注意事项】

1．注药后可见局部有沿腱鞘膨隆高起，过后当自行吸收。

2．康宁克通A注射到皮下组织内，偶尔会造成皮下组织萎缩吸收的可能性。泼尼松龙和曲安奈德则很少发生。

3．经三次封闭治疗后，症状仍不消失者，可考虑行微创式腱鞘切开术。

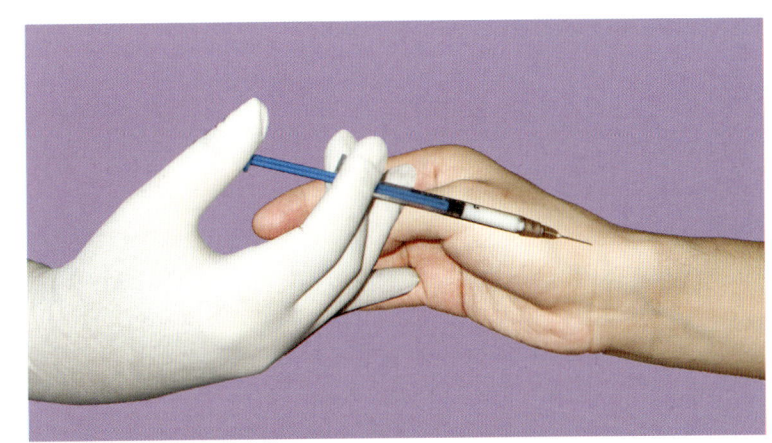

图8-6　在拇长展肌腱和拇短伸肌腱的腱鞘内注药

（王萧枫　刘伟　艾力西尔）

第三节　屈拇肌腱狭窄性腱鞘炎注射术

【病因】

因过度劳累造成屈拇肌腱与腱鞘之间产生磨损，增厚、狭窄形成弹响拇，类似"磕头虫子"的动作，使拇指节"咔嚓上去，咔嚓下来"的磕头动作。该病也可因一次重病之后，体内情况的改变之后即出现了这种现象，当经过一定时日之后还可自愈。

【临床表现】

当拇指张开活动时疼痛，并产生卡压症状，使拇指无法伸直，用力勉强伸直，或被动扳直时，产生"咔嚓声"后拇指处于伸直状态，但又不能屈曲，临床表现为狭窄性腱鞘炎的表现。

【应用解剖】

相当于拇掌关节掌侧屈拇肌腱腱鞘的部位，可触得增厚的腱鞘组织勒紧在屈拇肌腱上，产生卡压狭窄，久而久之将肌腱勒成一狭窄区，形成一腱结节，该结节自狭窄的腱鞘内滑来滑去产生"咔嚓声"（图8-7）。

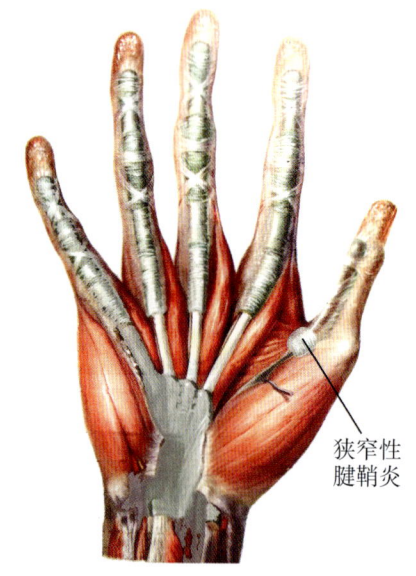

图8-7　屈拇肌腱狭窄性腱鞘炎

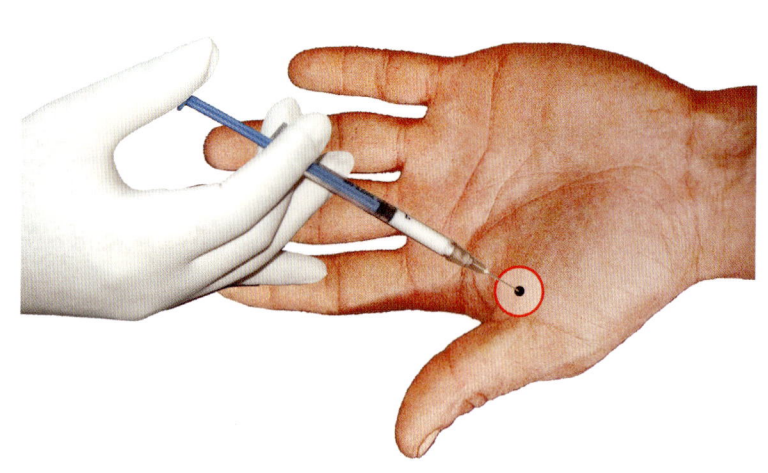

图8-8　屈拇肌腱狭窄性腱鞘炎的注药部位及进针方向

【操作步骤】

1. 工具及药物

注射器	穿刺针	康宁克通A	利多卡因
1ml	22G 2.5cm	10mg	2% 2ml

2. 体位　患者将手置于桌面，掌心向上。

3. 具体操作　检查触诊屈拇肌腱狭窄增厚的腱鞘作标记，然后在标记处穿刺进针1cm，即可到达腱鞘内，注入药液1ml即可（图8-8）。

【术后处理】

休息数天，观察注药后效果。

【并发症及注意事项】

1. 在掌心内打针比较疼痛，注意选择小号针头，操作宜快捷、稳妥。

2. 注药后3周内观察效果，不宜立即看效果。

3. 术后应配合止痛药与休息，2~3周后方能见效。

（李宇鹏　王彪　伊力哈木·迪力夏提）

第四节　屈指肌腱狭窄性腱鞘炎注射术

【病因】

屈指肌腱狭窄性腱鞘炎。

【临床表现】

常见于中指、环指、小指，少见于示指。伸屈运动时有弹响，有"咔嚓声"，又称扳机指，在掌心可触得增厚的腱鞘位于掌横纹的水平。

【应用解剖】

扳机指是由屈指肌腱上的腱鞘增厚所致。在肌腱上形成硬节，当硬节滑过狭窄的腱鞘时，发出"咔嚓声"故称为弹响指（图8-9）。

【操作步骤】

1. 工具及药物

注射器	穿刺针	康宁克通A	利多卡因
1ml	22G 2.5cm	10~20mg	2% 5~15ml

2. 体位　将手放在桌面上，手心向上。

3. 具体操作　首先检查确定注药部位，做标记，然后在标记部位注射药液（图8-10），每点注药0.75~1ml即可。

【术后处理】

休息观察治疗结果，看是否需再次注药。

【并发症及注意事项】

1. 封闭治疗效果明显，常可一次治愈。

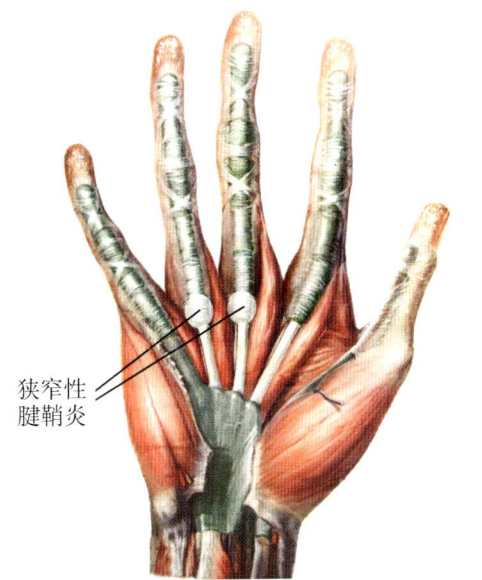

图8-9　中指、环指狭窄性腱鞘炎（弹响指）

狭窄性
腱鞘炎

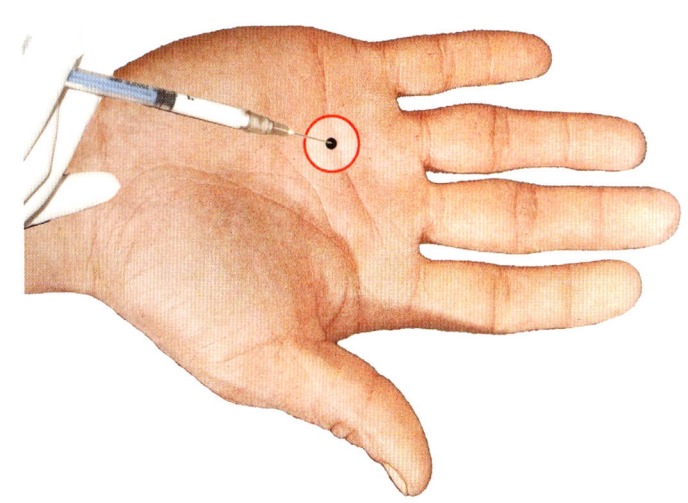

图8-10　屈指肌腱狭窄性腱鞘炎的进针方向和注药点

2. 一次未能解除症状者，1周后还可再次注药。

3. 当针尖刺入狭窄的腱鞘时常有抵抗感。

4. 注药法不能解决的病例，可行腱鞘切开手术。

（胡永胜　艾买提江·苏来满　兰英）

第五节　腕管综合征注射疗法

【病因】

腕管狭窄所致正中神经受压。

【临床表现】

正中神经分布区异常感觉，麻木或针刺感异常，夜间症状明显。Tinnel征阳性，即曲腕压迫正中神经引起症状发作。正中神经长期受压者可致大鱼际萎缩。

【应用解剖】

腕屈肌支持带附着于豌豆骨、舟状骨、钩骨和大多角骨，其宽度相当于拇指的宽度，其近端位于腕横纹。正中神经位于腕部的中线处，掌长肌腱的深部，位于腕曲肌腱的内侧（图8-11、图8-12）。令患者做拇指、小指尖对接试验（图8-13），来确定掌长肌腱，然后再确定正中神经的走行部位。

【操作步骤】

1. 工具及药物

注射器	穿刺针	康宁克通A	利多卡因
5ml	22G 3cm	10mg	2%　5ml

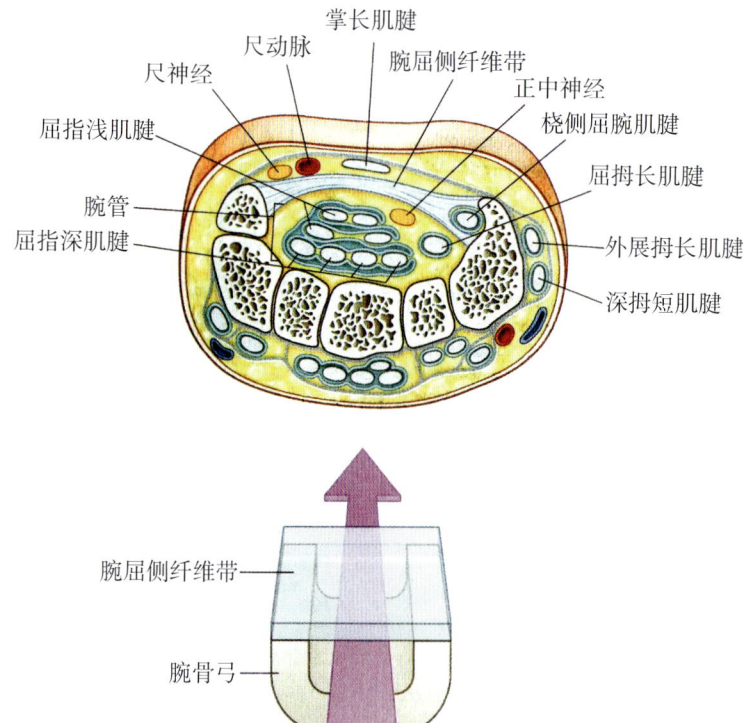

图8-11　腕管横断面解剖图及腕屈侧纤维带与腕骨弓的关系

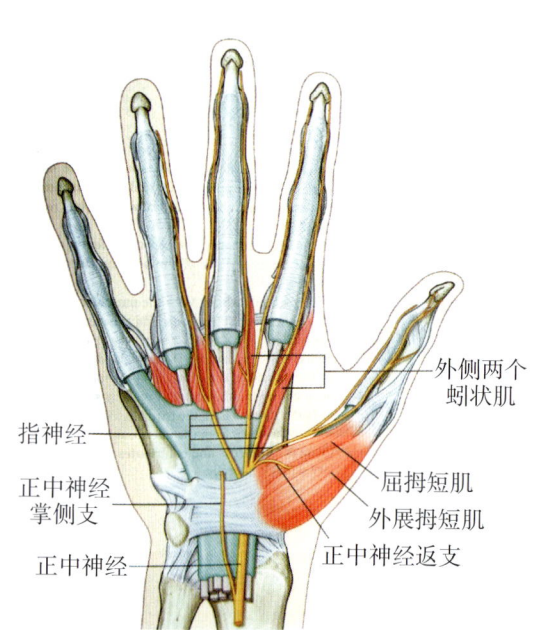

图8-12　腕屈肌滑膜囊与正中神经在腕管内通过

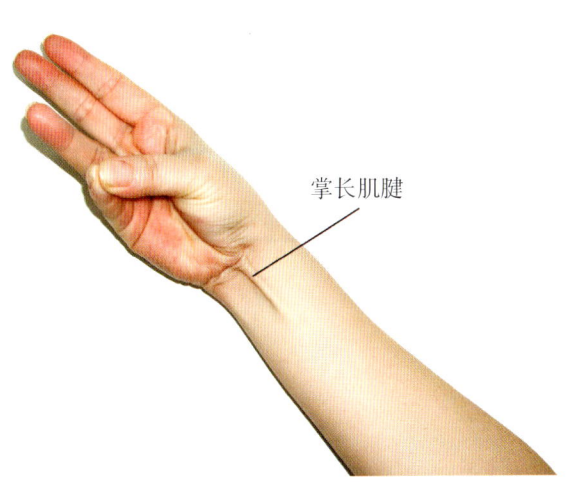

图8-13 拇指、小指对接试验，确定掌长肌腱的位置

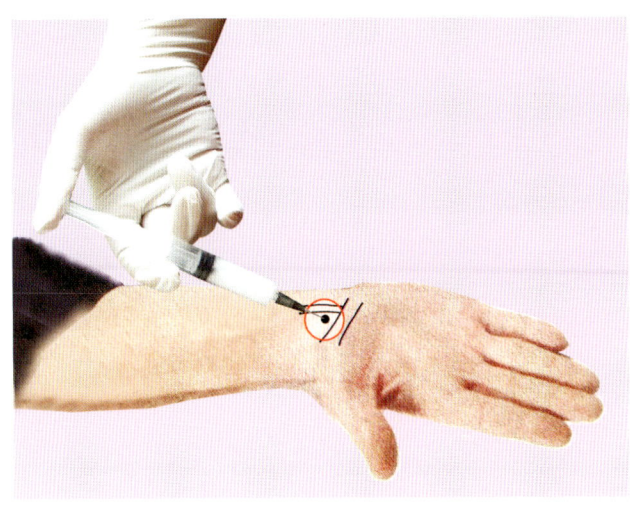

图8-14 腕管穿刺的注药部位及进针方向

2．体位 将手放在桌面上，掌心朝上。

3．具体操作 在近侧腕横纹处、掌长肌与桡侧屈腕肌腱之间穿刺，方向向着腕横韧带下斜行刺入，深度达腕管内、腕横韧带下，注入药液5ml即可（图8-14）。

【术后处理】

术后休息直到麻醉作用过后，观察效果。

【并发症及注意事项】

1．注药后如有掌心部异感出现，即表示注药部位正确。麻醉作用过后将会出现治疗效果。

2．如疗效维持时间不长，可做二次、三次腕管内注药。

3．如反复注药效果均不好，可考虑作腕管切开松解术。

（王金武　高晓辉　张怀成）

参 考 文 献

［1］中国医科大学．实用解剖图谱（上肢）[M]．上海：上海科学技术出版社，1980：37-272.

［2］Richard L Drake，Wayne Vogl，Adam W M Mitchell．格氏解剖学：教学版[M]．北京：北京大学医学出版社，2006：2-739.

［3］Schuenke M，Schulte E，Schumacher U．THIEME解剖彩色图谱：解剖总论和骨骼肌肉系统[M]．北京：人民卫生出版社，2003：1-796.

［4］田慧中，黄卫民，窦书和．骨关节疼痛注射疗法[M]．北京：人民军医出版社，2011：1-178.

［5］史可任．颈腰关节疼痛及注射疗法[M]．4版．北京：人民军医出版社，2011：783-793.

［6］傅志俭，宋文阁．镇痛注射技术图解[M]．济南：山东科学技术出版社，2007：33-152.

［7］David L Brown．局部麻醉图谱[M]．范志毅，译．北京：科学出版社，2008：18-253.

［8］黄文起．局部麻醉学[M]．北京：人民卫生出版社，2008：13-174.

［9］孟庆云，柳顺锁，刘志双．神经阻滞学[M]．北京：人民卫生出版社，2003：1-796.

［10］潘晓军，傅志俭，宋文阁．临床麻醉与镇痛彩色图谱[M]．济南：山东科学技术出版社，2003：21-273.

［11］James P Rathmell．影像学引导下区域麻醉和疼痛介入治疗图谱[M]．倪家骧，岳剑宁，译．北京：科学出版社，2009：33-150.

［12］王延宙．骨科临床检查图解[M]．济南：山东科学技术出版社，2005：1-273.

［13］薛富善．临床局部麻醉技术[M]．北京：人民军医出版社，2005：3-432.

第九章　髋及股部

第一节　髋关节囊内注射治疗

【病因】

骨性关节炎、类风湿性关节炎和创伤性关节炎。

【临床表现】

臀部、腹股沟与大腿前侧疼痛。疼痛所致髋膝活动受限。髋关节内收缩短、跛行。支重困难。

【应用解剖】

髋关节周围肌肉丰厚，是全身最大的主要关节，只有在腹股沟以下的部位距离体表较薄，捻股试验时能摸到股骨头在髋臼内转动，认清该处即为髋关节间隙。可选择该处为进针点（图9-1、图9-2），如能将药液注入在髋关节间隙内或股骨头周围即已进入整个关节囊内。

髋关节前路穿刺时应避开髂窝内的重要血管和神经，如股动脉、股静脉和股神经。

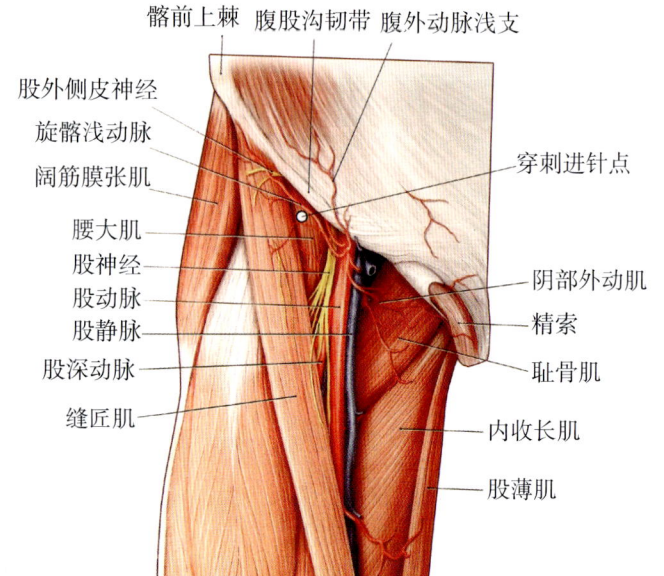

图9-1　前面观髋关节周围解剖及穿刺部位

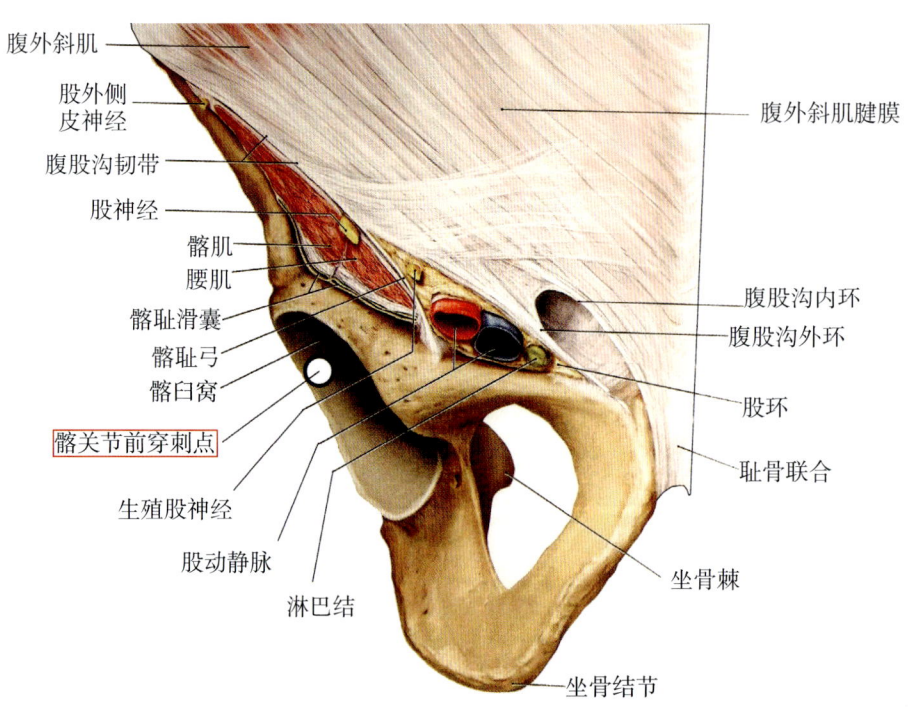

图9-2　前面观，髋臼外侧缘的解剖关系

【操作步骤】

1. 工具及药物

注射器	穿刺针	曲安奈德	普鲁卡因
5ml、30ml	22G 5~10cm	1~3ml	0.25% 50ml

2. 体位 仰卧位，髋关节外旋。

3. 具体操作 首先触诊股骨头所在位置，旋转活动髋关节，使股骨头在髋臼凹内滚动，以确定头臼关节的部位，在头臼关节面的外下方2~3cm处、向着股骨头颈交界的部位进针到触及骨组织，再退针少许，抽吸看有无回血或液体，然后注药，即可到达整个髋关节囊内（图9-3）。如有关节积液或脓性分泌物存在，应彻底冲洗干净，再注入药液，若无回血或回液时即可注入药液。进针深度一般为3~5cm足够。

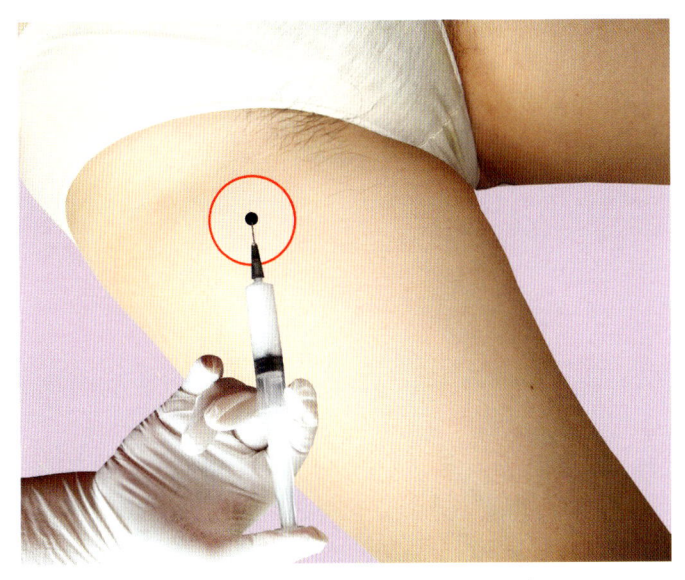

【术后处理】

术后借患者无痛的情况下开始活动髋关节，让药液灌满全部关节囊，产生治疗作用。术中抽出的关节液送化验检查。

图9-3 前路髋关节穿刺的进针位置和方向

【并发症及注意事项】

1. 对骨性关节炎、类风湿性关节炎、创伤性关节炎均能起到良好的治疗作用。

2. 对结核性关节炎、化脓性关节炎，不宜注入激素药物，应趁机抽吸脓液、冲洗干净后注入抗生素或抗结核药物。

3. 根据不同病例可采用髋关节前穿刺或后穿刺注药均可。

4. 由于髋关节周围肌肉肥厚，应采用5~10cm的长针头为宜。

5. 正常髋关节囊腔可容纳20ml的液体（成人）。

（王萧枫 艾尔肯·阿木冬 杜萍）

第二节 坐骨结节滑囊炎注射术

【病因】

坐骨结节部位的急性创伤或慢性磨损，如长期骑马、骑自行车为其发病原因。

【临床表现】

臀部疼痛、坐卧时臀部疼痛，不能双侧用力，只能歪着屁股坐凳子，腘绳肌收缩时臀部疼痛。在坐骨结节部位可摸到肿大的滑囊，有时像半个橘子大小。

【应用解剖】

腘绳肌的共同起点在坐骨结节，该处约三横指宽的部位为腘绳肌的起点。坐骨结节的滑囊位于坐骨结节部的半腱肌、半膜肌和股二头肌长头的附着点（图9-4）。

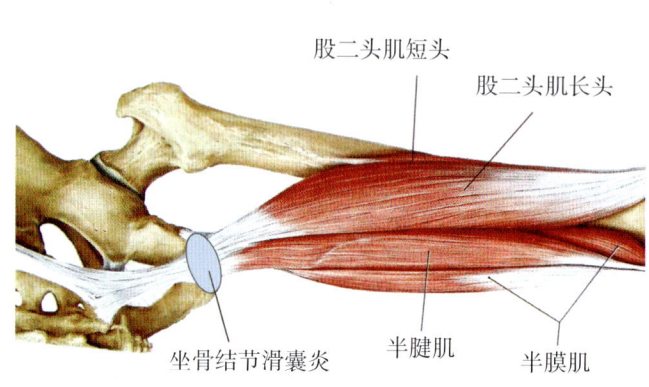

股二头肌短头

股二头肌长头

坐骨结节滑囊炎

半腱肌

半膜肌

图9-4　坐骨结节滑囊炎位于坐骨结节腘绳肌附着处

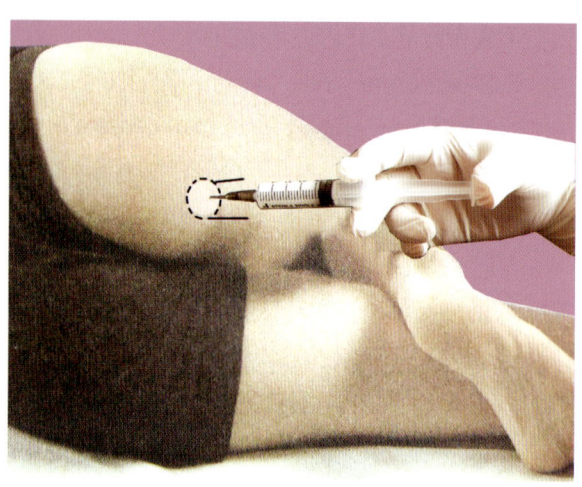

图9-5　坐骨结节滑囊炎的穿刺部位

【操作步骤】

1. 工具及药物

注射器	穿刺针	康宁克通A	利多卡因
5ml、30ml	22G　5~10cm	20mg	2%　10ml

2. 体位　侧卧位，髋膝屈曲。

3. 具体操作　屈髋侧位，在肛门的旁边很容易摸到的就是坐骨结节，如有滑囊炎存在时更加容易摸到。可作左右两侧对比，确定滑囊是否增大、增厚，并测量其直径大小、张力情况，与周围是否粘连。

通过皮肤用5~10cm长的针头穿刺，可直接刺入滑囊中（图9-5），抽吸有无滑液或脓液存在。然后注入药液或抗生素。滑囊小无感染者，适合注药治疗，滑囊大且感染者，适合手术摘除。

【术后处理】

注药后休息2周，避免坐硬座位，操练腘肌运动，运动量逐渐增加。

【并发症及注意事项】

1. 对坐骨结节肌腱炎或滑囊炎不必细分，可以同时进行治疗。

2. 外伤性坐骨结节挫伤血肿，应及时将积血抽吸干净，然后加压包扎防止复发。

3. 合并创伤骨折存在时，应卧床休息，防止骨折错位，定期拍片复查。

（杨美好　眭江涛　买买提艾力·尼亚孜）

第三节　大转子滑囊炎注射疗法

【病因】

急性滑囊炎、慢性滑囊炎。大转子滑囊炎常见于体质瘦弱的老年人，当侧卧位睡觉时大转子与硬板床之间的摩擦所致。偶见于正常人直接损伤打击髋部所致。

【临床表现】

大转子部位肿胀、疼痛及压痛。偶尔在髋伸屈运动时出现"咔嚓"声，故名弹响髋。

【应用解剖】

大转子滑囊炎位于股骨大转子与髂胫束筋膜之间，呈扁平形囊性包块（图9-6），外观可见大转子部位平形隆起，似有柔性软垫在筋膜下填充。轻度者封闭效果颇佳，重度者应手术摘除。

【操作步骤】

1. 工具及药物

注射器	穿刺针	康宁克通A	利多卡因
5ml、30ml	22G 3~5cm	20mg	2% 10~20ml

2. 体位　侧卧位。

3. 具体操作　触诊确定穿刺部位，然后用22G、5cm长的针头直接刺入滑囊内注药（图9-7），注药后活动患肢，使药物平均分布。

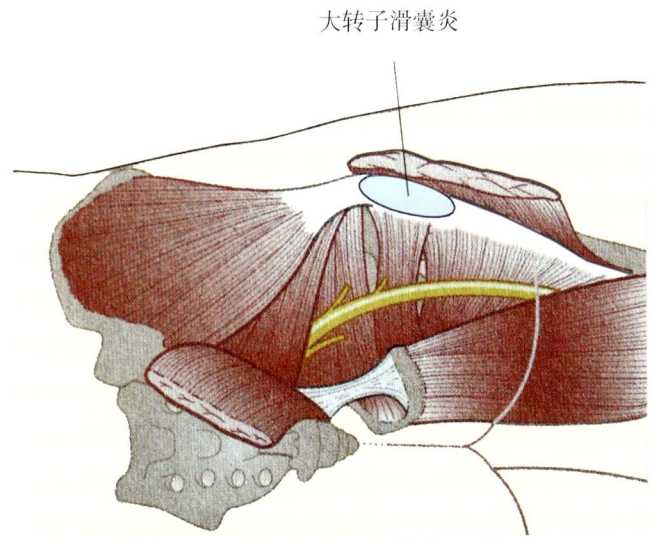

图9-6　大转子滑囊炎位于大转子与髂胫束之间

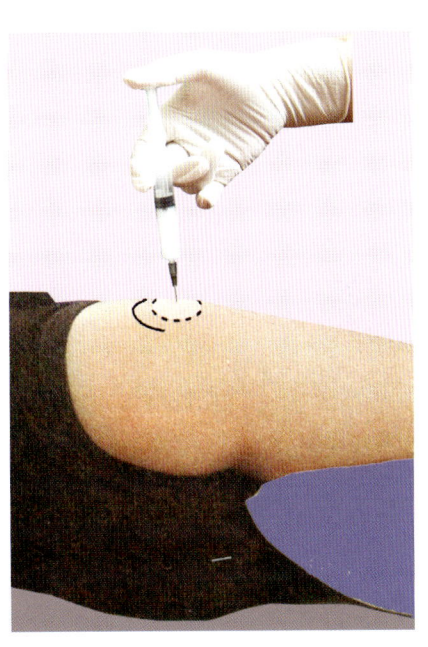

图9-7　大转子滑囊炎封闭的进针点及方向

【术后处理】

术后卧床休息，观察注药后效果。

【并发症及注意事项】

1. 长期卧床的老年人应更换适当的软床垫。

2. 创伤性大转子滑囊炎或血肿，应X线摄片看是否有骨折存在。

3. 初发的小滑囊炎封闭治疗效果颇佳。时间已久的大滑囊炎，需要手术治疗。

（李璐　任军　马良）

第四节　内收肌痉挛性疼痛的注射疗法

【病因】

急性肌腱炎、慢性肌腱炎或痉挛性闭孔神经痛。

【临床表现】

腹股沟区疼痛，患肢不能外展，被动外展时疼痛。刺激内收肌产生痉挛性疼痛。

【应用解剖】

内收肌腱附着于耻骨支与坐骨支交界的部位（图9-8），是闭孔神经运动支、感觉支的分布区（图9-9、图9-10）。内收肌痉挛疼痛在临床上较常见，是封闭治疗的适应证。在闭孔神经出闭孔的部位及内收肌附着于骨盆的部位作浸润性封闭，能产生良好的止痛效果。

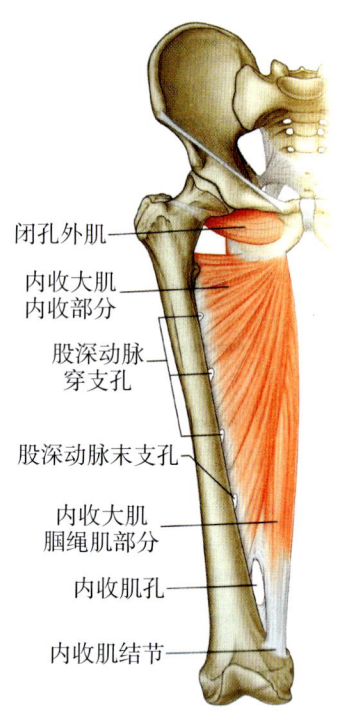

图9-8　内收肌的起止点

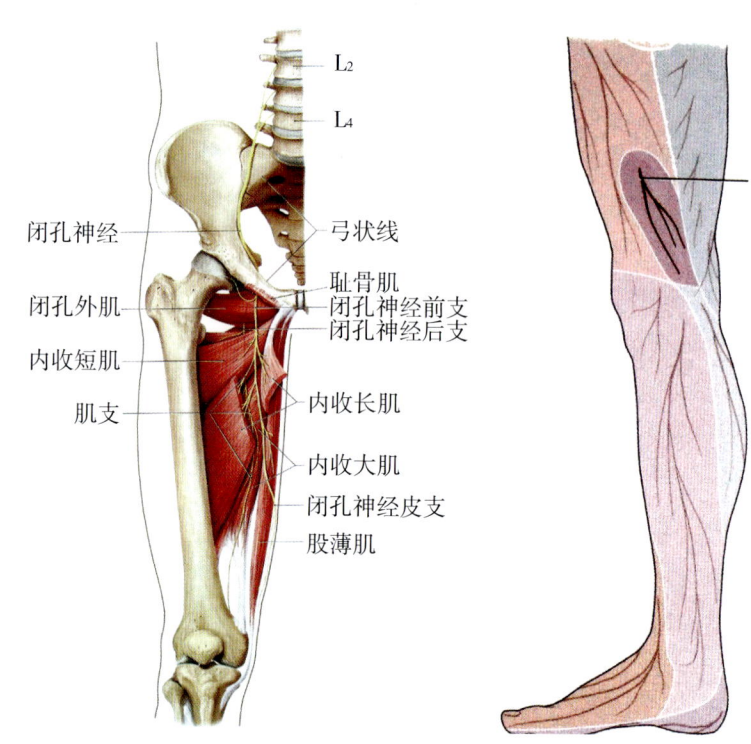

图9-9　闭孔神经的分布图　　　　图9-10　闭孔神经感觉支的分布区

【操作步骤】

1. 工具及药物

注射器	穿刺针	康宁克通A	普鲁卡因
5ml、30ml	22G 5~10cm	20mg	0.25% 30ml

2. 体位　仰卧位，两腿分开。

3. 具体操作　自闭孔神经出骨盆的部位至内收肌在骨盆上的附着部位，做浸润性封闭（图9-11），阻断闭孔神经感觉支，能产生较好的镇痛效果。每3~5天1次，共3~5次可彻底治愈。

【术后处理】

术后卧床休息，观察效果。

【并发症及注意事项】

1. 该封闭疗法适用于内收肌部位的痉挛性疼痛效果颇佳。

2. 但一定要作该区域的浸润性封闭。只注射一点效果不佳。

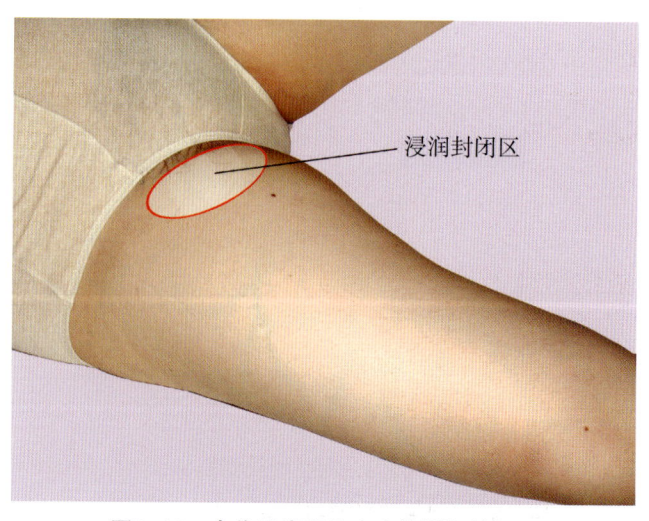

图9-11　内收肌痉挛性疼痛的浸润封闭区

3. 封闭的重点部位有二，其一为闭孔神经出骨盆的部位，其二为内收肌腱附着于骨盆的部位。

（徐粤新　高小亮　刘帅）

第五节　股外侧皮神经麻痹的注射疗法

【病因】

股外侧皮神经卡压。

【临床表现】

大腿前外侧手掌大的一片皮肤感觉异常、麻木、疼痛。夜间症状比白天更明显。

【应用解剖】

股外侧皮神经自髂前上棘的内侧腹股沟韧带的下方出骨盆至大腿，有时在该处形成一扳机点，卡压股外侧皮神经造成大腿前外侧的皮肤感觉区出现异常反射（图9-12、图9-13）。

【操作步骤】

1. 工具及药物

注射器	穿刺针	康宁克通A	利多卡因
1ml	22G　3cm	10mg	2%　5~10ml

2. 体位　仰卧位，下肢伸直。

3. 具体操作　在髂前上棘内侧触诊，令患者做伸腿和屈腿动作，瘦人可以触得股外侧皮神经滚来滚去，沿其寻找扳机点，即为注药部位（图9-14）。胖人寻找扳机点的工作比较困难，可用浸润性封闭做试验治疗。

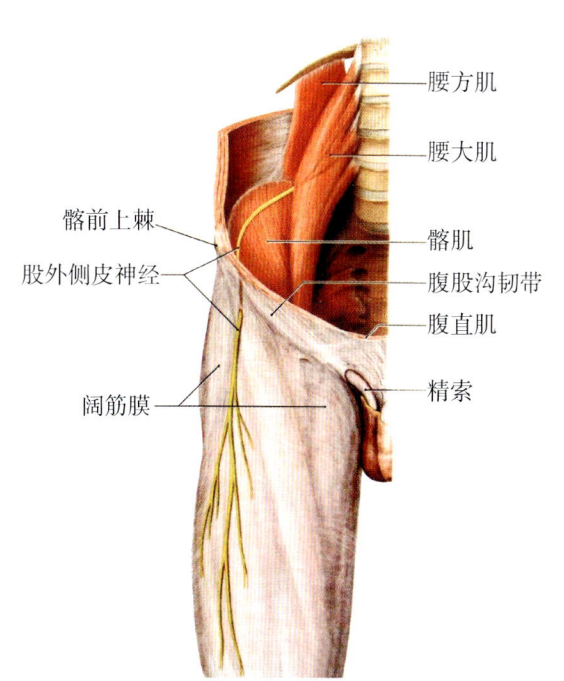

图9-12　股外侧皮神经解剖图

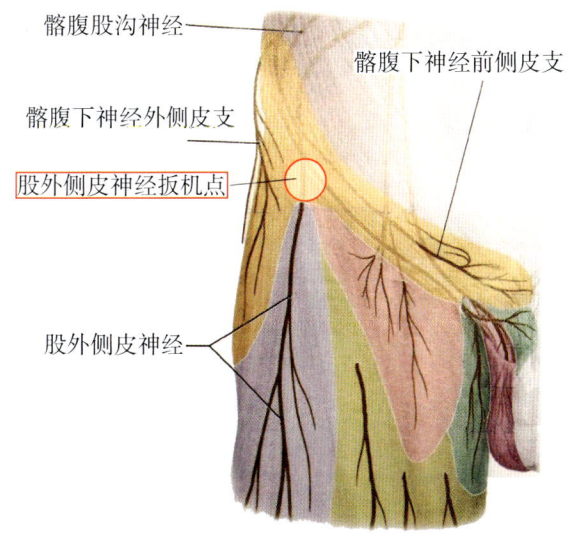

图9-13　股外侧皮神经扳机点的部位

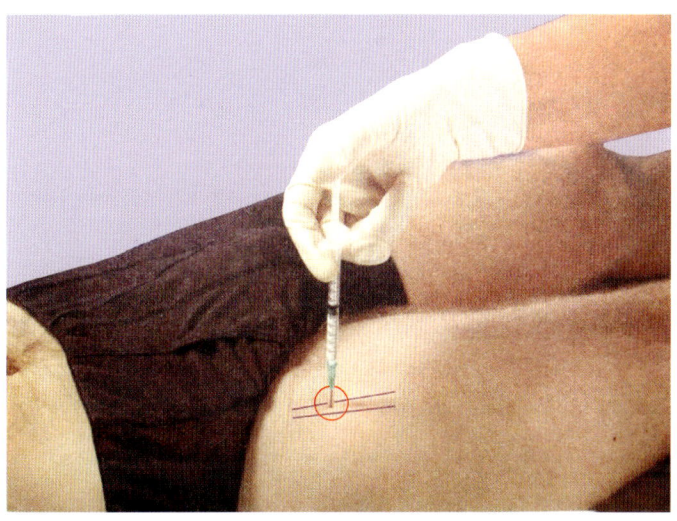

图9-14　股外侧皮神经封闭注药点

【术后处理】

休息，观察治疗效果。

【并发症及注意事项】

1. 股外侧皮神经麻痹，对患者影响不大，但治疗效果难以兑现。治疗方法也正在不断的改进中，有待进一步总结经验。

2. 股外侧皮神经的卡压部位，究竟在何处？是在髂前上棘附近，还是其他筋膜间隙？均应认真判断和寻找。

3. 这种感觉异常性股痛，还应与动脉闭塞性疼痛和带状疱疹所致的疼痛相鉴别。

4. 此病有自愈倾向，预后较好，应向其家属说明。

（王萧枫　王治国　刘旭）

参 考 文 献

[1] 田慧中、黄卫民、窦书和. 骨关节疼痛注射疗法[M]. 北京：人民军医出版社，2011：1-178.

[2] Richard L Drake, Wayne Vogl, Adam W M Mitchell. 格氏解剖学：教学版[M]. 北京：北京大学医学出版社，2006：2-739.

[3] Schuenke M, Schulte E, Schumacher U. THIEME解剖彩色图谱：解剖总论和骨骼肌肉系统[M]. 北京：人民卫生出版社，2003：1-796.

[4] 傅志俭、宋文阁. 镇痛注射技术图解[M]. 济南：山东科学技术出版社，2007：33-152.

第十章 膝及小腿部

第一节 膝关节囊内注射

【病因】

急性膝关节炎、慢性膝关节炎、骨性关节炎、类风湿性关节炎、创伤性关节炎。

【临床表现】

膝关节疼痛、肿胀、摩擦音、积液等表现。功能活动受限、僵硬、行动困难。

【应用解剖】

膝关节的囊腔较大，能容纳120ml的潜在腔隙。滑囊内有皱襞折叠，其表面积非常之大，能容纳大量的冲洗液。其周围有多个滑囊，其中最大的是髌上囊（图10-1至图10-3）。

【操作步骤】

1. 工具及药物

注射器	穿刺针	康宁克通A	普鲁卡因
5ml、30ml	20G 5cm	20mg	0.25% 100ml

2. 体位 仰卧位，膝下垫枕。

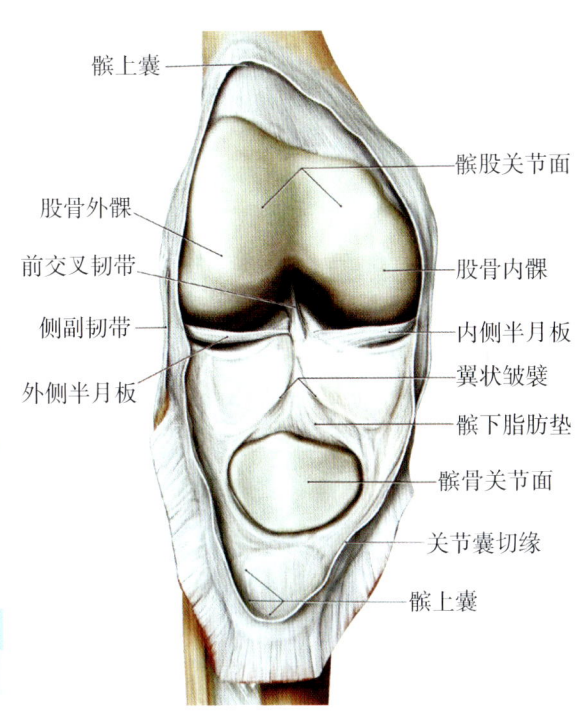

图10-1 膝关节囊前面观

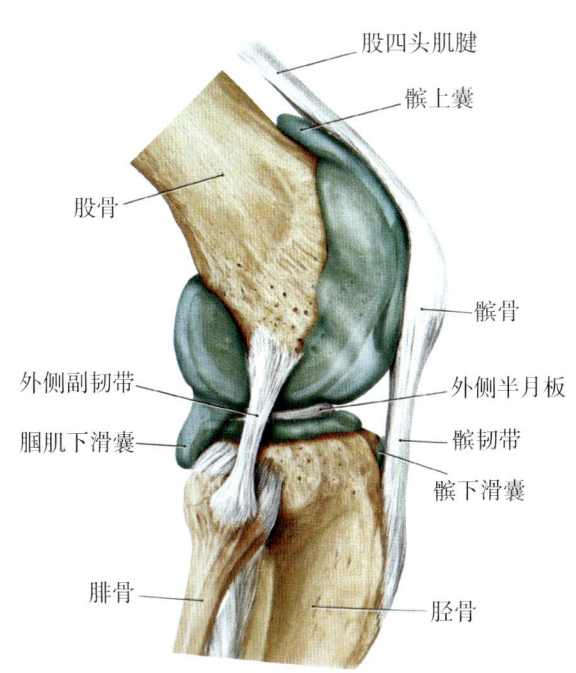

图10-2 膝关节囊外侧观

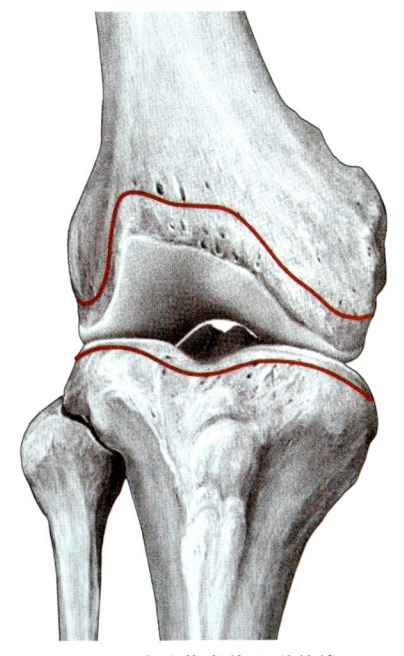

图10-3 膝关节囊前面附着线

3. 具体操作　膝关节的穿刺部位在髌骨的内外侧缘均可。抓住髌骨左右摇晃，体会髌股关节的位置，然后在髌骨的外侧缘刺入针头，直达髌股关节间隙（图10-4），注入0.25%普鲁卡因溶液10ml，然后再抽出，如果是正确进入关节间隙，便可将药液顺利吸出，如果药液抽出困难，则应考虑穿刺针的位置是否正确。

先冲洗，后注药。用30ml的注射器反复冲洗关节腔，然后将注入的药液抽干净，关节腔内剩余的药液已足够。每周1次，3次为一个疗程。

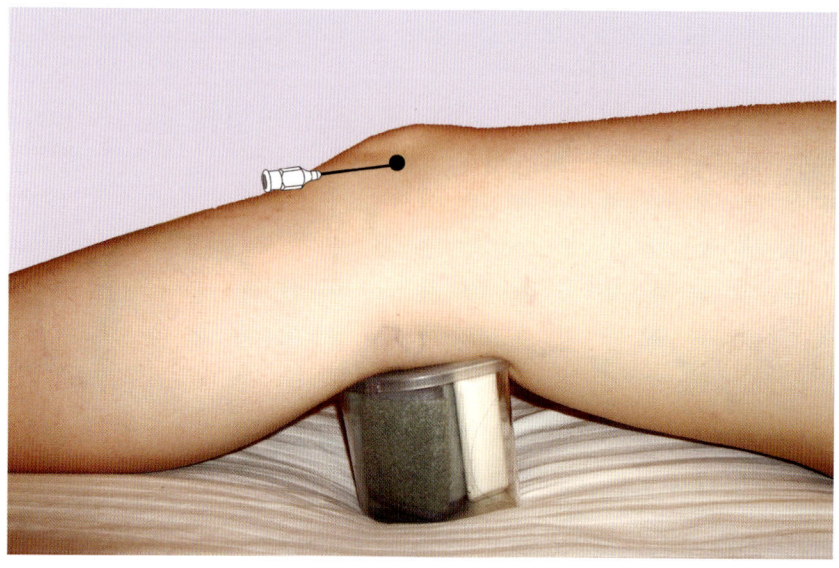

图10-4　在髌骨的外侧缘进针，直达髌股关节间隙

【术后处理】

冲洗注药后卧床休息，进行非负重的操练活动，有助于加强治疗效果。

【并发症及注意事项】

1. 膝关节注药治疗效果明显，能维持3~6个月的治疗效果。每年注药2~3次，再加上避免过度操劳，维持作用，能延缓和推迟置换假体的手术，这种方法深受患者的欢迎。

2. 膝关节穿刺的入路方法分三种：①膝眼入路用于单纯注药方便快捷；②髌上囊入路适用于膝关节积液的病例；③髌旁入路能准确进入关节腔内，便于关节冲洗和注药，是一种可靠的穿刺方法。

（赵自平　胡钦典　王高波）

第二节　腘窝囊肿注射术

【病因】

常为骨性关节炎的并发症，在腘窝内形成巨大囊性肿物，病因尚未确定。

【临床表现】

腘窝内囊性肿物，常位于半膜肌之下，当膝关节伸屈活动时，触诊很容易发现。占据腘窝间隙，行动不便、疼痛。

【应用解剖】

腘窝囊肿是膝关节后壁缺陷所形成的滑液囊肿，常位于半膜肌之下（图10-5至图10-7），压迫腘窝内的动脉、静脉及胫后神经、腓总神经造成功能障碍。穿刺注药可取得较好的治疗效果。

【操作步骤】

1. 工具及药物

注射器	穿刺针	康宁克通A	利多卡因
5ml	22G 5cm	20mg	2% 10ml

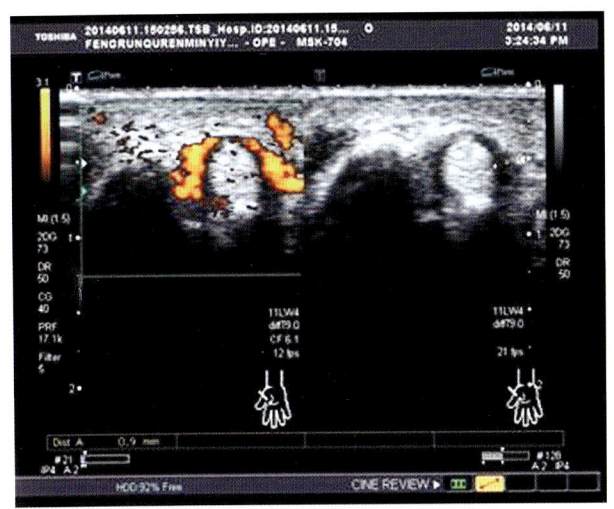

图12-2 早期超声表现，腱鞘增厚为0.8mm，腱鞘血流丰富

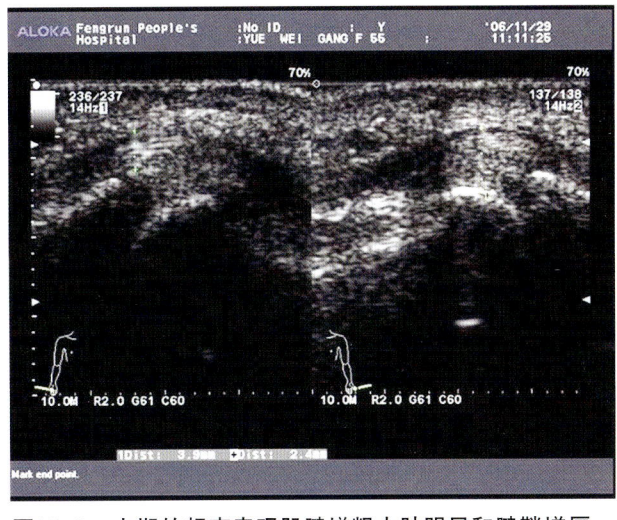

图12-3 中期的超声表现肌腱增粗水肿明显和腱鞘增厚，厚度为1.5mm，鞘管内狭窄明显

粗，甚至肌腱和腱鞘有粘连，血流少或无血流（图12-4）。

根据临床表现和超声检查并综合王澍寰、戴学山诊断标准后将屈指肌腱狭窄性腱鞘炎分为3型。Ⅰ型：掌指关节疼痛或者表现为指间关节疼痛，关节活动正常，超声为早期表现；Ⅱ型：掌指关节疼痛伴有活动时弹响，超声为中期表现；Ⅲ型：局部疼痛伴有整只手指的疼痛，关节不能活动，超声为晚期表现。

【治疗方法】

超声仪器：应用高频彩色超声诊断仪，线阵探头频率4~10MHz。

适应证：选择临床分型的Ⅰ、Ⅱ型患者，穿刺注射局部皮肤无感染，无凝血机制障碍。

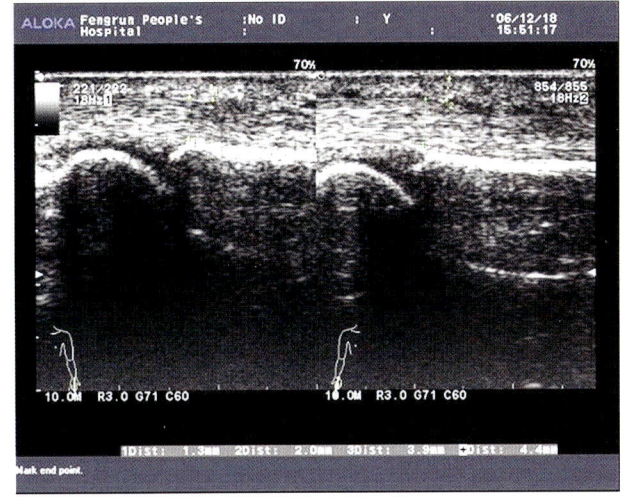

图12-4 晚期患指超声表现为肌腱增粗明显和鞘管内狭窄和鞘管增厚可达3mm，可看到掌指关节内有积液，还伴有肌腱的增粗，甚至肌腱和腱鞘有粘连

治疗方法：明确适应证后，患者采取座位或者仰卧位，患手置于操作台上，一般选用10MHz超声探头，穿刺注射区域常规消毒，探头涂抹耦合剂后装入无菌手套或用75%酒精（碘伏也可）反复擦拭消毒。将探头置于患者皮肤表面，首先仔细观察腱鞘周围结构及腱鞘、肌腱情况（图12-5），然后嘱患者活动手指，进一步观察肌腱在腱鞘内的活动情况，彩色多普勒超声观察血流情况。用一次性5ml注射器抽取醋酸泼尼松龙混悬液0.6ml，从腱鞘入口端穿刺，方向沿肌腱纵轴方向，调整穿刺针与探头角度（图12-6），确定针尖在腱鞘内（图12-7），没有穿刺到肌腱，而且位于血流丰富区域，明确后推注药物，此时可见腱鞘内回声增强，呈双线状沿肌腱向两侧扩散（图12-8）。注射结束后无菌输液贴覆盖穿刺点。穿刺时间一般8~10分钟。

【注意事项】

1. 严格掌握时候时机。选择Ⅰ、Ⅱ型患者，治疗效果好。

2. 严格无菌操作，避免医源性感染。

3. 超声探头最好选择10MHz引导，图像清晰。

4. 穿刺时要实时动态扫查，确定穿刺针在腱鞘内，而不是肌腱内方可注射药物，避免损伤肌腱，导致肌

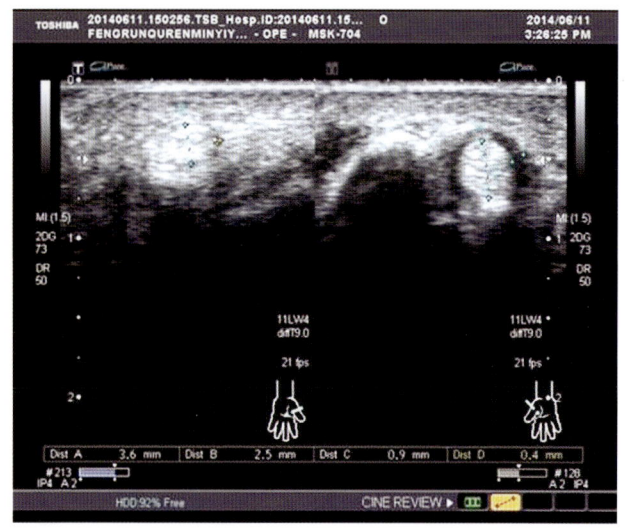

图12-5　观察腱鞘周围结构及腱鞘、肌腱情况，见腱鞘增厚，腱鞘内少许积液

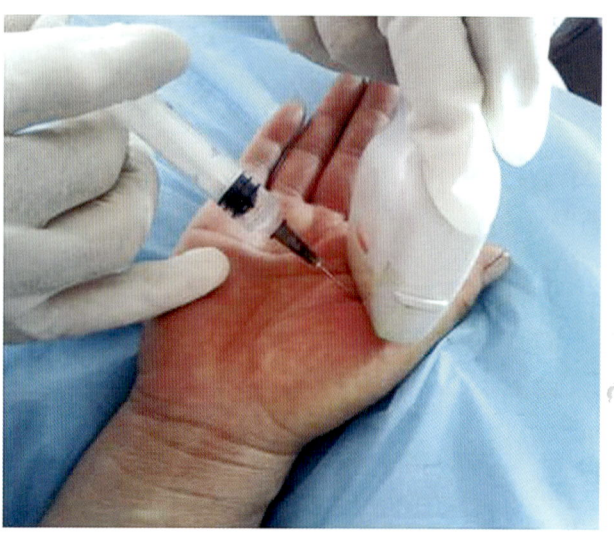

图12-6　超声探头与穿刺针角度情况

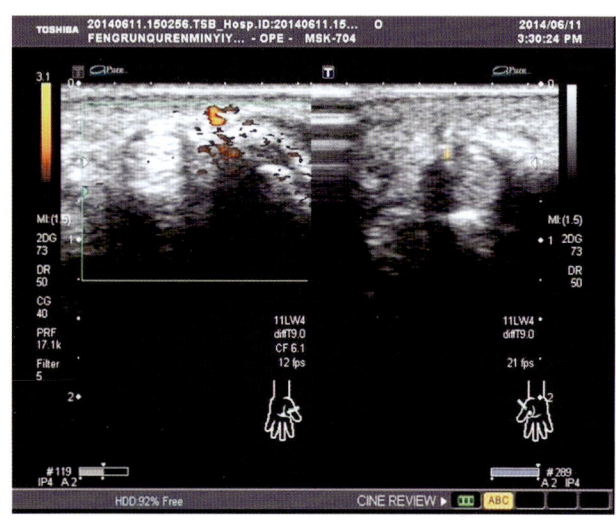

图12-7　确定针尖在腱鞘内

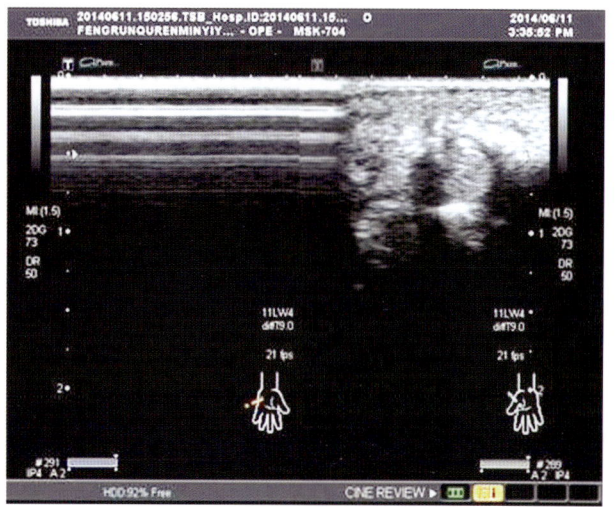

图12-8　推注药物后，可见腱鞘内回声增强，呈双线状沿肌腱向两侧扩散

腱断裂。

5. 应用彩色多普勒观察，穿刺针最好位于血流多的部位，为炎症区域，治疗效果好。

6. 注射药物时术者可用另一手拇指按住患指腱鞘远端3~5分钟，使得药物在腱鞘内滞留吸收，提高疗效。

7. 根据临床检查和超声影像学检查，排除细菌感染性腱鞘炎。

（二）超声介入穿刺注射治疗肱二头肌长头腱鞘炎

肱二头肌长头肌腱经肱骨结节间沟后进入肩峰下间隙前部，止于肩胛骨的盂上粗隆（图12-9）。该肌腱在肱骨结节间沟内的滑动是被动的，即当肩关节内收、内旋和后伸时肌腱滑向上方，而外展、外旋、屈曲时肌腱滑向下方。肱二头肌长头肌腱炎是这一部分肌腱在肩关节活动时长期遭受磨损而发生退变、粘连，使肌腱滑动功能障碍的病变。

【病因和病理】

本病可因为外伤或者劳损后急性发病，但大多数是由于肌腱长期遭受磨损而发生退行性变的结果。主要病因有：①肌腱结节在肱骨结节间沟内遭受磨损。在日常生活中，上臂常位于身体前侧并处于内旋位，使肱二头肌腱挤向结节间沟内侧壁，容易遭受磨损而发生退变。特别是结节间沟有先天性变异或因肱骨外科颈骨折，使沟底变浅，表面粗糙不平，甚至有骨刺形成。②肌腱长期遭受肩峰下撞击。③继发肩关节炎。肱二头肌长头肌腱腱鞘与肩关节腔相通，任何肩关节的慢性炎症都可能引起腱鞘充血水肿，导致肌腱滑动功能障碍。

【临床表现】

本病好发于40岁以上患者。主要症状是肩部疼痛和肩关节活动受限。疼痛主要位于肩关节前面，可指向三角肌附着处或肱二头肌肌腹，夜间加剧，影响睡眠。结节间沟及其上方肱二头肌长头肌腱压痛是主要体征。使肱二头肌长头肌腱紧张的主动或被动动作，均可使疼痛加剧。Yergason征阳性是诊断本病的重要依据，即抗阻力屈肘及前臂旋后时，

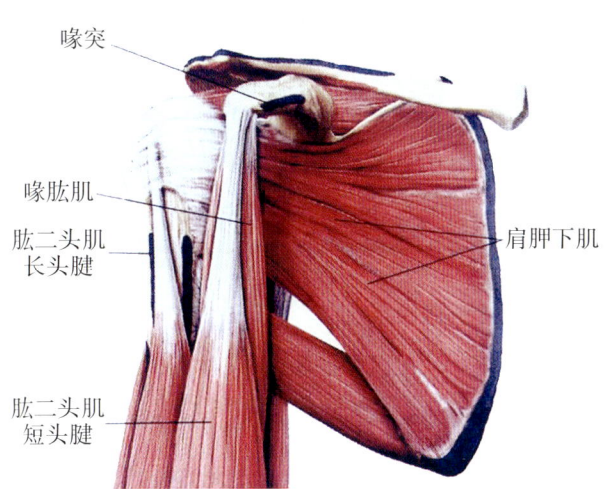

图12-9 肱二头肌长头肌腱通过结节间沟进入关节腔

在肱二头肌长头肌腱处出现剧烈疼痛。外伤常诱发急性发作，有不同程度的肌痉挛，患者为了缓解疼痛长用手托住患侧上肢于屈曲位，避免上臂旋转活动而加剧疼痛。慢性发病者，病程长，疼痛较轻，常能忍受，但过多活动患肢或遭受轻微外伤后症状加剧，重者肩关节活动受限。

【辅助检查】

肩关节正位X线片常无明显异常。考虑本病可以加拍肱骨结节间沟切线位X线片。部分患者可见结节间沟变浅、变窄、沟底或沟边有骨刺形成。

【超声影像学表现】

声像图一般分为3个时期：急性期超声表现为腱鞘显著变厚，鞘内或有液体，肌腱内不均匀低强回声，但没有显著增粗，腱鞘内血流增加（图12-10）；亚急性期超声可出现肌腱变粗，回声稍强不均匀，或有肱二头肌长头腱的脱位（图12-11）；慢性期超声显示腱鞘内液体增多，多伴肌腱变性、纤维化，回声明显增强甚至钙化（图12-12）。

【治疗方法】

超声仪器：高频彩色超声仪，超声探头频率7~10MHz。

适应证选择：结节间沟区域剧烈疼痛，尤以夜间疼痛最为明显者；严重影响生活、工作及睡眠者；高频超声显示肱二头肌长头腱增粗、回声不均匀、腱鞘内积液者。

治疗方法：检查者面对患者，患者肘关节屈曲90°，手掌向上，肩关节轻度外旋，使结节间沟位于肩关节前方（图12-13）。采用直接扫查法，将涂有耦合剂的探头

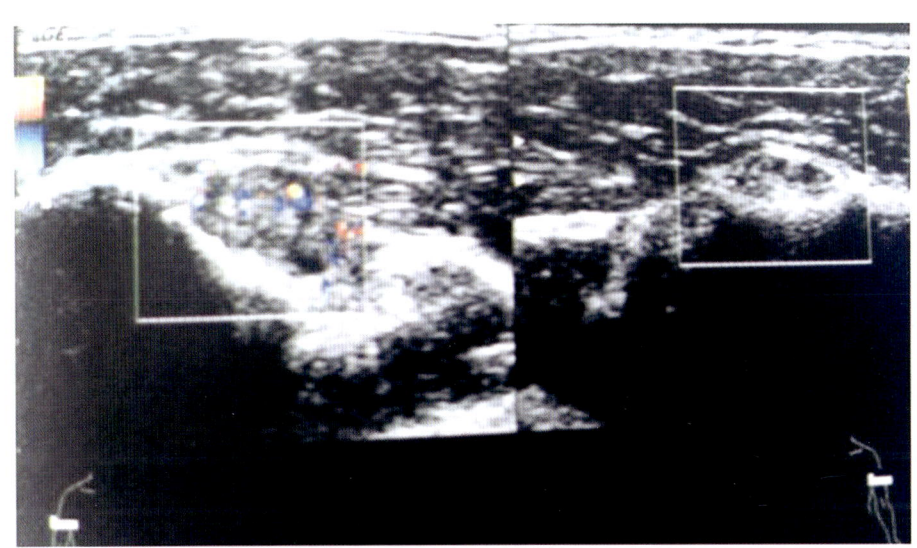

图12-10 急性期：腱鞘显著变厚，鞘内或有液体，肌腱内不均匀低强回声，但没有显著增粗，腱鞘内血流增加

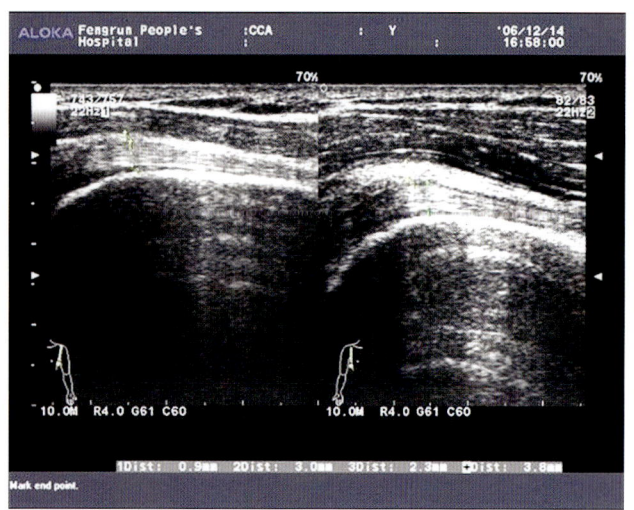

图12-11　亚急性期：肌腱变粗，回声稍强不均匀

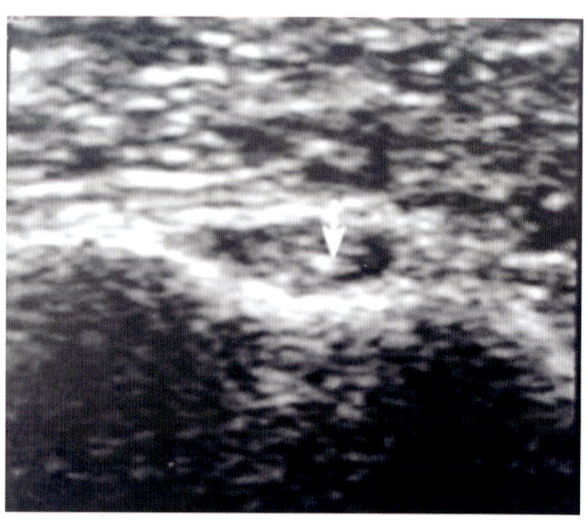

图12-12　慢性期超声显示：腱鞘内液体增多，多伴肌腱变性、纤维化，回声明显增强甚至钙化

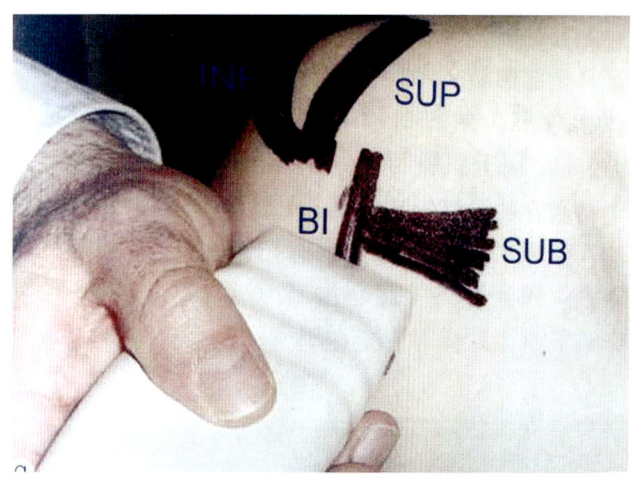

图12-13　肱二头肌的短轴和长轴超声扫查

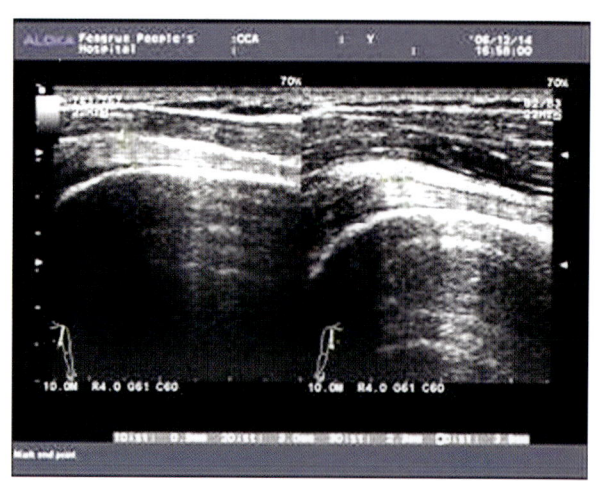

图12-14　肱二头肌长头腱纵断面声像图显示腱鞘回声增强，厚度增加；肌腱增粗，内有不均低强回声

置于结节间沟进行扫查，分别扫查肱二头肌长头腱的短轴断面和长轴断面，逐层扫查各层结构，观察肱二头肌长头腱的直径、腱鞘的厚度、鞘内有无积液等回声特点，并与对侧比较（图12-14）。确定穿刺点后，碘伏消毒患肩，超声探头满涂耦合剂套无菌手套扫查结节间沟，在超声导引下穿刺入肱二头肌长头肌腱腱鞘（图12-15），证明穿刺到位后注射曲安奈德40mg和5%的利多卡因5ml混合液至腱鞘与肌腱之间。注射结束后无菌输液贴覆盖穿刺点。

【注意事项】

1. 超声检查时要进行对比观察，患者坐位，前臂屈曲90°，适当内旋，结节间沟位于肩前方，检查者面向患

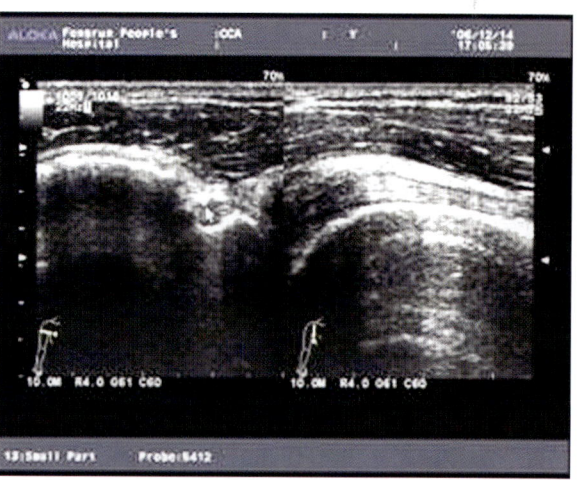

图12-15　超声导引注射治疗，箭头指向部位为针尖进入腱鞘与肌腱之间的位置

者，探头放置于结节间沟处，先扫查肱二头肌长头腱短轴端面，探头逐渐移向近侧可连续显示长头腱关节内部分，再扫查长轴端面，向近侧移动可扫查至关节内盂上结节止点处，向远端连续扫查可至二头肌腱腹交界处。

2. 注射时机最好掌握在亚急性期以前。

3. 穿刺注射时要严格无菌操作，避免引起腱鞘内感染。

4. 穿刺时要在超声导引下进行，一般从腱鞘的近端进入，准确到达肌腱与腱鞘之间，避免损伤长头肌腱。

5. 注射药物时，最好用另外一只手或者助手按压住远端出口，注射完药物5分钟后松开，让药物在鞘管内扩张，并得到良好吸收，否则药物会渗漏到鞘管外，影响疗效。

6. 鞘内注射完毕后缓慢拔针至腱鞘，于腱鞘注射少量药物以缓解腱鞘炎症。

7. 治疗次数要根据临床症状和超声影像学表现决定。

第四节　超声介入穿刺注射治疗肱骨外上髁炎

肱骨外上髁炎俗称"网球肘"，是临床上常见的肌腱病。

【病因和病理】

肱骨外上髁炎是一种前臂伸肌起点特别是桡侧伸腕肌的慢性撕拉伤（图12-16）。这些肌肉反复收缩牵拉肌肉起点，造成累积性损伤，如网球、羽毛球运动中，由于反复抽杀动作可以引起该病。一些患者找不到损伤病因。病理检查时，显微镜下常可以发现局部瘢痕组织形成以及包裹在瘢痕组织中的微小撕脱性骨折块。

【临床表现】

患者主诉肘关节外侧酸胀疼痛，活动时加重，有时候波及两侧，常向前臂放射，用力提壶、拧毛巾、织毛衣等动作可使疼痛加重。肘关节伸直不受限，严重者手指伸直、伸腕或持筷动作即可引起疼痛。查体：在肱骨外上髁处压痛，局部无红肿，当患者前臂旋前位做对抗外力的旋后运动时，外上髁处疼痛者为Mill's征阳性。X线一般正常。

【超声影像学表现】

伸肌总腱附着处增粗，回声减低且不均匀，肌腱周围偶尔会有少量积液，在慢性病例，肌腱附着处会有钙化，肱骨外上髁表面不规则。

【治疗方法】

超声仪器：高频彩色超声仪，超声探头频率7~10MHz。

治疗方法：患者坐位，屈肘前臂旋前置于超声操作床上，进行扫查，排除肱桡关节炎，确定为肱骨外上髁炎后，采用直接扫查法，将涂有耦合剂的探头置于肱骨外上髁处进行扫查，分别扫查伸肌总腱的短轴断面和长轴断面，逐层扫查各层结构，观察伸肌总腱回声特点，并与对侧比较。确定穿刺点

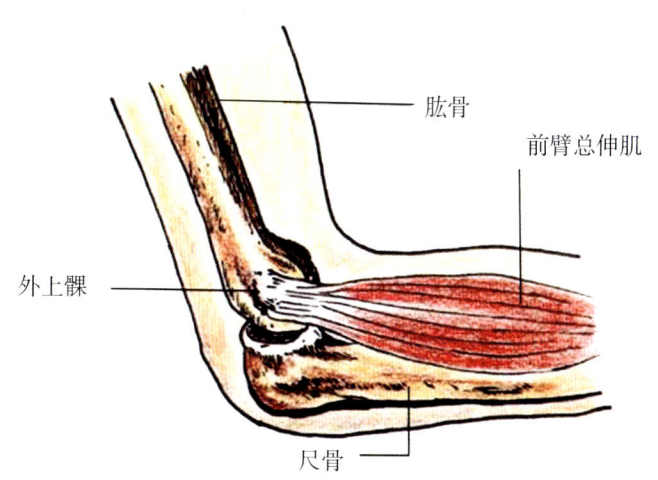

图12-16　解剖示意图显示肱骨外上髁炎病变部位

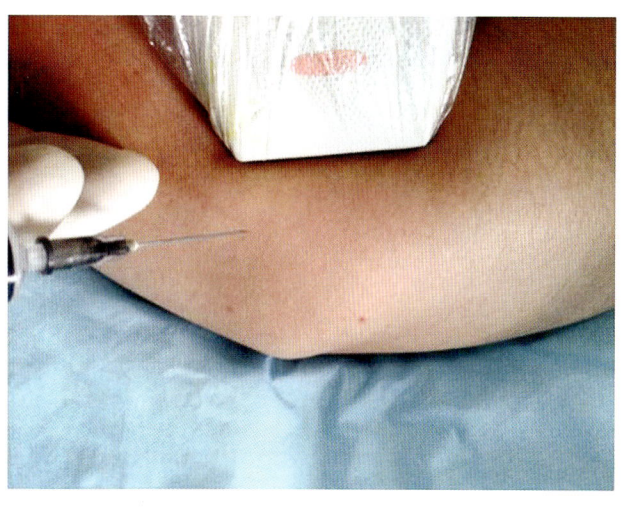

图12-17　超声探头与穿刺针角度情况

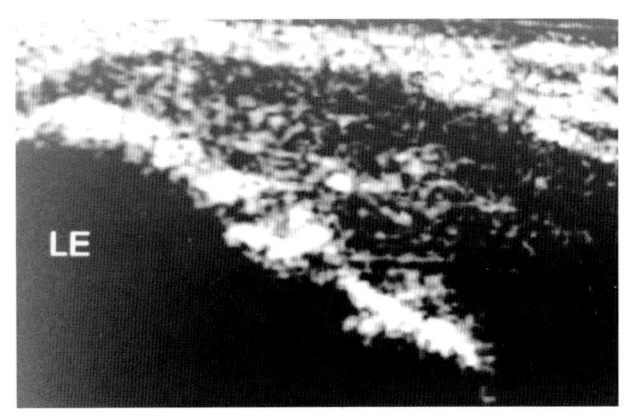

图12-18 超声显示伸腱附着处粗粗，回声减低，表面粗糙，符合慢性肌腱炎表现

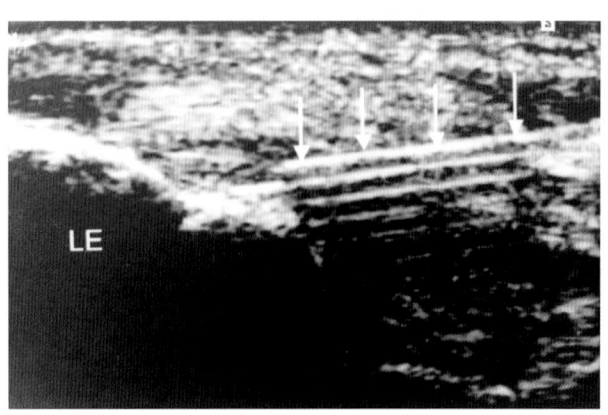

图12-19 超声导引下细针反复穿刺病变肌腱，已达到创伤性修复

后，碘伏消毒，在超声导引下穿刺进入肌腱表面炎症区域（图12-17至图12-19），证明穿刺到位后抽取曲安奈德40mg和5%利多卡因5ml混合液2ml注射至肌腱表面。注射结束后无菌输液贴覆盖穿刺点。

【注意事项】

1. 患肘置于屈肘位，前臂旋前。

2. 使用超声探头位7~10MHz。

3. 穿刺注射在肌腱表面，避免将药物注射到肌腱内，引起肌腱断裂。

4. 超声诊断为慢性炎症时采用超声导引下细针反复穿刺肌腱病变区域，造成治疗性的损伤并激活组织自身修复的过程，从而达到治愈的效果。

5. 注意与肱桡关节炎相鉴别。肱桡关节炎临床症状与肱骨外上髁炎相似，一般检查很难鉴别，超声可以做出明确鉴别。肱桡关节炎超声检查显示肱桡关节囊增厚，关节间隙增宽，关节内有积液（图12-20），后期关节间隙变窄，关节面毛糙或有骨赘形成。

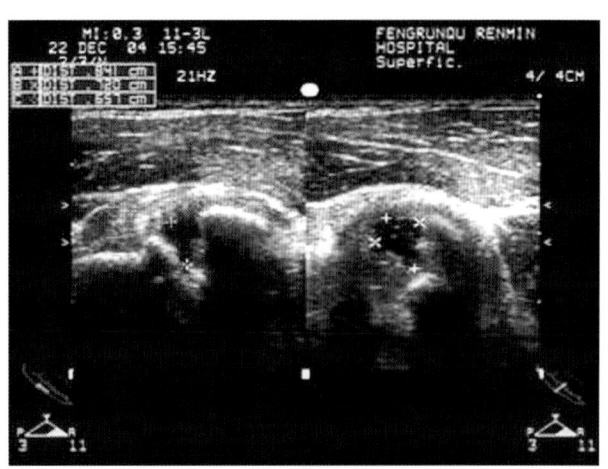

图12-20 右侧肱桡关节间隙增宽约0.3cm，内为液性回声，左侧（健侧）关节间隙宽约0.06cm，符合肱桡关节炎表现

第五节　超声介入穿刺注射治疗钙化性肌腱炎

钙化性肌腱炎较为常见，但容易被忽视，多发生在关节附近，肩关节多见，也可以发生在下肢。主要表现为局部剧烈的疼痛，关节活动受限，影响日常生活。

（一）钙化性冈上肌腱炎的超声介入下经皮抽吸封闭治疗

钙化性冈上肌腱炎是一种常见但又容易被忽视的肩关节疾病。临床上患者肩部疼痛剧烈，活动受限，影响患者的日常生活。一般患者采用服用镇痛药物、理疗或者是局部封闭等保守治疗，效果有时并不理想，手术或者是关节镜治疗效果好，但是因为医院设备条件所限及手术后出现的一些并发症，患者不容易接受。应用超声诊断和导引下经皮抽吸封闭治疗钙化性冈上肌腱炎具有安全、准确、创伤小、疗效好的优点。

【病因和病理】

肩部钙化性肌腱炎是引起肩关节疼痛的常见原因之一，绝大部分累及冈上肌腱。冈上肌腱离肱骨大结节止点1 cm内存在乏血管区，被认为是造成冈上肌腱变性甚至撕裂的主要解剖学原因（图12-21）。病因与长期的各种原因造成的肌腱磨损、退变及钙质代谢失常可能有关。钙化性冈上肌腱炎是一种病因不明的疾病，表现为关节周围的羟基磷灰石晶体沉积，有一个特定的病理过程，一般可以分为钙化前期、钙化期、钙化后期。在钙化前期，肌腱中血运比较少的地方可以发生纤维软骨转化；钙化期，钙质逐渐沉积，软骨逐渐被替代，有时侵蚀，随后可进入病变的静止阶段，此期长短不一，直至钙化开始吸收，由肉芽组织填充；钙化后期，肉芽组织逐渐转变成成熟的胶原组织。

【临床表现】

患者肩部均有疼痛，疼痛剧烈，夜间影响睡眠，需要口服止痛药物。查体：肩峰下压痛明显；肩关节外展、前屈、后伸及旋转功能均受限。患者的临床症状与病理分期有关。钙化前期患者没有临床症状；钙化期患者可以没有症状，此期长短不一，直至钙化开始吸收，吸收阶段开始出现剧烈疼痛，影响功能，一般就诊多在此时；钙化后期，也可以有疼痛。劳累或者轻微外伤后大部分患者诱发临床症状。

CT、X线片显示肩峰下肱骨大结节处有大小不等的一个或者多个圆形或者弧形钙化块影（图12-22、图12-23）。

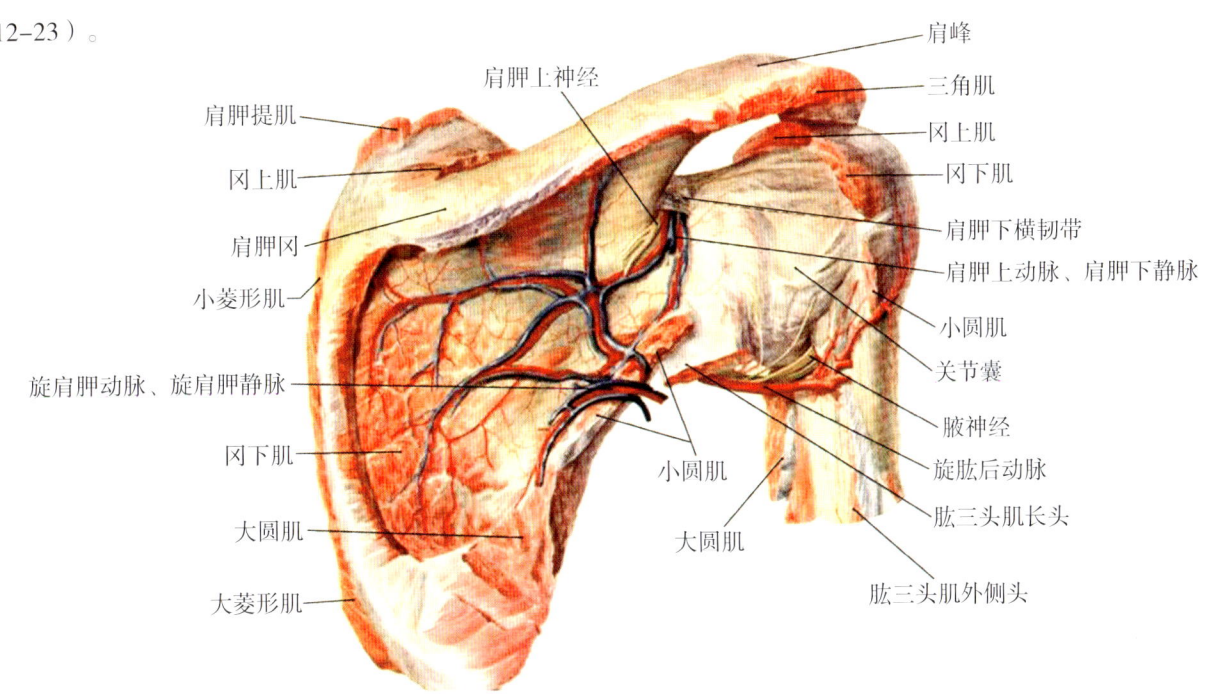

图12-21 冈上肌解剖图

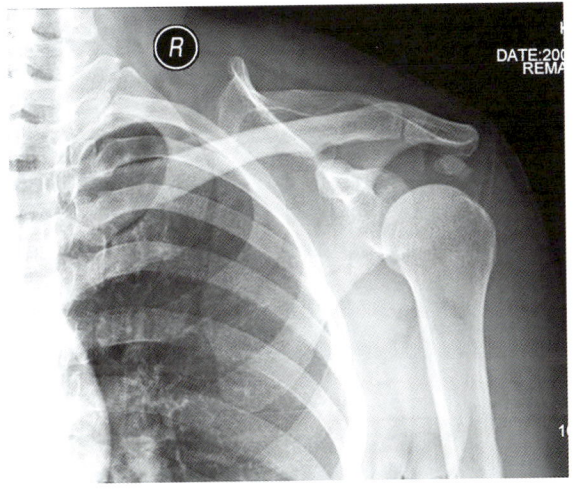

图12-22 右肩正位X线片可见一个圆形钙化块影

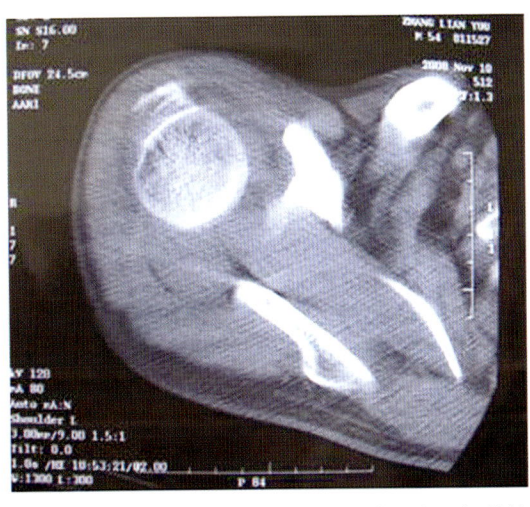

图12-23 CT片显示右肩关节大结节处有一钙化块

【超声影像学表现】

能清晰地显示组成肩袖的各个肌腱及周围滑囊的较细微结构，可以确定具体发生病变的肌腱位置，更为重要的是实时超声能动态检测肌腱运动状态下的形态学信息，这是其他影像学检查所不能比拟的。钙化性肌腱炎在症状时期检查可以发现受累肌腱内有大小不等的弧形或者斑点状的回声增强点，后方有不同程度的声

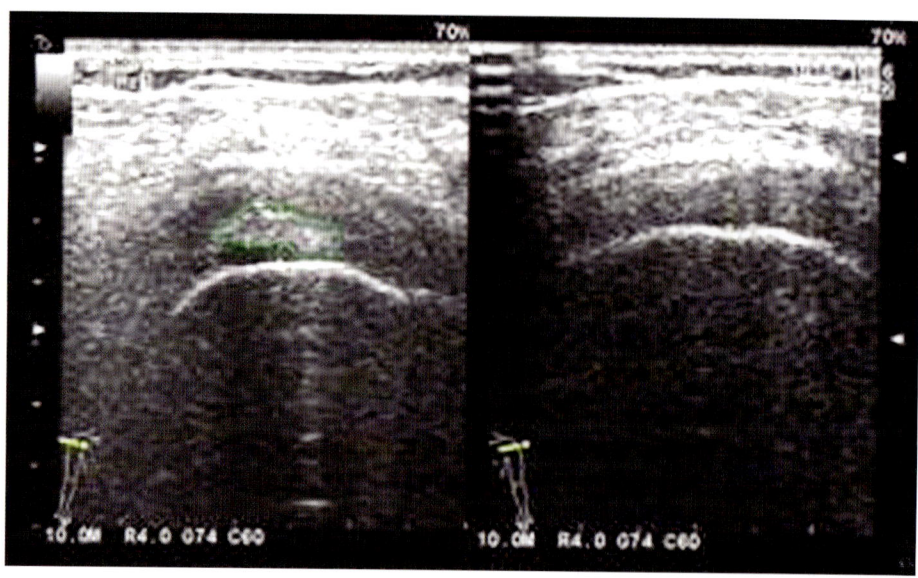

图12-24　治疗前超声显示冈上肌腱内有一强回声团

衰减，周围肌腱增厚，内部回声不均匀，说明肌腱在此时处于炎性期，符合吸收期的表现。超声高频探头还能够多方位、多切面、实时动态观察钙化部位以及与周围组织的关系，钙化灶与肱骨不连接，超声探头加压钙化部分可以随之活动（图12-24）。

【实验室检查】

血常规、尿常规、血糖、类风湿因子、抗链"O"、血沉、C反应蛋白一般正常。

【治疗方法】

使用仪器：采用高频彩色超声诊断仪，线阵探头频率7~14MHz。对组成肩袖的各个肌腱以及肱二头长头肌腱做系列扫查。

适应证：①患者肩部疼痛剧烈，影响正常生活；②患肩的肱骨大结节处或肩峰下间隙压痛阳性；③高频超声检查肌腱内有大小不等的弧形或者斑点状的回声增强团，后方有不同程度的声衰减，受累肌腱回声不均匀，结构紊乱；④排除肩袖损伤。

治疗方法：患者坐位或者仰卧位（图12-25），肩关节中立位，常规消毒，铺无菌巾，超声探头放置充足的耦合剂后以无菌橡皮手术手套包裹扫描病灶，超声频率一般为7~14MHz。确定最近穿刺点后局部麻醉，用16~22G穿刺针在超声导引下穿入病灶（图12-26），术者可以感觉触及坚韧物质，在超声检测下反复在病

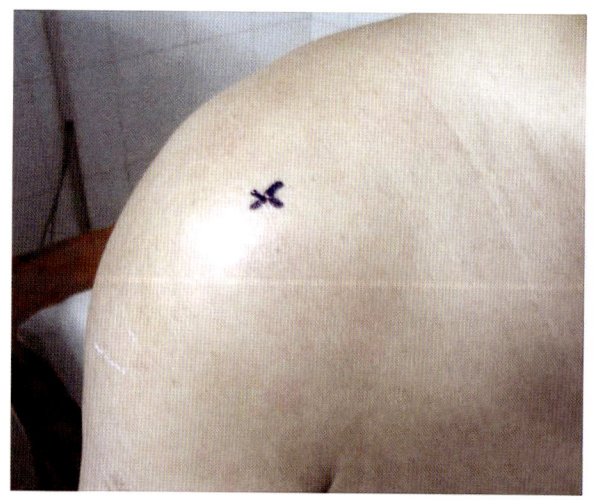

图12-25　患者坐位操作

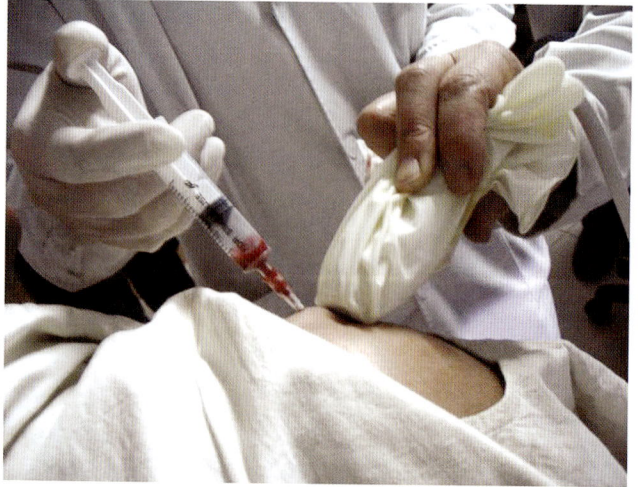

图12-26　操作图

灶内穿刺，直至超声显示原有强回声团块分散，一般持续时间8~10分钟。用装有5~10ml生理盐水的20ml或者50ml注射器开始反复抽吸，可以抽吸出混浊糊状物，重复2~3次，抽吸物为清晰液体时停止，超声扫描可见原有强回声影减少，在病灶内局部注射利多卡因40mg，醋酸甲基泼尼松龙40mg，穿刺点应用创可贴覆盖，整个过程10~15分钟。穿刺点压迫5分钟，无菌敷料包扎。

【治疗机制】

大多数钙化性冈上肌腱炎患者可以通过局部理疗、局部封闭等保守治疗得到满意疗效。很多学者认为钙化性冈上肌腱炎临床治疗效果与肌腱内残留钙化的数量和大小明显相关，也有人认为反复穿刺刺激局部毛细血管增生，减轻局部炎性反应也是缓解临床症状的重要因素。治疗目的除了尽量清除羟基磷灰石晶体，还要在局部病灶周围进行充分的穿刺。以往局部封闭治疗多根据局部压痛点或者是在透视下进行，根据压痛点进行操作盲目性大，不能够确保穿刺准确，清除钙化灶也不彻底。透视下操作，虽然增加了目标性，但是操作者要遭受放射损害，透视是平面图像，需要反复调整设备才能够保证穿刺到位，而且不能够显示肌腱，容易造成肌腱损伤，导致手术后的肌腱粘连。超声导引下的经皮抽吸封闭治疗超声为二维图像，可以实时检测，对身体没有副损伤，能够清楚显示钙化发生的肌腱部位，保证穿刺始终在病变局部，肌腱的副损伤小，治疗后并发症少，同时还可以更加准确检测到抽吸后残留钙化情况。经皮抽吸封闭治疗的主要机制：①在钙化灶内应用大针头反复抽吸清除了大部分羟基磷灰石结晶；②针头反复穿刺开放了病灶，有利于残余钙化部分的自然分解与吸收；③局部注射类固醇可以减轻钙化肌腱部位的炎性反应；④反复穿刺后，可以刺激局部毛细血管增生，减轻局部炎性反应也是重要原因。

【注意事项】

1. 治疗时机最好掌握在非吸收期，此期是产生临床症状最严重时期，超声表现肌腱增厚，周围回声不均匀，钙化团块强回声，后方有不同程度的声衰减，治疗时穿刺感觉钙化灶坚韧，但穿刺不困难，捣碎相对容易。

2. 穿刺与抽吸要在超声实时检测引导下进行，针头保证在钙化病灶部位，而不是在正常肌腱组织内，防止对肌腱造成损伤。

3. 治疗时首先应该用针头将钙化灶捣碎，反复穿刺时间要足够，一般在10分钟左右，能够起到对肌腱的刺激和对钙化灶的破坏作用，然后在应用生理盐水进行抽吸。

4. 每次注射生理盐水不超过10ml，再多容易将羟基磷灰石结晶一起渗透到周围组织影响疗效。

5. 抽吸直到抽吸液体清晰，一般2~3次即可。不要次数再多，容易造成肌腱损伤。如果一些钙化不能够吸出，将其引入肩峰下滑囊以利于吸收。

6. 治疗3次后症状不缓解，持续2个月以上，或者超声发现合并有肩袖损伤者建议应用关节镜进行清理并修复。

7. 超声的检查结果很大程度上取决于操作者，由于超声医生对该疾病认识不足，以及对局部解剖不熟悉直接影响超声结果，因此需要骨科医生现场指导配合。

（二）钙化性下肢肌腱炎的超声介入下经皮抽吸封闭治疗

钙化性肌腱炎多发生在关节周围，是引起关节疼痛的常见原因之一，绝大部分累及肌腱止点附近。有人认为髋部钙化性肌腱炎罕见，实际上临床并不少见，而且可以发生在关节囊、股直肌、臀大肌等很多肌腱上，是引起髋关节疼痛的重要原因，但跟腱钙化少见。主要表现局部疼痛剧烈，关节活动受限，影响患者的正常生活。治疗上一般服用镇痛药物、理疗或者是局部封闭等保守治疗，效果不理想。手术治疗效果好，但创伤大，术后并发症多。应用超声导引下经皮穿刺捣碎抽吸治疗下肢钙化性肌腱炎效果良好。

【病因和病理】

与肩部钙化性肌腱炎病因病理基本一致。主要为各种因素造成的肌腱磨损、退变及钙质代谢失常，多位于肌腱离止点1cm距离，表现为关节周围的羟基磷灰石晶体沉积，有一个特定的病理过程，一般可以分为钙化前期、钙化期、钙化后期。在钙化前期，肌腱中血运比较少的地方可以发生纤维软骨转化；钙化期，钙质逐渐沉积，软骨逐渐被替代，有时侵蚀，随后可进入病变的静止阶段，此期长短不一，直至钙化开始吸收，由肉芽组织填充，钙化后期，肉芽组织逐渐转变成成熟的胶原组织。

【临床表现】

患者病变部位关节疼痛，疼痛剧烈，夜间影响睡眠，行走困难，需要口服止痛药物。查体：患处压痛明显；关节功能均受限。患者的临床症状与病理分期有关。钙化前期患者没有临床症状，钙化期，患者可以没有症状，此期长短不一，直至钙化开始吸收，吸收阶段开始出现剧烈疼痛，影响功能，一般就诊多在此时；钙化后期，也可以有疼痛。劳累或者轻微外伤后大部分患者诱发临床症状。

X线显示肌腱止点附近1cm左右有多少不一、大小不等、形状不规则的钙化影，在髋部因为肌腱止点不同，钙化出现部位也不同，股直肌钙化部位在髋臼或者髂前下嵴，臀大肌在股骨粗线，臀中肌在股骨大转子外侧（图12-27），臀小肌在股骨大转子尖部。跟腱一般在跟腱止点1~1.5cm处（图12-28）。根据临床表现和放射影像大部分可以明确诊断，但是不能够明确钙化发生的时期及肌腱病变程度。

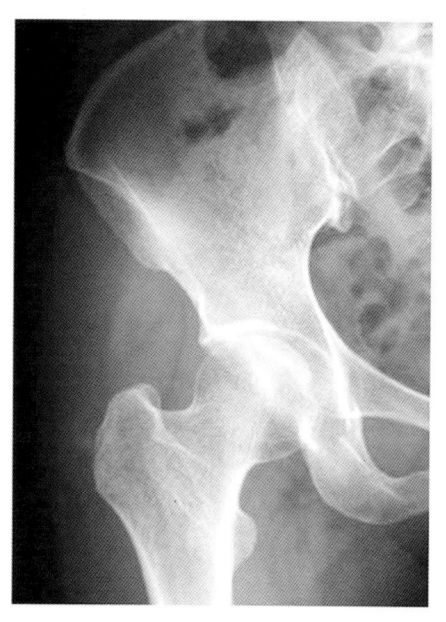

图12-27　X线显示右股骨大粗隆外侧可见一条形钙化

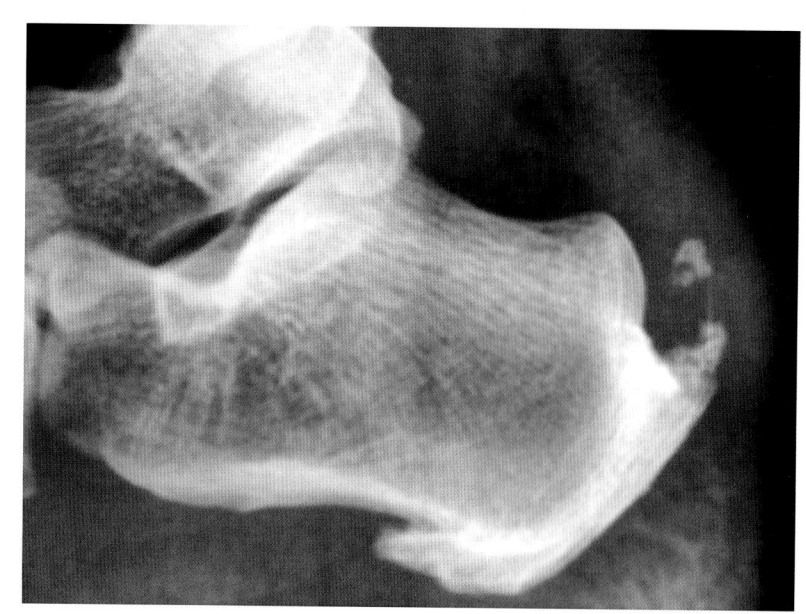

图12-28　X线显示距离跟腱止点1cm处可见一三角形钙化

【超声影像学表现】

高频超声能清晰地显示各个肌腱及周围组织的较细微结构，可以确定具体发生病变的肌腱位置和病变程度，明确疾病的时期，在症状时期检查的声像学特征是在受累的肌腱内可见有大小不等的弧形或者斑点状的回声增强点，后方有不同程度的声衰减，周围肌腱增厚，内部回声不均匀（图12-29、图12-30）。

【治疗方法】

适应证：①患者局部疼痛剧烈，关节功能活动受限，影响正常生活；②患处明显压痛；③高频超声检查肌腱内有大小不等的弧形或者斑点状的回声增强团，后方有不同程度的声衰减，受累肌腱回声不均匀，结构紊乱；④排除撕脱骨折和骨化肌炎等疾病。

治疗方法：根据部位选取不同的体位。髋部一般选择平卧位或侧卧位，跟腱部位选择俯卧位。常规消毒，铺无菌巾，超声探头放置充足的耦合剂后用无菌橡皮手术手套包裹扫描病灶，超声频率一般为7~14MHz。确定最近穿刺点后局部麻醉，用16~24号注射针头在超声导引下穿入病灶，术者可以感觉触及坚韧

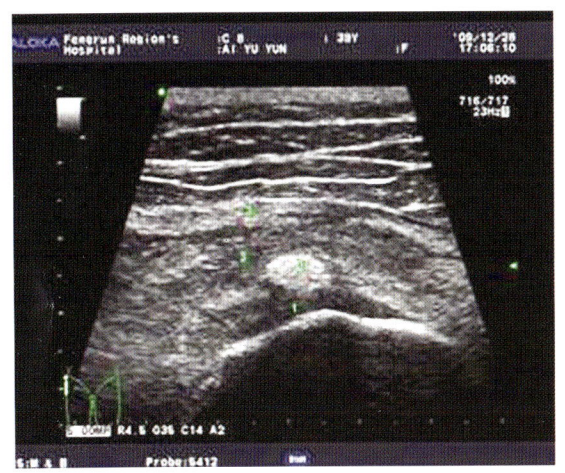

图12-29 超声显示右侧大粗隆外侧，臀中肌距离止点1.2cm 处可见一卵圆形强回声团块，后方有声衰减，臀中肌腱比较对侧明显增厚，内部回声不均匀，超声探头加压钙化部分可以随之活动

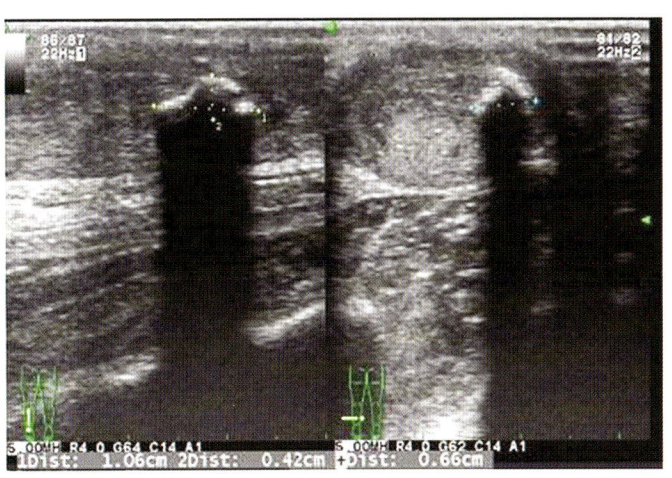

图12-30 超声图像显示跟腱距离止点1cm处有三角形一强回声团块，后方有明显的声衰减，周围肌腱增厚，内部回声不均匀

物质，在超声检测下反复在病灶内穿刺，直至超声显示原有强回声团块分散，一般持续时间6~8分钟，平均6.5分钟。用装有5~10ml生理盐水的20ml或50ml注射器开始反复抽吸，可以抽吸出混浊糊状物，重复2~3次，至抽吸物为清晰液体时停止，超声扫描可见原有强回声影减少，在病灶内局部注射利多卡因40mg、醋酸甲基泼尼松龙40mg，穿刺点应用创可贴覆盖，整个过程12~20 分钟。将抽吸物送化验镜下发现有羟基磷灰石物质。一般治疗1次即可，如果效果不佳，可在手术3~5天内重复治疗。

【注意事项】

1. 治疗时机最好掌握在非吸收期，此期是产生临床症状最严重时期，钙化捣碎相对容易。

2. 穿刺与抽吸要在超声实时检测引导下进行，针头始终保证在钙化病灶部位，防止造成肌腱损伤。

3. 治疗时穿刺时间要在10分钟以上，能够起到对肌腱的刺激和对钙化灶的破坏作用。应用生理盐水冲洗要彻底，直到抽吸液体清晰，一般2~3次即可，减少钙化沉积物残留。

4. 每次注射生理盐水不超过10ml，再多容易将羟基磷灰石结晶一起渗透到周围组织影响疗效，也可以应用"双针技术"，即一根针做捣碎，另外一根作为引流，可以减少周围渗出。

5. 注意与关节游离体和撕脱骨折相鉴别。

第六节　超声介入穿刺注射治疗腰骶部筋膜脂肪疝

腰骶部筋膜脂肪疝，既往又称骶髂筋膜脂肪疝。其好发于体型肥胖的中年妇女，近几年发病率有逐渐增长趋势。

【病因和病理】

腰骶上方的骶髂筋膜比较薄弱，由L_1~L_3神经后支组成的臀上皮神经及伴行的血管束在穿过骶髂关节外上方的骶髂筋膜时形成固有孔隙，且局部又有比较丰富的脂肪组织，尤其肥胖女性，当剧烈的弯腰活动或臀大肌猛烈收缩时，深部脂肪组织压力增高，经薄弱的固有孔隙疝出或筋膜撕裂后疝出形成脂肪疝。疝出的脂肪水肿、出血、扭转、嵌顿或压迫附近的皮神经，可引起局部疼痛和相应节段腰神经前支分布区的感应痛。

由于疝孔大小与疝内容多少不同引发的疼痛和性质有差异。发病时间短、内容物少者可自行还纳，反之疝出的脂肪组织与周围组织粘连难以还纳，形成局部疼痛性结节，这时疼痛明显，常常产生慢性腰腿痛症状。另外，从固有孔疝出者，因有神经、血管走行，疼痛较重，而从非固有孔隙疝出者疼痛较轻。导致腰骶筋膜破裂的真正原因目前不十分清楚，因本病多发于中年妇女，故亦不除外与妊娠及内分泌系统有关，有人报道，孕期分泌的松弛素可导致腰骶和骨盆韧带的松弛，能否使腰骶部筋膜也变得非常薄弱，容易破裂，有待于证实。

【临床表现】

本病好发于中年肥胖妇女。主要症状是腰痛和患侧臀部疼痛，部分患者伴感应性坐骨神经痛，其程度差异较大，多数为酸胀痛，少数在弯腰、蹲坐、起身或骶髂部、腰部扭闪后疼痛突然加剧，甚至翻身、起床等活动受限。

骶髂关节脂肪疝最典型的体征是在髂嵴上缘偏内侧，骶髂关节外上方皮下组织内可触及多个结节状肿物，直径1~3cm，结节质地较硬韧，弹拨或按压时出现疼痛。部分患者在指压结节时出现腰骶部、臀部或同侧大腿酸胀痛。结节可为圆形、椭圆形或不规则形，可单个或多个融合在一起。有些患者可出现坐骨神经分布区疼痛，但直腿抬高试验及加强试验为阴性，无下肢感觉障碍及反射异常。

X线或CT扫描，对于位于脂肪深层的结节不易被发现，因此检查一般无阳性发现。但能除外椎管内退变疾病，如椎管狭窄、腰椎滑脱及腰椎间盘脱出等。

【超声影像学表现】

髂骨后缘上方深筋膜层内可见范围大小不等的低回声，与周围脂肪组织回声一致，探头挤压可移动，CDFA：未见明显血流信号（图12-31）。

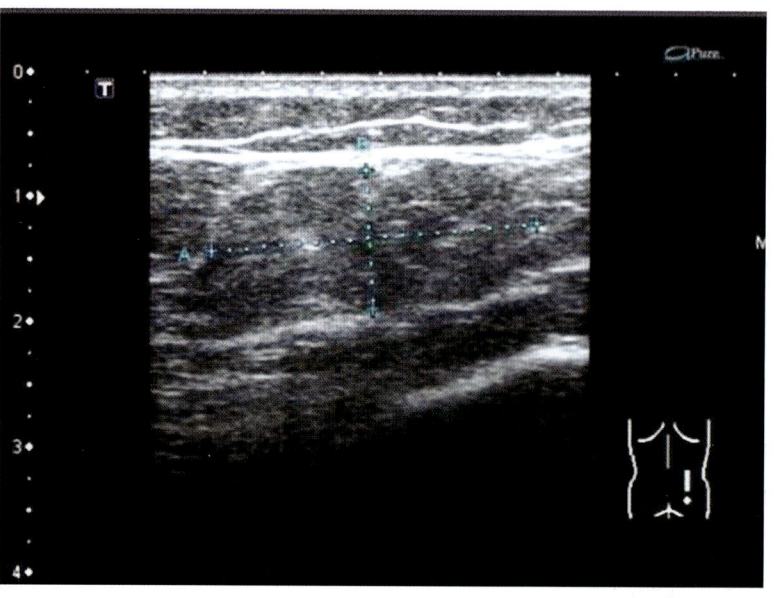

图12-31   左髂骨后缘上方深筋膜层内可见范围大小不等的低回声，与周围脂肪组织回声一致，探头挤压可移动

【治疗方法】

使用仪器：采用高频彩色超声诊断仪，线阵探头频率7~14MHz。

适应证：①临床和影像学明确腰骶部筋膜脂肪疝诊断有明显的临床症状；②局部皮肤无感染及皮损；③排除椎管内疾病。

治疗方法：患者俯卧位，超声检查，确定穿刺点位置，碘伏消毒，按照穿刺点进针，超声探头放置充足的耦合剂后以无菌橡皮手术手套包裹扫描病灶（图12-32），超声频率一般为7~14MHz。穿刺点局部麻醉，用7号腰穿穿刺针在超声导引下穿至脂肪疝裂孔处（图12-33），确定位置正确后将曲安奈德40mg和5%的利多卡因5ml混合液注射至该部位。穿刺点应用无菌输液贴覆盖，整个过程3~5分钟。

【注意事项】

1. 治疗时期掌握在急性期，患者发病时间短，症状重。

2. 穿刺部位在脂肪疝基底裂孔部位，此部位为神经卡压位置，效果好。

3. 每周注射1次，连续3次效果不明显可考虑手术治疗。

4. 严格无菌操作，避免引起感染。

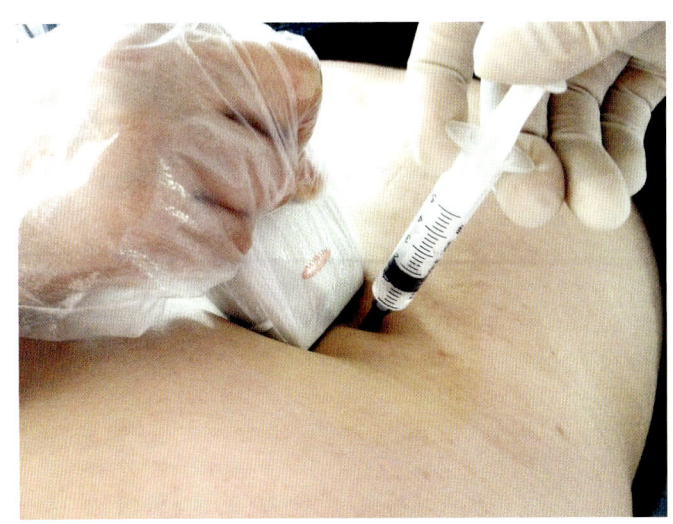

图12-32　超声探头与穿刺针的角度

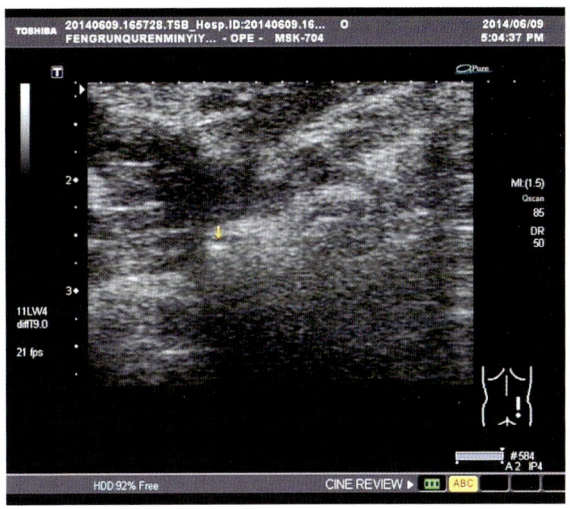

图12-33　穿刺针在超声导引下穿至脂肪疝裂孔处

第七节　超声介入穿刺臭氧扇形封闭治疗梨状肌综合征

梨状肌位于小骨盆后壁，呈三角形，起自骶骨两侧部的盆面，肌纤维绕过髋关节囊的后面，止于大转子。收缩时可使大腿外旋，由第1、第2骶神经前支支配。该肌通过坐骨大孔，将该孔分为梨状肌上孔和梨状肌下孔。臀上动脉、臀上静脉及臀上神经通过上孔。臀下动脉、臀下静脉、臀下神经、股后皮神经、坐骨神经、阴部神经及阴部内动脉、阴部内静脉通过下孔（图12-34）。急性或慢性腰臀腿部损伤可使梨状肌拉长或过牵而受伤。从而出现相关症状及体征，病变严重者使坐骨神经受累而出现坐骨神经痛。

【病因和病理】

1. 外伤：髋部的扭闪，髋关节的急剧外旋，使梨状肌突然、猛烈地收缩；髋关节骤然内收、内旋，使梨状肌受到猛力的牵拉，可使梨状肌及其筋膜撕裂损伤。

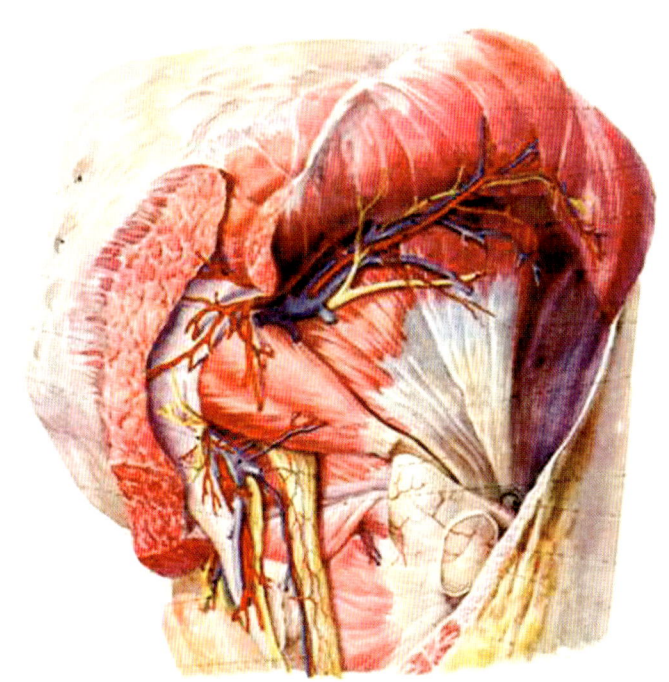

图12-34　梨状肌与坐骨神经关系解剖图

2. 慢性劳损或感受风寒湿：工作、生活环境潮湿，长期频繁活动髋关节或持续保持一种姿势。

3. 周围炎症影响：慢性盆腔炎、腹膜炎、骶髂关节炎等炎症蔓延到梨状肌，使梨状肌发炎。

4. 腰骶椎病变：如腰椎间盘突出、腰椎滑脱等，因腰骶神经受累，体姿变化，骨盆旋转使梨状肌在变异的情况下活动而损伤，属继发性损伤，这种情况在临床中多见。

梨状肌反复受到损伤后，由于肿大、肥大变性、增生，甚至持续挛缩，影响其周围的神经、血管功能而发病。

【临床表现】

起病可急可缓。骤然发病，臀后部及大腿后侧疼痛并可放射到下肢。重者似刀割样剧痛，翻身困难。走路时，身体呈半屈曲位，严重者行走困难，跛行。部分病例有小腿后外侧酸胀、麻木感，臀部深在性酸胀感。

逐渐出现症状的患者，患肢多表现为酸胀、麻痛、自觉患肢变短、间歇性跛行。活动或劳动后，疼痛加重，休息后可减轻。有时，疼痛可向会阴部放射，会阴部坠胀感，阴囊、睾丸抽痛，排尿异常等。有些患者可出现患肢发紫、发凉等症状。

【超声影像学表现】

正常梨状肌轮廓清楚，肌外膜平滑，肌腹横断面呈现半圆形或三角形，内部呈细小均匀点状回声，上缘或外上方与臀中肌相邻，浅层为臀大肌。梨状肌下孔为不整形低回声带，其间可见坐骨神经呈束状强回声。

梨状肌综合征时，声像图表现患侧梨状肌较对侧增大、增厚，肿大的梨状肌内部呈低回声，或虽不肿大但包膜增厚不光滑，内部回声不均匀或呈弥漫性稍强回声。部分患者因梨状肌肿大，梨状肌下孔相应变窄，坐骨神经受压呈凹弧状或坐骨神经走形较对侧明显变异（图12-35）。梨状肌有时可见滑囊形成压迫坐骨神经。

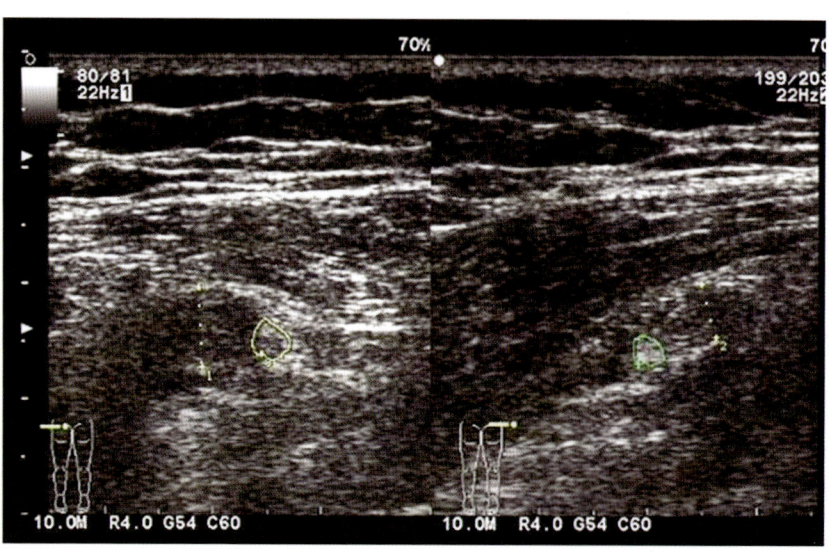

图12-35　一侧梨状肌较对侧增大、增厚，肿大的梨状肌内部呈低回声，或虽不肿大但包膜增厚不光滑，内部回声不均匀或呈弥漫性稍强回声。部分患者因梨状肌肿大，梨状肌下孔相应变窄，坐骨神经受压呈凹弧状

【治疗方法】

使用仪器：采用高频彩色超声诊断仪，线阵探头频率7~14MHz。

适应证：①临床和影像学明确梨状肌综合征诊断；②超声检查典型的梨状肌水肿、充血变成急性期症状；③局部皮肤无感染及皮损；④排除椎管内疾病。

治疗方法：患者俯卧位，超声检查，确定穿刺点位置，碘伏消毒，铺无菌巾，按照穿刺点进针，超声探头放置充足的耦合剂后以无菌橡皮手术手套包裹扫描病灶，超声频率一般为7~14MHz。穿刺点局部麻醉，用7G腰穿穿刺针在超声导引下穿梨状肌内侧抵止点至梨状肌中点间针入梨状肌肌腹，应用臭氧发生

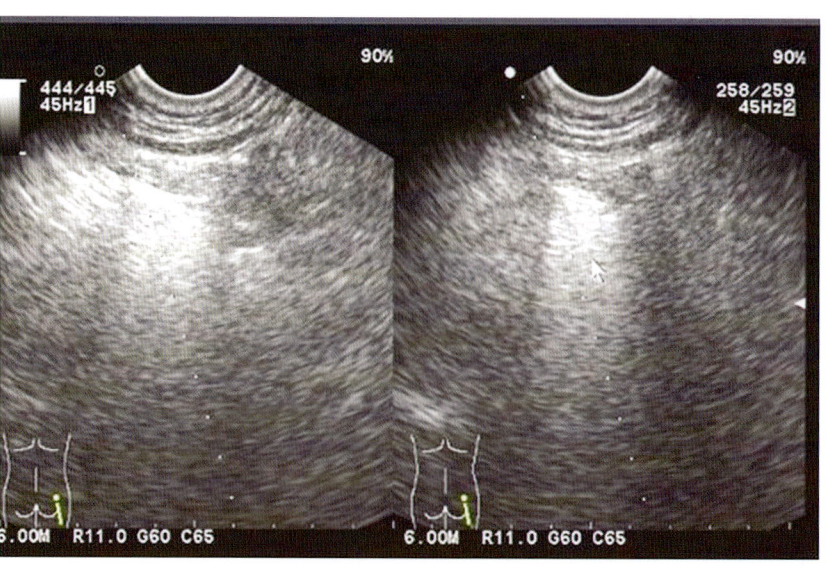

图12-36　臭氧注射后情况

仪，调整输出臭氧浓度为30μg/ml，注射器收集15ml，先注射1/3量，然后针头向梨状肌内侧抵止端扇形浸润封闭，一般选2~3个浸润点，臭氧用量均等，每个穿刺点在超声监视下进行（图12-36）。穿刺点应用无菌输液贴覆盖，整个过程6~8分钟。

【治疗机制】

臭氧治疗梨状肌综合征能避免应用糖皮质激素对肌肉的损伤，主要机制为：①止痛作用。臭氧可以作用于神经末梢，进一步通过刺激抑制性中间神经元和释放脑啡肽来激活抗伤害系统产生所谓的"化学针灸"止痛效果。②抗炎作用。臭氧可以通过诱导抗氧化酶的过度表达以中和过量的活性氧；并且可以刺激拮抗性细胞因子和免疫抑制因子的释放，扩张血管，改善回流，促进炎症吸收。③减轻局部组织缺氧。臭氧可以使红细胞内2，3-DPG含量增加，使氧合血红蛋白解离曲线右移，增加氧气的释放；同时，臭氧可以促使内皮细胞释放一氧化氮，舒张血管，在减轻局部组织缺氧的同时，也促进了炎症的消退。

【注意事项】

1．超声检查时要进行对比观察，患者俯卧位患侧略垫高，下肢适当内旋，探头放置于结节间沟处，先扫查梨状肌短轴端面，再扫查长轴端面。

2．注射时机最好掌握在梨状肌充血水肿期。

3．穿刺注射时要严格无菌操作，避免引起感染。

4．穿刺时要在超声导引下进行，一般穿刺肌肉的全层，边退针边注射，如此保证全层肌肉浸润。

5．注射臭氧时，选2~3点成扇形封闭，确保疗效。

6．应用臭氧浓度为30μg/ml，对正常肌肉损伤小。

7．超声引导避开坐骨神经及血管。

8．因为梨状肌血运丰富，穿刺时容易出现出血，如果出现小的血肿局部压迫，冰敷一般3天后即可吸收，不需特殊处理。

（宓士军）

参 考 文 献

[1] 王金锐，刘吉斌. 肌肉骨骼系统超声影像学[M]. 北京：科学技术文献出版社，2007：132.

[2] 郭瑞军. 肌肉骨骼系统超声学[M]. 北京：人民卫生出版社，2008：191.

[3] 杨庆，王秋根，马金忠. 肱二头肌长头腱损伤诊断与治疗进展[J]. 国际骨科学杂志，2010，31（3）：142-144.

[4] 王金锐，刘吉斌，Levon N Nazaricm，et al. 肌肉骨骼系统超声影像学[M]. 北京：科学技术文献出版社，2007：23-37.

[5] 朱家安，胡兵，娄强. 肩袖炎症性病变的超声诊断价值[J]. 中华超声影像学杂志，2006，15（12）：925-927.

[6] 毕胜，李军，罗渝昆，等. 超声引导下注射治疗肩周炎[J]. 中国疼痛医学杂志，2011，17（6）：333-335.

[7] 王振平，李增春. 左跟腱钙化1例报告[J]. 中国矫形外科杂志，2005，13（21）：1619.

[8] 宓士军，马秀清，周广军，等. 钙化性冈上肌腱炎的超声诊断和导引下经皮穿刺抽吸治疗[J].中华手外科杂志，2010，26:62-64.

[9] 魏均强，菜譜，刘玉杰，等. 钙化性冈上肌腱炎的关节外微创清理和治疗[J]. 中国矫形外科杂志，2008，16（7）：501.

[10] 姜春岩，冯华，王满宜，等. 钙化性肩袖肌腱炎的关节镜治疗[J]. 中华手外科杂志，2005，21（1）：3-5.

[11] Richard RR，An KN，Bigliani LU，et al. A standardized method for assessment of shoulder function[J]. J Shoulder Elbow Surg，1994，3:347-352.

[12] Hurt G，Baker C L. Calcific tendinitis of the shoulder[J]. Orthop Clin North Am，2003，34：567-575.

[13] 张小星，唐康来，陈光兴，等. 关节镜下关节囊松解治疗原发冻结肩的早期随访[J]. 中国矫形外科杂志，2006，14：1291-1293.

[14] 朱家安，胡兵，翟伟涛，等. 超声引导下治疗钙化性冈上肌腱炎的初步研究[J]. 中华超声影像学杂志，2005，14（8）：604-606.

[15] 赵冬梅，李其一，林国栋. 局部封闭治疗钙化性冈上肌腱炎[J]. 中华骨科杂志，1998，18：538-539.

［16］Porcellini G，Paladini P，Campi F，et al. Arthroscopic treatment of calcifying tendinitis of the Shoulder：clinical and ultrasonographic follow-up findings at two five years[J]．J Shouder Elbow Surg，2004，13:503-508.

［17］Hurt G，Baker C L. Calcific tendinitis of zhe shoulder[J]．Orthop Clin North Am，2003，34：567-575.

［18］赖伟文，李克宣，陈永亮，等. 髋部钙化肌腱炎一例报告[J]．中华骨科杂志，2008，28（5）：430-431.

［19］张川，庄澄宇，王蕾. 超声检查在肩部的应用进展[J]．中华创伤骨科杂志，2008，10（10）：983-985.

［20］顾玉东. 大力开展超声检测，努力提高诊疗水平[J]．中华手外科杂志，2005，21：130.

［21］Hennique De Gross. The radio—humeral meniscus and its relation to tenins elbow [J]. J Bone Joint Surge（An），1961，43：302.

［22］包洪涛，薛建新，易永祥，等.单纯封闭与臭氧联合封闭治疗肱骨外上髁炎的疗效对比分析[J]．河北医药，2011，33（14）：2170.

［23］张维，傅志俭，王梅英. 医用臭氧与疼痛临床[J]. 国际麻醉与复苏杂志．2007，28（4）：331-334.

［24］刘玉琛. 腰臀部脂肪疝致腰腿痛的诊断与治疗[J]. 中国骨伤，1995，8（3）：39.

［25］张庆普，邢会菊，母志峰，等. 骶髂部脂肪疝36例诊治分析[J]. 河南外科学杂志，2006，12（6）：63.

［26］杨占辉，孙建华，丁浩，等. 腰骶部筋膜脂肪疝的临床分型与治疗方法探讨[J]. 2000，16（3）：208.

第十三章　扳机点注射和浸润注射

第一节　扳机点注射疗法

【目的及意义】

扳机点（Trigger point）又名"压痛点"或"穴位"，即在该点注射药液可以折断疼痛反射弧，产生消除疼痛的治疗作用。中医把它称为"阿是穴"。在封闭注射疗法中广泛应用，能收到意想不到的治疗效果。

如在右侧背部扳机点的部位注药，可以治疗胆囊炎所致的疼痛。在膝关节外下方，相当于足三里以下的部位注药可治疗阑尾炎等，诸如中医所应用的针灸局部腧穴治疗远程疾病的方法，都是利用扳机点折断疼痛反射弧的原理来治疗疾病的。

【扳机点的确定】

根据术者的临床经验、解剖概念，并参考中医经络穴位的分布，在每例患者的身上触压寻找扳机点（图13-1）。如能找到触压部位与疼痛性质相关的一点，即可假设它是扳机点，在该处注药常可取得意想不到的治疗效果。但不一定每例患者都能找到扳机点。而如能在医生拟定为扳机点的部位注药，均能取得一定的治疗效果。

【初级传入性损害感受器】

一般来说是机体损害性感受过程的起始部位，也就是绝大多数躯体结构中都含有的对机械、温度和化学性刺激做出反应的神经末梢，反应特点为刺激引发的冲动信号能沿神经纤维传向脊髓。多数痛觉都是来自于初级传入神经元，特别是C纤维支配的多模式损害性感受器的直接激活或敏化。在损害性感受器激活的同时，也会发生一系列导致对损害性感受器进一步刺激，并对这些刺激进行调节的反应过程。例如搔抓皮肤可引起局部的炎症反应，能改变损害性感受器对后续感觉刺激的反应（图13-2）。正常情况下温度、机械和化学性刺激能激活高阈值损害性感受器，后者能将信息传至脊髓。临床上损害性刺激往往持续时间较长，且有一定的创伤性并伴有组织损伤和炎症，结果直接影响到损害性感受器对进一步刺激的反应。

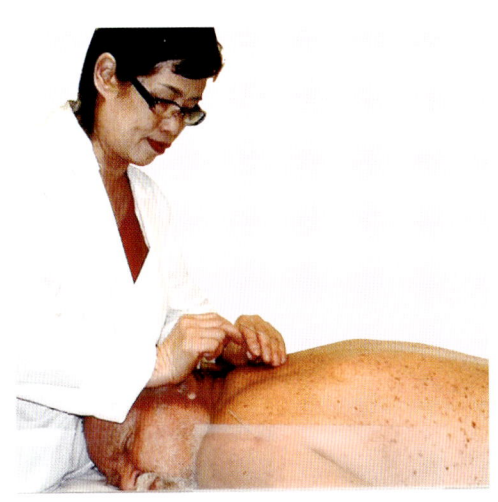

图13-1　颈椎病患者先用针灸针试探扳机点，然后穿刺注药

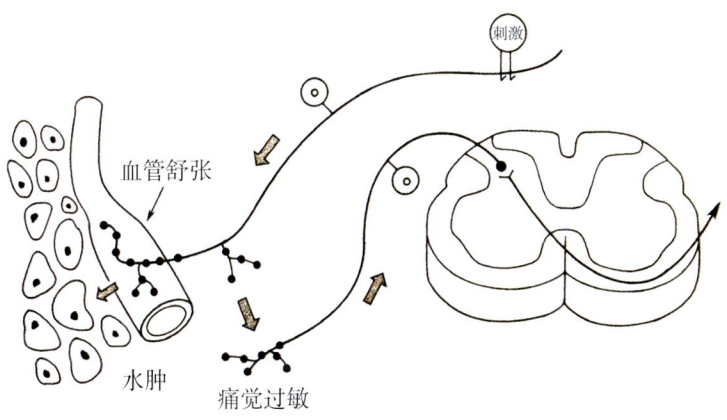

图13-2　初级传入神经纤维逆向冲动的影响

【脊髓后角神经元高活性反应】

皮肤表面损害性刺激首先激活初级传入损害性感受器，再依次激活脊髓外侧束内的交感神经节前和节后去甲肾上腺素能神经元，使其敏化。交感神经节前纤维也能直接激活初级传入损害性感受器，并将有关信息反馈到脊髓，从而使痛觉感受持续不断。若外周神经损伤时脊髓神经元活性增强，则脊髓神经元对后来的传入冲动反应性增加。

外周神经切断（如创伤）后脊髓后角神经元兴奋性长时间明显增强，也能使那些能引起脊髓灰质前角神经元兴奋和肌肉痉挛的神经元兴奋性提高。长时间肌痉挛能激活肌肉损害性感受器，并能反馈性通过脊髓导致持续性肌痉挛（图13-3）。

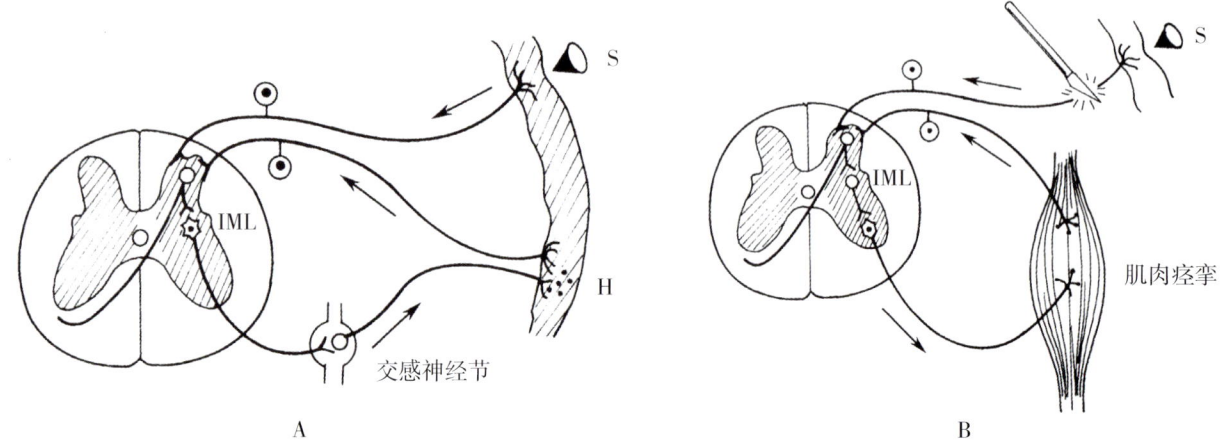

S：皮肤表面。H：初级传入损害性感受器。IML：脊髓中/外侧束。

图13-3 各种刺激下脊髓后角神经元高活性反应表现

【操作步骤】

1. 工具及药物

注射器	穿刺针	康宁克通A	利多卡因
10ml	22、25G 3~5cm	10mg	2% 10ml

2. 体位　根据需要摆放体位。

3. 具体操作

（1）寻找扳机点：根据躯体神经或自主神经的走行路线和神经反射弧的原理来寻找扳机点，并参考中医经络的理论，采取中西医相结合的方法来确定扳机点的部位设置。设置扳机点的部位一定要避开大血管的走行路线、胸膜腔、腹膜腔和内脏器官的位置。

（2）在拟设置的扳机点上做皮丘，用小针头垂直刺入皮肤，在皮下组织至深筋膜的层面注射药液5~10ml即可，操作方法极为简单，术毕观察对疼痛的治疗效果。如果扳机点注药能起到立竿见影的效果时，则可把该部位作为以后的注药点，来控制疼痛的发作。

【注意事项】

1. 扳机点注射治疗法是一种简单而实用的封闭疗法，只要扳机部位选择得好，能产生戏剧性效果。

2. 扳机点注药，需要的药量小，并发症很少发生，麻醉药过量也很少发生。

3. 扳机点注药对反射性疼痛、顽固性呃逆、急性痉挛性疼痛能产生较好的治疗效果。

4. 扳机点注药是疼痛治疗科不可缺少的治疗手段。

（殷怀莲　王连川　翁萍）

第二节　浸润注射疗法

【目的及意义】

浸润注射即在指定区域内均匀注药，不需要找扳机点。常用的浸润注射方法有以下三种：

1. 病灶周围浸润注射法。

2. 病灶基底浸润注射法。

3. 神经阻断型浸润注射法。

【适应证】

1. 皮肤化脓性感染的炎症期，在其周围作局麻药液加抗生素的浸润注射来控制感染、防止扩散。

2. 顽固性牛皮癣在其病灶的基底部作浸润注药治疗。

3. 臀上皮神经痛，沿髂嵴作横断性浸润注射，以阻断三支臀上皮神经。

4. 窦椎神经封闭时，也不需要去找每条窦椎神经，只是在椎体的外侧缘作浸润性注药，即可达到窦椎神经的封闭目的。

5. 对神经分支阻断术用扳机点的注药方法难以正确找到神经分支时，也可采用浸润注药的方法来阻断该分支。

【应用解剖】

皮肤覆盖全身表面，由表皮和真皮组成。表皮为扁平细胞构成；真皮由致密结缔组织组成，内含血管、神经、神经末梢、淋巴管及皮脂腺、汗腺、平滑肌等。真皮的下方有皮下组织，与真皮间无明显界限。皮下组织除含血管、神经等外，还有脂肪组织。皮肤中分布有大量感觉神经末梢，如触觉小体、环层小体、游离神经末梢等，分别接受触、压、温、痛等刺激。此外，还有来自交感无髓鞘神经纤维，分布于血管、腺体及平滑肌，司腺体分泌和平滑肌收缩。皮下组织下方依次为筋膜、肌肉、骨膜或内脏膜，每层亦均有神经末梢分布。

【操作步骤】

1. 工具及药物

注射器	穿刺针	曲安奈德	普鲁卡因
5ml、30ml	25G　5cm	2ml	0.25%　20~40ml

2. 体位　根据病灶部位来确定拟采取的体位。

3. 具体操作　浸润注射封闭常用于体表的部位或神经分支多的部位。将麻醉药液注射到病灶的周围或病灶的基底部，或阻断分布到该区域的神经分支的部位。注药方法：用细针头在皮下、肌肉层作均匀的穿刺注药，使该区域呈浸润性隆起（图13-4、图13-5）。需要低浓度的0.25%普鲁卡因20~40ml。

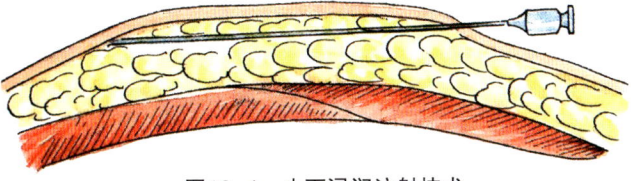

图13-4　皮下浸润注射技术

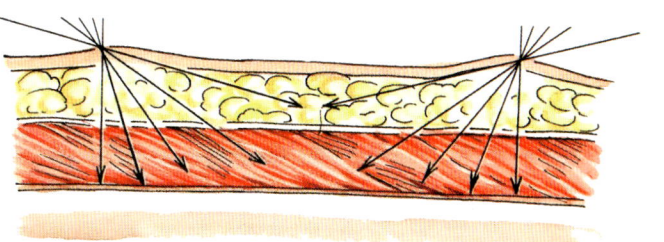

图13-5　局部浸润技术（穿刺针需反复多次深入皮下、肌肉、筋膜和浆膜层浸润）

【术后处理】

卧床休息等待药液逐渐吸收，产生消肿止痛作用。

【注意事项】

1. 局部浸润麻醉需要用低浓度0.25%普鲁卡因，每次注入量为20~40ml，方能产生效果。

2. 如需要长效药液时，可采用三卡因复方溶液作浸润封闭用。三卡因的配制处方：盐酸普鲁卡因2.5g，盐酸利多卡因300mg，盐酸丁哌卡因150mg，生理盐水加到1 000ml。成人浸润注药量每次20~40ml。封闭后其止痛效果可维持24小时以上。

3. 对急性化脓性病灶，除药液中加入适当的抗生素之外，全身应用抗生素非常重要。如已到达局部感染的切开排脓期，则应及时进行切开排脓手术，不能完全依靠封闭治疗。

4. 注药前应反复回吸注射器，证实针尖不在血管内方可注药，以防局麻药液误入血管产生麻醉中毒。

5. 在骨科封闭疗法中，一般不主张加用肾上腺素。

（莫利求　田慧中　杜晓宣）

参 考 文 献

［1］田慧中，黄卫民，窦书和. 骨关节疼痛注射疗法[M]. 北京：人民军医出版社，2011：1–178.

［2］傅志俭，宋文阁. 镇痛注射技术图解[M]. 济南：山东科学技术出版社，2007：33–152.

［3］Richard L Drake，Wayne Vogl，Adam W M Mitchell. 格氏解剖学：教学版[M]. 北京：北京大学医学出版社，2006：2–739.

［4］Schuenke M，Schulte E，Schumacher U. THIEME解剖彩色图谱：解剖总论和骨骼肌肉系统[M]. 北京：人民卫生出版社，2003：1–796.

［5］史可任. 颈腰关节疼痛及注射疗法[M]. 4版. 北京：人民军医出版社，2011：783–793.

［6］David L. Brown. 局部麻醉图谱[M]. 范志毅，译. 北京：科学出版社，2008：18–253.

［7］黄文起. 局部麻醉学[M]. 北京：人民卫生出版社，2008：13–174.

［8］薛富善. 临床局部麻醉技术[M]. 北京：人民军医出版社，2005：3–432.

［9］任龙喜，白俊清，刘英杰，等. 封闭加针剥治疗顽固性棘上韧带炎[J]. 中国骨伤，2000，13（7）：422–423.

［10］汪志勇. 小针刀加局部封闭治疗腰段棘上韧带炎87例[J]. 中国民间疗法，2005，13（8）：55–56.

［11］张玉坤，陈大国，王秀菊. 曲安奈德局部封闭治疗腰椎间盘突出症疗效观察[J]. 中原医刊，2006，35（4）：78.

第十四章 骨肿瘤疼痛注射疗法及药物治疗

本节内容主要包括恶性肿瘤所引起的急性、慢性剧烈疼痛的及时处理与有关治疗措施，使患者能达到平静的生活，提高生存质量。尤其是癌症疼痛，具有转移性、迁延性、长期剧烈疼痛与折磨时，痛苦非凡，因此，这不是一般简单的处理操作，而是一项较为复杂的系统工程，须认真研究，以取得良好的效果。

当前，最广泛的应用方法是应急止痛的治疗及持续有效的服药措施，后者是恒定的基础治疗，前者是必要的强化处理，两者结合，相辅相成，不能偏废，力求全方位获益。

第一节 骨肿瘤疼痛的注射疗法

骨肿瘤疼痛的注射疗法能在治疗中弥补现状之不足，发挥独特作用。

（一）原则和要求

1. 力求诊断正确 必须研究疼痛来源及直接或是间接的病因。例如，癌组织及坏死组织的腐蚀和浸润性疼痛、压迫性疼痛、血管栓塞后疼痛、腹腔内子瘤种植性腹痛、空腔脏器梗阻性绞痛、肝癌转移性肝痛、继发感染性疼痛、肿瘤代谢产物及新生化学物质所致疼痛等。

2. 分析疼痛性质 例如，病源性痛、牵涉痛、根性放射痛、周围痛、中枢痛、内脏痛等，以利选择注射方法和配置药液。

3. 强调用药单纯 避免过多药物混合使用，以选用低浓度麻醉药为主，例如，0.25%普鲁卡因、0.25%利多卡因或0.125%~0.25%丁哌卡因，当然，在必要时为例外。根据病情，可酌量加入小计量镇痛药物，在选用硬膜外镇痛药物时，可选用以下的一种药物，例如吗啡2~3mg或哌替啶30~60mg、芬太尼50~100ug或美沙酮3~5 mg。为了检测疗效，可参考世界卫生组织（WHO）的疼痛程度分级法：

0度：无痛。

Ⅰ度（轻度）：疼痛可耐受，不影响睡眠，可正常生活。

Ⅱ度（中度）：疼痛明显，睡眠受干扰，需用一般性止痛药或镇静安眠药。

Ⅲ度（重度）：疼痛剧烈，伴有自主神经功能紊乱，睡眠严重受干扰，需用麻醉性药物。

4. 注射准确、技术娴熟、用药得当，使治疗结果安全有效。

5. 严格无菌技术操作，防止感染。

（二）注射（阻滞）操作方法

只要符合适应证，各种注射方法均可被采用（参考前述各章节中有关注射疗法内容）。临床常被采用的方法有神经节（神经根、神经丛）的阻滞、椎管内神经阻滞、椎体旁神经阻滞、硬膜外阻滞、腹腔神经丛阻滞、交感神经节阻滞等。此外，还有神经破坏药神经阻滞、冷冻神经阻滞、射频热凝神经阻滞、逆行性毁损性神经阻滞及肢体套式注射治疗等。

1. 交感神经节阻滞 常用的是星状神经节阻滞、胸交感神经阻滞及腰交感神经阻滞。

2. 神经破坏药神经阻滞（Neurolytic nerveblock） 一般用于晚期癌症剧烈痛，常用5%~10%酚甘油或95%~99%乙醇。若用7%酚甘油，其比重为1.25，比脑脊液比重（1.006）重，用于椎体旁神经阻滞、交感神经阻滞及末梢神经阻滞等。95%~99%的乙醇比重一般比脑脊液比重轻，可用于腹腔神经丛阻滞、肋间神经阻滞、交感神经节阻滞及三叉神经阻滞等。腹腔神经丛阻滞用于腹腔恶性肿瘤所致的剧烈疼痛及肝区痛等。

3. 逆行毁损性阻滞治疗法　本法常用于三叉神经痛，比用95%~99%乙醇或无水乙醇效果优越，且较安全。采用多柔比星（阿霉素）进行周围神经末梢注射，能借助神经轴浆流运输，快速地逆行至感觉神经元胞体，使神经元变性产生永久性神经毁损的效果，达到止痛目的。药液注射量为：①眶上支，用5号后注射针刺入眶上裂后，回抽无血，即刻注入2%利多卡因0.3ml观察20分钟，然后注入康宁克通A 5mg，再注入多柔比星2~3 mg；②眶下孔，针尖入孔后，以同法注入2%利多卡因0.5ml、康宁克通A 10mg，再注入多星比柔3~5mg；③上颌神经及颏神经，其注射药液剂量及操作方法与眶下孔相同。

4. 肢体环行（套式）注射方法　大多用于截肢后的幻肢痛及残肢痛等。

5. ^{89}锶的注射疗法　近年来根据放射性核素及其标记物能够浓集于骨骼或转移灶的特征，借助其发射的β射线产生的电离辐射来治疗疼痛的方法，越来越受到重视。^{89}锶为第1个用于转移骨肿瘤体内治疗的放射性核素，它是纯β射线体，静脉注射后，在骨转移灶内能保持很长时间，而并不损害骨髓，因为β射线在骨组织中的放射范围仅有3mm，因此^{89}锶对晚期恶性肿瘤转移癌痛具有相当好的镇痛效果，并可使骨转移灶缩小或消失，改善患者生活质量。^{89}锶药效持久，一般注射1次后，镇痛效果可维持3~6个月。

6. 冷冻神经阻滞　利用极低温度（−100~−80℃）的冷冻探头产生低温生物效应，使相应部位的神经末梢冷冻后失去传导功能而达到止痛目的。其优点是冷冻后很少发生神经炎，但其效应时间短，需反复操作。

7. 射频热凝神经阻滞　是利用可控温度作用于神经干、神经根等部位，使其蛋白质凝固而变性，达到止痛目的。一般传导痛觉的无髓鞘细纤维（Aδ、C）在70~75℃时发生变性，而传导触觉的纤维（A、β）则耐受更高温度。温控射频仪利用不同神经纤维对温度耐受的差异性，选择性地阻断传导痛觉的纤维，而保留触觉纤维，达到止痛目的。该方法不损坏神经，较为安全，且反复治疗仍有效，深受患者欢迎。射频热凝半月神经节神经后支可治疗三叉神经痛，本法也可治疗肋间神经痛、颈腰背痛，并可热凝脊柱小关节神经支，取得与切断术相似的疗效。对顽固性疼痛者，可采用背根节射频热凝治疗，可抑制背根节周围神经C纤维损害性传入和刺激。背根节中枢突激活脑干下行抑制系统，产生止痛作用。

（三）幻肢痛（Phantom limb pain）及残肢痛（Stump pain）

幻肢痛及残肢痛是因恶性肿瘤或其他原因截肢后所遗留的两种不同疼痛。幻肢痛是在截肢后，患者仍感被截除的肢体在疼痛。残肢痛是在存留肢端的局部疼痛。两者可分别或同时并存，疼痛程度不一，犹如钻孔样、刀刺样、扭曲样、烧灼样疼痛，轻重交替或持续出现，夜间或孤独时更甚，影响情绪，出现不安或恐惧。遇有此情况应认真对待，及早治疗，还要注意患者的整体精神状态，选择如下注射方法：

1. 局部痛点注射　神经周围、敏感点、瘢痕点等。

2. 神经阻滞　采用臂丛神经阻滞、椎间孔神经根阻滞等。

3. 交感神经节阻滞　如颈、胸、腰部交感神经节阻滞。采用1%利多卡因注射，每天1次，可反复注射。

4. 残端环行注射法　即用大量低浓度局部麻醉药液（0.25%普鲁卡因）在残端骨、肌肉周围，分左右两端进针，将药液围绕骨干周围，包括软组织，进行环行套式浸润注射，每次用药量为0.25%的普鲁卡因80~200ml。

5. 心理治疗　心理治疗十分重要，要多与患者交谈，建立感情，消除其顾虑，达到配合治疗的目的。

患者在平时口服镇痛药基础上，再增加注射治疗，可发挥出即时止痛效果。当然根据需要不排除手术干预（如残端神经瘤）。

（田慧中　黄卫民　吐尔洪·吐尔逊）

第二节　骨肿瘤疼痛的药物治疗

（一）原则和要求

1. 对癌肿瘤慢性持续性疼痛，尽量按计划采用规范性口服药物治疗，使患者感到方便。

2. 服药时，以选择有效药物及剂量为主，以达到有的放矢的目的。不要担心对某些患者使用强效止痛药会有不良后果，而要以能否立即完全控制疼痛，使患者的睡眠及生活等不受影响为目标。

3. 按个体病情不同，确定有效药物剂量，因病因人而定，因此会出现个体之间并非同一常规剂量，往往差距甚大。例如，吗啡每次口服剂量有从50mg/次渐增至200mg/次不等者。

4. 要求用药后必须达到完全止痛，并能持续4小时以上，且副作用少，实践证明，只要药物应用得当，随时调整口服吗啡，是控制癌症疼痛的主要手段，90%以上患者可获满意效果。尤其在服药前，确定病因，是肿瘤本身引起的疼痛，还是并发症引起的疼痛，是选择药物治疗的基础。

5. 有效剂量确定后，根据情况，以后可续用小剂量维持。

6. 避免服药不规范，走两个极端，即不是服药量不够，就是服药量过大。而且强调当疼痛消失后，不能立即停药，而是实行逐步减量，直至完全停药，以降低复发率。

7. 纠正失眠，除镇痛方法外，还要注意心理治疗，因为患者在重病中经常会对社会、家庭、亲友、职业、地位及经济等诸多切身利益问题进行思考和有顾虑，影响身心健康，引起失眠，故须力求缓解。

8. 查清疼痛的性质和来源，对选择药物有所帮助。既要治疗引起疼痛的疾病，又要积极完全消除疼痛，两者不可偏废。

9. 治疗中一些错误的认识：

（1）认为吗啡容易成瘾，担心以后会出现不良后果。但实际上以镇痛为目的的应用，阿片类药物在常规剂量下罕见产生成瘾现象。

（2）以为疼痛不重时，能忍就忍，到疼痛忍不住时才用药。这些错误认识不仅增加了患者的痛苦，而且容易发生神经系统及代谢紊乱，一发不可收拾。

（3）乱用各种止痛药。错误地认为吗啡易成瘾，故选择用其他止痛药，结果效果不佳，就加大剂量，最后反而出现该药的不良反应或中毒现象，以至发生肾衰竭。因此，服用吗啡，已成为对晚期癌痛的主要治疗手段，并成为治疗中有独特优势的核心药物，不但止痛效果满意，而且可同时改善患者情绪，消除焦虑与紧张心理。世界卫生组织已明确指出，对此类患者提倡使用吗啡制剂。

10. 对吞咽困难、肠道梗阻者，可选用芬太尼透皮贴剂或直肠栓剂。

（二）常用药物治疗方法

1. 应按世界卫生组织规定的疼痛三阶梯止痛治疗方法进行。

（1）第1阶梯：非阿片类药物，轻度癌痛一般可忍受。最常用药是非甾体类抗炎止痛药，包括阿司匹林、双氯芬酸、尼美舒利、塞莱昔布等，对骨转移癌、各种组织受压所产生的疼痛有效。尽力选择副作用少的药物，防止不良反应，如疗效差，则应及时进入第2阶梯治疗。

（2）第2阶梯：弱阿片类药物。当止痛不全、睡眠已受干扰、食欲减退等时，应用弱阿片类药物，包括可待因、羟考酮等，在给予非甾体类抗炎止痛药的同时，按病情逐步过渡至阿片类镇痛药。

（3）第3阶梯：强阿片类药物，对应用上述药物反应差的轻至中度癌痛选用强阿片类药物。用药后，可使大多数患者满意，过量久服后，容易产生药物依赖（成瘾）和耐药性，后者需不断增加剂量，出现个体差异异常悬殊。注意应按个体的不同，逐渐增加到各药的最恰当剂量。阿片类药物的镇痛作用不具有上限作用，随剂量增加而镇痛效果也增加。即释吗啡用量5~200mg，每4小时服用1次，每例从5~10mg通用量开始。

首次用药后，如止痛效果很好，且嗜睡，则第2次可以减量，反之则增加剂量或缩短间隔时间。吗啡控释片可每12小时口服1次。芬太尼缓释透皮贴剂（多瑞吉），是一种治癌痛的新制剂，贴后8~16小时出现最充分疗效，一般可维持72小时，96.8%患者可达中度以上缓解。该贴剂效果好且不良反应较轻，睡眠质量提高。

强阿片类药物应用时的注意事项：①及时用药，用足剂量，经常按病情调整剂量；②增加药量时，要增加单次药物剂量，而不要增加给药次数；③接受即释吗啡治疗者，可于睡前选择最佳剂量；④控释片不可碾碎应用；⑤随时记录疼痛强度及剂量调整过程；⑥重视药物的不良反应。

2. 常用的有效药物。

（1）吗啡　为阿片中所含的主要生物碱，为阿片受体激动药，镇痛作用强大而持久，可有效地作用于所有疼痛，并可同时改善焦虑、恐惧等精神状态，还会产生欣快感和安逸感；此外，还有镇咳、止泻作用。它能促进组胺释放，使外周血管扩张、血压下降、脑血管扩张后的颅脑压升高。不良反应有抑制呼吸中枢、便秘、缩瞳及久服后会有药物依赖（成瘾）（注：口服吗啡，从理论上来说很少成瘾，因为只有血液浓度到某一域值时才能成瘾），故除在急性剧痛癌痛外，一般谨慎使用。但对晚期癌患者来说，应用一般止痛药已无效，故吗啡已成为主要止痛药物。开始时用常用量，按病情需要逐渐加量。一旦发生药物依赖，则不能停药，否则发生戒断症状，痛苦难言。发生耐药后，必须不断增加剂量，才能达到止痛效果。在给药过程中，可参用辅助药物治疗，如激素、地西泮、布洛芬、东莨菪碱、洛哌丁胺（氯苯哌酰胺）、抗生素等，可减轻组织水肿、肌痉挛、肠痉挛、感染等，也间接地增强镇痛效果。

（2）美施康定　第5代吗啡，为双分子结构，镇痛作用强，其有效成分是硫酸吗啡。美施康定是其商品名，是WHO推荐的第3阶梯止痛治疗中对剧烈疼痛患者的首选药物。吗啡是治疗癌痛的核心药物，符合3个阶梯镇痛原则。美施康定为口服给药，采用"控释技术"，即有效成分能恒量释放，血液浓度最稳定。还有一种美非康为第4代吗啡，镇痛作用相对差些，采用的是"缓释技术"，为等比释放，血液浓度控制不稳定。美施康定口服剂量：12小时服用10~20mg，以后根据止痛效果，进行不断调整，可增加25%~50%。口服时，要使药物完整地吞服，不可嚼碎。老年人或体弱者，开始时应适当减量。

（3）曲马朵　为中枢神经镇痛药，其镇痛效果良好，且副作用少，老年人服用也较适合，有其独特的功效。根据病因不同一般疼痛可分3类型：第1类为伤害源性，此与感觉器有关，对阿片镇痛作用敏感；第2类为神经源性，此与感觉神经受伤及功能障碍有关；第3类为交感神经介导性，此与交感神经损伤及功能障碍有关。阿片对第2类和第3类所致疼痛作用不敏感，而对可提高中枢系统中去甲肾上腺素及5-羟色胺水平的精神药物治疗有效。由于曲马朵既具有阿片类作用，又具有去甲肾上腺素与5-羟色胺活性作用，因此对上述3种类型所致的疼痛均为有效，是属"广谱效用"的药物，口服药为每片50mg，还有缓释片，其结构与可待因有相似之处。临床上疼痛很少为单一型，多为混合源性，因此，用药选择以类似曲马朵那样"广谱效用"的药物为宜。而且曲马朵与非甾体抗炎止痛药不同，它不引起高血压、充血性心力衰竭、胃肠溃疡、呼吸功能障碍或便秘等，也不发生药物依赖性。

（4）双氢埃托啡　舌下含化20~40μg，经3~4小时后可重复用药，它属于强效止痛药，止痛效力为吗啡的12 000倍，起效迅速，但不能长期应用，否则发生耐药性。若情况对症时，选用此药。

（5）哌替啶（杜冷丁、地美露）　为人工合成的吗啡代用品。止痛作用为吗啡的1/10~1/8，但作用生效较快，持续时间短（2~4小时），久用可发生机体对药物的依赖性，但较慢发生，故适用于剧痛时短期使用。它对呼吸中枢也有抑制作用，但不引起明显便秘。无止泻效用，镇咳作用也较弱。对晚期癌肿瘤剧痛治疗可代替吗啡作用，一般口服50~150mg/次。

（6）芬太尼　本品为苯基哌啶类药物，是人工合成镇痛药。为强力作用之镇痛药，较普通吗啡作用强80~100倍，且显效快，但维持时间短，副作用少，临床上可代替吗啡、哌替啶使用。若与地西泮合用，作用更强，依赖性小，一般注射剂量0.1mg（1 ml），静脉注射后可立即起效，经3~5分钟达到高峰，肌注15分钟起效，可维持1~2小时。现在有芬太尼贴剂（多瑞吉），由皮肤吸收后，迅速生效，可维持72小时，既方便又实用，深受癌症患者欢迎。必须注意，使用中不可将贴剂接触加热垫、电热毯等，以免因血流加速，使血中药物浓度增加，而引起呼吸障碍，以致死亡。最近，美国食品和药物管理局（FDA）再次发出警告称：不当使用芬太尼贴剂会导致死亡和严重损伤。因为贴剂中含有可以替代阿片类物质作用的芬太尼，其药性相当于吗啡的100倍，以此为晚期癌症患者使用，如果不按照处方规定而滥用，会导致严重后果。它只能用于对阿片类药物耐受、对其他止痛药不起作用的患者，如久用吗啡的晚期癌症患者、不适宜用于治疗一般疼痛或手术后疼痛患者。一旦轻易使用，出现呼吸变慢变浅、心跳变慢、嗜睡、皮肤湿冷、行走或说话困难、软弱无力或眩晕等，即属药物不良反应，应及时救治。

（7）美沙酮（美散痛）　作用与吗啡相似，口服5~10mg后，经20~60分钟见效，本药特点是耐药性及依赖性出现较慢，戒断症状也较轻。可引起便秘、胆道痉挛、呼吸抑制、低血压等。对晚期癌痛可适当选用，开始口服量5~10mg/次（极量口服10mg/次），10~15mg/d，与其他镇痛药、催眠药、抗抑郁药合用时，可加强镇痛效果。

（8）河豚毒素　已在临床实践中达到止住癌痛且不成瘾及帮助已成瘾者戒毒的功效。不久的将来还会有更完善的新药问世。

（三）辅助药物的选择

在对癌痛患者达到制止疼痛的全方位治疗不满意时，或虽应用各种镇痛药物，仍不能达到优良疗效时，可选用辅助药物进行治疗。辅助药物虽不是止痛药，但对弥补止痛药的药力不足或某些不良反应可起到增强疗效和降低疼痛的效果。

1. 皮质类固醇激素　如地塞米松、泼尼松龙等，可减轻病灶及其周围组织炎症反应和水肿，从而减轻疼痛。

2. 非甾体抗炎药　布洛芬、双氯芬酸（扶他林）、塞莱昔布（西乐葆）等，有镇痛、抗炎和解热作用，并可抑制前列腺素释放。

3. 抗惊厥药　常用的有卡马西平、加巴喷丁等，可选择性抑制大脑皮质运动区，稳定神经膜电位，阻止病灶放电向周围正常组织扩散。

4. 抗抑郁药　如阿米替林、多虑平等，能增强吗啡的镇痛效果，改善患者心情，促进睡眠，对神经病理性疼痛效果好。

5. α_2肾上腺素受体激动药　如可乐定，为中枢交感神经抑制药，使外周围血管阻力降低，血管舒张，血压下降，并有镇静作用，抑制胃肠道分泌和蠕动，也可用于对吗啡有药物依赖性患者的戒毒。

6. 抗焦虑药　如地西泮、羟嗪，有镇静、镇痛、安神、止吐、抗组胺、肌肉松弛和麻醉增强作用。

7. 抗精神病药　如丙氯拉嗪（甲哌氯丙嗪）、氯丙嗪等，对中枢神经系统、自主神经系统和内分泌系统等有多方面的作用，故有促进镇静、安宁、注意力降低作用，并有诱导入睡之感，可加强催眠、镇静疗效。

善于灵活应用上述辅助性药物，可以达到增强镇痛效果、松弛肌肉、改善失眠和烦躁不安的作用。例如，对神经源性的灼痛，可联合选用下列三环类抗抑郁药：去甲替林5~150mg/d，阿米替林10~25mg/d，或多塞平（多虑平）30~300mg/d，甲丙咪嗪75~100mg/d，睡前服用。若为电击样、刀刺样疼痛，联合用抗惊厥类药：加巴喷丁100~200mg/d，或卡马西平0.1~0.4g/次，3~4次/d（使用上述辅助药，应从低剂量开始）。若为癌肿压迫性痛，高颅压，神经、脊髓压迫痛，可选用皮质类固醇抗炎药减轻水肿等。此外，还可联合应用中药，如补气益气汤、小柴胡汤等，有益于扶正祛邪，提高免疫力，杀灭癌细胞，使身心健康提高至最佳状态。

对临床上常见的各部位疼痛，例如骨转移性痛、胸痛、盆腔痛、肝区痛及头痛等，均可选用上述药物，分别联合应用，发挥辅助性药物的潜在效用，并细心观察疗效，详细记录。同时，还要重视做好心理治疗工作，将患者从痛苦中解救出来，提高其生活、生存质量。

（吕霞 闫浩 王天元 翁萍）

参 考 文 献

［1］史可任. 颈腰关节疼痛及注射疗法[M]. 4版. 北京：人民军医出版社，2011：783-793.

［2］田慧中，黄卫民，窦书和. 骨关节疼痛注射疗法[M]. 北京：人民军医出版社，2011：1-178.

［3］傅志俭，宋文阁. 镇痛注射技术图解[M]. 济南：山东科学技术出版社，2007：33-152.

［4］孟庆云，柳顺锁，刘志双. 神经阻滞学[M]. 北京：人民卫生出版社，2003：1-796.

第二篇 局部浸润麻醉下脊柱手术

第十五章 局部浸润麻醉

第一节 概 述

　　已往在脊柱畸形截骨矫正术中多采用全麻插管，对脊髓功能的观察借助于唤醒试验或诱发电位监护。笔者在855例全脊柱截骨加器械矫正的大手术中一律采用局部浸润麻醉获得较好的麻醉效果，术中出血量较少，术后患者恢复顺利。最大的优越性是患者清醒可随时询问患者双下肢的感觉运动情况，术中对脊髓的任何碰触或牵拉，患者都能及时正确地向术者提示，这在围绕硬膜管做环形截骨术中是最可信的依据。唤醒试验的确是马后炮，诱发电位虽然能较早显示在波形图像上，但术者对图像的判断和下一步应采取的措施常常犹豫不决。我们认为只有清醒患者的回答和随时进行的双下肢感觉运动试验才是避免术中脊髓损伤和保证完成手术过程的有利条件。

　　当术前、术中和术后均配带颅盆牵引装置的患者，在颅盆牵引下做手术的时候，气管插管全麻将受到一定的限制。故笔者大部分在颅盆牵引下做手术，均采用后背部长节段局部浸润麻醉，取得显著治疗效果，达到术中无痛。特别是当靠近硬膜、神经根进行截骨切除术时，对神经组织的机械性碰触或过牵、过缩而造成的损害，患者能及时告知术者，自觉症状上的麻木、疼痛和不适，使术者及时注意纠正操作上的错误，这比任何唤醒试验和诱发电位都更可信。

　　术后在颅盆牵引下的患者，能避免全麻后的胃肠道反应、恶心呕吐等现象的发生。使患者恢复较快，术后第2天即可下床围床活动，由于在颅盆牵引下刀口的疼痛不明显。局部浸润麻醉的患者，全身反应较轻，一般均能顺利度过术后这一关。

　　局部浸润麻醉下进行大手术的手术方法，其优点甚多，特别是在脊柱外科中利用它保留意识，能与术者交谈的特点来防止手术操作中对脊髓和神经组织的损伤，其意义重大。因为局部浸润麻醉是由外科医师与麻醉科医师共同合作，密切配合方能做到尽善尽美的一种麻醉方法。术中分层、分次注射局部麻醉药液，是由外科医师来完成的，而密切观察患者和处理意外事故的发生，又是由麻醉科医师来负责的，所以外科医师与麻醉科医师之间必须配合默契方能顺利进行大手术应用局部浸润麻醉的工作。关于麻醉药液的配制及用量的确定，必须由外科医师与麻醉科医师共同协定处方。分层、分次的注射药量必须由外科医师掌握，注意且勿注药过量或麻醉药液误入动脉，造成麻药中毒现象。但麻醉科医师更应认真负责地观察监测患者，及时发现患者有无意外表现或局麻药液中毒的现象发生，应及早发现及早处理，不能延误时间，避免造成患者的不可回逆的脑缺氧。对采用局部浸润麻醉的患者做手术时，应事先准备好局麻药液中毒的解毒药物硫苯土钠注射针剂、鲁米那钠注射针剂，并对解毒药液的用量心中有数。一旦发现患者有抽搐，就应立即进行抢救。麻醉科的医师必须在局麻药液中毒的抢救方面拥有成熟的理论知识与实践经验，这样才能避免许多的麻醉意外发生。

一、三种卡因的药性

　　1. 普鲁卡因　属于酯类局麻药，普鲁卡因亦称奴佛卡因，是最早合成的对氨苯甲酸酯类药物之一。由于其作用强度低、起效慢、作用时间短，以及脂溶性更强的酰胺类局部麻醉药相继问世，目前普鲁卡因的临床应用已日趋减少。虽然普鲁卡因的全身不良反应少见，但可引起变态反应。目前主要是用于局部浸润阻滞和慢性疼痛患者评估时的鉴别性蛛网膜下隙阻滞。

2. 利多卡因　属于酰胺类局麻药，利多卡因亦称塞罗卡因，因其神经阻滞效果确切、起效迅速和作用时间中等，所以目前仍然是应用最为广泛的局部麻醉药。一般可用于局部浸润阻滞、周围神经阻滞、硬脊膜外间隙阻滞、蛛网膜下隙阻滞和表面麻醉。由于利多卡因可直接作用于中枢神经系统，所以静脉应用时具有镇静和镇痛作用，可减弱全身麻醉气管插管时的心血管系统应激反应，并可治疗某些慢性疼痛综合征。在局部神经阻滞时，利多卡因的作用时间一般可持续1~3小时；加用肾上腺素后，不仅可使其起效增快和作用时间延长，而且亦可通过降低其血浆峰浓度而减轻毒性作用。利多卡因是在肝脏代谢，虽然其代谢产物经胆汁排出，但是亦可被重新吸收进入循环而经尿排出，仅有一小部分以原形随尿排出。

3. 丁哌卡因　属于酰胺类局麻药，丁哌卡因亦称麻卡因，是哌啶环羟基酸酰胺的丁基衍生物。一般用于局部浸润阻滞、周围神经阻滞、硬脊膜外间隙阻滞和蛛网膜下隙阻滞，但是不应用于表面麻醉。丁哌卡因的作用时间比利多卡因长2~3倍，但同时其毒性作用亦增强。丁哌卡因的严重毒性作用使其不能用于静脉局部麻醉和静脉全身麻醉。由于丁哌卡因用于差异性神经阻滞时效果显著，所以在产科麻醉、手术后急性疼痛和慢性疼痛治疗中的应用比较广泛。丁哌卡因用于周围神经阻滞时作用时间最长，据报道可持续数小时甚至更长时间。加用肾上腺素可影响丁哌卡因吸收入血和对靶位点的效应。在椎管内应用时，丁哌卡因的作用强度优于丁卡因，而且发生低血压的可能性较低。另外，与应用高比重药液相比较，等比重丁哌卡因药液产生的运动神经阻滞效果更佳。

二、麻醉药液的配制和用药

复方局部浸润麻醉剂，其中包含盐酸普鲁卡因2.5g，盐酸利多卡因400mg，盐酸丁哌卡因200mg，哌替啶100mg，盐酸肾上腺素（1∶1 000）0.5ml，生理盐水加到1 000ml。要求一次性将1 000ml药液配好备用，不允许随用随配以免在药量比例上发生问题影响麻药效果或出现中毒现象。

用法和用量：局部浸润麻醉时分次进行皮内、皮下、肌肉和神经根周围注射。成人量500~1 000ml，8岁以内的小儿药物成分量减半。

术前和术中用药：术前晚给苯巴比妥30~60mg口服，小儿2mg/kg口服。术中患者如有难以忍受的疼痛时，还可在3~5小时内再给予二次哌替啶肌注，每次50mg，8岁以内小儿酌情减半量。再加上局麻药液中的哌替啶100mg共计200mg。根据用药经验术中术后无不良反应出现。哌替啶的最大优点是镇痛作用强而不影响意识，患者能随时回答术者的问话。不主张给予影响患者意识的药物如氯安酮之类。

三、局麻浸润技术和手术操作

由麻醉师在台下监护患者，术者和助手在台上进行局部浸润麻醉，其步骤如下：患者取俯卧位消毒铺单后开始沿棘突作皮内、皮下层的浸润麻醉，然后切皮止血直至暴露腰背筋膜后层，在切开筋膜之前再进行椎板后肌肉层的浸润麻醉，根据切口的长短需250~500ml麻药。然后沿棘突作正中切口暴露椎板，剥离清除椎板后软组织，用自动牵开器拉开肌肉层再进行第三层横突间和横突旁的深层浸润注射，并同时对自椎间孔发出的脊神经根周围做浸润封闭。三层共需要局麻药液600~750ml，剩下的250~400ml药液留作必要时补充麻醉用。一般所配麻醉药液宁可比所需要的量多些，但勿过少免得不够时重配。因为局麻药液是分层分次注入组织，一般不会因药量过大而产生古卡硷类药物中毒现象。

四、局麻药的全身毒性

在临床上局麻药引起的各种毒性反应主要涉及中枢神经系统（CNS）和心血管系统，局限的神经和骨骼肌刺激，以及一些特殊的副作用，如正铁血红蛋白血症、过敏反应和局麻药成瘾。对心血管和中枢神经的毒性，以及对骨骼肌的刺激是由局麻药的毒理性质决定的。其他多数不良反应都是因用药不当所致，如意外地血管内或鞘内注射，或者用药超量。

局麻药对人体的毒性反应多累及中枢神经系统，对心血管系统的抑制较少，但后果严重，而且难以处理。

接受静脉注射局麻药后的志愿者，描述有头晕目眩和头昏眼花的感觉，常伴有视觉和听觉障碍，如视物不清、耳鸣等。其他主观的中枢神经系统症状包括定向力障碍和偶有昏睡。中枢神经系统中毒的客观体征实际上是兴奋性的，包括战栗、肌肉颤搐，以及初期面部肌肉和肢体远端的震颤，最后出现紧张阵挛性的全身惊厥。如果注射了大剂量的局麻药，中枢神经系统从早期兴奋状态很快进入全面的抑制，接着发生呼吸抑制，最后呼吸停止。偶尔有些患者首先出现中枢神经系统抑制，而没有兴奋阶段，尤其在同时使用了其他中枢神经抑制药时多见。

局麻药造成初期中枢神经系统兴奋的机制是大脑皮层内抑制路径选择性阻滞的结果。当抑制路径受到局麻药早期抑制时，使敏感神经元产生相反的作用，致兴奋活性增强，因而导致惊厥。当继续增大局麻药的剂量时，抑制途径和敏感途径均受到抑制，结果使中枢神经系统处于全面抑制状态。

各种局麻药潜在的中枢神经系统的毒性，主要与其固有的麻醉强度有关。例如对猫，需要注射普鲁卡因约35mg/kg才使其产生惊厥，相比之下丁哌卡因只要用5mg/kg，而利多卡因、甲哌卡因和丙胺卡因诱发惊厥的剂量为中等。各种局麻药固有的麻醉强度和毒性不同，当用丁哌卡因作区域麻醉时，其麻醉强度比普鲁卡因约高8倍，而丁哌卡因使猫产生惊厥所需的剂量比普鲁卡因约大7倍。为使狗产生惊厥，所需利多卡因的剂量约20mg/kg，依替卡因为8mg/kg，丁哌卡因为5mg/kg，因此，丁哌卡因、依替卡因和利多卡因对中枢神经系统的毒性比约为4：2：1。对志愿者作静脉注射的研究中论证了各种局麻药的麻醉效能与中枢神经系统中毒剂量之间的关系。

在各种局麻药产生惊厥的血药浓度与其麻醉强度之间也存在一定的相关性。丁哌卡因在血中浓度约为$4.5\mu g/ml$时可引起猴子惊厥，利多卡因血浓度在$25\mu g/ml$时使其发生抽搐。在人体内，注射丁哌卡因和依替卡因血中浓度为$2\sim4\mu g/ml$可发生惊厥，对于毒性较小的利多卡因，需超过$12\mu g/ml$才发生惊厥。

尽管在麻醉强度与中枢神经系统毒性之间存在着相关性，而达到一特定的血药浓度所采用的注射速率也可影响局麻的毒性。例如，Scott指出当以10mg/min的速率给志愿者注射依替卡因时，中枢神经系统症状出现前，可以耐受的平均剂量为236mg，静脉血液浓度为$3.0\mu g/ml$。但是，当注射速率增加到20mg/min，志愿者就只能耐受161mg的平均剂量，由此产生的静脉血浆浓度约为$2\mu g/ml$。

局麻药对中枢神经系统的影响与体内的酸碱状态有明显关系。对猫的研究显示，各种局麻药的惊厥阈值同动脉的二氧化碳分压（P_{CO_2}）水平成反比。当P_{CO_2}从$25\sim40$mmHg提高到$65\sim81$mmHg时，各种局麻药的惊厥阈剂量可下降约50%。动脉的pH下降也与这些局麻药的惊厥阈下降有关。Englesson 和 Grevesten评估了P_{CO_2}、pH与各种局麻药对CNS活性影响的关系。呼吸性酸中毒造成P_{CO_2}上升和动脉血pH下降与降低各种局麻药的惊厥阈是一致的。但是，发生在代谢性碱中毒的P_{CO_2}和pH升高，对局麻药的惊厥阈作用很小，认为pH是改变局麻药的CNS毒性的主要原因。酸中毒以几种方式改变惊厥阈。P_{CO_2}升高将提高大脑的血流量，使更多的局麻药进入大脑。细胞内pH降低可以促使局麻药的碱基形式转换为阳离子形式，这些是局麻药对神经膜起作用的主要原因。阳离子形式弥散不佳，于是可增大细胞内的浓度。高碳酸血症或酸中毒，或两者均可降低局麻药的血浆蛋白结合率。因此，P_{CO_2}升高或pH降低都会增加游离药物向大脑扩散。另一方面，酸中毒可增加局麻药的阳离子形式，降低其弥散速率。

总之，局麻药可以对中枢神经系统产生明显作用。通常中枢神经系统兴奋可导致惊厥，这是局麻药产生全身毒性的最常见的症状。注射剂量过大也可导致中枢神经系统抑制并呼吸停止。一般局麻药对中枢神经系统潜在的毒性与各种局麻药固有的麻醉强度有关。

五、局麻药中毒的治疗

如果呼吸和心血管功能维持正常，除停止注射外，对轻微症状和体征的中毒，不必采取其他治疗措施。然而，对早期出现的中毒体征要不断与患者交谈，对心血管系统进行监视、输氧，并鼓励患者按正常的分钟通气量呼吸。

1. 惊厥

如果局麻药引起惊厥，应立刻镇静解除惊厥，并且在发生脑缺氧前解除呼吸及心血管的抑制，防止缺氧和酸中毒发生。

（1）巴比妥酸盐或硫喷妥钠　静脉注射巴比妥酸盐、硫喷妥钠（50~100mg），能迅速抑制惊厥的发生。但应将呼吸和心血管功能的抑制作用降到最低限度。因此，必须仔细观察呼吸变化，保持呼吸道畅通，应给氧吸入。如果出现呼吸抑制和呼吸暂停，必要时行气管内插管和人工通气。

（2）地西泮或咪达唑仑（midazolam）　可静脉注射地西泮或咪达唑仑控制惊厥。起效时间比硫喷妥钠慢，但作用持续时间稍长。硫喷妥钠和地西泮或咪达唑仑都能抑制惊厥，但均可引起呼吸及心血管抑制，因此，应提高警惕。

（3）琥珀酰胆碱　琥珀酰胆碱是一种神经肌肉阻滞药，通常静脉注射50mg（成人）可抑制惊厥。但注药后可伴随出现呼吸肌麻痹和呼吸停止，应立即气管插管和给氧通气。此药只能由熟练掌握气管内插管技巧的人员使用。琥珀酰胆碱可抑制肌肉惊厥活动，但不能抑制大脑的惊厥过程，而脑惊厥可增加脑的需氧量。但如给氧后能使呼吸及心血管功能得到恢复，就不会造成有害的中枢神经系统后遗症。

2. 心血管抑制

如出现低血压时应纠正缺氧，升高双腿、加快静脉输液速率，必要时，静脉注射血管加压药。由于低血压通常是由于心肌抑制和血管舒张所致，因此，最好应用可刺激 α - 肾上腺素能受体和 β - 肾上腺素能受体的药，如麻黄碱10~30mg或递增5mg，直至获得阳性反应，阿托品0.4mg可逆转心动过缓。

深度的心血管抑制需要立即进行心肺复苏术。用电复律法处理心室性心动过速或心室纤颤，常需要用高于正常水平的电能。也有报道，使用大剂量的肾上腺素和阿托品逆转狗注射丁哌卡因后产生的心血管抑制。对产生的循环虚脱，必须坚持1小时或更长时间的心肺复苏术。同时给氧控制通气和注射碳酸氢钠以纠正酸中毒。

对由全脊麻引起的呼吸和血管抑制应采用上述相同方式进行处理，如气管内插管辅助或控制通气就应迅速实施，以防止缺氧和酸中毒。同时应快速静脉输液、输入血管加压药和抗胆碱能药以治疗低血压和心动过缓。另外抽出脑脊液10~20ml，并注入生理盐水，有助于防止可能出现的神经损伤，尤以鞘内注射氯普鲁卡因药液时更宜采取上述措施。

六、对局部浸润麻醉重新认识

1. 脊柱畸形惯用全麻　自从1945年Smith-Petersen采用椎板截骨矫正强直性脊柱炎所致的脊柱后凸畸形，1962年Harrington采用单纯器械方法矫正脊柱侧凸畸形以来，在麻醉上已经形成一个惯例，就是脊柱畸形的矫正手术必须在全麻插管下才能进行，对脊髓功能的观察又必须用唤醒试验或诱发电位等方法来间接地进行观测。作者在矫正脊柱畸形的早期（1980—1985年）也未敢跳出"全麻"这个框框，总认为只有全麻才能克服肌肉的收缩力，才能使弯曲的脊柱变直。后来通过实践使我们认识到软组织的挛缩必须靠术前的慢性牵引（垂直悬吊、颅盆环）才能解决，如果术前牵引做得好，挛缩的软组织已得到松解，局麻下手术也能照样得到应有的效果。如果术前牵引做得不好，全麻下手术也不能得到应有的矫正度数。

2. 对麻醉选择上的重新认识　在全脊柱截骨加器械矫正脊柱弯曲畸形中应采取哪种麻醉方法？全麻插管或硬膜外，还是局部浸润麻醉？作者初步认为：①全麻插管可用于单纯器械治疗，如Harrington手术，分叉棍手术等不直接接触脊髓的手术，但用于全脊柱截骨加器械矫正术时对脊髓的观测则需靠清醒试验或诱发电位监护，增加了手术的复杂性，不如在局部浸润麻醉下靠患者的直接回答更方便可靠些。②硬膜外麻醉用于全脊柱截骨加器械矫正术其缺点有二：一是脊柱手术切口长而硬外麻醉的节段有限，难以达到整个术野内无痛；二是使截骨部位的硬膜本身失去了敏感性，任何器械的碰触或牵拉过重都容易造成隔着硬膜看不见的脊髓损伤。③局部浸润麻醉加专门手术器械和严谨的手术技巧才是完成全脊柱截骨术的最佳手段。

3. 全麻下的清醒试验和诱发电位监护　清醒试验一般是在手术完成之后再减浅麻醉至能够唤醒患者让他活动下肢以观察能否自主活动。用这种方法来发现脊髓损伤一般为时太晚，增大了脊髓损伤的不可回逆性，的确是一种马后炮的做法。诱发电位分为脊髓诱发电位（SCEP）和体感诱发电位（SEP），根据北京中日友好医院张光铂等的报道采用将电极放在硬膜外的方法，能比较准确地反映出脊髓缺血、牵拉、压迫或解除压迫的情况，而且在手术触及脊髓时能测出脊髓能承受的最大压力。因此诱发电位监护在脊柱脊髓手术中为一有效的监护手段，但一般医院所采用的诱发电位常有假阳性或假阴性的图像出现，使人一时难以判断。另外无论是何种诱发电位都是以图像的方式、间接地用波形显示。我们认为在全脊柱截骨术中最可靠的还是在局部浸润麻醉下听取患者的直接回答和随时令患者做下肢的功能试验是既方便又可信的依据。

4. 局麻药液的配制及其作用　本组配制的复方局部浸润麻醉剂其中包含有盐酸普鲁卡因、盐酸利多卡因和盐酸丁哌卡因三种局麻药物，这样可降低每一种药物的中毒量，增强渗透性，延长作用时间。药液中加有极微量的盐酸肾上腺素能使局部组织内的血管收缩而致局麻药物的吸收排泄变慢，延长了在局部的作用时间，减少了中毒现象的发生，将哌替啶100mg放入药液中拮抗肾上腺素引起的血压增高所致的松质骨面渗血过多，同时还起全身性镇痛作用，在3~5小时的手术过程中分次给予哌替啶总剂量200mg无不良副作用发生，但应注意术后不能再用哌替啶作为止痛药以免产生成瘾现象。

（田慧中　莫利求　吕霞）

第二节　分层分次局部浸润麻醉

在局部浸润麻醉下进行骨科大手术时，是由外科医师、手术者进行局部浸润注药操作的，但必须要有麻醉师在台下观察监护患者，不能像在局麻下做小手术那样，台下没有麻醉师的监护。一旦术中出现麻醉意外，延误了抢救时间，将会产生严重的后果。故麻醉师与手术者应做到严格的密切配合，方能在局部浸润麻醉下进行大手术。在局部浸润麻醉下进行脊柱截骨术或颅盆牵引下进行脊柱畸形矫形术时，必须要有麻醉师与手术者的密切配合，术前制订手术方案，一旦遇到手术意外应如何进行及时处理，不能到时束手无策，或找不到对抗麻醉中毒的药品或不知道用何种方法来对抗术中患者的抽搐和惊厥，或者是对抗惊厥药量胸中无数，给药量不足，达不到抗惊厥的作用，迁延时间过长将会造成脑缺氧产生不良的后果。所以说台下麻醉师的监护是非常重要的。本节主要叙述分层分次进行局部浸润麻醉的注药方法。

一、经后路沿棘突切口的局部浸润麻醉

令患者取俯卧位（图15-1），沿棘突用细针头注入局麻药液，使皮肤形成橘皮样皮丘，根据切口的长短作纵形延长，将局麻药液注入皮肤、皮下脂肪层至棘突的后方（图15-2），造成皮肤及皮下层的浸润状态。然后进行沿棘突切口，切开皮肤及皮下组织并牵开，直达暴露棘突末端。暂时保留腰背筋膜后层的完整性不被切开。

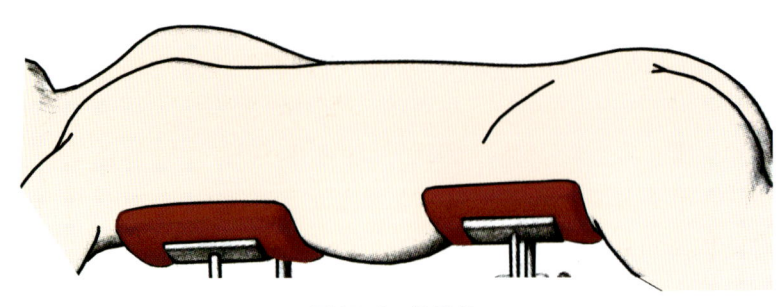

图15-1　俯卧位

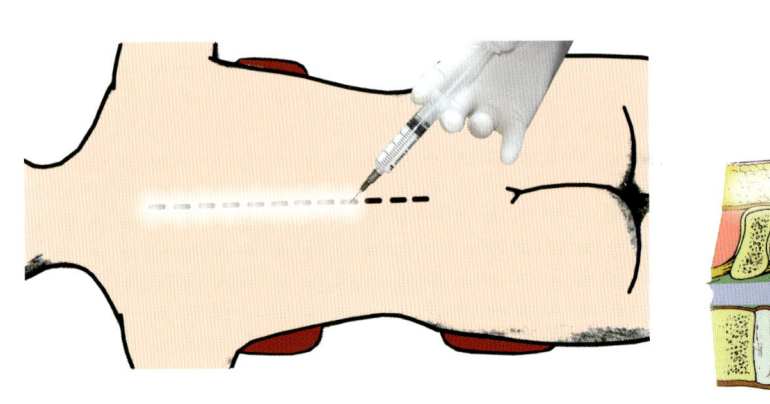
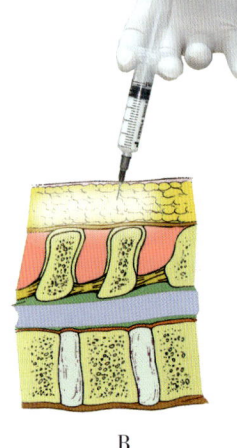
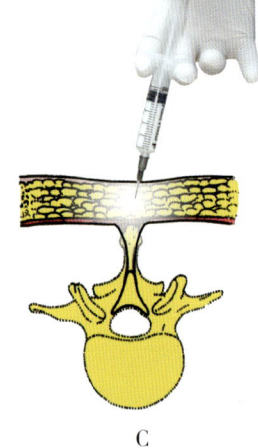

A　　　　　　　　　　　　　　B　　　　　　　　　　　　　C

A.背面观：沿棘突作皮内、皮下浸润注射。B.侧面观：皮内、皮下浸润注射。C.轴面示意图：皮内、皮下浸润注射。

图15-2　第一层局部浸润麻醉

二、第二层局部浸润麻醉

将麻醉药液注入棘突、椎板后和关节突后方的肌肉层内（图15-3）。然后再纵行沿棘突切开，并向两侧做骨膜下剥离并牵开，暴露椎板、关节突（图15-4）。

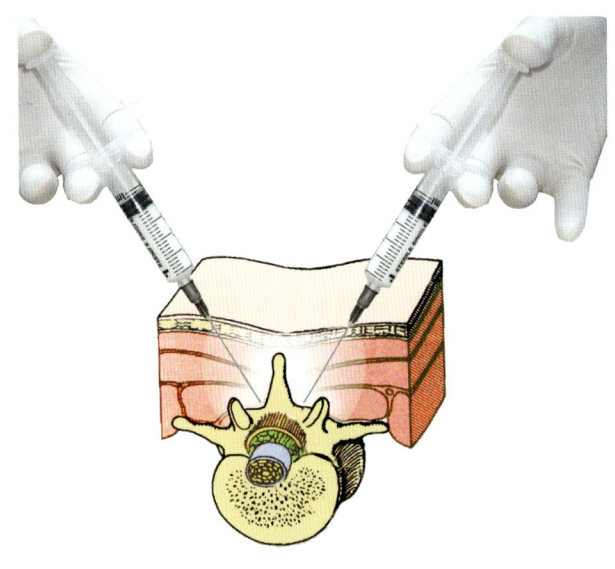
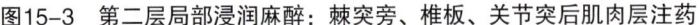

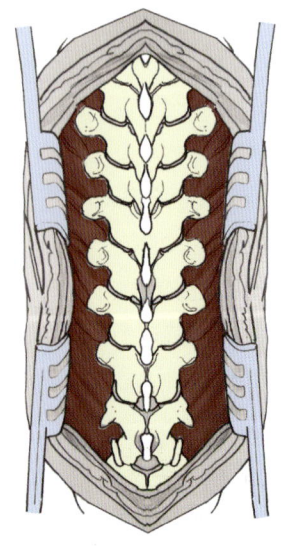

图15-3　第二层局部浸润麻醉：棘突旁、椎板、关节突后肌肉层注药　　　　　　　　图15-4　切口暴露椎弓后部成分

三、第三层局部浸润麻醉

将局麻药液注入关节突外侧、横突与横突间的背侧,以及椎间孔的外侧,产生浸润麻醉的作用后,再切除横突继续向椎弓根和椎体的外侧剥离暴露。对脊神经后支的血管神经束进行电凝止血。并切断脊神经后支(图15-5)。分离暴露椎间孔,保留自椎间孔内穿出的脊神经根。

四、第四层局麻浸润

脊神经根周围的注药(图15-6)。经分层分次局部浸润麻醉后可以产生完全无痛,而且患者在清醒状态下,与术者谈着话,做手术的效果。但这种优越的效果,只能在术者与麻醉师的默契配合下方能取得。局麻下做大手术是一种有经验的麻醉师和手术者的艺术表演,不像气管插管麻醉那样简单、易行。

五、术中并发症及注意事项

1. 分层、分次局部浸润麻醉的优点:注药一层、切开一层的麻醉方法,延长了局麻药液在体内吸收过程,降低了中毒现象的发生率,避免了一次性注药后所造成的体内药液浓度过高所产生的中毒现象,如抽搐、惊厥等现象的发生。

2. 局部浸润麻醉下做大手术的最大优点是患者在清醒状态下,能与术者讲话,能够回答术者的问题,这比任何唤醒试验和诱发电位都更可靠。作者田慧中在185例全脊柱截骨术中均采用局部浸润麻醉,855例颅盆牵引下行脊柱弯曲畸形的矫正术也均在局部浸润麻醉下进行的,深深体会到局部浸润麻醉在脊柱外科大手术中的优越性。但对麻药中毒的警惕性也应时刻牢记心中。

3. 作者田慧中在1 040例脊柱外科大手术中应用局部浸润麻醉,取得了矫正脊柱畸形的优良效果。其中有4例术中并发麻醉中毒现象,该4例均为10岁以内的小儿。3例均经有经验的麻醉师给予抢救,应用硫苯妥钠静脉注射、苯巴比妥钠肌肉注射控制住患者的抽搐和惊厥,使呼吸恢复正常,解除了缺氧现象,术后未遗留任何后遗症。另1例3岁半的患儿,术中出现中毒现象,抽搐、惊厥明显,但由于麻醉师缺乏经验,牵延时间过长,未能得到及时抢救和合理的用药,给予苯巴比妥钠肌注,但由于给药量太小,只给了个镇静

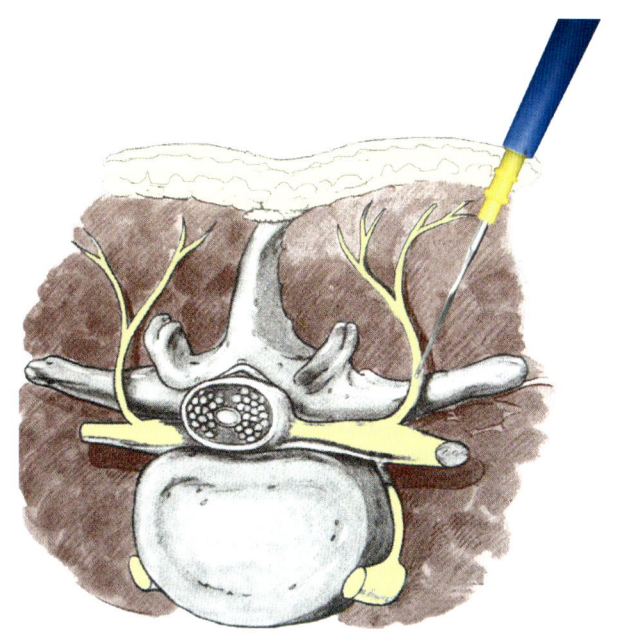

图15-5 第三层局部浸润麻醉后,电烙切断脊神经后支的血管神经束

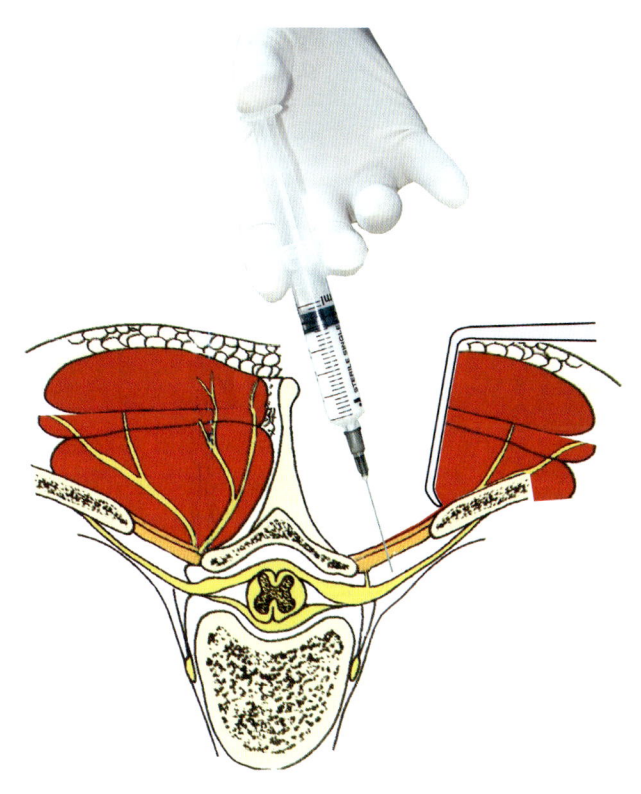

图15-6 第四层局麻浸润:在椎间孔外脊神经根周围注入麻醉药液

量，未达到抗惊厥的效果，术中缺氧时间过长而致术后短期内不能清醒，造成脑缺氧后遗症。这是术中抢救不及时的遗憾，值得认真吸取经验教训。

4．对于小于10岁的患儿，应特别注意给药剂量和注药速度。局麻药液的浓度一定要减少到成人量的1/2~1/3。一定要分层分次地进行局部浸润麻醉。一旦遇见抽搐等中毒症状出现，应及时进行抢救，及时给予抗惊厥的药物，不能延误时间，更不能等待。

5．在应用局部浸润麻醉做大手术之前，要组织麻醉师和手术医师一起学习，统一认识并将术中抢救所需的药品、器材准备好。

（田慧中　黄卫民　杜晓宣）

参 考 文 献

［1］田慧中，黄卫民，窦书和. 骨关节疼痛注射疗法[M]. 北京：人民军医出版社，2011：1-178.

［2］史可任. 颈腰关节疼痛及注射疗法[M]. 4版. 北京：人民军医出版社，2011：783-793.

［3］薛富善. 临床局部麻醉技术[M]. 北京：人民军医出版社，2005：3-432.

［4］Richard L Drake，Wayne Vogl，Adam W M Mitchell. 格氏解剖学：教学版[M]. 北京：北京大学医学出版社，2006：2-739.

［5］David L Brown. 局部麻醉图谱[M]. 范志毅，译. 北京：科学出版社，2008：18-253.

［6］黄文起. 局部麻醉学[M]. 北京：人民卫生出版社，2008：13-174.

［7］孟庆云，柳顺锁，刘志双. 神经阻滞学[M]. 北京：人民卫生出版社，2003：1-796.

［8］潘晓军，傅志俭，宋文阁. 临床麻醉与镇痛彩色图谱[M]. 济南：山东科学技术出版社，2003：21-273.

［9］田慧中，马原，吕霞. 颅盆牵引加弹性生长棒内固定治疗发育期间的脊柱侧凸[J]. 中国矫形外科杂志，2008，16（21）：1660-1663.

［10］田慧中，吕霞，马原. 头盆环牵引全脊柱截骨内固定治疗重度脊柱弯曲[J]. 中国矫形外科杂志，2007，15（3）：167-172.

［11］田慧中，李佛保. 脊柱畸形与截骨术[M]. 西安：世界图书出版公司，2001：662-734.

［12］田慧中，刘少喻，马原. 实用脊柱外科手术图解[M]. 北京：人民军医出版社，2008：1-321.

［13］陈安民，徐卫国. 脊柱外科手术图谱[M]. 北京：人民卫生出版社，2001：181-273.

［14］田慧中，刘少喻. 实用脊柱外科学[M]. 广州：广东科技出版社，2008：1-409.

［15］田慧中，李明，马原. 脊柱畸形截骨矫形学[M]. 北京：人民卫生出版社，2011：3-330.

［16］田慧中，李明，王正雷. 胸腰椎手术要点与图解[M]. 北京：人民卫生出版社，2012：245-374.

［17］田慧中，张宏其，梁益建. 脊柱畸形手术学[M]. 广州：广东科技出版社，2012：1-483.

［18］Tian Huizhong，Lv Xia，Tian Bin. Halo Pelvic Distraction in Combination with Total Spine Osteotomy and Internal Fixation for Treatment of Severe Scoliosis[J]. Orthopedic Journal of China，2006，1（1）：11-16.

［19］田慧中，艾尔肯·阿木冬，马原. 预防性截骨切除术治疗先天性侧旁半椎体[J]. 中国矫形外科杂志，2011，19（7）：541-544.

［20］田慧中，马原，吕霞. 颅盆牵引下肋骨成形术治疗胸廓塌陷[J]. 中国矫形外科杂志，2009，17（11）：836-838.

第十六章　颅盆牵引局部浸润麻醉下脊柱弯曲矫形术

在颅盆牵引下行脊柱弯曲矫形术，受到牵引装置的障碍，使气管插管麻醉受到影响，故笔者田慧中在855例脊柱弯曲畸形的矫形手术中都是在颅盆牵引下、局部浸润麻醉下完成的。对局部浸润麻醉在脊柱科的临床应用方面取得了比较成熟的经验，解决了许多重大疑难问题。

一、适应证

1. 选择正在发育期间的儿童，年龄在3~20岁的病例，先作颅盆牵引后行矫正脊柱弯曲手术的病例。准备在术中、术后继续配带颅盆环牵引的患者作为选择对象。

2. 特发性脊柱侧弯、先天性脊柱侧弯及其他原因所致的脊柱侧弯或后凸只要是年龄在3~20岁的男女患者均为局部浸润麻醉的适应证。

3. 智力发育正常、能与医生配合、性格开朗的儿童为首选病例。

4. 脊柱的弯曲度数在100° Cobb角以内者最为理想。

二、禁忌证

1. 智力发育障碍、脑病后遗症的患者为局部浸润麻醉的禁忌证。

2. 100° Cobb角以上的患者为局部浸润麻醉的相对禁忌证。

3. 具有手术恐惧心理的病例或智力发育异常的病例均为手术禁忌证。

三、术前准备及体位

1. 麻醉前由麻醉师与手术医师共同设计手术方案、准备好术中所需要的药品和器材。术中由术者给予局部浸润麻醉药液和分层、分次注射，由麻醉师负责观察监护患者，必要时及时进行抢救工作。不允许在无麻醉师监护的情况下进行局部浸润麻醉手术。

2. 给患者进行术前训练，让患者配合医生的问话，实事求是地回答问题，取得家属的理解与配合。

3. 术前晚给予苯巴比妥片剂15~30mg，小儿3~6mg/kg睡前服。术前用药巴比妥钠针剂0.1~0.2g，术前30分钟肌注，或1~1.5mg/kg术前30分钟肌注。能减少术中出现局麻中毒反应。

4. 送患者进手术室时，由病房带两支苯巴比妥钠针剂进手术室，准备必要时术中应用。

5. 由麻醉师准备的药物有硫苯妥钠粉针剂0.5g和1g剂量的包装，1%~1.25%、3~5mg/kg静脉缓推至抽搐停止，也可配成2%~2.5%硫苯妥钠3~5ml静脉缓推直至抽搐停止。

6. 患者取俯卧位或颅盆牵引下俯卧位（图16-1）。

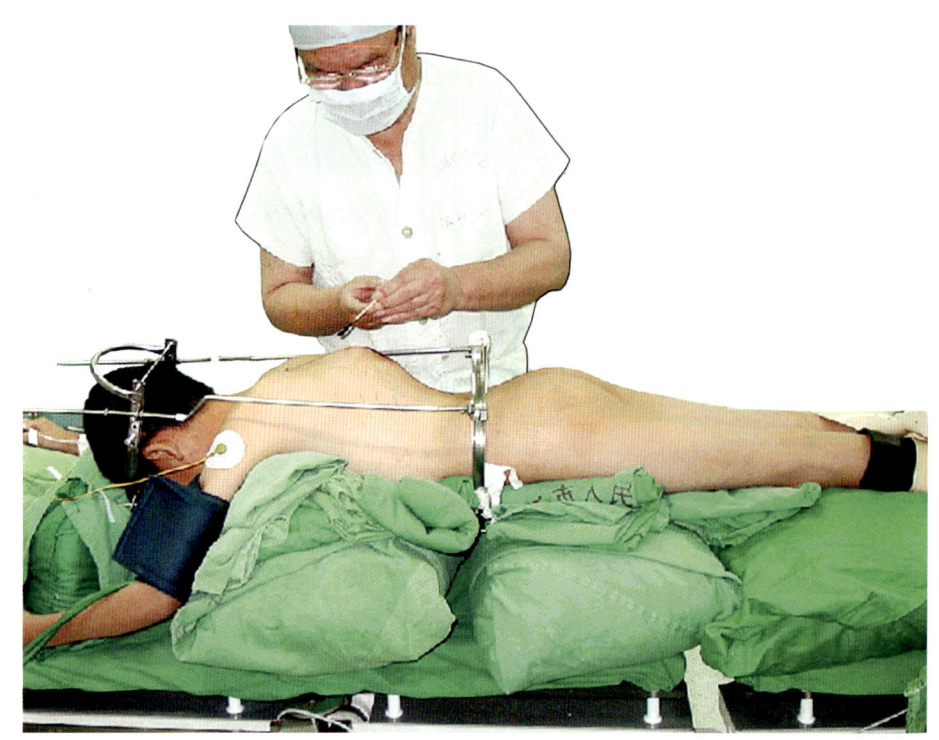

图16-1 在颅盆牵引下的俯卧位：用填料垫实，不要让患者悬空在架子上，用龙胆紫画出切口线，长为20~30cm

四、局部浸润麻醉及手术操作

1. 局麻与切口 由外科医师沿皮肤切口线，浸润注射局麻药液（图16-2），然后切开皮肤、皮下组织直达棘突尖端。

2. 第二层浸润麻醉 将药液注入在棘突的两旁和椎板关节突的后方（图16-3）。沿棘突正中切开软骨帽

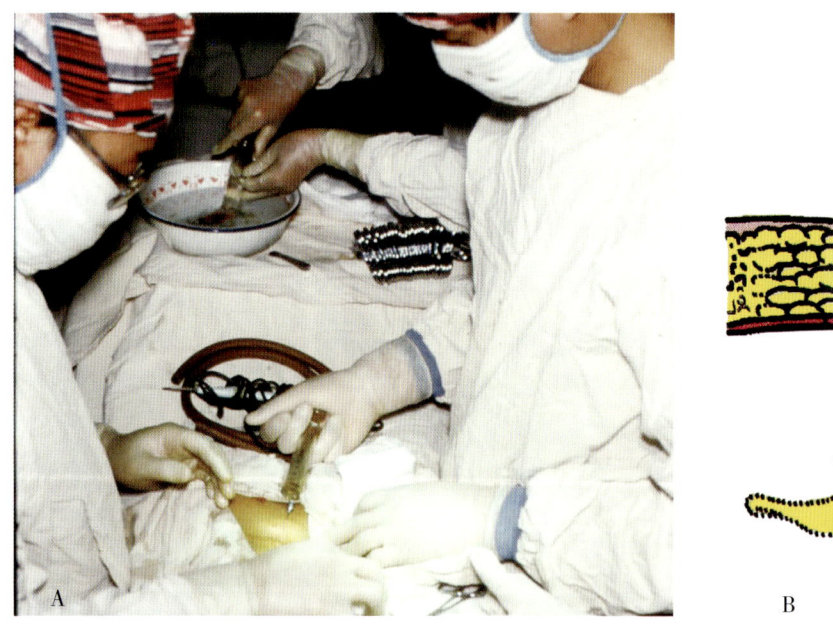

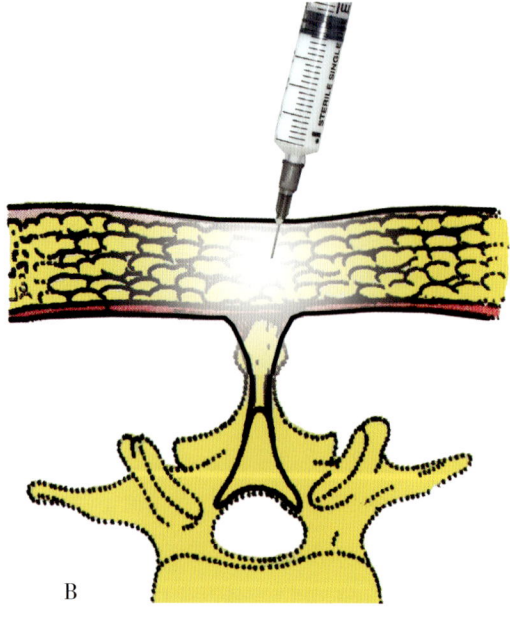

A.沿皮肤切口线，浸润注射局麻药液。B.第一层浸润麻醉，将麻醉药液沿棘突注入皮内和皮下组织层内。

图16-2 局部浸润麻醉

（儿童），连同软骨帽（图16-4）与棘突旁肌肉组织一起，自骨膜下向两侧剥离棘突和椎板，暴露棘突、椎板、关节突的后方骨质（图16-5）。

3. 第三层浸润麻醉　椎间孔外侧脊神经根周围注射局麻药液（图16-6）。然后切断横突，沿椎弓根外侧向前剥离，插入撬板挡开椎体旁软组织及肋间动静脉或腰节段动静脉，待双侧暴露后，将整个椎体显露在视野中，以便进行椎体截骨（图16-7）。

4. 椎弓椎体截骨完成后（图16-8），闭合截骨间隙复位内固定（图16-9），完成椎弓椎体联合截骨后凸畸形矫形术。

5. 术后处理

（1）术后在颅盆牵引下患者无明显的疼痛，可在术后第二天下床站立、活动。

（2）局部浸润麻醉后的患者，没有全麻术后的那些恶心、呕吐等的全身反应，患者一般恢复较快，疼痛较轻，恢复顺利。

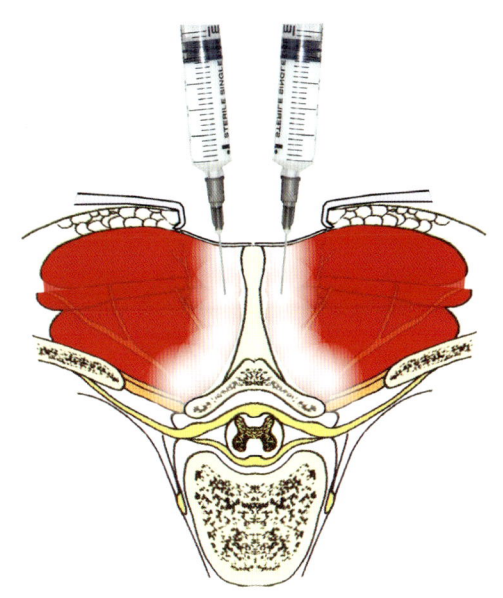

图16-3　第二层浸润麻醉，将药液注入在棘突的两旁和椎板关节突的后方

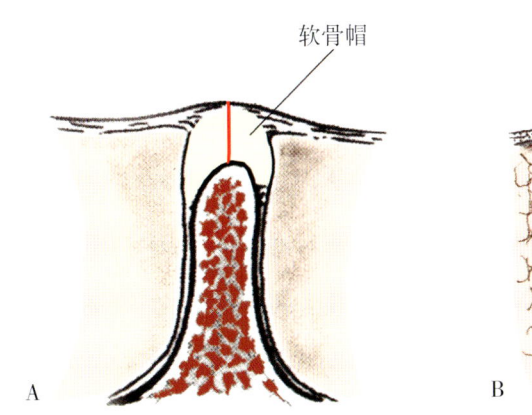

A. 在棘突的尖端纵行切开软骨帽（儿童）。B. 将软骨帽与肌肉组织一起向两侧剥离，暴露棘突、椎板。

图16-4　切开软骨帽，剥离暴露棘突、椎板

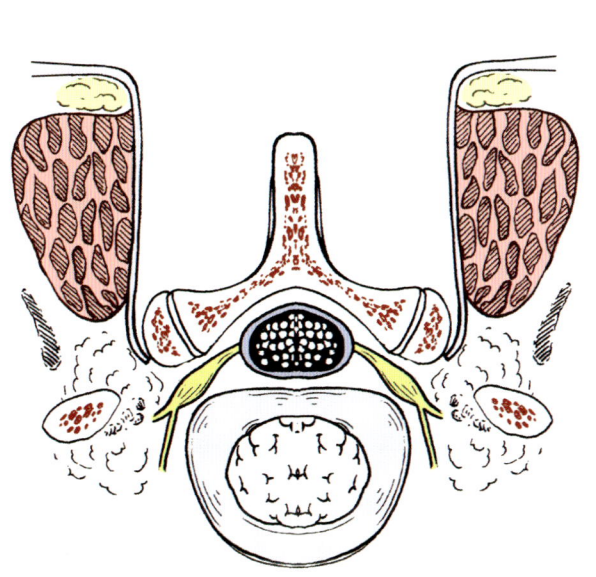

图16-5　牵开椎板后肌肉组织，暴露棘突、椎板、关节突

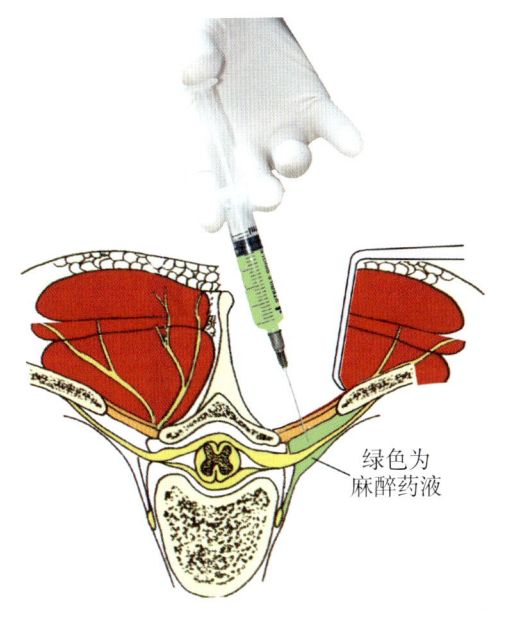

图16-6　将麻醉药液注入椎间孔外的脊神经根周围（绿色代表麻醉药液）

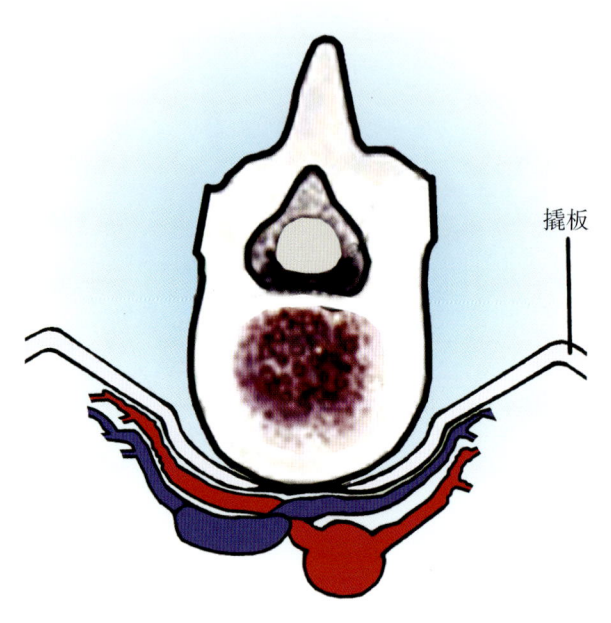

图16-7　双侧自骨膜下插入撬板，挡开椎前组织及节段
　　　　血管，暴露整个椎体

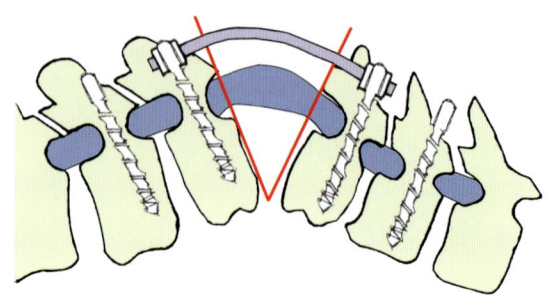

图16-8　椎弓椎体截骨已完成

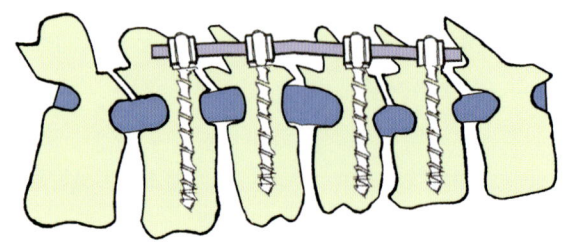

图16-9　闭合截骨间隙钉棒系统内固定

（3）在颅盆环的支撑牵引下，刀口愈合较快，一周后即可拆除颅盆牵引，更换石膏背心外固定，出院回家休养。

五、注意事项及优缺点评估

1. 局部浸润麻醉配合颅盆牵引治疗脊柱弯曲畸形的手术方法，解决了在颅盆牵引下插管的困难，使绝大多数患者能得到顺利恢复，治疗期间患者痛苦少、疼痛轻。

2. 局部浸润麻醉配合颅盆牵引治疗脊柱弯曲畸形，简化了治疗过程，节约了患者的开支，能收到比全麻下单纯器械内固定更优越的治疗效果和矫正度数，为其最大优越性。

3. 需要注意的是对10岁以内的患儿，应严格防止局麻药液中毒的现象发生。所以术前手术医师与麻醉医师要有充分的思想准备，术中一旦发生中毒现象，能随时进行抢救，对抢救局麻中毒的药物和用法应该术前进行学习，使胸中有数，以免延误抢救时间，造成不可逆的脑缺氧。

4. 术中所需要的麻醉药液应一次性全部配好，不能随用随配。对整个手术过程中所需要的药量和单位时间内的给药量均应严格控制。配药时的百分比不能算错，在麻醉师与手术医师共同监视下配药。

5. 要分层分次注入麻醉药液，不能一次性将各层药液全部注入，以防单位时间内给药量过大。

6. 术前应作普鲁卡因过敏试验，询问患者有无过敏史。

（田慧中　黄卫民　吕霞）

参 考 文 献

［1］田慧中，黄卫民，窦书和．骨关节疼痛注射疗法[M]．北京：人民军医出版社，2011：1–178．

［2］薛富善．临床局部麻醉技术[M]．北京：人民军医出版社，2005：3–432．

［3］Richard L Drake，Wayne Vogl，Adam W M Mitchell．格氏解剖学：教学版[M]．北京：北京大学医学出版社，2006：2–739．

［4］David L Brown．局部麻醉图谱[M]．范志毅，译．北京：科学出版社，2008：18–253．

［5］黄文起．局部麻醉学[M]．北京：人民卫生出版社，2008：13–174．

［6］潘晓军，傅志俭，宋文阁．临床麻醉与镇痛彩色图谱[M]．济南：山东科学技术出版社，2003：21–273．

［7］田慧中，马原，吕霞．颅盆牵引加弹性生长棒内固定治疗发育期间的脊柱侧凸[J]．中国矫形外科杂志，2008，16（21）：1660–1663．

［8］田慧中，吕霞，马原．头盆环牵引全脊柱截骨内固定治疗重度脊柱弯曲[J]．中国矫形外科杂志，2007，15（3）：167–172．

［9］田慧中，李佛保．脊柱畸形与截骨术[M]．西安：世界图书出版公司，2001：662–734．

［10］田慧中，刘少喻，马原．实用脊柱外科手术图解[M]．北京：人民军医出版社，2008：1–321．

［11］陈安民，徐卫国．脊柱外科手术图谱[M]．北京：人民卫生出版社，2001：181–273．

［12］田慧中，刘少喻，马原．实用脊柱外科学[M]．广州：广东科技出版社，2008：1–409．

［13］田慧中，李明，马原．脊柱畸形截骨矫形学[M]．北京：人民卫生出版社，2011：3–330．

［14］田慧中，李明，王正雷．胸腰椎手术要点与图解[M]．北京：人民卫生出版社，2012：245–374．

［15］田慧中，张宏其，梁益建．脊柱畸形手术学[M]．广州：广东科技出版社，2012：1–483．

［16］Tian Huizhong，Lv Xia，Tian Bin．Halo Pelvic Distraction in Combination with Total Spine Osteotomy and Internal Fixation for Treatment of Severe Scoliosis[J]．Orthopedic Journal of China，2006，1（1）：11–16．

［17］田慧中，艾尔肯·阿木冬，马原．预防性截骨切除术治疗先天性侧旁半椎体[J]．中国矫形外科杂志，2011，19（7）：541–544．

［18］田慧中，马原，吕霞．颅盆牵引下肋骨成形术治疗胸廓塌陷[J]．中国矫形外科杂志，2009，17（11）：836–838．

第十七章 局部浸润麻醉下微创式脊柱截骨分次手法矫正术

一、概述

以往对强直性脊柱炎后凸畸形的截骨矫形术惯用气管插管全麻，自从作者设计出"微创式脊柱截骨"的手术方法之后，我们采用局部浸润麻醉下进行微创式脊柱截骨、分次手法矫正术，取得较好的麻醉效果，在局部浸润麻醉下也同样能达到矫正强直性脊柱炎后凸畸形（ASK）的目的。节约了麻醉时间，减轻了术后的全麻反应，是值得推荐的一种简易麻醉方法。配合微创式截骨、分次手法矫正的应用，把大手术变成小手术，给患者带来福音，并减轻了患者的经济负担。

在用传统方法手术治疗强直性脊柱炎后凸截骨术2 400例的基础上，从1995年至2005年采用"微创式V形截骨分次矫正强直性脊柱后凸"的手术方法。该法主要用于后凸角小于80° Cobb的轻度畸形患者，收到较好的治疗效果。微创式截骨术不用内固定器械，切口小，仅暴露截骨间隙，周围的筋膜、韧带、肌肉组织不受损伤，术后反应小，伤口愈合快。术后分次手法矫正和石膏背心外固定，能保证良好的嵌插复位和植骨融合坚固。

用微创式V形截骨分次矫正强直性脊柱后凸的手术方法代替传统的手术方法，减轻了患者的手术创伤，将复杂的大手术变为简单的微创手术，给患者减少了痛苦，节约了患者的经费开支。方法是在局部浸润麻醉下，先用C形臂X线机选择截骨间隙，切口长6~8cm，仅暴露1个椎板间隙，椎板V形截骨宽度8~10mm，截骨完成后将手术床由反V形调成V形，截骨间隙将自动闭合复位，如不能自动闭合则轻轻按压帮助复位，一般复位均不成问题。将截骨时取下来的骨条作椎板后植骨。术毕应严格按照搬运规则将患者送回病房卧平床。术后两周内给予分次手法矫正和过伸位石膏背心外固定。微创式截骨矫正术，损伤小、不用内固定减少患者的经济开支，V形截骨复位后互相嵌插稳定，用骨刀截骨间隙对合整齐，再加上椎板后植骨，过伸位石膏背心外固定，故均能在6个月后植骨融合坚固。

微创外科技术能否应用在强直性脊柱后凸畸形的矫正术中？以往对强直性脊柱后凸的矫正手术都看作是一种破坏性比较大的脊柱矫形手术，切口大暴露广，后路截骨加前路松解、内固定等，必须在气管插管全身麻醉下进行，而微创技术能否应用在矫正这类畸形上，很少有人报道。作者从1961年至今手术治疗强直性脊柱后凸2 400例的基础上，对微创式V形截骨分次矫正强直性脊柱后凸有了新的认识。认为强直性脊柱后凸小于80° Cobb角的病例，棘突间韧带、小关节突关节已完全骨化强直，腰椎生理前凸消失，胸椎生理后凸加大，从侧位相上看人体外形呈"虾腰状"，这种患者虽然后凸畸形较轻，但因人体的重心向前移位，腘绳肌挛缩，后凸畸形势必逐年加重，最后导致严重的畸形产生。对这类轻病例应尽早进行微创式V形截骨分次手法矫正畸形，使其产生正常的胸后凸和腰前凸，把人体重心点向后转移到挺胸站立的位置上来，这将对消化功能、呼吸功能和血液循环功能都有很大的好处。

对微创手术的认识：有不少的医生当进行强直性脊柱后凸截骨矫正术时，首先就在如何进行内固定上下功夫。其实并非如此，有不少的病例是不需要内固定的。只要V形截骨做得标准，就可防止术后产生侧旁移位。术后石膏背心要上得确实可靠，固定时间在6个月以上，X线摄片截骨间隙愈合良好，就可防止后凸畸形的复发。

对强直性脊柱后凸的认识：强直性脊柱炎后凸角度较小的病例（一般后凸角在80° Cobb角以内），如在X线片上骶髂关节已产生骨性强直，那么棘突间韧带、小关节突关节和关节囊也已产生骨化强直。在人体外形上和X线片上，已出现生理腰前凸消失和生理胸后凸加大，从侧位相上看，人体外形呈"虾腰状"（图17-1）。这种患者虽然后凸畸形较轻，尚能维持生活自理，但久而久之，势必导致强直性脊柱后凸的情况逐年加重，最后造成双侧髋关节的骨性融合，严重的功能丧失将会随之而来。对这类轻型病例，应尽早进行不作内固定的截骨分次手法矫正术。术后给予石膏背心外固定，使其产生正常的胸后凸和腰前凸，达到挺胸站立的姿势。

内固定的不足之处：除去重度强直性脊柱后凸、截骨宽度较大、椎弓椎体截除后不稳定的病例之外，其余80°以内的轻度后凸病例，应尽可能地少用内固定。用内固定有如下缺点：

1. 跟随着患者术后平卧能产生后凸的自家矫正，内固定常常变松失效。

2. 越是坚固的内固定和跨度长的内固定（如钉棒系统和压缩棒等），变松失效的可能性就越大。

3. 内固定能使手术操作时间延长达1倍以上。

4. 内固定物的存在，给患者带来了感染的机会和异物反应的可能性，内固定松动以后还需要再次手术拧紧螺丝，否则就变成无用的内固定。而且所有的内固定最终都需要拆除，给患者带来二次手术的痛苦。

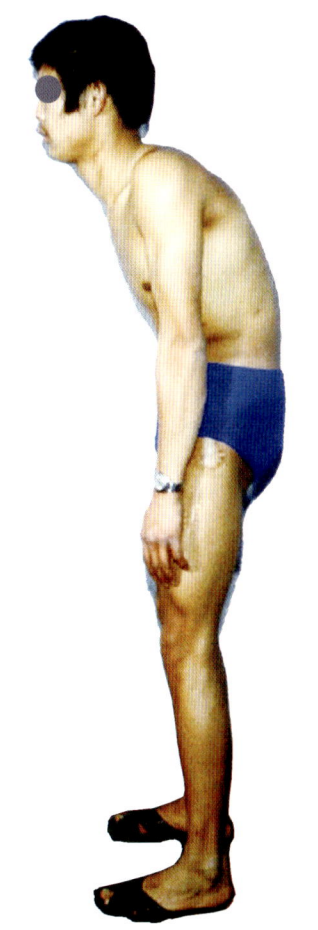

图17-1　强直性脊柱炎腰段脊柱后凸，外观呈"虾腰状"

5. 坚固的钉棒系统内固定，限制了术后卧平床而产生的自家矫正，不如弹性内固定和压缩钉棒内固定能允许术后自家矫正的效果更好。

6. 在治疗强直性脊柱后凸时，短距离内固定要比长距离内固定好，因为它在术后患者平卧而产生的自家矫正下，松动失效的可能性较小，但短距离内固定也不能代替石膏外固定，如果只用短距离内固定，就让患者早期下床活动，也有可能发生内固定物的断裂或骨折，造成畸形复发。无论是长距离内固定或短距离内固定，石膏外固定都是不可缺少的。

不用内固定和术后分次手法矫正的优点：

1. 不存在将来还需要拆除内固定的问题，也不存在内固定松动后，还需要二次手术重新拧紧螺丝的问题。

2. 这种仅做V形截骨而不加内固定的手术方法，在局麻下就可完成手术的全过程，缩短了手术时间，简化了手术操作，增大了手术的安全性。

3. 手术时间大大缩短，如只做1个V形间隙，只需要1小时就足够了，截骨后给予适可而止的矫正，即可关闭切口，将患者送回病房卧平床，待以后自家矫正或进行分次手法矫正。

4. 术后分次手法矫正，先令患者术后回病房卧平床，进行自家矫正，再在术后5~10天内做第1次手法矫正，一般术后最多3次手法矫正，即可达到脊柱的完全伸直。

5. 术后的手法矫正在病房内就可进行，只需要哌替啶50~100mg静脉注射后即可完成此操作。一般在手法矫正后，患者安全无恙。

6. 变大手术为小手术，使患者容易接受，不需要输血，不需要全麻，同样能将患者的脊柱完全伸直，最后给予石膏背心外固定而出院。

7. 对石膏外固定的要求：一定要给予有效的石膏外固定，要保证胸骨柄、耻骨联合与脊柱的胸腰段（顶椎部位）3点真正起支撑作用的有效的外固定，否则，无效的外固定能造成后凸畸形的复发。但石膏固定期限不能太短，一定要达到真正的骨性融合后，再拆除石膏背心。

8. 这种方法对患者损伤小、花钱少、恢复快，实为一种对患者有益的微创手术。

二、手术方法

（一）手术适应证

1. 关节突、椎板、棘间、棘上韧带已形成骨化强直，但前纵韧带尚未骨化者。

2. 后凸度数较小，在30°~80° Cobb角之间者，为截骨后不作内固定手法矫正的适应证。如系重度脊柱后凸，事先考虑到需要加内固定者，不宜用单纯手法解决。

3. 若病变尚在疼痛期，夜痛、晨僵、多汗等类风湿症状尚未消失者，应先给予药物治疗，待症状完全消失后，再考虑手术治疗。

4. 如病变已达到强直稳定期，无疼痛存在者为最佳适应证。

（二）微创式截骨术

1. 术前准备　同一般脊柱后凸截骨术。

2. 麻醉　局部浸润麻醉或气管插管麻醉。

3. 体位　令患者俯卧在手术床上，后凸顶椎部位对准腰桥，将床调成反V形，使患者感到卧位舒适为准。

4. 手术操作程序

第一步切口与暴露　消毒、铺单后，自背中线沿棘突切口，长为5~8cm。切开皮肤及皮下组织，沿棘突切开棘上韧带，可见临近的棘突已互相连接骨化，沿棘突两侧自骨膜下分离棘突和椎板，向外至横突尖端（图17-2），确定拟截骨的部位和间隙，准备做椎板V形截骨。

第二步确定截骨间隙　参照术前X线片，在C形臂X线机下确定截骨间隙。选择椎体前缘没有骨化的间隙，最好是前窄后宽的椎体间隙（图17-3），在C形臂X线机下进行定位，在可能情况下尽量选择L₂~L₃做截骨。

第三步椎板V形截骨的标志　是拟截骨间隙椎间孔的上缘和下缘，其次是拟截骨间隙的上一个和下一个棘突之间（图17-4）。先用骨刀在椎板上刻出拟做V形截骨的形状、宽度的痕迹。根据驼背的度数大小来决定截骨间隙的宽窄，一般截骨宽度为8~10mm，截骨的方向略向头端倾斜，使椎板闭合后能自然形成叠瓦式结合。

第四步椎板V形截骨术　截骨的全过程均应使用薄刃骨刀

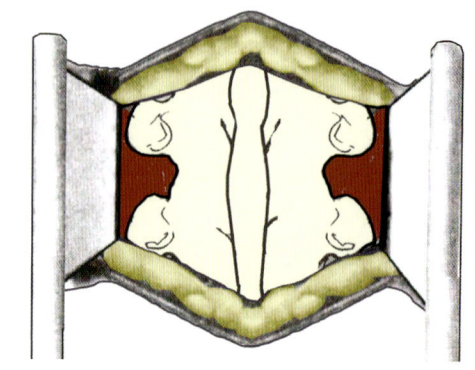

图17-2　微创式小切口长5~8cm，只暴露一个V形截骨间隙即可

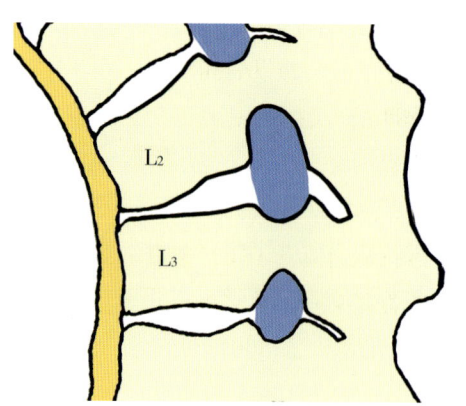

图17-3　V形截骨间隙应选择前窄后宽的间隙，最好是L₂~L₃

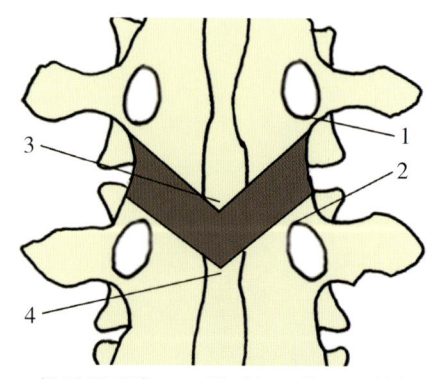

1.椎弓根下缘；2.椎弓根上缘；3.棘突下缘；4.棘突上缘。截骨宽度：8~10mm

图17-4　椎板V形截骨的标志

去做，要求做成整齐的刀切面，以便截骨间隙互相对合整齐无缝，不用植骨亦可融合。避免使用钝的骨刀或咬骨钳，造成粗糙不整齐的截骨面，使截骨后间隙不能很好地对合，有形成截骨间隙不连接的可能性。用宽的直骨刀先在预定截骨的棘突间，做横断性切除已骨化的棘间韧带达椎板平面（图17-5），然后再向上向外，做出V形的两端，方向为自棘突间至椎间孔，宽度为8~10mm，截骨线的外端其上缘为上一个椎弓根的下缘，其下缘为下一个椎弓根的上缘（图17-6）。

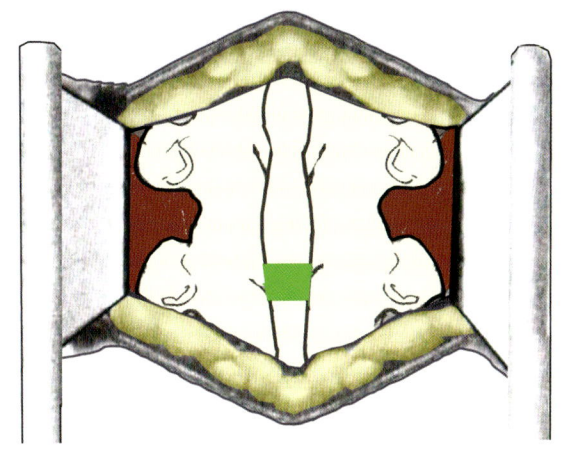

图17-5　先在预定截骨的棘突间，作横断性切除已骨化的棘间韧带达椎板平面

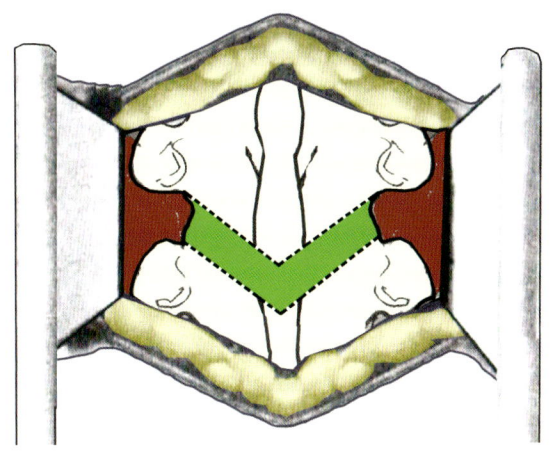

图17-6　再向上向外，做出V形的两端，方向为自棘突间至椎间孔

　　第五步截骨操作　用宽的薄刃直骨刀进行截骨，先做出右侧的V形截骨间隙，再做出左侧的V形截骨间隙（图17-7），设宽度为8mm，进刀深度自椎板后面到椎板内侧骨皮层为准。自棘突间部分，先将内侧骨皮层切除暴露硬膜，用神经剥离器进行分离，将椎板与硬膜间的粘连分开（图17-8）。用铲刀进行刨槽清底，直达暴露椎板内侧骨皮层（图17-9）。然后用直骨刀平骨槽的两侧将内侧骨皮层切开（图17-10），再用髓核钳将其钳出，这时应小心谨慎，避免损伤神经根和硬膜（图17-11）。做完一侧后，将撑开器或木塞放入截骨间隙内，进行适当撑开（图17-12），然后再用同样的方法，进行对侧的截骨。若不用撑开器或木塞进行撑开，待两侧截骨完毕后，常常出现自发性截骨间隙合拢，而造成清底困难，使残留的游离骨块难以取出。

　　第六步闭合截骨间隙　截骨完成后，取除撑开器或木塞，将腰桥放低，将反V形床调成V形床，截骨间隙

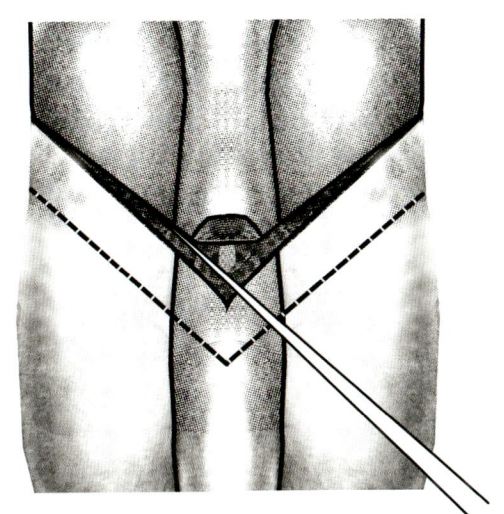

图17-7　用宽的直骨刀作V形截骨，先作右侧后作左侧。在椎板后做成8mm宽的V形间隙

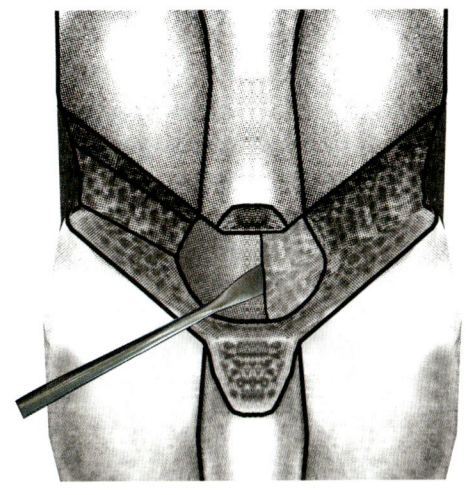

图17-8　自棘突间切除全层椎板，咬除黄韧带，暴露硬脊膜，用神经剥离器分离硬膜外粘连

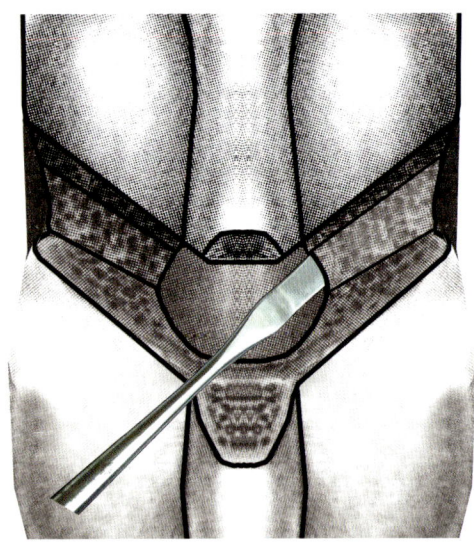

图17-9 用铲刀进行刨槽清底，只剩下内侧骨皮层

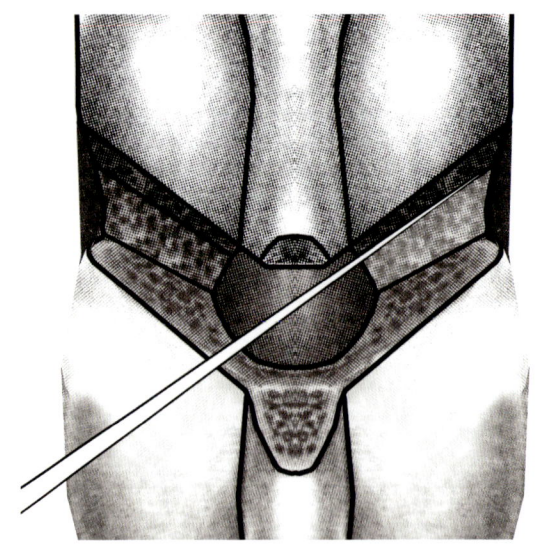

图17-10 用直骨刀自骨槽的上下缘截断内侧骨皮质，将其取除之

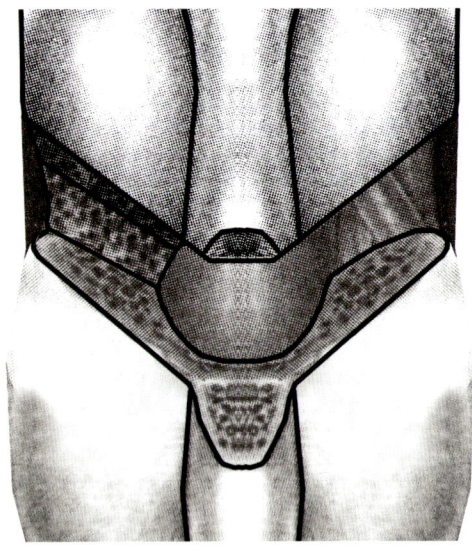

图17-11 一侧截骨完成后，显露硬膜管和脊神经根

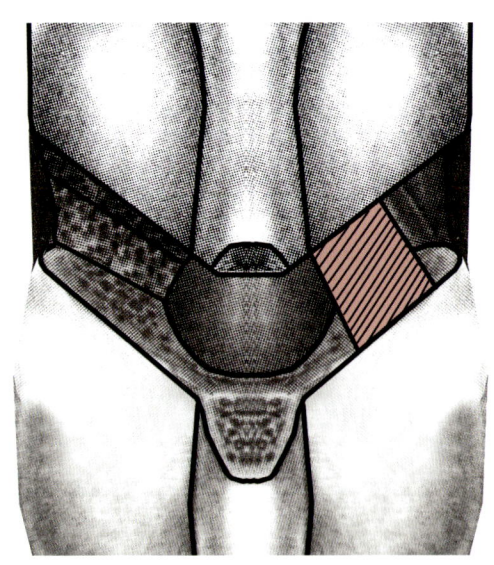

图17-12 将木塞放入截骨间隙内，进行适当撑开，然后再作对侧的截骨

常可自行合拢，形成叠瓦状靠拢（图17-13），也可稍加压力，达到截骨间隙闭合，将截下来的骨块，做成火柴杆状，搭在截骨间隙上（图17-14）。取下肌肉撑开器，严格电凝止血，放置T形管引流，分层闭合切口，手术完毕。

5. 术后处理

（1）搬运患者　由于截骨后未上内固定，更应搬运时严格注意，最好由病房医师和麻醉师共同负责将患者自手术台上搬至推车上，再自推车上搬至病床，严格按照平上平下的搬动方法进行搬运。以免造成术后错位及神经损伤。

（2）对病床及护理的要求　平板床上加有8~10cm厚的海绵垫。每3小时翻身1次（即在躯干部的两侧，交替垫长枕的方法）。严格观察患者的体温、脉搏、呼吸、血压。将伤口引流管连接负压吸引瓶，并观察记录引出的血量。患者清醒后，令患者绝对卧床，不准坐和站立，直至石膏背心外固定后，方能下床活动。

（3）卧平床自家矫正　待患者清醒后，应尽可能地多让患者平卧，不枕枕头，以利后凸的自家矫正，必

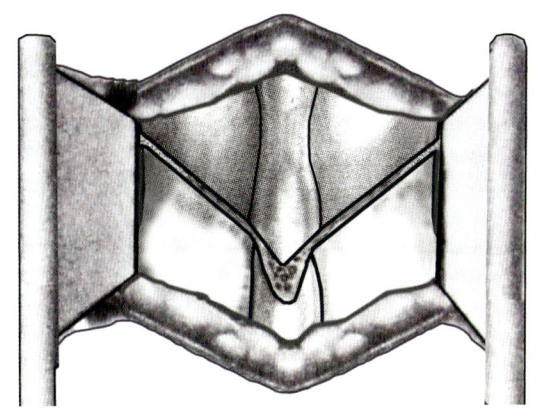
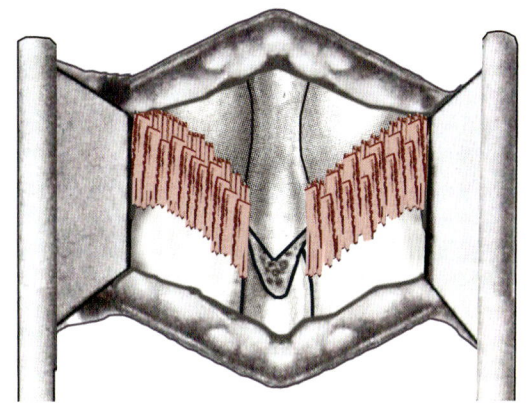

图17-13　V形截骨间隙已闭合，松质骨面对松质　　　图17-14　将取下来的松质骨块做成火柴杆状，搭
　　　　　骨面，不用内固定，回病房后自家矫正　　　　　　　　　在截骨间隙上植骨
　　　　　或手法矫正

要时在后凸顶椎部位加垫薄枕，使后凸的顶椎产生过伸复位后，不需要手法复位即可给予过伸位石膏背心外固定。

（4）对自家矫正欠佳的患者，还可在手术后5~10天内进行第1次手法矫正。

（三）分次手法矫正

1. 在手术后伤口无感染的条件下，于手术后5~10天内进行第1次手法矫正。手法矫正前应禁饮食，然后在哌替啶50~100mg麻醉下，进行手法矫正，在患者腰背部垫以适当厚度的薄枕，术者甲按压患者的两肩，术者乙按压患者的两侧大腿（图17-15），在哌替啶产生麻醉作用的情况下，轻轻按压两肩与大腿前侧，跟随着患者的呼吸运动，轻轻颤动使患者的后凸畸形达到进一步的矫正（图17-16、图17-17）。这种矫正方法严禁使用暴力，以免发生危险，矫正的度数不求过大，应记住"适可而止"4个字。当第一次手法矫正达不到满意效果时，还可再做第2次、第3次，但一般只限3次以内。

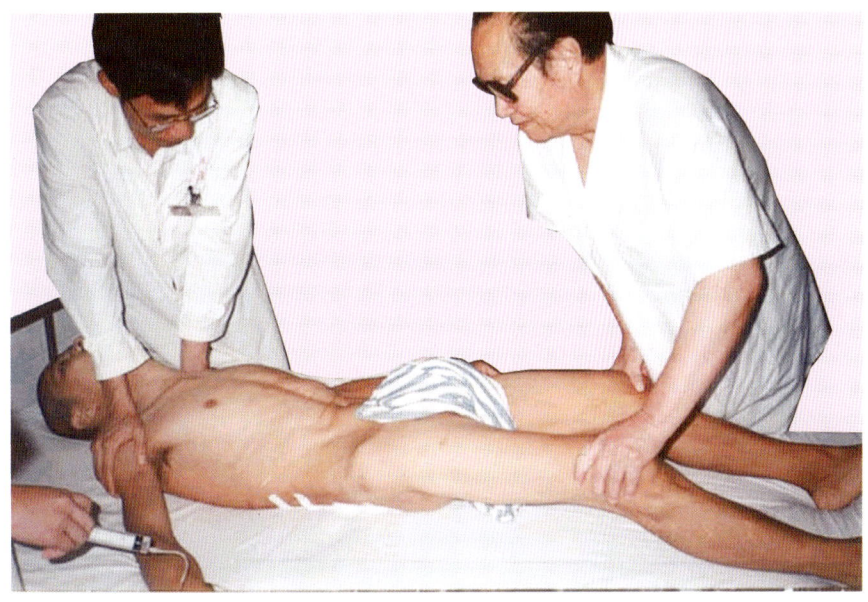

图17-15　在哌替啶静脉麻醉下分次手法矫正

2. 分次手法矫正后，哌替啶作用很快消失，患者一般

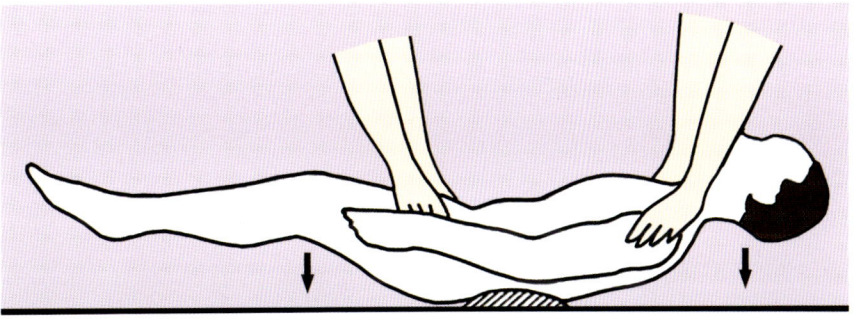

图17-16　截骨术后分次手法矫正，在哌替啶静脉麻醉下，在病房行手法按压1~3
　　　　　次即可达到完全伸直

皆无痛苦。

　　3. 待分次手法矫正满意后，给予过伸位石膏背心外固定（图17-18）。石膏背心外固定的方法：患者取仰卧位，腰背部垫以适当厚度的薄枕，使患者达到最大限度的矫正位。先做前页石膏背心，待前

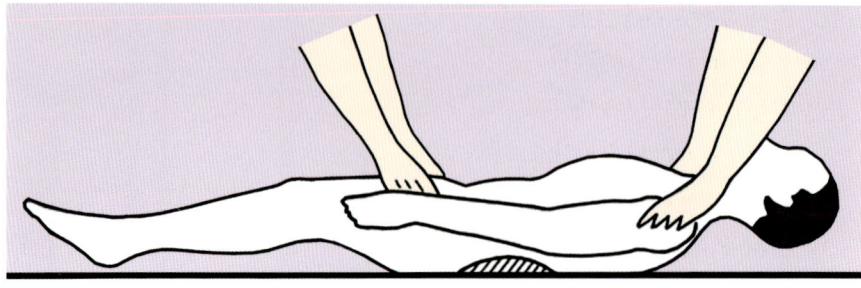

图17-17　手法矫正完毕后，卧平床休息，达到矫正目的后，给予石膏背心外固定

页石膏背心干固后，再俯卧在前页石膏背心内，上后页石膏背心，同时将两页石膏缠在一起，即成为完整的石膏背心。待石膏背心完全干燥后，患者感到在石膏内无不舒适存在时，即可出院。

　　4. 带石膏背心可以躺卧、站立、行走，但不宜坐低板凳或下蹲，石膏背心外固定6~8个月，X线摄片复查植骨愈合良好后，再拆除石膏。切忌过早拆除石膏，以免畸形的复发（图17-19）。

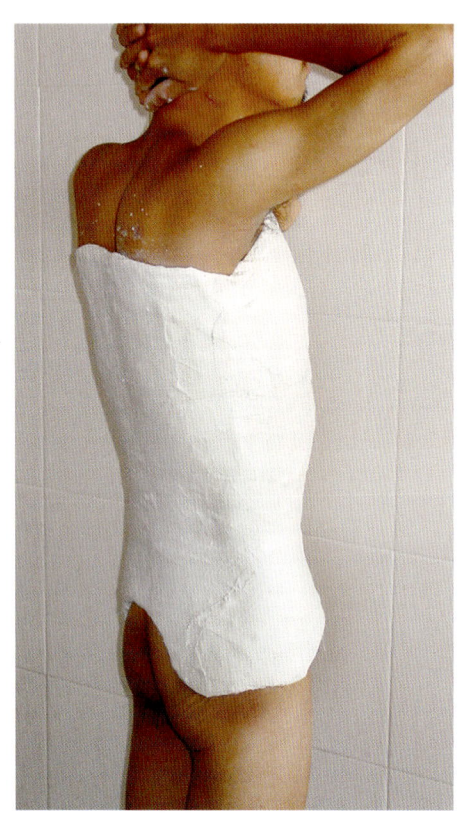

图17-18　不用内固定的截骨矫正脊柱后凸的方法，石膏背心外固定一定要上得确实可靠，才能保证截骨后的矫正位和坚固的骨性连接

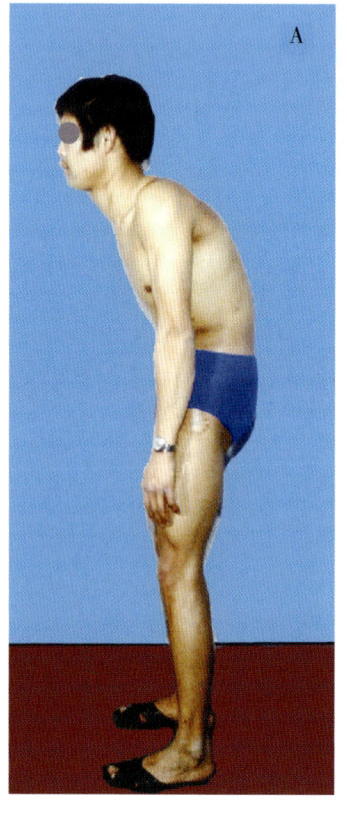
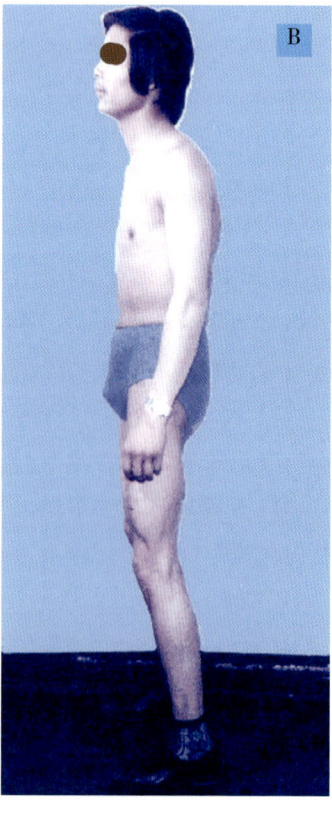

A. 术前人体外形呈"虾腰"状。B. V形截骨不作内固定手法矫正术后3年随访。

图17-19　不作内固定分次手法矫正，手术前后人体外形对比

三、注意事项

　　1. 局部浸润麻醉配合微创式截骨术，能给ASK患者减轻手术痛苦，节约了手术时间，同样能达到矫正ASK的目的，是一种由繁变简的矫治方法，值得推广应用。

　　2. 术后搬运患者：一定要认真负责地进行搬运，按照平上平下的搬运方法，将患者从手术台上搬到推车

上，再将患者从推车上搬到病床上，认真负责地进行搬运，以免造成截骨部位的骨折脱位。

3．对手术细节的要求：一定要做成整齐的刀切面，才能使截骨间隙严密对合，才能使V形嵌插面起到防止左右错位的作用，才能使叠瓦结合面产生防止前后错位的作用。

4．手法矫正最多可采用3次。

5．术后外固定：术后一定要给予塑形敷贴有效的过伸位石膏背心外固定，且固定时间要达6~8个月。过伸位石膏背心前面靠胸骨柄与耻骨联合作支撑点，后面靠脊柱后凸的顶椎部分作支撑点，对矫正脊柱后凸畸形能产生巨大的矫正力。对ASK术后防止畸形复发起到重要作用。

（田慧中　莫利求　谢江）

参 考 文 献

［1］田慧中，黄卫民，窦书和. 骨关节疼痛注射疗法[M]. 北京：人民军医出版社，2011：1-178.

［2］田慧中，林庆光，谭远超. 强直性脊柱炎治疗学[M]. 广州：世界图书出版公司，2005：165-195.

［3］薛富善. 临床局部麻醉技术[M]. 北京：人民军医出版社，2005：3-432.

［4］Richard L Drake，Wayne Vogl，Adam W M Mitchell. 格氏解剖学：教学版[M]. 北京：北京大学医学出版社，2006：2-739.

［5］David L Brown. 局部麻醉图谱[M]. 范志毅，译. 北京：科学出版社，2008：18-253.

［6］黄文起. 局部麻醉学[M]. 北京：人民卫生出版社，2008：13-174.

［7］孟庆云，柳顺锁，刘志双. 神经阻滞学[M]. 北京：人民卫生出版社，2003：1-796.

［8］潘晓军，傅志俭，宋文阁. 临床麻醉与镇痛彩色图谱[M]. 济南：山东科学技术出版社，2003：21-273.

［9］田慧中，李佛保. 脊柱畸形与截骨术[M]. 西安：世界图书出版公司，2001：662-734.

［10］田慧中，王彪，吕霞，等. 强直性脊柱后凸截骨矫正内固定术[J]. 中国矫形外科杂志，2005，13（7）：509-512.

［11］田慧中，刘少喻，马原. 实用脊柱外科手术图解[M]. 北京：人民军医出版社，2008：1-450.

［12］田慧中，吕霞，田斌. 强直性脊柱炎颈胸段后凸畸形截骨矫正术[J]. 中国矫形外科杂志，2006，14（7）：522-523.

［13］田慧中，马原，吕霞. 微创式V型截骨分次矫正强直性脊柱后凸[J]. 中国矫形外科杂志，2008，16（5）：349-352.

［14］陈安民，徐卫国. 脊柱外科手术图谱[M]. 北京：人民卫生出版社，2001：181-273.

［15］田慧中，刘少喻，马原. 实用脊柱外科学[M]. 广州：广东科技出版社，2008：1-459.

［16］田慧中，李明，马原. 脊柱畸形截骨矫形学[M]. 北京：人民卫生出版社，2011：3-330.

［17］田慧中，李明，王正雷. 胸腰椎手术要点与图解[M]. 北京：人民卫生出版社，2012：3-374.

［18］田慧中，张宏其，梁益建. 脊柱畸形手术学[M]. 广州：广东科技出版社，2012：1-483.

［19］田慧中，李明. 强直性脊柱炎脊柱畸形截骨矫形手术技巧[M]. 北京：人民军医出版社，2014：1-328.

第十八章　局部浸润麻醉下颈椎前路手术

一、目的及意义

由于颈部的组织对疼痛的感觉不十分敏感，故选用局部浸润麻醉能产生良好的效果，简化了麻醉程序，缩短了手术时间，使术后的恢复顺利，减少了全麻后的不良反应。

二、适应证

1. 颈椎间盘突出症，压迫脊髓或神经根。
2. 钩椎关节增生，导致神经根性颈椎病，需切除椎管前方骨赘。
3. 孤立性后纵韧带骨化压迫脊髓，不超过三个节段。
4. 颈椎椎体间滑脱或不稳，出现神经症状。
5. 颈椎椎体骨折导致后凸畸形。
6. 颈椎严重后凸畸形，需从前方矫正。
7. 颈椎结核或化脓性骨髓炎，需从前方病灶清除。
8. 颈椎椎体良恶性肿瘤，需从前方切除。

三、手术方法

（一）术前准备

1. 术前1~2天用手练习将气管拉向左侧，以适应术中牵拉之刺激。

2. 术前根据影像学检查特别是MRI片确定融合的部位和节段，以及是否行椎体次全切除。

3. 应准备好减压及融合的手术器械。

4. 因为是高风险手术，应与家属详细交代，取得家属的同意和签字。

（二）麻醉

局部浸润麻醉加颈浅丛阻滞。

（三）体位

仰卧位、颈部垫枕。

（四）手术操作程序

1. 局部浸润麻醉

（1）浅颈丛阻滞：自胸锁乳突肌后缘、中段注射麻醉药液5~10ml，作颈浅丛阻滞（图18-1）。

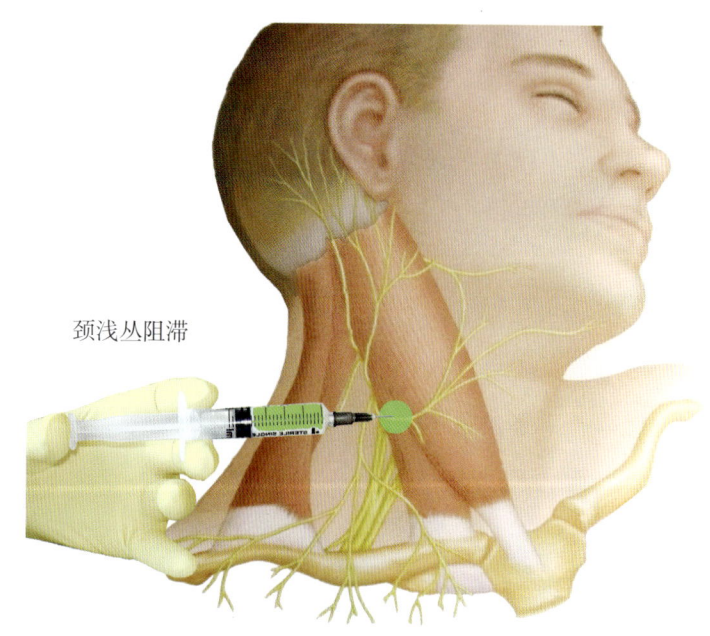

颈浅丛阻滞

图18-1　颈浅丛阻滞的注药方法：在胸锁乳突肌中段的后缘进针，注药5~10ml

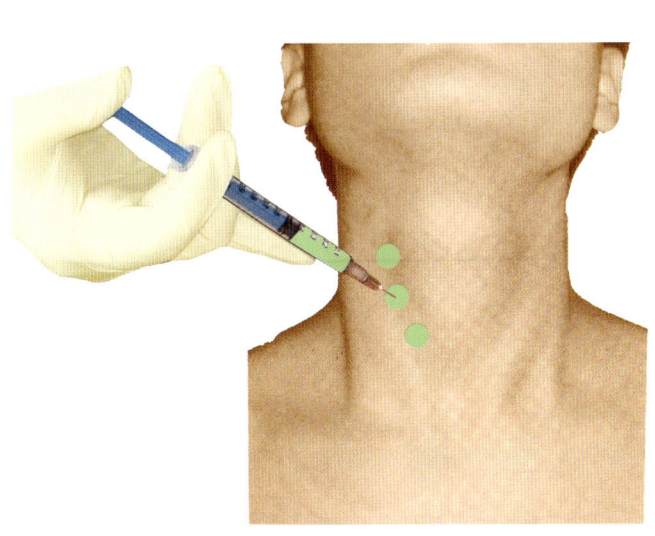

图18-2 胸锁乳突肌前缘、血管鞘与内脏鞘之间注药，至椎体前方，边拔针边注药，将药液注入在椎前筋膜下及血管鞘与内脏鞘的间隙内

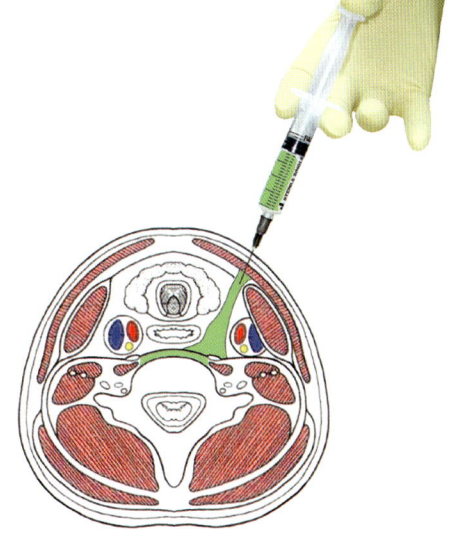

图18-3 第6颈椎轴位横断面显示，将药液注入椎前筋膜下及血管鞘与内脏鞘之间

（2）血管鞘与内脏鞘之间作深层浸润直达椎前筋膜下方及椎体的前方（图18-2、图18-3）。注射方法：术者用示指及中指尖端插入胸锁乳突肌内侧缘，深压直至触及第6颈椎前结节及椎体，将针头触及椎体骨质，然后再拔出穿刺针，边拔边注入麻药15~20ml。用1~3点注药的方法均可。

（3）沿皮肤切口作皮内及皮下浸润注射（图18-4）。

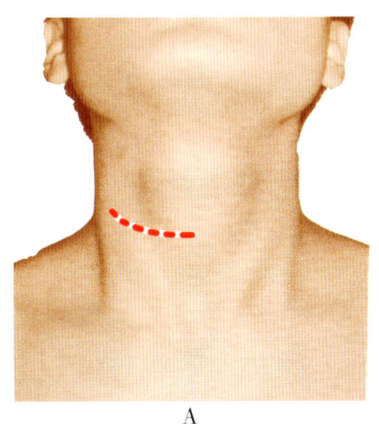

A. 皮肤切口线。B. 沿切口作皮内、皮下浸润注药。

图18-4 皮肤切口线及局麻注药

2. 手术步骤

第一步，体位和切口。令患者取仰卧位，颈背部垫高，头部后伸位。消毒铺单后，自胸锁乳突肌内缘至颈前正中线作颈前横弧形切口，切口高低根据融合的节段而定，一般甲状软骨相当于C_4或C_5平面，以此上下推算（图18-5）。

第二步，显露。切开皮肤、皮下，显露颈阔肌，横行切断该肌，于胸锁乳突肌内缘颈动脉鞘与气管食管之间的间隙作钝性分离，此时可遇到胸骨舌骨肌和甲状胸骨肌，将气管食管及甲状腺牵向内侧，颈动脉鞘与胸锁乳突肌一起牵向外侧，切开椎前筋膜，将颈长肌向两侧作稍许分离即可显露椎体及椎间盘（图

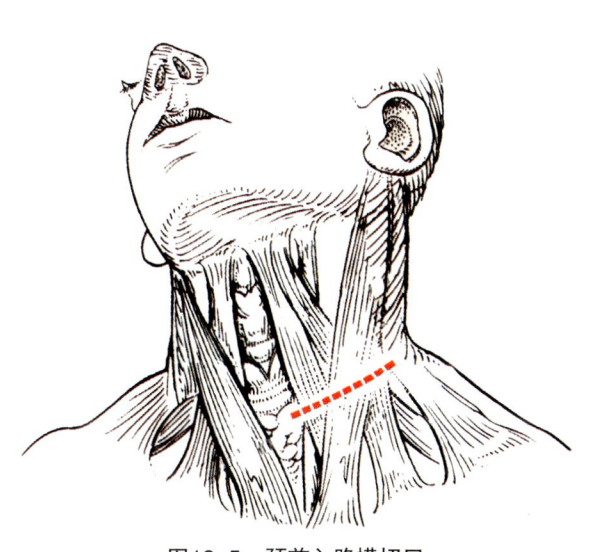

图18-5 颈前入路横切口

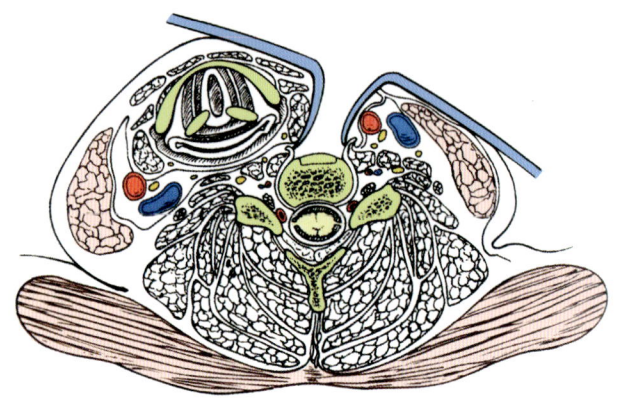

图18-6 用牵开器拉开血管鞘与内脏鞘，切开椎前筋膜，抵达椎前

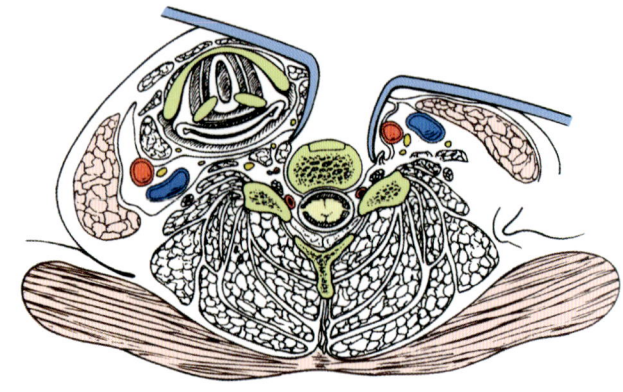

图18-7 将气管与食道拉向对侧，将血管鞘与胸锁乳突肌拉向同侧，暴露整个椎体前方及横突

18-6、图18-7）。

第三步，定位和减压。将注射针头插入椎间盘，C形臂机透视定位，确定病变节段。先用小刀切除部分椎间盘，然后置入椎体间撑开器，撑开钉一定要平行，减压过程中逐渐撑开，避免过撑，用3mm及2mm弯刮匙逐步将椎间盘刮除干净，特别要刮除进入椎管内的破碎间盘，必要时刮除后纵韧带，直至显露硬膜囊。2mm刮匙及1mm和2mm椎板咬骨钳去除侧方钩椎关节的增生骨赘，注意减压过程中一定不要挤压硬膜囊和脊髓，最后探查确认脊髓及神经根各个方向无受压。

第四步，植骨。椎间植入材料有三种：①自体髂骨；②中空的异体骨环；③钛合金或PEEK材料的椎间融合器。将软骨终板彻底刮除并打磨软骨下骨直至渗血，椎体间撑开，将植入物逐步打入椎体间，最好在椎体前缘下2mm左右为宜，在椎体间加压，C形臂X线机透视植入物位置。如果是自体髂骨或异体骨环，最好用钛板进行固定以增加植入物的稳定性（图18-8、图18-9）。

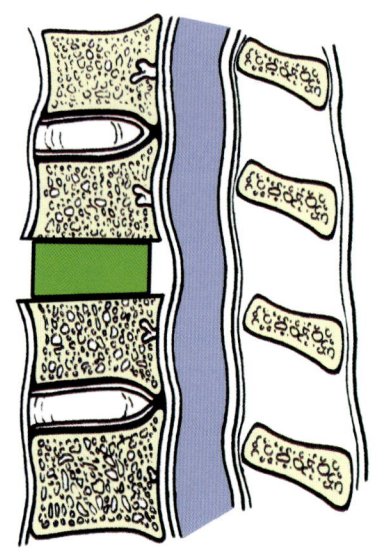

图18-8 椎间盘及增生骨赘切除后，镶入植骨块

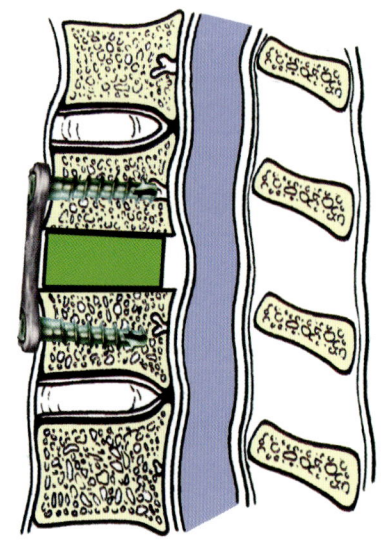

图18-9 椎体前钢板螺钉内固定

第五步，术毕放置引流管，以便术后作负压引流，分层闭合伤口，手术结束。如为全麻拔管时要避免患者过度躁动，以防植入物脱出。

3．术后处理

回病房卧平床，24~48小时拔除负压引流管。术后第二天可戴围领下地。

四、注意事项及优缺点

1. 用局部浸润麻醉作颈椎前路的手术方法，已相当长的历史，因为颈部的感觉神经对疼痛不太敏感，局部浸润麻醉完全可以达到在无痛和患者清醒下进行颈椎前路手术，而且术后恢复顺利，护理方便，故局部浸润麻醉仍为颈前路手术时优选的麻醉方法之一。

2. 局部浸润麻醉的方法：第一步先作颈浅层阻滞。第二步再作椎体前及血管鞘与内脏鞘之间的肌间隔的浸润注射。第三步沿皮肤切口线作皮内及皮下层的注射。如能严格地按照以上方法去做，将会达到完成无痛的目的。

3. 局部浸润麻醉的优点：因为麻醉药液中含有肾上腺素，能起止血作用，切口内渗血较少，手术进行顺利。

4. 保护喉返神经。在分离内脏鞘与血管鞘的筋膜间隙时，不容易损伤喉返神经，如钳夹喉返神经时，患者可以发出声音嘶哑的改变，提醒术者注意。

5. 局部浸润麻醉可以节约手术时间、缩短手术过程、术后恢复快，避免了全麻后的呕吐反应，可以提早进饮食。

6. 由术者进行局部浸润麻醉时，一定要有麻醉师在台下观察、监护患者。以免在发生意外时无人抢救，延误病情。

（刘少喻　王立　田慧中）

参 考 文 献

［1］田慧中，艾尔肯·阿木冬，李青. 颈椎外科技术[M]. 广州：广东科技出版社，2011：2-331.

［2］雷伟. 脊柱内固定系统应用指南[M]. 2版. 西安：第四军医大学出版社，2013：1-632.

［3］刘少喻，田慧中，丁亮华. 颈椎手术要点与图解[M]. 北京：人民卫生出版社，2010：3-266.

［4］王岩. 坎贝尔骨科手术学：第2卷[M]. 11版. 北京：人民军医出版社，2011：1363-1433.

［5］薛富善. 临床局部麻醉技术[M]. 北京：人民军医出版社，2005：3-432.

［6］David L Brown. 局部麻醉图谱[M]. 范志毅，译. 北京：科学出版社，2008：18-253.

［7］黄文起. 局部麻醉学[M]. 北京：人民卫生出版社，2008：13-174.

［8］孟庆云，柳顺锁，刘志双. 神经阻滞学[M]. 北京：人民卫生出版社，2003：1-796.

第十九章　局部浸润麻醉下颈椎后路手术

一、目的及意义

选用局部浸润麻醉作颈椎后路关节突间椎间盘摘除术，简化了麻醉过程、缩短了手术时间、增加了手术的安全性，使手术后的恢复顺利，减少了全麻后的不良反应。

二、适应证

1. 偏外侧颈椎间盘突出，压迫脊神经根引起的颈、肩、手症状。
2. 钩椎关节骨赘向后突出压迫脊神经根，需要做骨赘切除的病例。
3. 需要做椎板间开窗减压脊神经根的病例。
4. 不需要做置入器械内固定的病例。
5. 不需要广泛剥离暴露的病例，均可采用局部浸润麻醉下作椎板间摘除椎间盘或切除增生骨赘的手术方法。

三、局部解剖

当两节颈椎互相连接在一起时，两侧的关节突与钩椎关节部分形成一圆形通道，即节段神经根的出口。该通道的前壁为Luschka关节和椎间盘间隙，后壁为重叠的上下关节突，其上下界为椎弓根，构成颈椎间孔。颈神经根走行于孔内，其周围有脂肪组织及硬膜外静脉丛围绕。颈神经根乃由感觉及运动神经纤维构成在该处形成神经节，被硬膜囊包裹形成神经袖。C_5神经根通过椎间孔时与脊髓成45°由内向外走行。自C_5至C_8逐渐变成90°平行。

自后路切除上下关节突的内侧缘，能达到直接减压神经根的目的。牵开神经根切除前方的椎间盘组织和骨赘，能彻底减压脊神经根，对根性颈椎病能产生良好的治疗效果。

四、手术方法

1. 体位

优选坐位更适合作椎板间开窗及局部浸润麻醉。坐位较俯卧位出血少，能使颈部前屈和侧屈，增大了操作范围，便于手术。坐位时更适合采用局麻下手术操作（图19-1）。

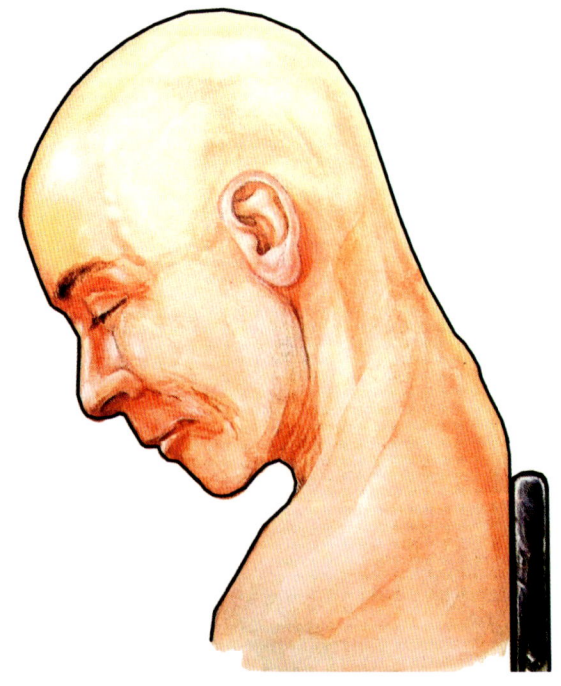

图19-1　在局麻下小切口，坐位作后路关节突间开窗神经根减压术比俯卧位方便

2. 局部浸润麻醉

局麻下手术患者在清醒状态下，背靠在椅背上，头颈部向前屈，椎板间隙张开，颈段后凸、项韧带绷紧拉长。沿棘突作皮内、皮下组织浸润麻醉（图19-2），只需5~15ml麻醉药液即可。然后在患侧椎板后、关节突椎板间注入麻醉药液20~30ml，即可达到在无痛下关节突间开窗，暴露脊神经根和突出的椎间盘或钩椎关节骨赘的目的（图19-3）。开窗后再在神经根周围的脂肪组织内注射极少量的麻醉药液。即可牵开神经、切除椎间盘或凿除骨赘。

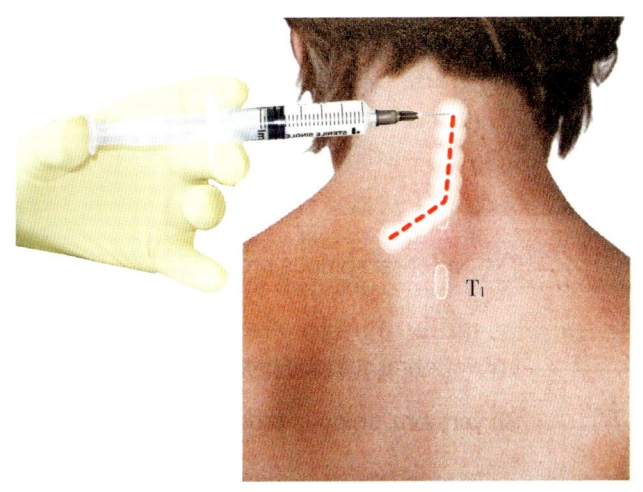

图19-2 沿切口线作皮内、皮下浸润注射

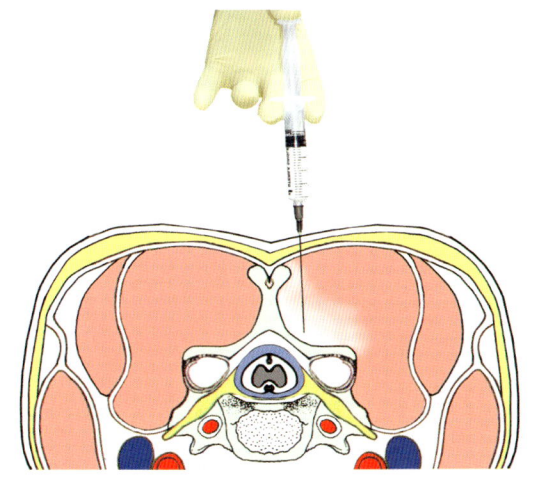

图19-3 椎板、关节突后局部浸润注射

3. 手术操作步骤

第一步：颈后部沿棘突切口（图19-4、图19-5），在C形臂X线机下定位，确定开窗间隙（图19-6）。单侧暴露棘突、椎板和关节突，严格止血显露清楚。

第二步：在应用电凝时要用生理盐水反复冲洗切口，冷却术野避免空气栓塞的现象发生。剥离棘突时应将分叉棘突的患侧叉支一同切除，连同肌肉一起剥开则更方便（图19-7）。

第三步：在C形臂X线机下确定暴露间隙后，用Meyerding拉钩牵开肌肉组织彻底暴露关节突，在关节突的内2/3用磨钻或田氏骨刀开窗（图19-8）。

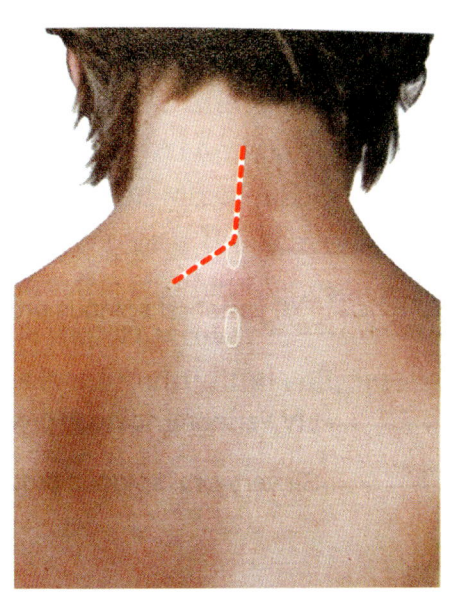

图19-4 左侧关节突间开窗的皮肤切口线

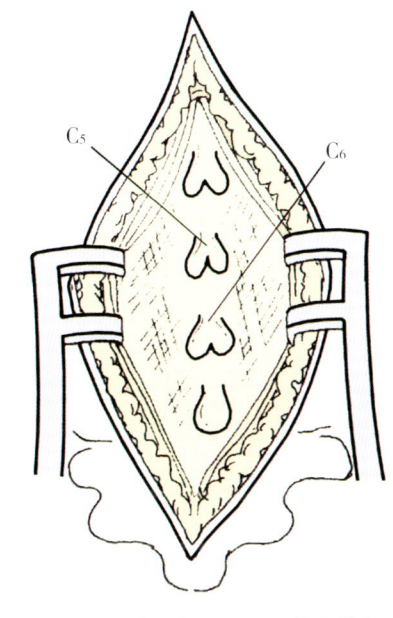

图19-5 切口皮肤、皮下组织，暴露棘突和深筋膜

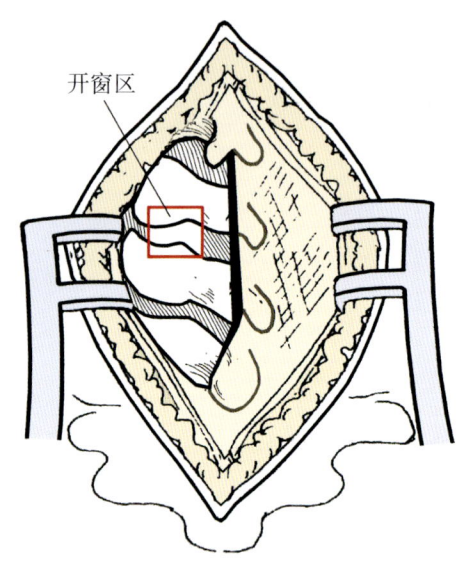

图19-6 切断左侧C₅~C₆棘突的叉支，单侧暴露C₅~C₆关节突间隙，用薄刃骨刀作方窗

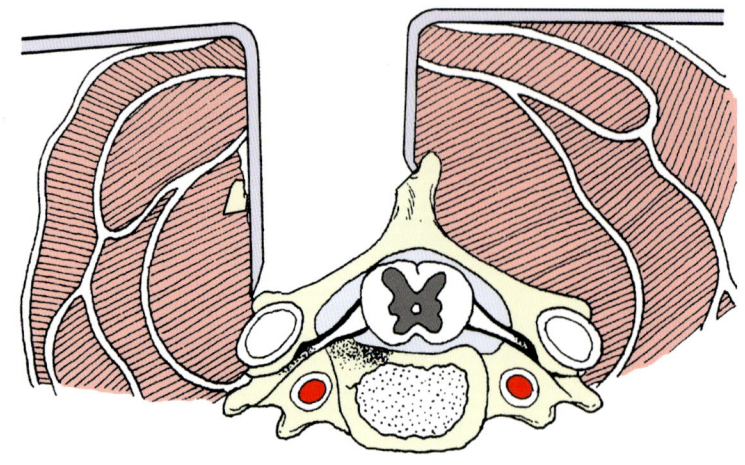

图19-7 已牵开左侧的椎板后肌肉，将棘突的叉支连同肌肉牵开，暴露关节突关节

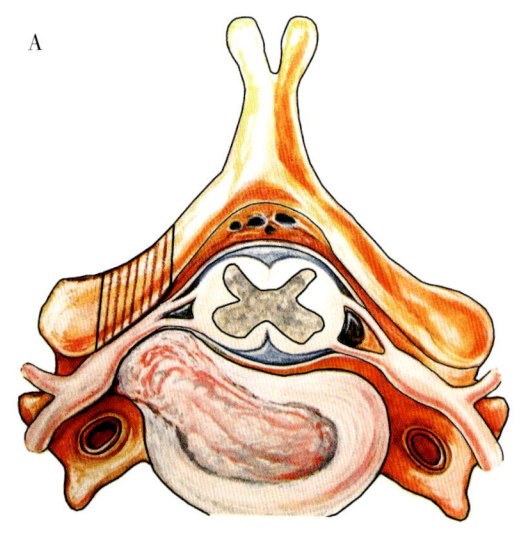

A

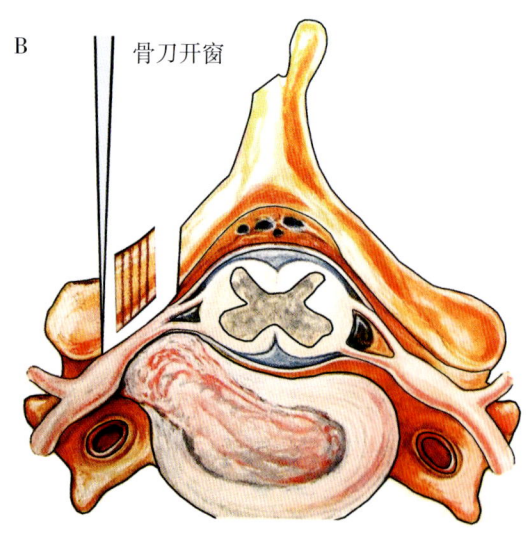

B 骨刀开窗

A.斜线为开窗区。B.骨刀开窗示意图。
图19-8 用薄刃骨刀在关节突间开窗，减压神经根

第四步：用薄刃的田氏骨刀在关节突之间做方形开窗，先切除下关节突，暴露重叠的下一节椎骨的上关节突，然后再用骨刀切除下一椎骨的上关节突（图19-9）。彻底暴露受压的脊神经根和突出的椎间盘或来自Luschka关节的增生骨赘（图19-10）。如能掌握薄刃骨刀的使用方法，熟习颈椎关节突和椎板部位的解剖结构，对各部位骨质结构的厚薄有明确的概念，那么用骨刀开窗要比用磨钻和小枪钳开窗更加安全可靠，而且快捷方便。

第五步：开窗后应认真解剖椎间孔内的组织，剥离暴露脊神经根和突出的椎间盘或来自Luschka关节的增生骨赘（图19-11）。特别是硬膜外静脉丛，一旦破裂出血较多，但均可用压迫止血或双极电凝得到止血。

第六步：用神经根拉钩牵开神经根，在突出的椎间盘或增生的骨赘上用窄骨刀作方形开孔，用髓核钳切

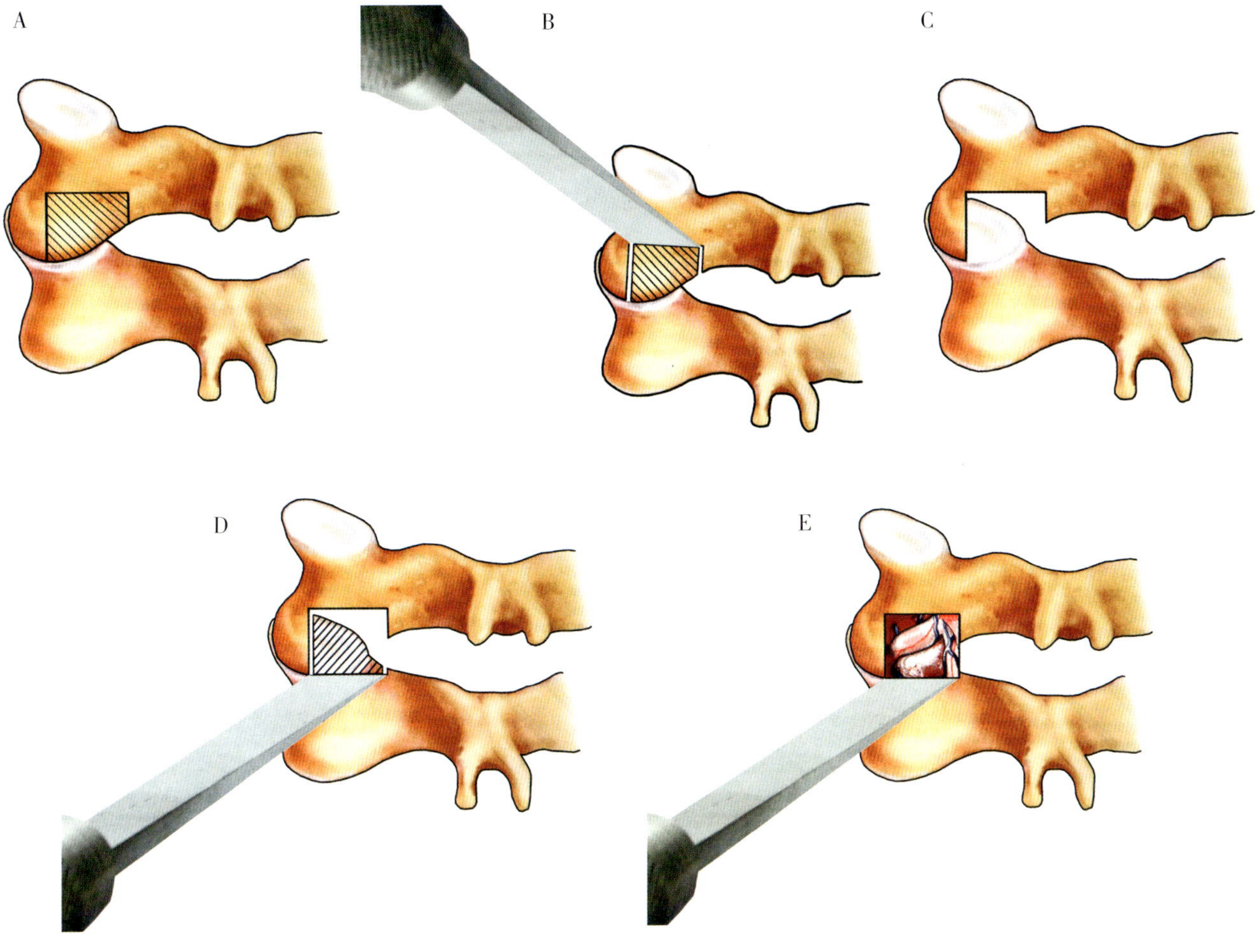

A B C

D E

A. 斜线为下关节突的切除区。B. 倒U形切口的两端已切开，正在切除倒U形基底。C. 下关节突已被切除，暴露上关节突关节面。D. 正在切除上关节突。E. 上下关节突已被切除，暴露颈神经根和突出的椎间盘。

图19-9 骨刀开窗步骤

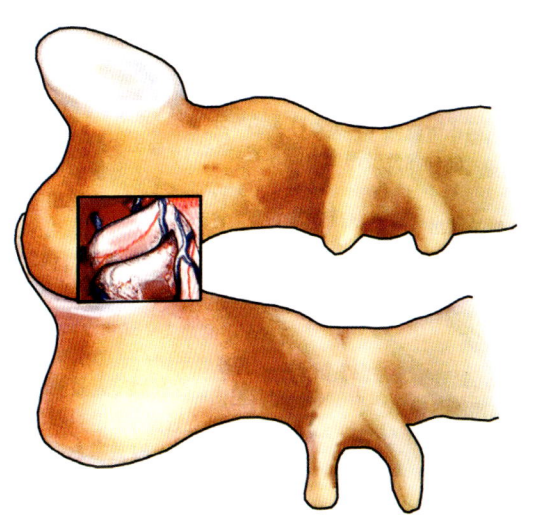

图19-10 彻底暴露受压的脊神经根和突出的椎
间盘或来自Luschka关节的增生骨赘

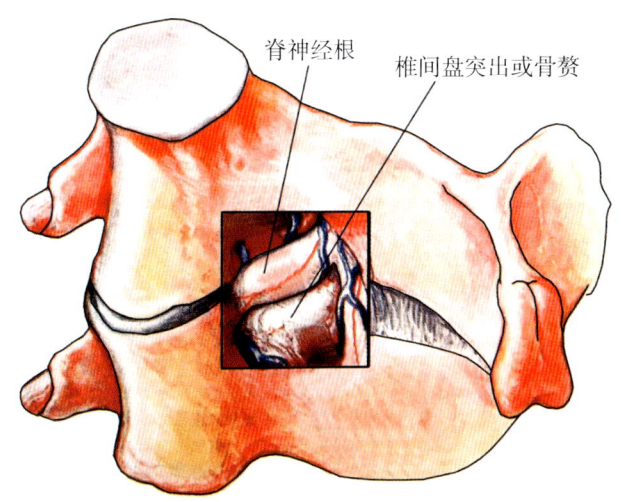

脊神经根 椎间盘突出或骨赘

图19-11 要仔细认真的减压暴露颈神经根，注意
勿损伤硬膜外静脉丛，以免造成出血

除椎间盘，用骨刀切除Luschka关节上的增生骨赘（图19-12）。

第七步：当关节突间开窗完成后，脊神经根已经做到了后减压，如果沿神经根的两端探查还有压迫时，可用枪钳或磨钻再向两端潜行扩大即可。然后用神经根拉钩将神经根向头端牵开，彻底暴露突出的椎间盘和增生的骨赘，以便彻底进行神经根的前减压，待神经根的最后减压全部完成后，检查神经根向前后左右移动，已达到彻底松解为止。

第八步：手术完成后严格止血，放置负压引流管或橡皮膜，分层闭合切口，手术结束。

4. 术后处理

术后24~48小时拔除引流管或橡皮膜，给予颈围固定保护2~6周。出院后继续练习

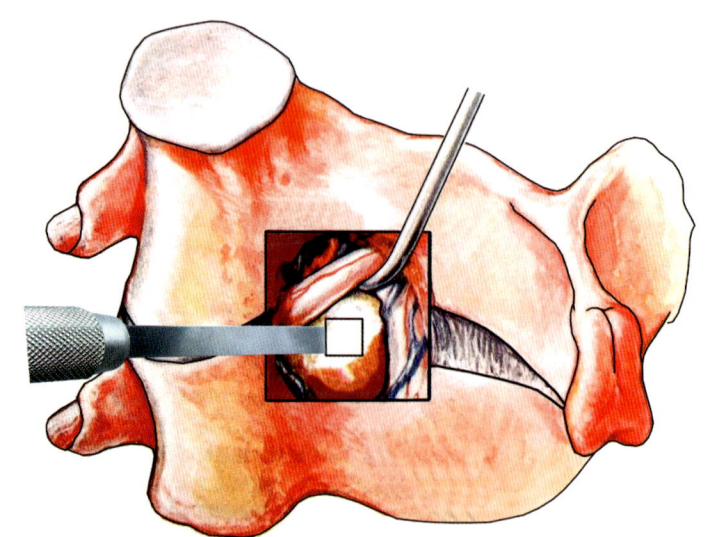

图19-12 用神经钩轻轻地向头端牵开神经根，暴露突出的椎间盘或骨赘，用小号直骨刀在突出物上开方窗，然后用髓核钳摘除髓核，再用骨刀切除增生的骨赘，达到神经根前后的彻底减压

功能活动。为防止术后神经根水肿，在术后前3天可给予地塞米松和甘露醇静点，以减轻术后疼痛。

五、注意事项与防范要点

1. 局部浸润麻醉用于椎板间开窗手术，简化了手术过程，特别是当坐位手术时，比气管插管全麻更方便处理患者。利用颈前屈、侧屈的变位调整有利于显露病灶，方便于手术操作的进行，减少了整个手术所需要的时间。

2. 后路关节突间开窗减压治疗根性颈椎病为一种简单易行、微创性的手术方法，对典型的根性颈椎病，具有单侧上肢疼痛症状明显的病例，能取得较好的治疗效果，一般无需内固定，损伤小、功能恢复早。

3. 直立位手术时有造成空气栓塞的可能性，但直立位手术比俯卧位手术出血少、操作方便，颈椎采取前屈位及向健侧倾斜位，能使患侧关节突间隙增宽，显露得更清楚。作者在50例关节突间开窗的病例中尚未见到并发空气栓塞的病例发生，为了预防空气栓塞的发生，术中应不断地用生理盐水冲洗切口，加湿和冷却术野有防止空气栓塞的作用。

4. 术前应令患者练习坐位屈颈试验，使患者能适应术中所采取的体位。

5. 用锐利的薄刃骨刀开窗的方法，是个快捷而方便的好方法，只要能熟练局部解剖，就能在最短时间内完成关节突间开窗减压神经根、摘除椎间盘和切除骨赘的一系列工作，而且为单侧暴露，损伤小、出血少、恢复快，能彻底解除神经根的受压症状。

6. 在没有学会用薄刃骨刀开窗的情况下，也可用圆头磨钻开窗，但需要的时间略长些，最好是开圆窗。用枪状咬骨钳开窗时应慎重，勿将咬骨钳较厚的钳咀勉强插入挤压很紧的神经根管内，以免造成神经根的损伤。

7. 先用神经钩探查，然后在神经钩引导下切除骨性组织安全可靠。

8. 用填塞压迫，双极电烙的方法止血效果较好。

9. 应充分熟悉颈椎间孔部位的解剖结构。

10. 切忌在开窗内过度向前外侧扩大，企图在此切口内减压椎动脉，或企图在此切口内过度向内侧扩大切除整个Luschka关节，以免造成大出血或损伤脊髓神经。

（田慧中　李宇鹏　周纲）

参 考 文 献

［1］田慧中，白靖平，刘少喻. 骨科手术要点与图解[M]. 北京：人民卫生出版社，2009：3-165.

［2］田慧中. "田氏脊柱骨刀"在矫形外科中的应用[J]. 中国矫形外科杂志，2003，11（15）：1073-1075.

［3］田慧中. 脊柱外科医师要善于使用咬骨钳和骨刀[J]. 中国现代手术学杂志，2002，6（1）：67-69.

［4］田慧中，刘少喻，马原.实用脊柱外科学[M]. 广州：广东科技出版社，2008：141-466.

［5］田慧中，刘少喻，马原.实用脊柱外科手术图解[M]. 北京：人民军医出版社，2008：385-453.

［6］李家顺，贾连顺. 颈椎外科学[M]. 上海：上海科学技术出版社，2004：521-607.

［7］王自立，党耕町. 脊柱外科手术径路[M]. 2版. 北京：人民卫生出版社，2008：199-213.

［8］郝定均. 实用颈椎外科学[M]. 北京：人民卫生出版社，2007：229-372.

［9］韦峰，党耕町. 颈椎外科手术图谱[M]. 北京：北京大学医学出版社，2007：172-217.

［10］马原，刘少喻，曾昭池. 脊柱外科内固定技术[M]. 北京：人民军医出版社，2010：129.

［11］田慧中，艾尔肯·阿木冬，李青. 颈椎外科技术[M]. 广州：广东科技出版社，2011：2-331.

［12］雷伟. 脊柱内固定系统应用指南[M]. 2版. 西安：第四军医大学出版社，2013：1-632.

［13］刘少喻，田慧中，丁亮华. 颈椎手术要点与图解[M]. 北京：人民卫生出版社，2010：3-266.

［14］王岩. 坎贝尔骨科手术学：第2卷[M]. 11版. 北京：人民军医出版社，2011：1363-1433.

［15］薛富善. 临床局部麻醉技术[M]. 北京：人民军医出版社，2005：3-432.

［16］David L Brown. 局部麻醉图谱[M]. 范志毅，译. 北京：科学出版社，2008：18-253.

［17］黄文起. 局部麻醉学[M]. 北京：人民卫生出版社，2008：13-174.

［18］孟庆云，柳顺锁，刘志双. 神经阻滞学[M]. 北京：人民卫生出版社，2003：1-796.

第二十章　局部浸润麻醉下肌源性斜颈的手术治疗

一、目的及意义

在局部浸润麻醉加基础麻醉下行预防性早做胸锁乳突肌松解，能解除斜颈的逐日加重及并发面部及下颌骨变形。

二、适应证

1. 年龄在0.5~12岁的肌源性斜颈是手术的绝对适应证。

2. 12岁以上的患者，骨性结构畸形不明显者，亦可做矫形手术配合颅环牵引治疗。

三、胸锁乳突肌邻近的解剖

胸锁乳突肌起于胸骨及锁骨，止于颞骨乳突，故名胸锁乳突肌（图20-1）。位于颈部的前外侧，自颞骨乳突至胸锁关节，斜行向前、向下至胸锁关节的方向走行。其表面为皮肤、皮下组织及颈阔筋膜，当颈部活动时，该肌肉的外形可以看见，用手也可以触得。该肌肉的下端分为胸骨头及锁骨头，附着在胸骨柄及锁骨上。其浅部位于皮下，其深部有颈总动脉、颈内静脉、锁骨下静脉、锁骨下动脉（图20-2），在作胸锁乳突肌下段切断术时，一定要认真将胸锁乳突肌的胸骨头及锁骨头自筋膜内钝性分离干净，切勿损伤其周围组织。

该肌的上端止于乳突部位，当切断胸锁乳突肌的上端时，只要能将肌肉从乳突上剥离下来，就没有损伤深部组织之虑。切记胸锁乳突肌上端深层靠近颈内静脉，应认真分离保护颈内静脉不受损伤。胸锁乳突肌上段切断术的切口宁高勿低，以免伤及颈内静脉和副神经。

胸锁乳突肌切除术是个大手术，切口需要作纵弧形切口，保留颈外静脉或切断结扎颈外静脉。在该肌的前缘和后缘认真分离、游离该

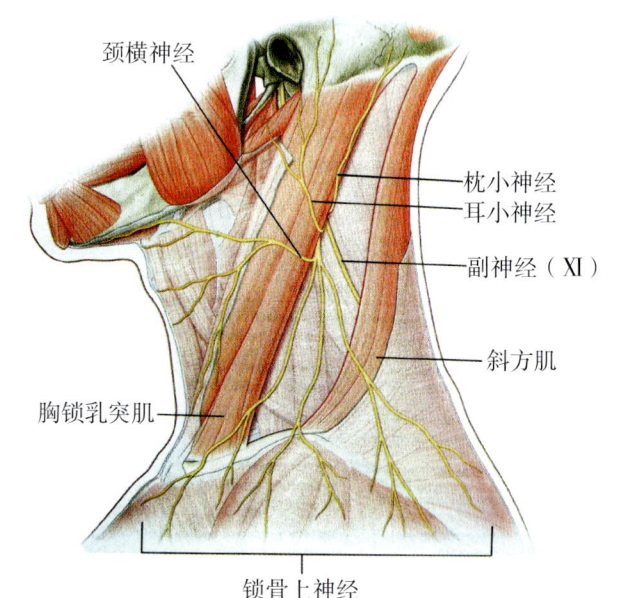

图20-1　胸锁乳突肌浅层解剖结构

（标注：颈横神经、枕小神经、耳小神经、副神经（XI）、斜方肌、胸锁乳突肌、锁骨上神经）

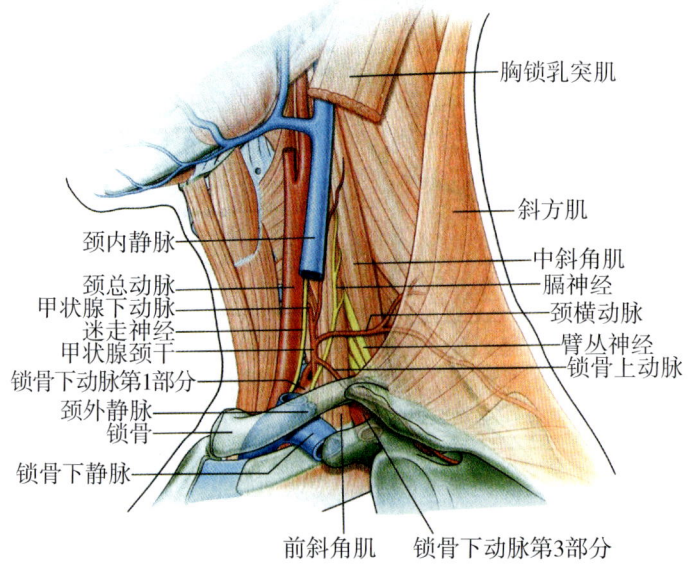

图20-2　胸锁乳突肌深层解剖结构

（标注：胸锁乳突肌、斜方肌、中斜角肌、膈神经、颈横动脉、臂丛神经、锁骨上动脉、颈内静脉、颈总动脉、甲状腺下动脉、迷走神经、甲状腺颈干、锁骨下动脉第1部分、颈外静脉、锁骨、锁骨下静脉、前斜角肌、锁骨下动脉第3部分）

　　肌肉，特别是对副神经要严格保护不能损伤。更不能损伤深面的重要血管、神经组织。

　　对同时有挛缩纤维组织和斜方肌外侧缘的挛缩组织存在时也需要进行松解。

四、手术方法

　　1．术前准备

　　术前剃光头发，备好术后所需的牵引工具或外固定用品。

　　2．麻醉

　　基础加局部浸润麻醉。

　　3．体位

　　上背部垫枕，头偏向健侧。

第一节　胸锁乳突肌下端切断术

手术操作程序

　　1．由手术者先作局部浸润麻醉，按常规注射局麻药液，然后进行手术操作。

　　2．于锁骨内端和胸锁关节上1cm处做横切口长3~4cm（图20-3）。切开皮肤、皮下组织及颈阔肌，即可显露被筋膜覆盖的锁骨头及胸骨头，用弯血管钳分离游离该肌腱的周围，通过一把弯血管钳，挑起肌腱，在其止点上1cm处横断（图20-4）。

　　3．然后用手指触摸其后鞘，如有挛缩的筋膜组织，应小心地切断松解（图20-5），注意勿伤及深层大血管。

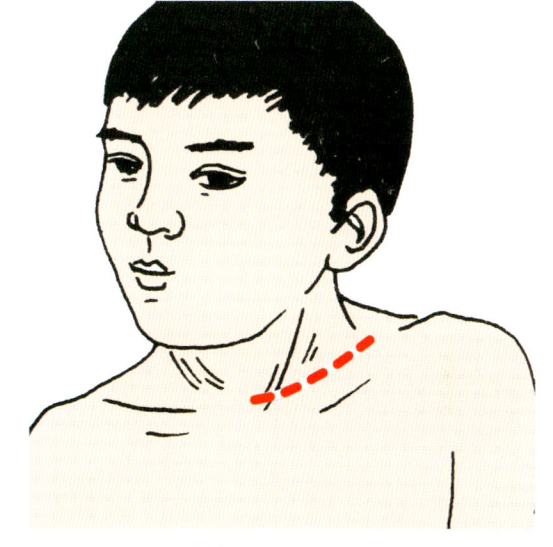

图20-3　胸锁乳突肌下端切断术的切口

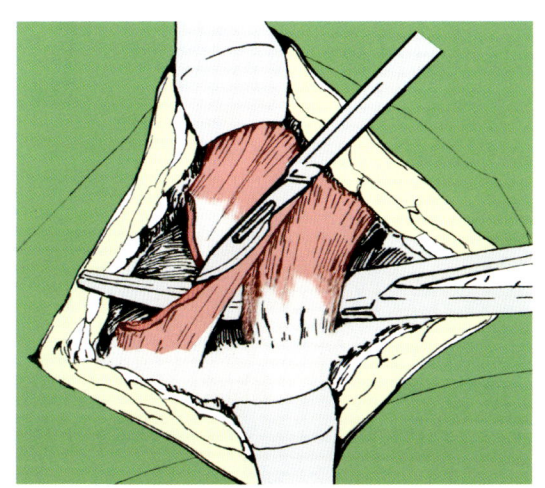

图20-4　在胸骨头和锁骨头的深层通过一把弯血管钳，挑起肌腱，用尖刀片切断

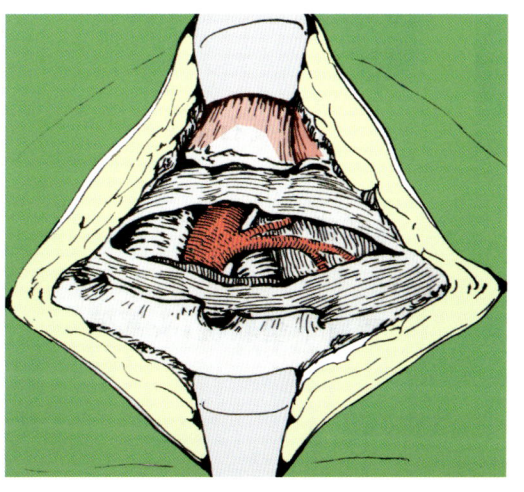

图20-5　腱鞘深层的挛缩组织，也要切断松解，但应注意勿伤及深层的大血管

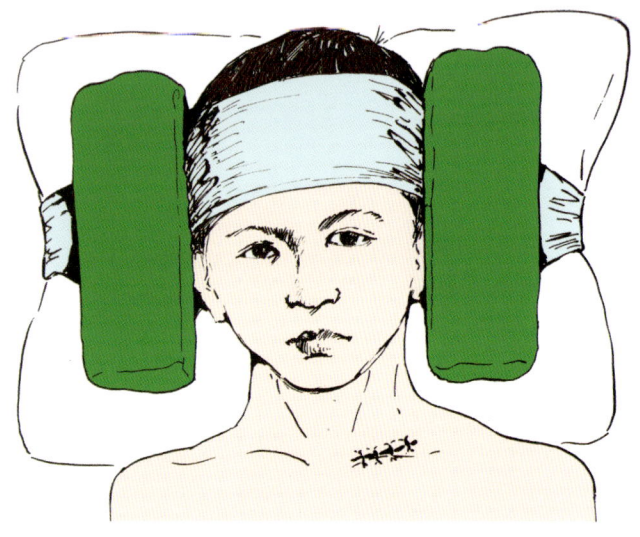

图20-6　术后将头颈放在矫正位，用沙袋固定

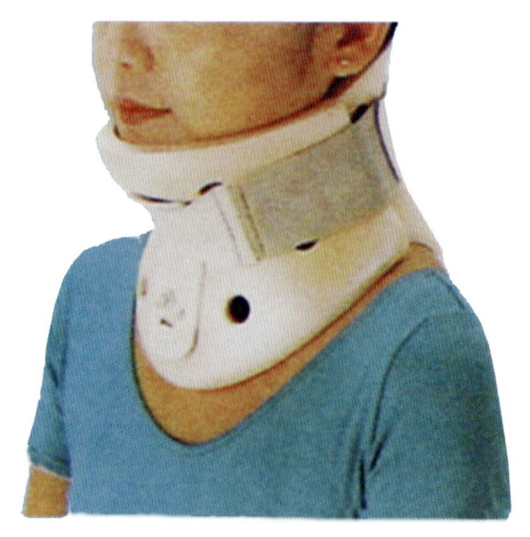

图20-7　术后颈围固定4~6周

4. 松解彻底后，严格止血，缝合颈阔肌、皮下组织及皮肤。放置橡皮片引流，局部用纱布压迫，将头放在矫正位，用沙袋固定（图20-6），拆线后用颈围固定在矫正位（图20-7）。

（陈国斌　王立　田慧中）

第二节　胸锁乳突肌上端切断术

适用于胸锁乳突肌挛缩较重，只切断其下端难以矫正畸形的病例。

手术操作程序

1. 在局部浸润麻醉加基础麻醉下行胸锁乳突肌上端切断术。

2. 胸锁乳突肌在乳突部附着点的部位，作横切口长为2~3cm（图20-8）。

3. 切开皮肤、皮下组织，向周围游离暴露该肌腱，在乳突部的附着点，用尖刀将其切断。用弯血管钳和尖刀片游离肌腱的前后和深层，应仔细操作以免损伤深层血管和神经。然后在靠近骨附着点的部位逐层切断，至深层时应特别慎重，最好先用通过橡皮膜隔开血管、神经的方法，或自骨附着点上钝性剥离的方法将其切断（图20-9）。注意勿损伤耳后动脉、枕动脉，切勿低位切断该肌腱，以免损伤副神经（图20-10）。

4. 严格止血，分层闭合切口，术后将头颈置于矫正位，用沙袋固定，然后更换石膏或颈围固定。

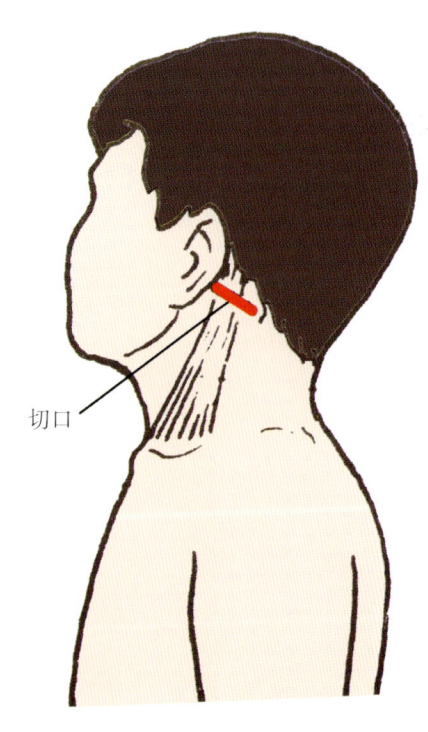

切口

图20-8　胸锁乳突肌上端切断术的切口

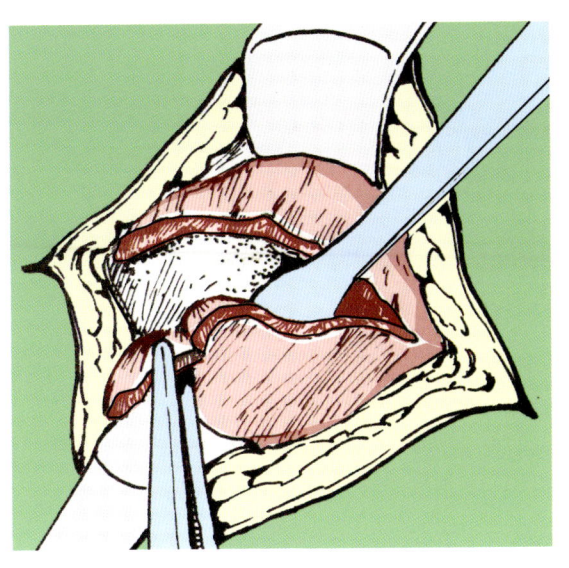

图20-9 胸锁乳突肌上端切断法

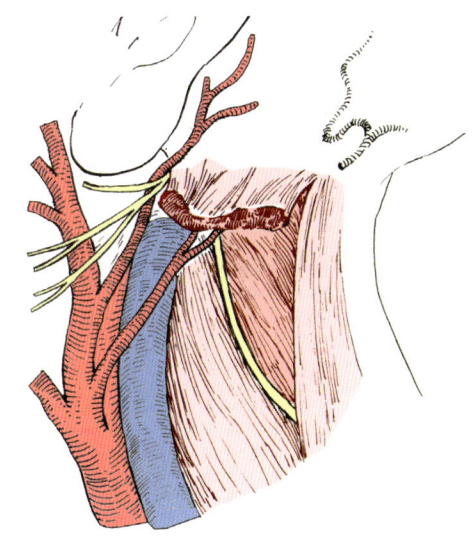

图20-10 胸锁乳突肌上端切断术，切断的部位不宜过低，在靠近骨附着点的部位切断更安全

第三节 胸锁乳突肌切除术

适用于胸锁乳突肌严重挛缩的病例，或年龄较大的病例。

手术操作程序

1. 在局部浸润麻醉加基础麻醉下行胸锁乳突肌切除术。

2. 沿胸锁乳突肌作纵弧形切口，长6~8cm（图20-11），切开皮肤、皮下组织及颈阔肌，并向前后分离牵开。切开其腱膜，钝性剥离胸锁乳突肌全长，切除其肌肉和深层挛缩的纤维组织（图20-12）。切勿损伤其深层的大血管和神经组织。

3. 将胸锁乳突肌及挛缩的纤维组织切除干净后，仔细止血，放置引流片引流，逐层缝合切口，术后保持矫正位固定（图20-13）或给予枕颌带牵引治疗（图20-14）。

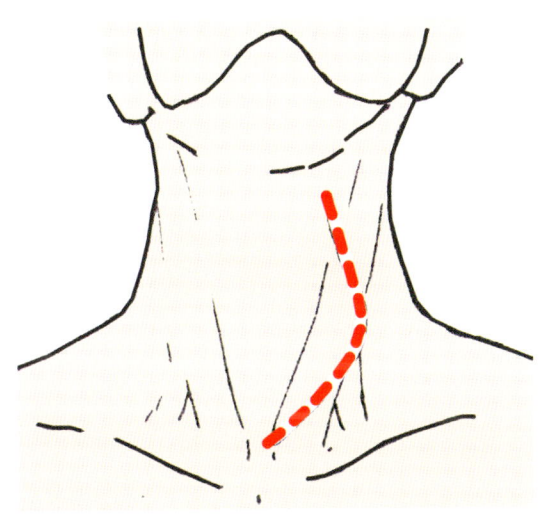

图20-11 沿胸锁乳突肌作纵弧形切口

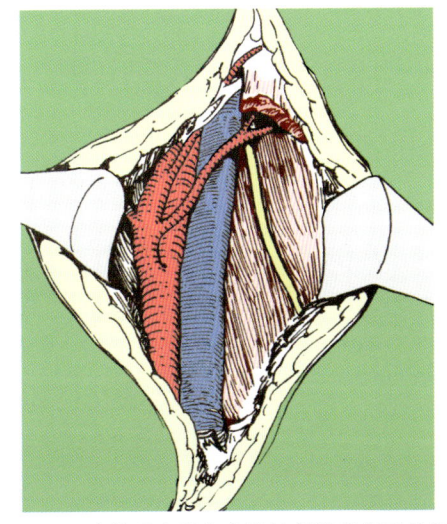

图20-12 胸锁乳突肌和挛缩的纤维组织已被切除

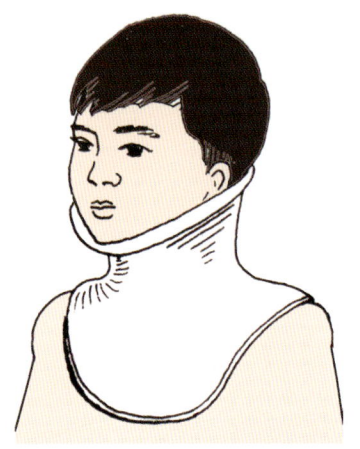

图20-13　术后用石膏颈围固定在
矫正位

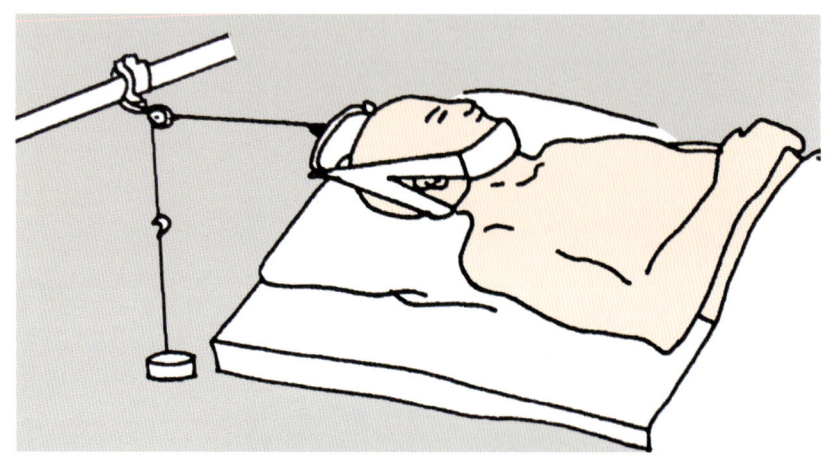

图20-14　术后也可给予枕颌带牵引治疗

（王金武　孟祥玉　田慧中）

第四节　术中注意事项

1. 要充分显露胸锁乳突肌，切断要彻底，除胸锁乳突肌外，任何条索状组织都必须小心切除。直至将头部转向对侧时深部没有任何紧张的条索为止。

2. 有时切断胸锁乳突肌及其他挛缩的软组织后，头颈部仍不能达到过度矫正的位置，这是由于斜方肌及其筋膜已发生短缩，因此，须将下端切口外端向外延长少许，再切断斜方肌前面的筋膜或该肌的一部分，将会获得较好的疗效。

3. 注意保护胸锁乳肌附近的血管和神经。在切断胸锁乳突肌下端时注意勿损伤其下面的颈动脉、颈静脉

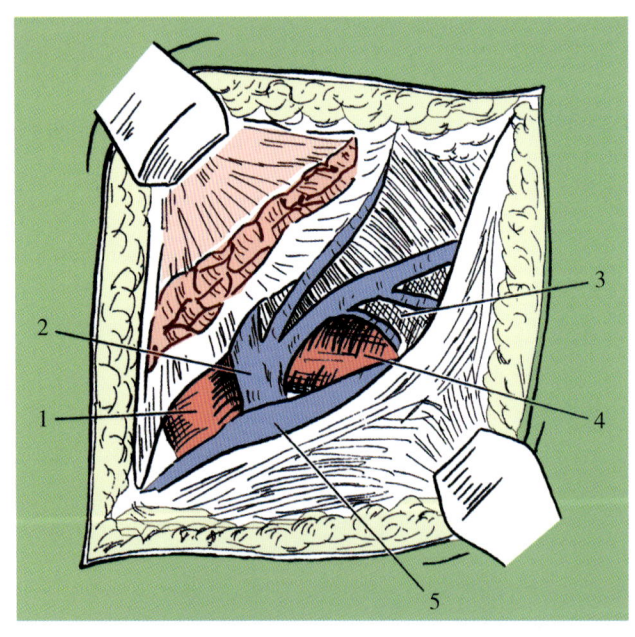

1. 颈总动脉；　2. 颈内静脉；　3. 颈深筋膜及血管鞘；4. 锁骨下动脉；5. 锁骨下静脉。

图20-15　胸锁乳突肌下端后侧解剖关系

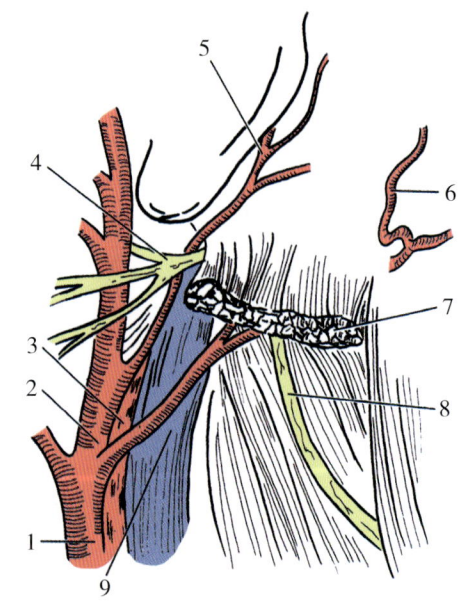

1. 颈总动脉；　2. 颈外动脉；　3. 颈内动脉；　4. 面神经；　5. 耳后动脉；6. 枕动脉；7. 胸锁乳突肌断端；8. 副神经；9. 颈内静脉。

图20-16　胸锁乳突肌上部邻近的解剖关系

及锁骨下动静脉（图20-15）。在切断胸锁乳肌突上端时切勿在乳突尖之下切断该肌，以免损伤面神经及副神经，在剥离止点时还要注意避免颈外动脉的耳后动脉及枕动脉的损伤（图20-16）。

第五节　手术要点与并发症防治

一、手术要点与陷阱

1. 当做下端胸骨头及锁骨头切断时，应认真分离肌腱的前后和深部，应彻底与深层的大血管分开，以免在切断时损伤大血管。

2. 切忌在距离大血管近的部位使用电刀，以免造成大血管损伤。

3. 当做胸锁乳突肌上端切断时，不能离开骨附着点太远，应在靠近附着点的部位切断比较安全。

4. 当做胸锁乳突肌全切时，不能只将肌肉组织切除，留下深层挛缩的纤维组织，造成矫正失败。

5. 当切除深层挛缩组织时，要当心勿损伤大血管和副神经。

二、并发症及其防治

1. 大血管破裂出血：颈外动脉破裂出血，可结扎止血。锁骨下动脉出血应缝合修补。颈外静脉出血可以结扎。颈内静脉出血则应缝合修补。

2. 副神经损伤：当做胸锁乳突肌全切时，应认真保护副神经，因为副神经常与挛缩的筋膜组织粘连。

3. 空气栓塞：当采用头高脚低卧位手术时，静脉内为负压有造成空气栓塞的可能性。

4. 斜方肌挛缩：当胸骨头及锁骨头松解彻底后，还不能产生矫正作用时，应松解斜方肌前面的筋膜。

5. 当单纯胸骨头和锁骨头切断后，其上方还有粘连未被松解时，则应切除2~3cm的一段胸锁乳突肌以利矫正。

（田慧中　吐尔洪江·阿布都热西提　黄卫民）

参 考 文 献

［1］Richard L Drake，Wayne Vogl，Adam W M Mitchell. 格氏解剖学：教学版[M]. 北京：北京大学医学出版社，2006：2-739.

［2］董中. 骨科手术图谱[M]. 北京：人民卫生出版社，1995：85-95.

［3］田慧中，李佛保. 脊柱畸形与截骨术[M]. 西安：世界图书出版公司，2001：466-496.

［4］胥少汀，葛宝丰，徐印坎. 实用骨科学[M]. 2版. 北京：人民卫生出版社，2003：1005-1008.

［5］饶书成，宋跃明. 脊柱外科手术学[M]. 3版. 北京：人民卫生出版社，2007：173-183.

［6］田慧中，刘少喻，马原. 实用脊柱外科手术图解[M]. 北京：人民军医出版社，2008：84-106.

［7］田慧中，白靖平，刘少喻. 骨科手术要点与图解[M]. 北京：人民卫生出版社，2009：3-41.

［8］葛宝丰，卢世璧. 骨科手术学[M]. 北京：人民军医出版社，2009：1223-1227.

［9］田慧中，艾尔肯·阿木冬，李青. 颈椎外科技术[M]. 广州：广东科技出版社，2011：290-331.

［10］田慧中，李明，马原. 脊柱畸形截骨矫形学[M]. 北京：人民卫生出版社，2011：335-339.

［11］田慧中，张宏其，梁益建. 脊柱畸形手术学[M]. 广州：广东科技出版社，2012：1-483.

第二十一章　局部浸润麻醉下胸廓出口综合征的手术治疗

第一节　概　　述

　　胸廓乃由脊柱、肋骨、胸骨构成，形成一鸟笼式结构，其顶端为第1胸椎、第1肋骨和胸骨柄组成一天窗式的出口，称之谓胸腔上口。在胸腔上口的外面和临近有颈椎、第1肋骨、前斜角肌、锁骨、胸大肌、胸小肌、肩胛下肌、肱骨头等组织，这些组织间隙形成了胸腔出口外的间隙。当这些组织有异常、畸形或外伤后粘连时，压迫由此通过的臂丛神经、锁骨下动脉、锁骨下静脉，引起患侧上肢血管神经种种症状，称为胸腔出口综合征。

　　第1肋骨为扁平状，在上面的前中部有2个浅沟，沟间有一结节，前斜角肌附着于此。锁骨下静脉于前浅沟上，经前斜角肌与锁骨下肌之间穿过。锁骨下动脉及臂丛神经下干，于后浅沟上，从前斜角肌与中斜角肌之间通过，故在本病的形成机理中，第1肋骨是构成夹压作用的重要因素。

　　颈肋是常见的病因，颈肋多起自第7颈椎，自椎旁向外再转向前下，其游离端位于前斜角肌、中斜角肌之间，从后面压迫臂丛神经，前面又有前斜角肌阻挡，而发生颈肋综合征（图21-1）。

　　由于第1肋骨异常肥大、畸形，前斜角肌和中斜角肌肥大、腱样化，或附着部异常及异常的小斜角纤维带的存在等，使斜角肌三角的间隙变小，引起前斜角肌综合征（图21-2）。

　　上述原因也可形成肋锁间隙狭窄，特别是在肩向后伸、牵拉时，锁骨下动脉被挤压在锁骨及胸廓之间，引起肋锁综合征（图21-3）。

　　上肢过度外展时，胸小肌外侧缘压迫锁骨下动脉，引起过度外展综合征（图21-4）。

　　后天性因素有颈部、上胸部外伤后，特别是锁骨、第1肋骨骨折愈合后骨痂形成，或肱骨头脱位、颈椎骨质增生、颈部淋巴结肿大、肿瘤、血管硬化等均可引起。

　　上肢过度外展综合征有局部、神经、血管等症状。局部症状为锁骨上窝压痛，常可触到锁骨下动脉的狭窄后扩张膨大。神经症状是手指、手、腕、肩等处疼痛及感觉异常，多发生在尺侧。血管症状则根据锁骨下动脉受压的程度而不同，轻者有麻木感、

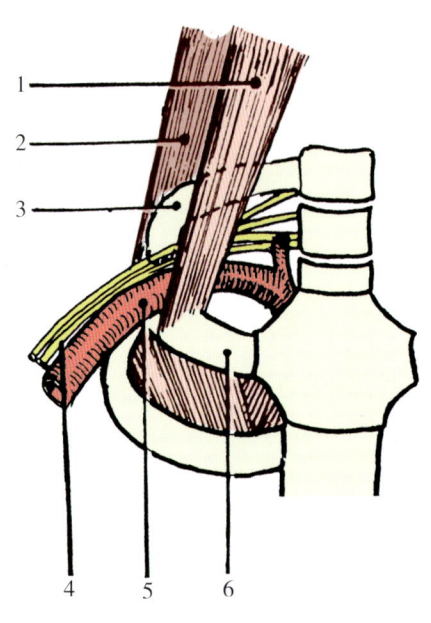

1. 前斜角肌；2. 中斜角肌；3. 颈肋；4. 臂丛神经；5. 锁骨下动脉；6. 第1肋骨。

图21-1　颈肋综合征

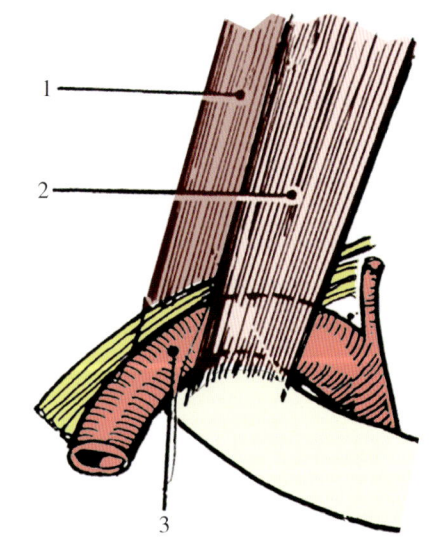

1. 中斜角肌；2. 前斜角肌；3. 锁骨下动脉。

图21-2　前斜角肌综合征

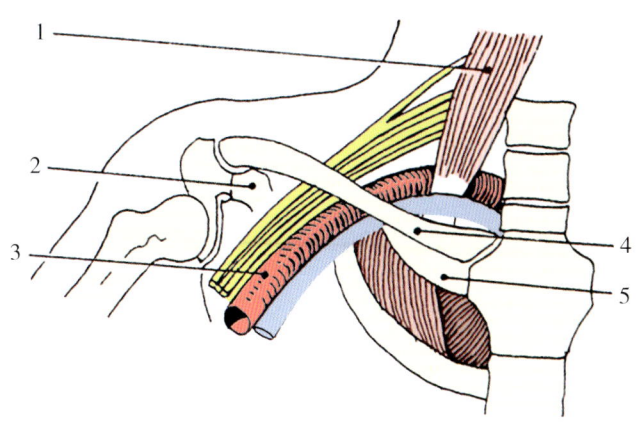 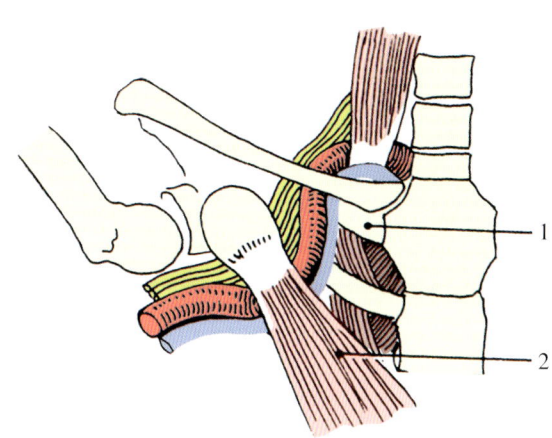

1. 前斜角肌；2. 喙突；3. 锁骨下动脉；4. 锁骨；5. 第1肋骨。

图21-3 肋锁综合征

1. 第1肋骨；2. 胸小肌。

图21-4 过度外展综合征

发凉，有时出现Raynaud现象。持续性受压则会产生血流障碍，甚至形成动脉瘤，或在扩大处发生血栓。

当重度脊柱侧凸作颅盆环牵引时，跟随着轴向牵拉使脊柱逐渐延长增高，造成胸腔上口上升，特别是脊柱凸侧的第1肋骨明显抬高，压迫臂丛神经和锁骨下动脉，造成患者的小指和环指麻痹或过敏性疼痛，有时桡动脉脉搏搏动减弱或消失，使颅盆牵引不能继续进行，必要时可作第1肋骨切除术，然后再继续进行颅盆牵引治疗脊柱侧弯。

胸廓出口综合征的病例应先进行理疗，如加热按摩、颈部运动、斜方肌锻炼和提肩带等保守疗法，并注意保持良好的躯体姿态，防止肩胛部下垂。症状较重保守治疗无效者则需施行手术治疗，经锁骨上入路或腋入路，切断前斜角肌，切除第1肋骨全长，如有颈肋亦应切除。术后约有90%以上的病例，症状均能消失。

第二节 临床检查方法

（一）举臂活动试验（Lift arm exercise test）

患者平举和外旋上臂，并快速作握拳和张开动作，如患有此症，在数秒内，前臂即出现疼痛和麻刺感，因疲劳和不适而自动将前臂落下（图21-5）。

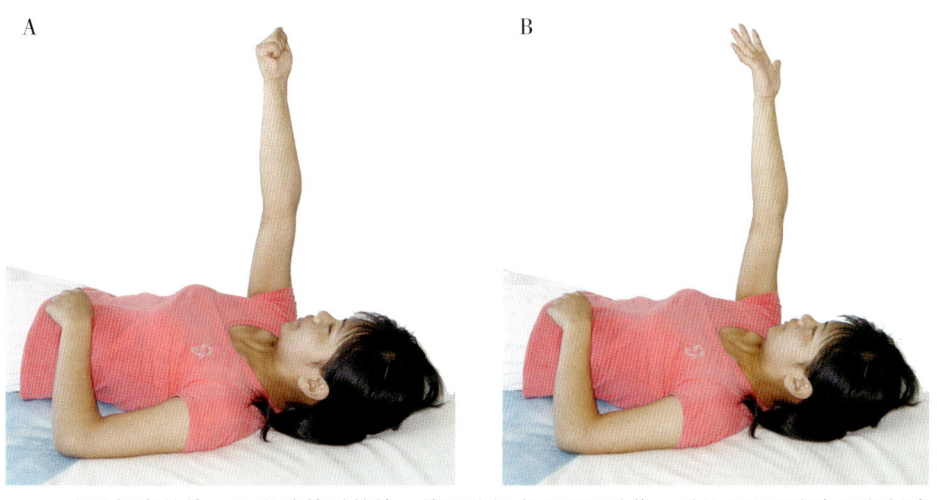

A. 举臂握拳外旋。B. 举臂伸手外旋。快速作握拳和张开动作，看是否出现疼痛和麻刺感。

图21-5 举臂运动试验

A　　　　　　　　　　　　B

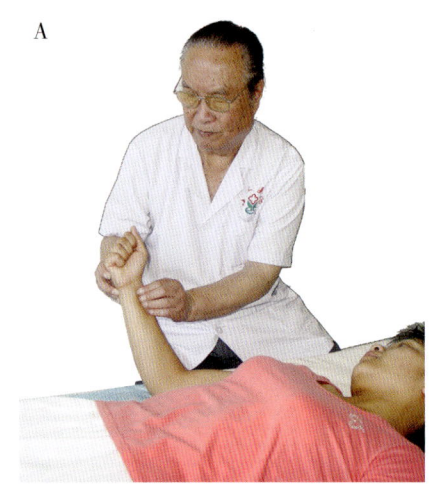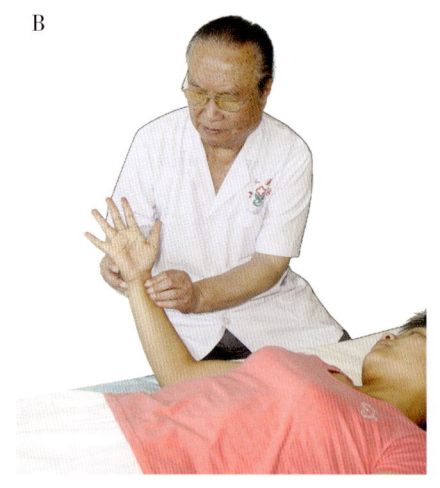

A. 令患者紧握拳，医生持续压迫桡动脉。B. 令患者将手伸展开，如手的颜色恢复，说明尺动脉通畅。

图21-6　Allen试验

（二）Allen试验（Allen's test）

　　紧压患者腕部桡动脉，令患者紧握拳，医生持续压迫桡动脉，令患者将手伸展开，如手的颜色恢复，说明尺动脉通畅，若手仍呈苍白色，说明尺动脉有阻塞（图21-6）。

（三）Adson试验（Allen's test）

　　患者直立，深吸气后屏气，仰头伸颈，下颌转向患侧，桡动脉搏动减弱或消失，疼痛加重为阳性。深吸气使第1肋骨上抬，伸颈和转动颈部，可使斜角肌三角变窄。此试验用于检查前斜角肌综合征（图21-7）。

（四）Eden试验（Eden's test）

　　直立挺胸，两肩向后并下垂，感到臂和手麻木或疼痛为阳性，主要用于检查肋锁综合征（图21-8）。

（五）Wright试验（Wright's test）

　　上肢外展90°，外旋90°，使臂丛和锁骨下动脉绕过喙突，压于喙突和胸小肌之下，造成桡动脉搏动减弱或消失。主要用于检查过度

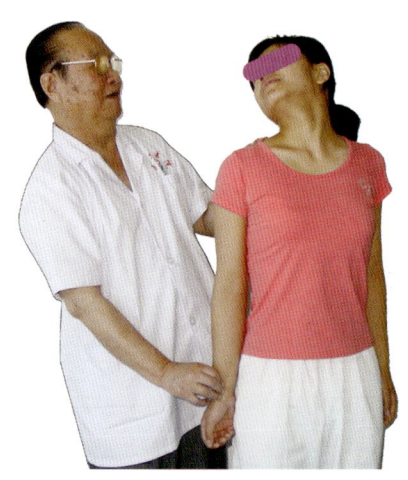

图21-7　深吸气后屏气，仰头后伸，头转向患侧，触摸桡动脉搏动有否减弱或消失

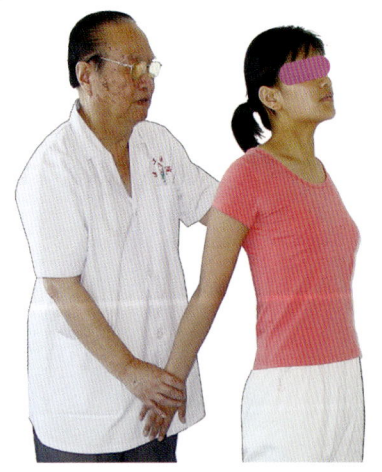

图21-8　令患者直立挺胸，两肩向后并下垂，看有否麻木疼痛出现，主要用于检查肋锁综合征

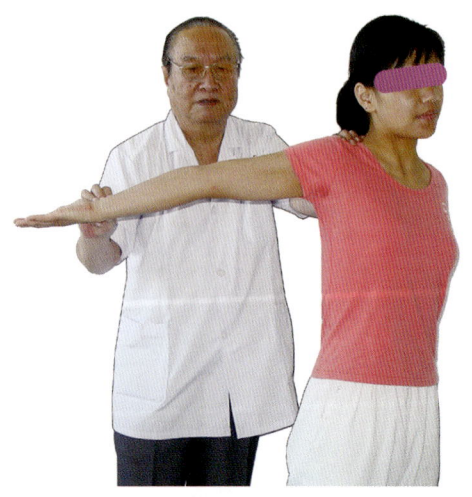

图21-9　令患者的上肢外展外旋各90°，检查桡动脉搏动是否减弱或消失

外展综合征（图21-9）。

颈胸部X线片可发现颈肋或第1肋骨的异常情况。考虑有血管梗阻时，可作选择性血管造影，明确血管梗阻的部位。

治疗上根据不同病因，采用不同的手术。

（田慧中　赵自平　李磊）

第三节　前斜角肌切断及颈肋切除术

一、目的及意义

解除臂丛神经和锁骨下动脉、锁骨下静脉的压迫，缓解上肢疼痛、感觉异常和血运障碍。

二、适应证

因前斜角肌、颈肋、第1肋骨压迫等原因所致锁骨下血管或臂丛神经受压的病例，经非手术治疗无效，Adson试验阳性，尺神经传导速度小于60m/s者。

三、手术方法

（一）术前准备

明确诊断、制订手术方案。

（二）麻醉

局部浸润麻醉。

（三）卧位

仰卧位，患侧垫高，头转向对侧。

（四）手术操作程序

1. 先由术者按常规注射局麻药液，然后进行手术。

2. 锁骨上横切口，长5~7cm（图21-10）。

3. 切开皮肤及皮下组织，显露胸锁乳突肌外侧缘。横断其锁骨头肌腱，并将其向内侧牵拉，可见肩胛舌骨肌和脂肪组织，其后方就是前斜角肌（图21-11）。必要时，切断结扎颈横动脉或肩胛上动脉后，可彻底暴露前斜角肌。膈神经自外上至内下位于前斜角肌的前面，将其游离牵开勿

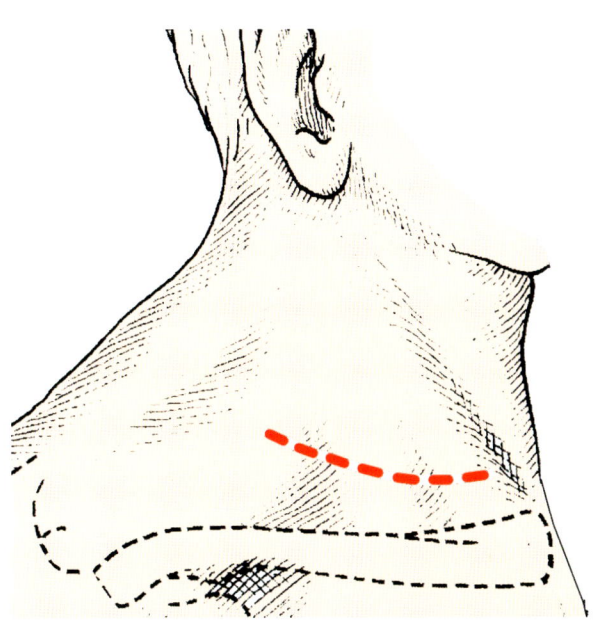

图21-10　切口线与锁骨平行，外端稍高呈弧形，长5~7cm

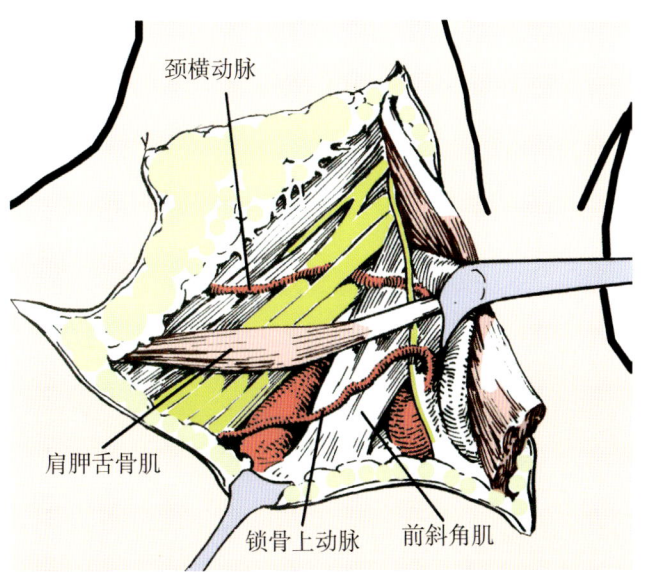

图21-11　横断胸锁乳突肌的锁骨头肌腱，显露肩胛舌骨肌、颈横动脉及锁骨上动脉，其深层即前斜角肌

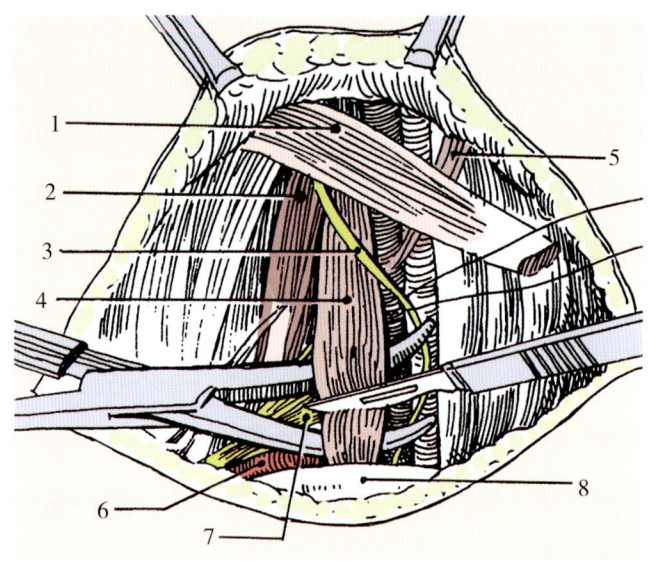

1. 胸锁乳头肌；2. 中斜角肌；3. 膈神经；4. 前斜角肌；5. 肩胛舌骨肌；6. 锁骨下动脉；7. 臂丛神经；8. 锁骨。

图21-12　切断前斜角肌

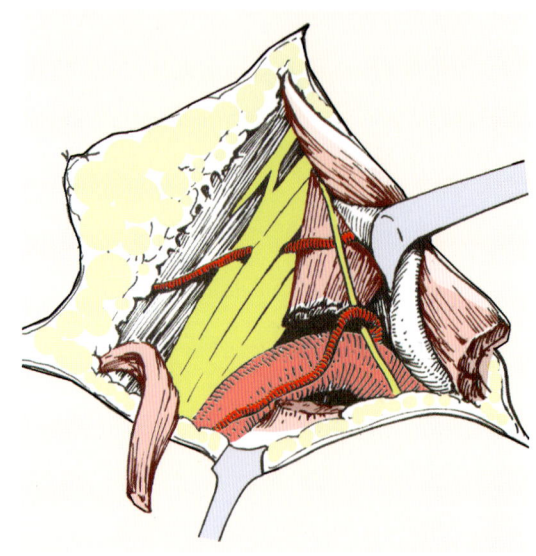

图21-13　前斜角肌已切除3cm，暴露锁骨下动脉

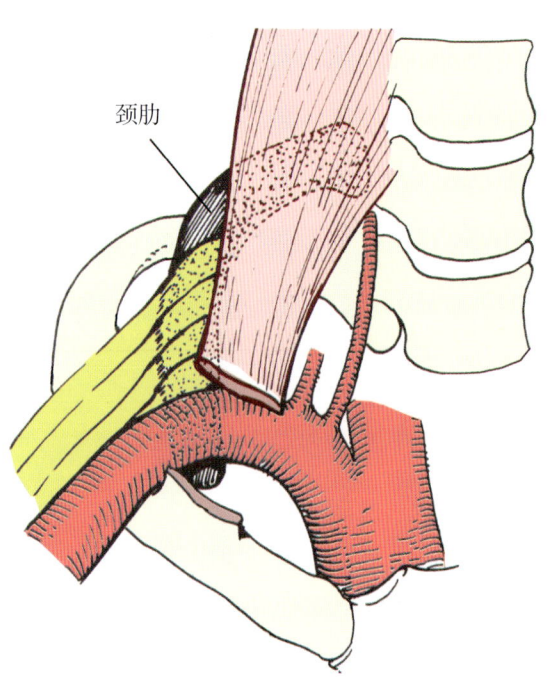

图21-14　自臂丛与锁骨下动脉之间，牵开暴露颈肋

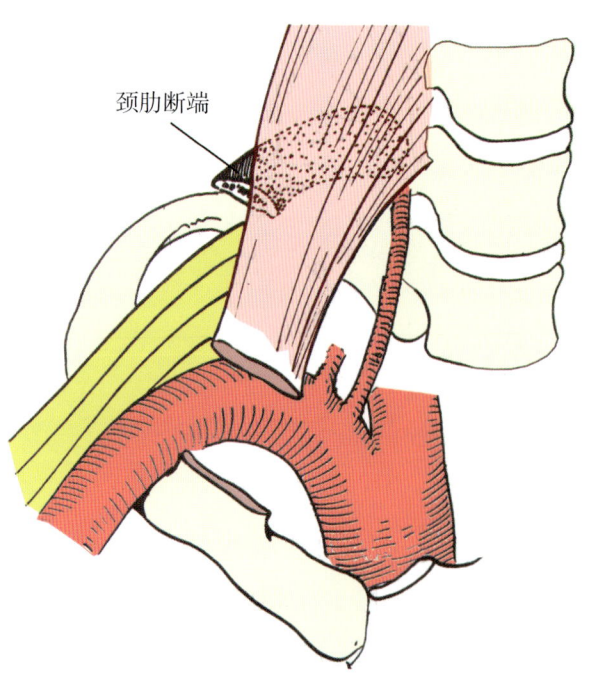

图21-15　颈肋已被切除，臂丛和锁骨下动脉得到松解

损伤。仔细分离前斜角肌的远端，其后方为锁骨下动脉，其内侧为胸膜，将前斜角肌远端分离干净，通过1把长弯钳挑起切断（图21-12），并切除3~4cm（图21-13）。然后探查是否存在颈肋，如有颈肋或纤维带存在，则应牵开臂丛和锁骨下动脉暴露切除之。

4. 将臂丛神经向外上牵拉，将锁骨下动脉向内下牵拉，即可显露颈肋或纤维束带（图21-14）。

5. 充分显露颈肋并做骨膜下剥离，用咬骨钳咬除之（图21-15）。颈肋切除的范围，以解除神经血管压迫为度，减压彻底后放置橡皮膜引流，分层闭合伤口，手术结束。

（五）术后处理

术后取半坐位，鼓励患者下床活动，24~48小时拔除引流片。

（黄卫民　沙吾提江　田慧中）

第四节 锁骨上第1肋骨切除术

一、目的及意义

解除臂丛神经和锁骨下动脉、锁骨下静脉的压迫，缓解上肢疼痛、感觉异常和血运障碍。

二、适应证

因前斜角肌、颈肋、第1肋骨压迫等原因所致锁骨下血管或臂丛神经受压的病例，经非手术治疗无效，Adson试验阳性，尺神经传导速度小于60m/s者。

三、手术方法

（一）术前准备

1. 同前斜角肌切断及颈肋切除术。

2. 特殊器械：第1肋骨剥离器、第1肋骨剪刀、田氏骨刀1套。

（二）麻醉与卧位

一般采用局部浸润麻醉，个别病例气管插管全麻。在头盆环牵引下的患者，取仰卧位患侧背部略垫高，在局部浸润麻醉下进行手术。不在头盆环牵引下的患者也可在气管插管麻醉下手术。

（三）手术操作程序

1. 第一步，锁骨上入路行第1肋骨切除的手术方法多用于头盆环牵引下的患者，斜切口位于锁骨上2~3cm外侧高内侧低，切口长为4~8cm。

2. 第二步，切开皮肤及皮下组织，结扎颈外静脉，分离暴露胸锁乳突肌后缘，向前牵开胸锁乳突肌，暴露前斜角肌，向外游离臂丛神经，向内游离锁骨下动脉和静脉，显露第1肋骨，将前中小斜角肌在肋骨上的附着点切掉，严格从骨膜下剥离、游离第1肋骨（图21-16）。

3. 第三步，相当于第1肋骨与肋软骨的连接处，用肋骨剪或咬骨钳将其切断，再在第1肋骨后方的近横突关节处将其切断（图21-17），然后将游离的第1肋骨取出。

4. 第四步，严格检查是否出现胸膜破裂，是否出现血管出血，如有大血管出血，则应进行缝合修补，小的出血点给予结扎止血，切忌用电烙止血以免损伤胸膜。然后放置橡皮管或橡皮条引流，分层缝合切口，手术结束。

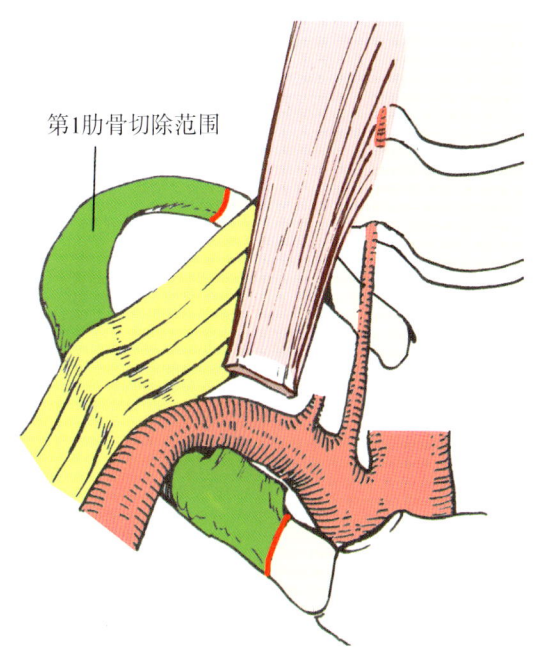

图21-16 已将前中小斜角肌的附着点切掉，从骨膜下剥离、游离第1肋骨

第1肋骨切除范围

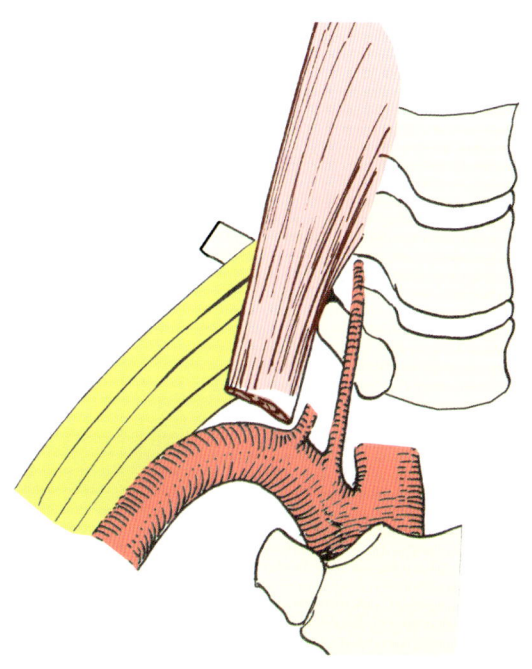

图21-17 第1肋骨已被切除，臂丛和锁骨下动脉得到松解

（四）术后处理

回病房后按头盆环牵引护理，允许早期下床活动，术后24~48小时拔除引流条，5~7天后拆除皮肤缝合线，观察手指疼痛、麻痹和桡动脉搏动的恢复情况。

四、典型病例介绍

患者女，16岁，患重度上胸段脊柱侧弯，凸向右侧经头盆环牵引后，并发右侧胸廓出口综合征。右手握力降低，环指、小指感觉运动障碍，经用提肩带保守治疗无效，于2002年1月24日在局麻下经锁骨上入路切除第1肋骨，手术进行顺利，无胸膜破裂及血管神经损伤等并发症出现。术后右手握力、环指、小指感觉运动等均恢复正常，继续进行头盆环牵引和手术矫正脊柱侧弯的常规治疗（图21-18）。

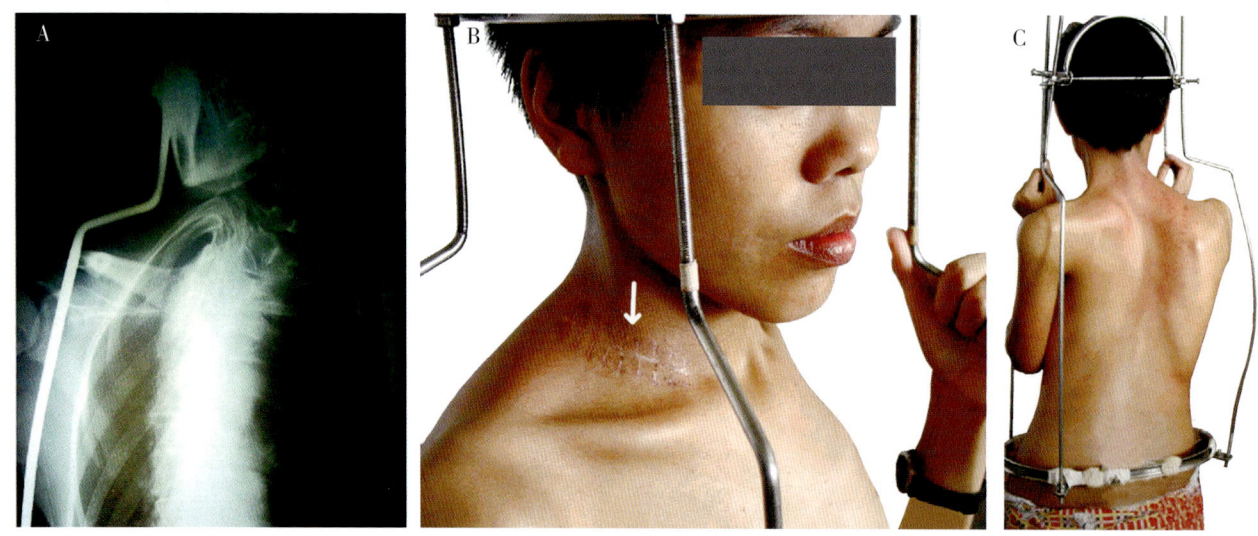

A. 经头盆环牵引后，右侧第1肋骨升高并发胸廓出口综合征。B. 箭头示锁骨上切口（切除了第1肋骨）。C. 第1肋骨切除后症状消失，继续进行头盆环牵引。

图21-18　典型病例介绍

（田慧中　周纲　吐尔洪·吐尔逊）

第五节　经腋路第1肋骨切除术

一、目的及意义

解除臂丛神经和锁骨下动脉、静脉的压迫，缓解上肢疼痛、感觉异常和血运障碍。

二、适应证

因前斜角肌、颈肋、第1肋骨压迫等原因所致锁骨下血管或臂丛神经受压的病例，经非手术治疗无效，Adson试验阳性，尺神经传导速度小于60m/s者。

三、手术方法

（一）术前准备

1. 腋下严格备皮剃毛。

2. 特殊器械：第1肋骨剥离器、第1肋骨剪刀、田氏骨刀1套。

（二）麻醉

气管插管全麻或局部浸润麻醉。

（三）体位

侧卧位，患侧肩背部垫高，使躯干与手术台成45°。患肢用无菌巾包扎，以便术中活动。

（四）手术操作程序

1. 第一步，从腋下沿皮肤皱纹作弧形切口，长8~10cm，弧形向下与腋毛下缘一致，显露胸大肌、背阔肌及前锯肌，将其拉开（图21-19）。在胸廓与前锯肌之间，有一层疏松组织，用手通过胸廓外侧的疏松组织，可触得第1肋骨。助手将患侧肩臂上举，拉开肌肉组织，显露第1肋骨。从第1肋骨上钝性分离，显露出术野后面的臂丛、中间的锁骨下动脉和前斜角肌、前面的锁骨下静脉。这些组织横过术野的顶部，胸膜位于上述组织与肋骨之间（图21-20）。

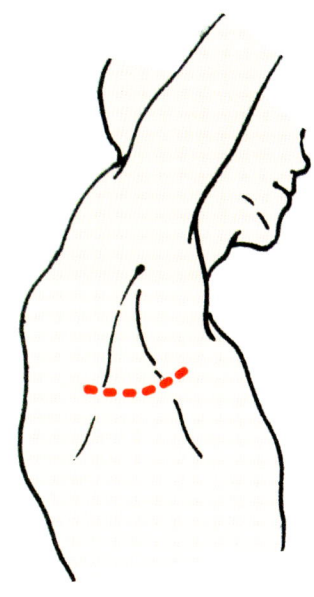

图21-19　弧形切口，长8~10cm

2. 第二步，切断前斜角肌、中斜角肌及锁骨下肌在肋骨上的止点（图21-21）。

3. 第三步，切开第1肋骨的骨膜，小心剥离骨膜，注意勿损伤胸膜。切断肋骨前端的韧带及锁骨下肌止点，显露肋软骨，然后用肋骨剪将肋软骨剪断（图21-22）。

4. 第四步，肋骨的后端在横突附近切断，将整块肋骨切除之（图21-23）。然后进行指尖挤压试验，看是否解决问题，如尚未解决问题，还可将第2肋骨的中后1/3部彻底切除，以解除臂丛神经和锁骨下血管的压

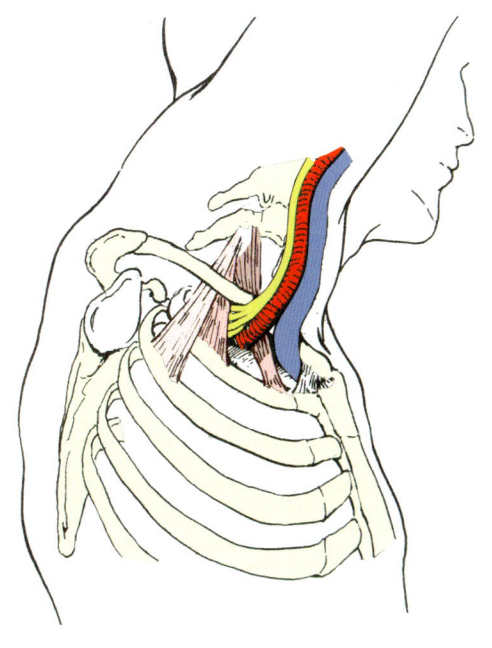

图21-20　患臂上举过头，自胸大肌与背阔肌之间进入直达肋骨，沿肋骨向上钝性分离，直达胸腔上口，暴露第1肋骨

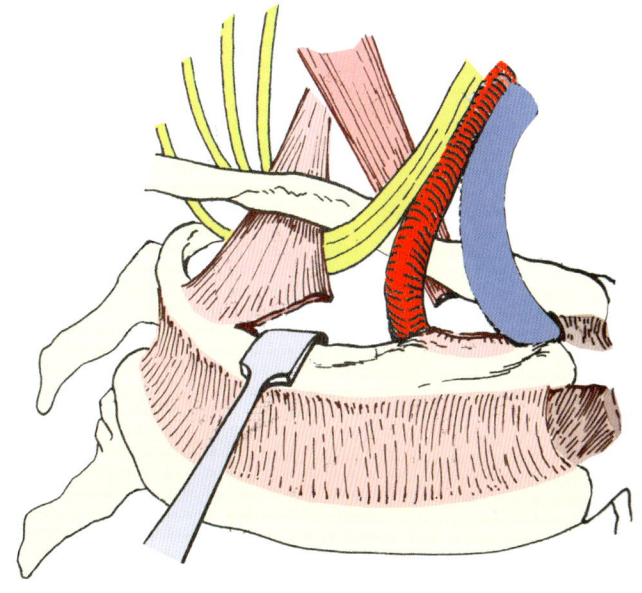

图21-21　已切断前斜角肌和部分中斜角肌在第1肋骨上的止点

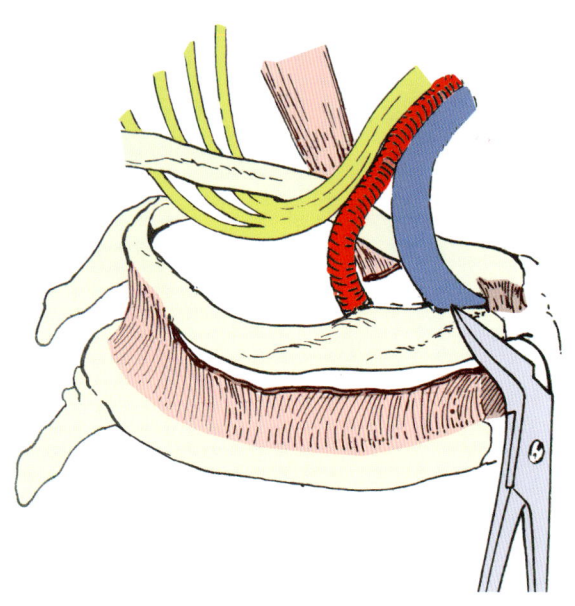

图21-22　在第1肋骨的骨膜下剥离暴露，向前直达肋软骨，用肋骨剪在肋软骨处剪断

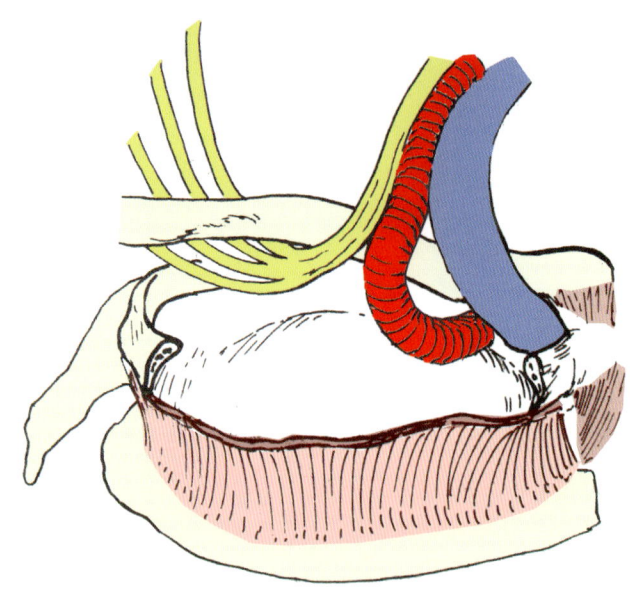

图21-23　肋骨的后端在横突附近切断并切除之

迫。术毕彻底止血，放置橡皮片引流，分层闭合伤口。

（五）术后处理

同前两节。

第六节　陷阱与要点

1. 切断前斜角肌或切除第1肋骨时，若发现颈肋或异常腱索，则应同时切除之。

2. 切除第1肋骨时，向前必须到达肋软骨，向后必须到达横突附近。

3. 术中应注意不能损伤臂丛神经、锁骨下动脉、锁骨下静脉和胸膜。切记在离大血管和胸膜近的部位，不能使用电刀。

4. 腋下入路不易损伤臂丛神经和大血管，因为神经血管均位于后上方。但应细心剥离肋骨，勿用力过猛。

第七节　并发症及其防治

1. 锁骨下动脉的损伤　锁骨下动脉位于前斜角肌远端的深层，切断前斜角肌肌腱之前，应仔细分离、游离其肌腱，并通过弯钳挑起肌腱再切断，以免损伤锁骨下动脉，更不能用电刀切断，因为电刀距离血管近了，容易造成误伤。

2. 锁骨下静脉的损伤　锁骨下静脉位于前斜角肌肌腱的前方，静脉壁很薄，勿将它当作是膜样组织切破，造成出血。

3. 隔神经的损伤 隔神经位于前斜角肌肌腹的前方，自外上斜向内下，应将其分离、游离后，用橡皮膜牵开以免损伤。

4. 臂丛神经的损伤 当切除第1肋骨时，对臂丛神经的牵拉要轻柔，不能粗暴，以免术后恢复困难。

（田慧中 马涌 阿不都乃比·艾力）

参 考 文 献

［1］Richard L Drake，Wayne Vogl，Adam W M Mitchell. 格氏解剖学：教学版[M]. 北京：北京大学医学出版社，2006：2-739.

［2］Tian Huizhong，Lv Xia ，Tian Bin. Halo Pelvic Distraction in Combination with Total Spine Osteotomy and Internal Fixation for Treatment of Severe Scoliosis[J]. Orthopedic Journal of China，2006，1（1）：11-16

［3］董中. 骨科手术图谱[M]. 北京：人民卫生出版社，1995：85-125.

［4］黄孝迈. 手术学全集：胸外科卷[M]. 北京：人民军医出版社，1995：65-69.

［5］葛宝丰. 手术学全集：矫形外科卷[M]. 北京：人民军医出版社，1996：45-1613.

［6］刘淼、杨康平. 上下肢手术路径图谱[M]. 西安：世界图书出版西安公司，2003：1-30.

［7］胥少汀，葛宝丰，徐印坎. 实用骨科学[M]. 2版. 北京：人民军医出版社。2003：1126-1178.

［8］党耕町. 脊柱外科技术[M]. 北京：人民卫生出版社，2004：102-245.

［9］黄卫江，田慧中，吕霞. 第1肋骨切除术治疗胸廓出口综合征[J]. 中国矫形外科杂志，2006，14（17）：1309-1310.

［10］田慧中，马原，吕霞. 颅盆牵引下肋骨成形术治疗胸廓塌陷[J]. 中国矫形外科杂志，2009，17（11）：836-838.

［11］田慧中，曲龙，吕霞，等.牵拉成骨技术在发育期间脊柱畸形中的应用[J]. 中国矫形外科杂志，2006，14（13）：969-971.

［12］田慧中，吕霞，马原. 头盆环牵引全脊柱截骨内固定治疗重度脊柱弯曲[J]. 中国矫形外科杂志，2007，15（3）：167-172.

［13］田慧中，刘少喻，马原. 实用脊柱外科手术图解[M]. 北京：人民军医出版社，2008：589-599.

［14］田慧中，马原，吕霞. 颅盆牵引加弹性生长棒内固定治疗发育期间的脊柱侧凸[J]. 中国矫形外科杂志，2008，16（21）：1660-1663.

［15］田慧中，白靖平、刘少喻. 骨科手术要点与图解[M]. 北京：人民卫生出版社，2009：41-54.

［16］田慧中，万勇，李明. 脊柱畸形颅盆牵引技术[M]. 广州：广东科技出版社，2010：1-305.

［17］田慧中，李明，马原. 脊柱畸形截骨矫形学[M]. 北京：人民卫生出版社，2011：3-335.

［18］田慧中，张宏其. 脊柱畸形手术学[M]. 广州：广东科技出版社，2012：1-483.

［19］田慧中，李明、王正雷. 胸腰椎手术要点与图解[M]. 北京：人民卫生出版社，2012：1-470.

第二十二章　局部浸润麻醉下胸椎黄韧带骨化切除术

　　导致胸椎管狭窄最常见的原因就是胸椎黄韧带骨化症（OLF），形成黄韧带骨化的原因尚未清楚，可能与应力损伤、退变疾病、高氟地区、糖尿病等原因有关。常见于胸椎的应力集中部位，如颈胸段及下胸段，偶尔伴发于强直性脊柱炎、氟骨症。

　　OLF起病隐匿，最后集中在某一部分压迫脊髓（图22-1），症状逐渐加重，病变受累范围广，临床表现复杂，致瘫率高，手术治疗是唯一的治疗方法。20世纪80年代之前采用椎板咬骨钳切除椎板的手术方法，疗效较差、脊髓损伤率偏高。作者在80年代以后在局部浸润麻醉下，采用骨刀配合摆动锯切除椎板减压的方法取得较好的治疗效果。1980—2006年作者应用薄刃骨刀配合摆动锯治疗OLF 55例，脊髓功能恢复率达80%。

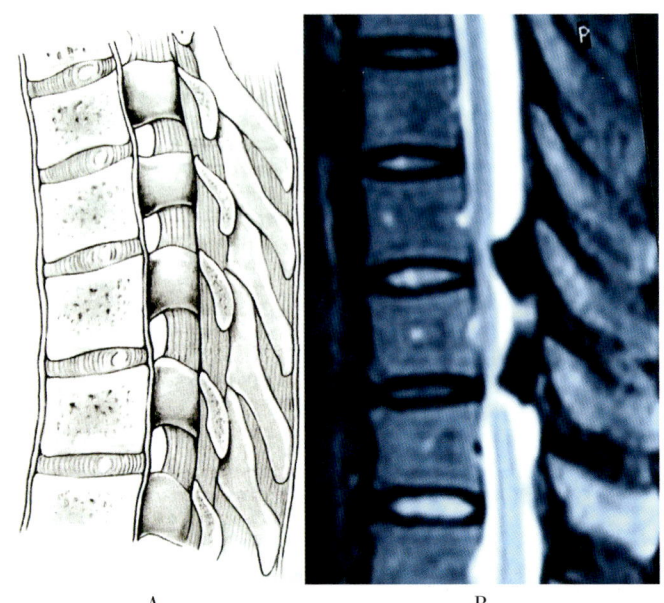

A. 正常胸椎管侧位示意图。B. 有黄韧带骨化压迫硬膜管的影像学表现。

图22-1　胸椎黄韧带骨化自后向前压迫脊髓

第一节　揭盖式胸椎板切除后路减压术

　　用局部浸润麻醉代替了全麻插管，使患者在清醒下进行OLF切除术，避免了器械对脊髓的碰触，取得良好的治疗效果。

　　废除了以往用椎板咬骨钳做椎板切除的手术方法。改用薄刃骨刀作椎板间开窗暴露硬膜管。用摆动锯做两侧关节突部位的纵行刨槽直达椎弓根与椎板的交角处。然后自下而上撬开椎板连同黄韧带一起向上翻转，用神经剥离器和尖刀片在直视下切除黄韧带暴露硬脊膜。在整个手术中避免应用椎板咬骨钳插入椎板下咬骨，避免了咬骨钳嘴压迫脊髓神经的可能性。

一、手术适应证

1. 影像学上显示胸椎OLF压迫脊髓并伴有相应的临床症状及体征者。
2. 多发性胸椎OLF存在，且与症状、体征相吻合者。
3. 影像学表现：椎板骨质增厚达18~25mm且骨质硬化者。

4. 上关节突增生内聚或硬化者。

5. 黄韧带肥厚达7~15mm，且骨化黄韧带与椎板相融合者。

6. 硬膜外间隙消失，硬膜增厚2~3mm，需要打开硬膜保留蛛网膜者。

7. 硬膜与黄韧带粘连者。

8. 合并发育性椎管狭窄者。

9. 合并截瘫或不全截瘫者。

以上均为全椎板切除减压术的适应证。

二、麻醉与体位

局部浸润麻醉下、俯卧位，胸部及双侧髂嵴部垫软枕，以免腹部受压。

三、手术操作步骤

1. 局部浸润麻醉：沿棘突注射局麻药液，两端超过切口线，作皮内、皮下组织浸润，使皮肤呈橘皮状。然后再作棘突旁、椎板后的浸润注射，待麻药起作用后再开始手术。

2. 切口与显露：脊柱后正中切口，切开皮肤、皮下脂肪，骨膜下剥离暴露手术节段的棘突、椎板及双侧关节突至横突根部，上下暴露均较手术节段多显露一节椎板。取出止血纱布，置入撑开器，牵开椎旁肌肉起止血作用。

3. 定位需要切除的病变节段：术前拟行切除的椎板节段用金属物作标记，拍片确定椎体的节段。上中胸段手术主要靠此方法定位。中下胸段的手术，术中还可以靠末一条肋骨进行定位。

4. 揭盖式椎板切除术（图22-2、图22-3）：先用骨刀切除遮盖椎板中央椎间隙的棘突，暴露出中央椎板间隙。然后再用摆动锯自两侧关节突的中央部，即关节突关节内外1/2交界处，用摆动锯纵行劈开，直达椎弓根与椎板的交角处（图22-4），将骨质完全锯断，勿损伤神经和硬脊膜囊。这一步操作需要有一定的基本功，需要用双手稳住摆动锯冲击式向前推进，方能不损伤神经组织及硬脊膜。待两侧骨性结构完全锯断后，摇动椎板盖见有活动度时，再向下向上撬拨椎板盖，边撬拨边用神经剥离器剥离硬脊膜与黄韧带之间的粘连。用尖刀片在直视下将黄韧带及椎板盖向上翻转切除，广泛暴露硬膜及脊神经根。

然后用寇克钳夹持椎板及骨化的黄韧带团块向上翻转，轻轻向后上提起，切断最下端椎板间黄韧带，

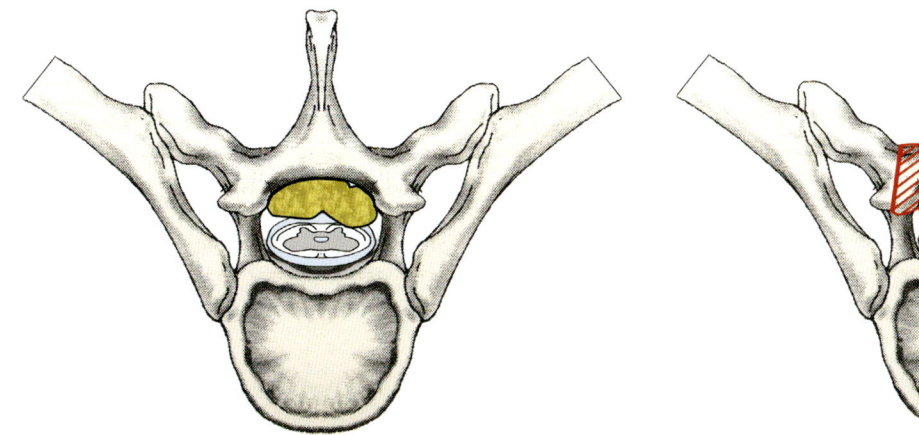
图22-2　后纵韧带骨化占据椎管的1/2，自后向前压迫
　　　　脊髓，造成神经功能障碍

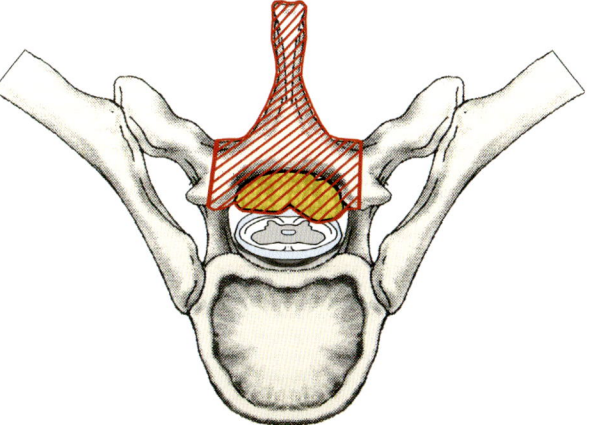
图22-3　揭盖式椎板切除术的切除范围

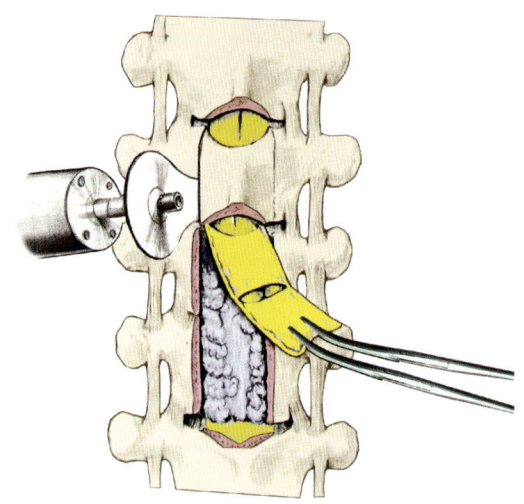

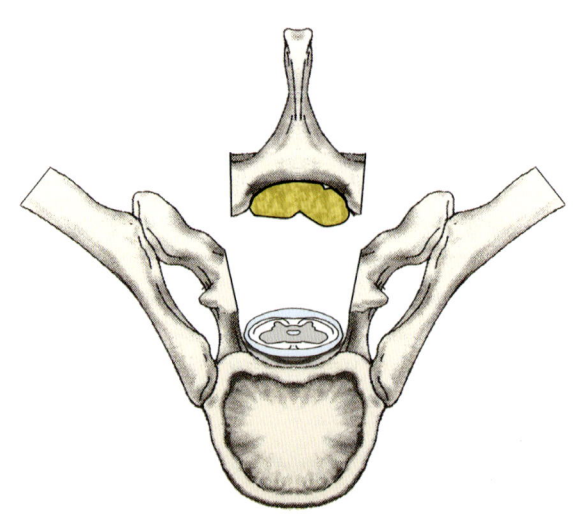

图22-4　先用骨刀切除遮盖椎板间隙的棘突，然后再用摆动锯
　　　　自关节突关节的1/2交界处，纵行劈开椎板，方向向着
　　　　椎弓根与椎板的交角处，待两侧关节突纵行劈开完成
　　　　后，再将椎板盖及骨化的黄韧带向上翻转提起切除之

图22-5　被切除的椎板盖和骨化的黄韧带

用神经剥离子分开骨化韧带与硬脊膜间的粘连，最后切断最上端的椎板间黄韧带，连同内侧半个关节突及骨
化的黄韧带整块切除（图22-5）。对于严重病例骨化的黄韧带与椎板融合在一起形成"双层椎板"样结构，或
关节囊部韧带严重骨化挤入椎管内，或长节段韧带连续骨化，有时难做到完整的揭盖式手术，只能用分节切除
的方法解决。揭盖后进一步清理残存的关节突及骨化的黄韧带（图22-6），直至硬膜囊完全膨起（图22-7、图
22-8）。如为长节段的揭盖式OLF切除术，则应同时作椎弓根外侧钉棒系统内固定（图22-9）。

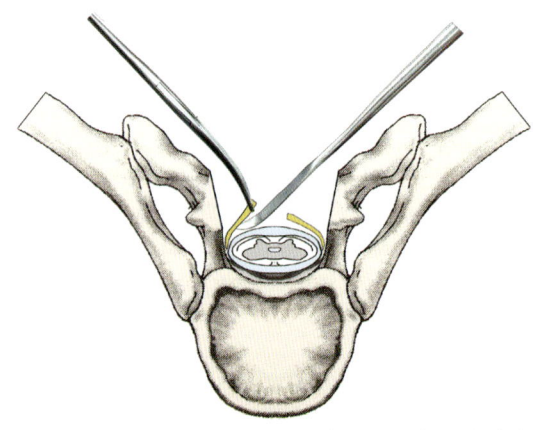

图22-6　进一步剥离松解硬脊膜，做到真正的游离硬
　　　　膜管和硬膜外减压

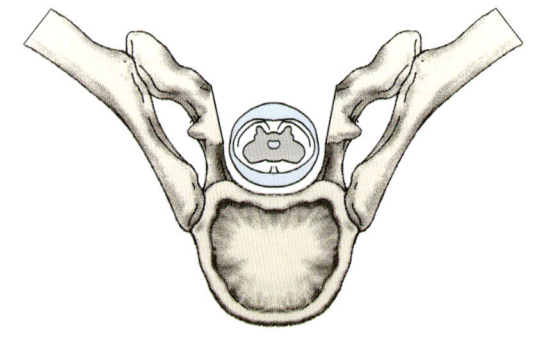

图22-7　轴位像：后路揭盖式椎板切除术后，被压迫
　　　　的椎管膨胀变宽，恢复圆形

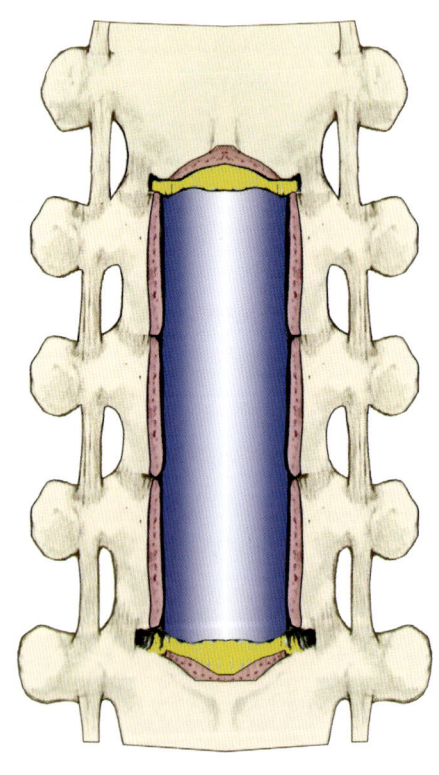

图22-8　后面观：后路揭盖式椎板
　　　　切除术后，被压迫的椎管
　　　　膨胀变宽，恢复圆形

整个手术过程中，应该聚精会神，避免任何震动或粗暴操作，由于病变范围广、手术时间长，一定要保持注意力高度集中，耐心细致地操作，这对避免手术并发症至关重要。

术毕闭合切口，冲洗止血，于硬膜外放置明胶海绵或皮下脂肪片，放入负压引流管，分层闭合切口。

5. 术后处理：常规应用预防剂量的抗生素。引流管保持48~72小时，24小时少于60ml时可拔除引流管，否则应延长置管时间。拔管后即可下地活动，逐渐增加活动量。

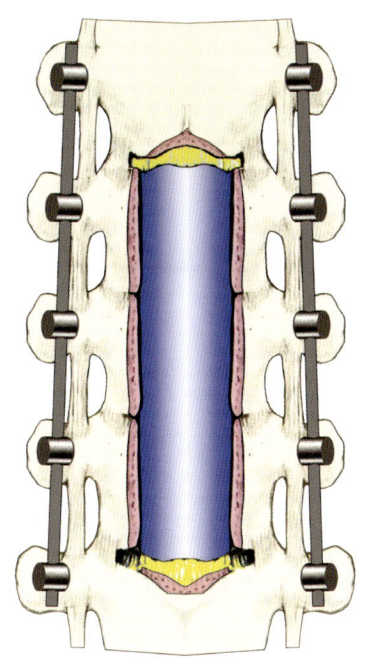

图22-9 椎弓根外侧钉棒系统内固定示意图

四、术后并发症的防治

1. 神经损伤的预防及处理：①禁用咬骨钳"蚕食"切除椎板，这种方法易造成脊髓损伤。②正确掌握摆动锯和骨刀的使用技巧。③摆动锯穿透关节突骨组织时不易损伤脊髓神经，仅影响硬膜囊的外侧缘，不致发生严重的脊髓损伤。④胸椎OLF范围较大，手术创伤重，术中应严格止血，注意维持血溶量，以免造成脊髓缺血性损害。⑤由于OLF与硬膜囊之间有粘连，掀开椎管后壁时要轻柔缓慢，以免脊髓受牵拉损伤。

2. 硬脊膜损伤和脑脊液漏的预防及处理：①OLF与硬脊膜之间紧密粘连，甚至硬脊膜也产生骨化，故应严格注意OLF与硬脊膜的关系，有时必须切除硬脊膜保留蛛网膜才能达到充分减压的目的。有报道对OLF施行椎管后壁切除术时，硬脊膜损伤的发生率高达29.13%，而术后脑脊液漏的发生率也高达21.36%。②对术中发现脑脊液漏者应积极设法修补。对于硬脊膜缺损较大、无法修补者，则在术毕时严密缝合切口的各层，尽量减少硬膜外死腔。③对术后脑脊液漏的处理可采用体位治疗，即拔除引流管后，保持低头低俯卧位或侧卧位5~7天，绝大多数患者可以解决问题。④对极少数顽固性脑脊液漏或脑脊液囊肿影响伤口愈合者，可考虑手术治疗。沿原切口进入清创缝合，尽可能修补硬脊膜漏口。对修补困难者用明胶海绵覆盖漏口。放置引流管或行硬脊膜外腔对口冲洗引流，紧密缝合肌肉层以缩小硬外腔隙。术后持续俯卧位，缓慢持续冲洗引流5天，停止冲洗后再引流2天后拔管即可。也有学者报告在漏口的远端蛛网膜下腔置管引流脑脊液，直至原漏口完全闭合后拔管，效果满意。

3. 硬脊膜外血肿的预防及处理：①关闭伤口前仔细止血及术后保持伤口引流管通畅，对防止血肿的形成非常重要。②术后密切观察，一旦发现患者神经症状体征进行性加重，就要高度怀疑硬脊膜外血肿，应当紧急探查伤口，清理血肿、止血，用冰盐水冲洗伤口、放置引流管，术后给予静脉脱水，使用甲基波尼松龙等药物，只要处理及时多能恢复。关键在于早发现、早处理。

4. 病变节段漏切或减压不充分的预防及处理：一旦发生病变节段漏切及减压不充分的情况，只能再次手术解决，给患者带来不必要的痛苦和负担，可通过如下环节避免。①胸椎节段长，放射科医生报错OLF节段也在所难免，因而术者必须亲自依据影像资料确定病变节段。②术前放置金属标志拍片定位，或术中依据第12肋骨标志定位，确定手术部位。③椎管后壁切除后，进一步探查确定椎管硬脊膜外腔隙通畅。探查减压节段硬脊膜囊侧后方，确定已无残留的椎管后壁的压迫。④以上多种手段综合应用，可有效避免病变节段的漏切。

（田慧中　陈国斌　刘少喻）

第二节　局部浸润麻醉下局限性椎板开窗骨化黄韧带切除术

在局部浸润麻醉下作1~2节段黄韧带骨化切除术，安全可靠，简化了手术过程，减少了患者的痛苦，是一种有价值的麻醉方法。

对非多节段的黄韧带骨化症，可采用局限性椎板开窗骨化黄韧带切除术的手术方法，对胸椎影像学诊断为胸椎OLF的病例，临床症状及体征均符合OLF诊断的病例，且OLF只限于临近的1~2节胸椎者，可采用局限性椎板开窗骨化黄韧带切除术的手术方法，即利用骨刀行胸椎板开窗切除压迫硬脊膜和脊髓神经的OLF能取得较好的治疗效果。

一、手术适应证

1. 影像学上显示胸椎OLF压迫脊髓神经，并伴有相应的临床症状及体征者。
2. 单发性OLF或不超过两节的OLF位于相邻节段的病例。
3. 非广泛性多节段病灶，临床症状和体征亦符合单节段损害的病例。
4. 上关节突增生内聚加黄韧带增生肥厚达7~15mm者。
5. 合并截瘫或不全截瘫者。
6. 患者年龄大、体质弱，仅能承担局限性手术者。
7. 临床症状和影像学表现均为单侧（左、右）症状为主的患者。
8. 局部浸润麻醉适应年老体弱，难以耐受全麻的患者。

二、麻醉与体位

局部浸润麻醉、俯卧位、胸部及双侧髂嵴部垫软枕，以免腹部受压。

三、手术操作步骤

1. 局部浸润麻醉

分层、分次进行局部浸润麻醉（图22-10）。

2. 切口与显露

脊柱后正中切口，切开皮肤、皮下脂肪，骨膜下剥离暴露手术节段的棘突、椎板及双侧关节突至横突根部，上下暴露均较手术节段多显露一节椎板。取出止血纱布，置入撑开器，牵开椎旁肌肉起止血作用。

3. 定位需要切除的病变节段

术前拟行切除的椎板节段用金属物作标记，拍片确定椎体的节段。上中胸段手术主要靠此方法定位。中下胸段的手术，术中还可以靠末一条肋骨进行定位。

4. 局限性椎板开窗骨化黄韧带切除术（图22-11）

第一步：沿棘突切口，仅显露临近的2~3节椎板即可，切口长为7~10cm，不需要广泛暴露。

第二步：用骨刀横形截断两节棘突和下关节突（图22-12），显露黄韧带。

第三步：用产刀自中央平行铲掉椎板盖，显露出黄韧带的中央部分（图22-13）。

第四步：在两侧关节突关节的横径1/2交界处作纵行截骨，骨刀的尖端向着椎弓根与椎板交界处内侧骨皮

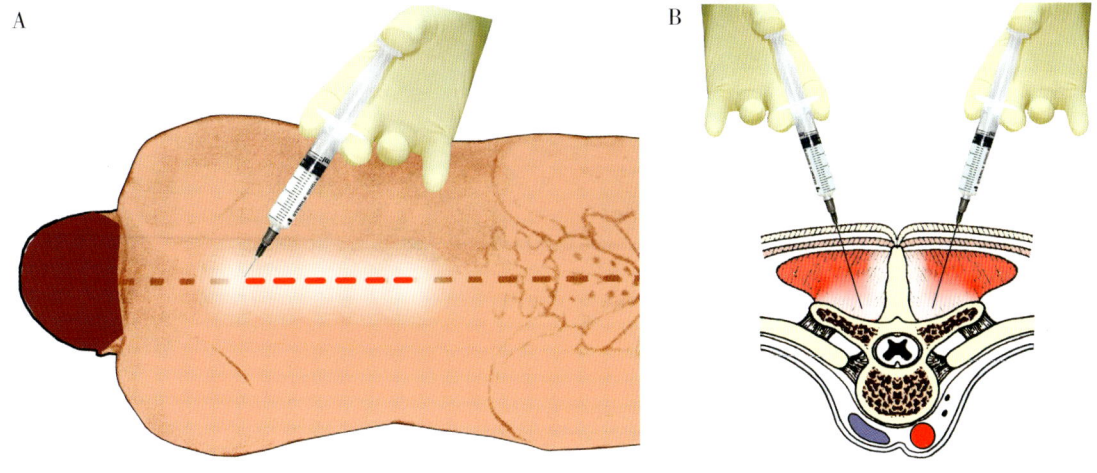

A. 沿棘突作皮内、皮下浸润注射。B. 棘突旁、椎板后浸润注射。

图22-10 局部浸润麻醉

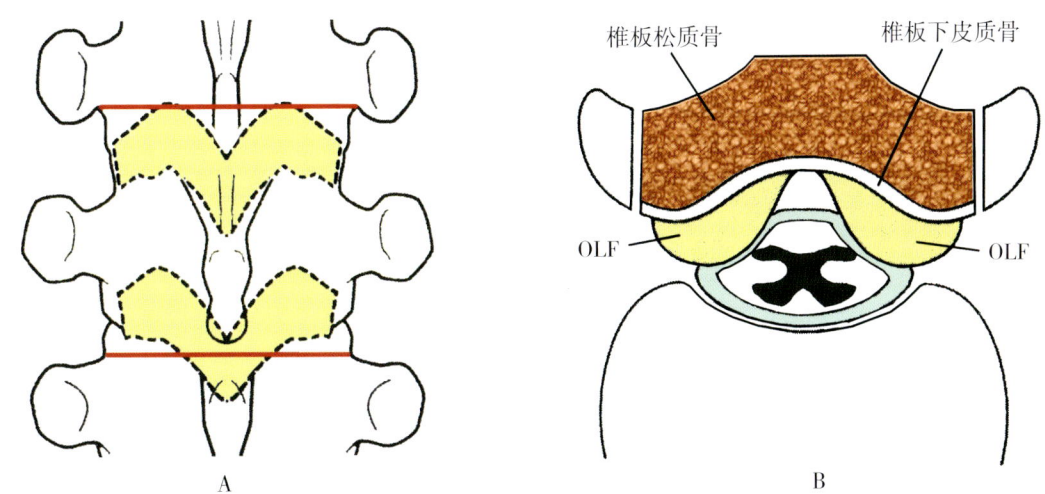

椎板松质骨 椎板下皮质骨

OLF OLF

A. 黄色表示骨化黄韧带在椎板下椎管内占据的位置。B. 黄韧带肥厚、骨化对硬膜管和脊髓神经的压迫。

图22-11 局限性椎板开窗骨化黄韧带切除术

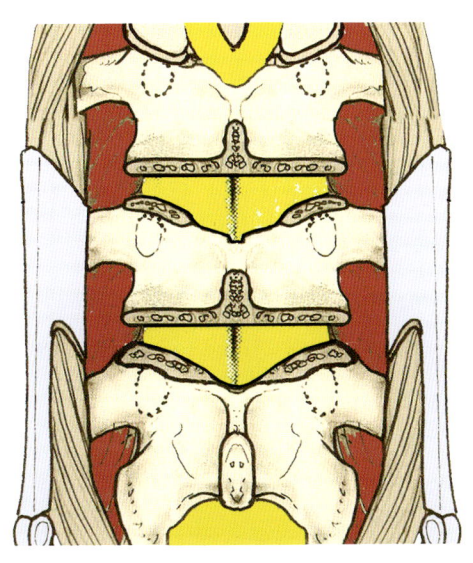

图22-12 用骨刀切除棘突和部分下关节突，显露黄韧带

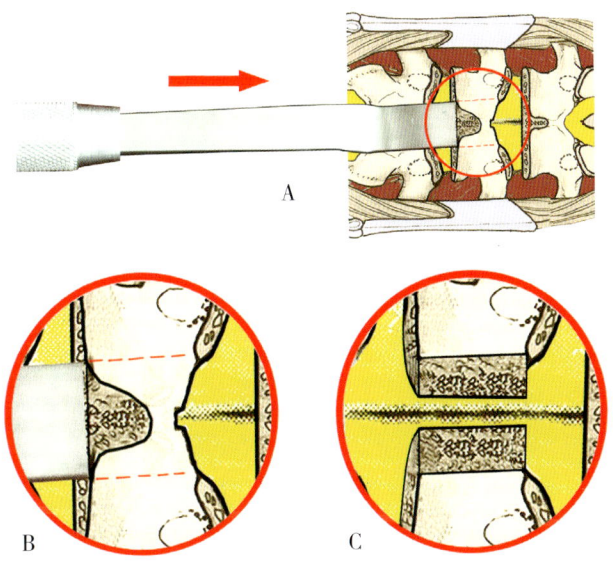

A. 正在用骨刀切除椎体的中央部分。B. 切除椎体中央部分的放大示意图。C. 椎板中央部分已被切除，显露黄韧带的中央沟。

图22-13 用铲刀切除棘突和椎板的中央部分，显露黄韧带的中央沟

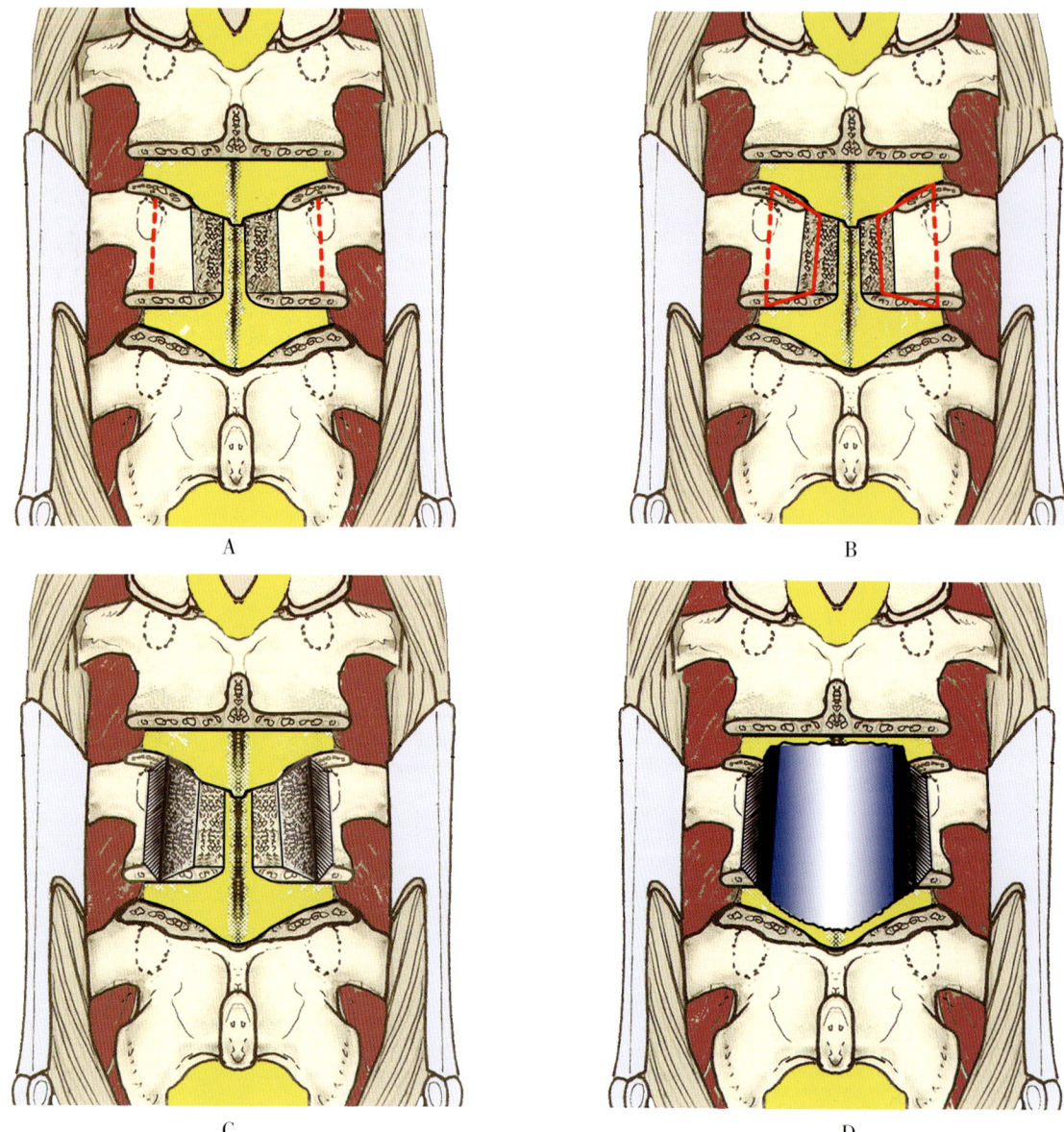

A. 先切除中央部分的椎板，显露黄韧带中央沟。B. 椎板外侧部分的截骨切除线。C. 椎板外侧部分的后层已被切除，显露椎板内层部分。D. 椎板内层部分及骨化黄韧带已被切除，显露硬脊膜管。

图22-14　椎板及骨化黄韧带的切除次序示意图

层的方向进刀，切除两侧的椎板充分显露全椎管（图22-14）。

　　第五步：若椎板与骨化的黄韧带之间粘连紧密无法分开时，则一并切除之，应自硬脊膜与黄韧带之间仔细地分离开，以免损伤硬脊膜和神经组织。

　　第六步：待椎板和骨化的黄韧带团块切除干净后，认真清除松解硬膜周围的粘连，使硬膜囊膨胀变圆，恢复圆形（图22-15）。

　　第七步：术毕严格止血，用明胶海绵敷盖，放置引流管，分层闭合切口，手术结束。

　　5. 术后处理

　　常规应用预防剂量的抗生素。引流管保持48~72小时，24小时后引流量少于60ml时可拔除引流管，否则应延长置管时间。拔管后即可下地活动，逐渐增加活动量。

　　6. 术后并发症的防治同揭盖式胸椎板切除后路减压术的并发症防治。

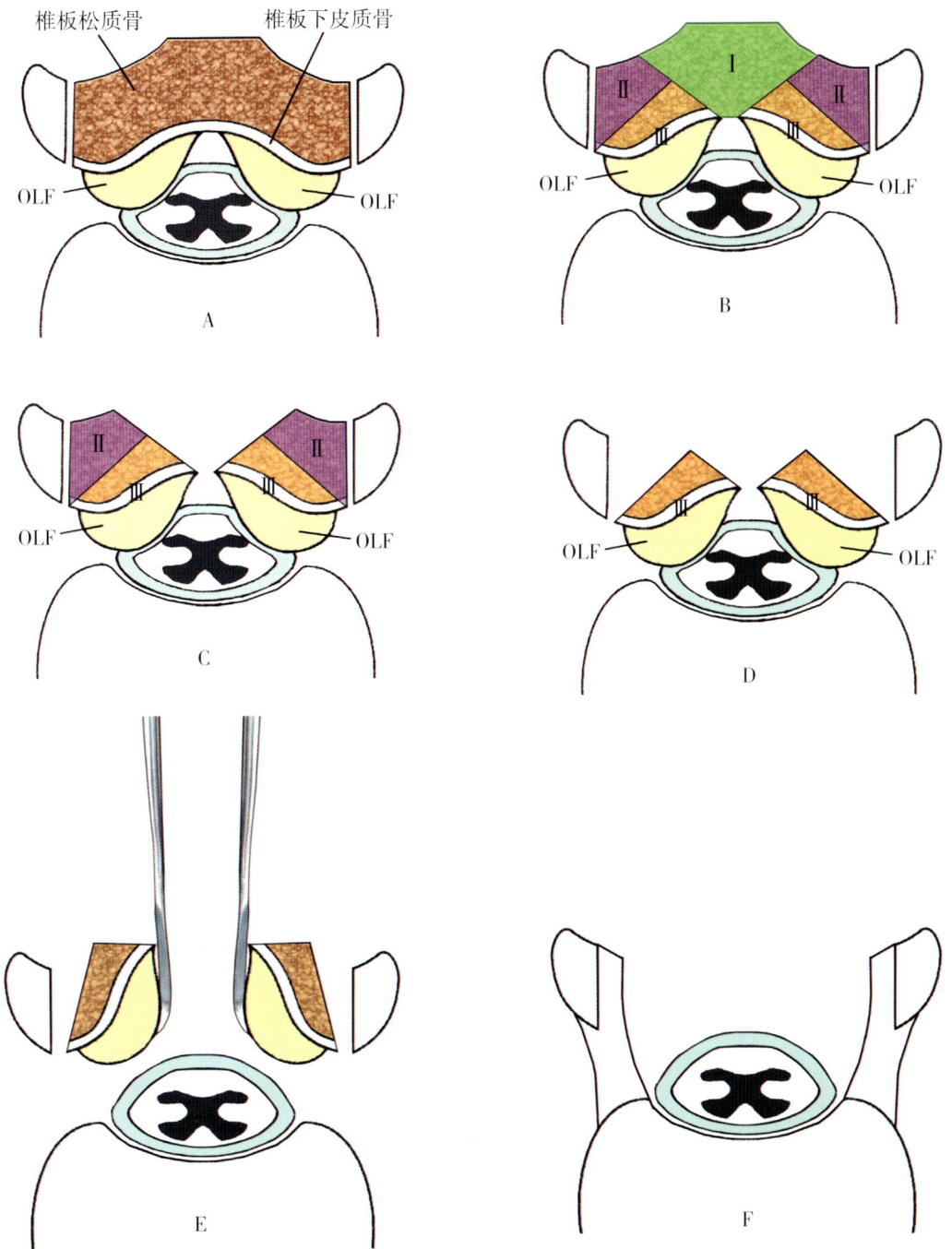

A. 椎板、骨化黄韧带压迫硬脊膜囊的示意图。B. 用骨刀切除椎板及骨化黄韧带的程序：Ⅰ绿色为中央椎板切除区，Ⅱ紫色为侧旁椎板切除区，Ⅲ红、黄色为内层椎板及骨化黄韧带的切除区。C. 中央椎板已被切除。D. 侧旁椎板已被切除。E. 正在切除内层椎板和骨化黄韧带。F. 椎板及骨化黄韧带已被完全切除，硬膜囊膨胀变圆，恢复圆形。

图22-15 用轴位像说明椎板与黄韧带切除术的程序

四、术中陷阱及注意事项

1. 短节段骨化黄韧带切除术是局部浸润麻醉的绝对适应证，能节约手术时间，缩短手术过程，变大手术为小手术，给患者带来安全感、恢复快，特别适应于老年患者和对全身麻醉禁忌的患者。

2.　用骨刀做局限性椎板开窗治疗胸椎黄韧带骨化症，是临床上最常应用的方法，只需要应用薄刃骨刀即可完成本手术的操作过程，避免了椎板咬骨钳的钳咀插入椎板下咬骨挤压脊髓神经的可能性。用骨刀做椎板开窗是自外向内分层切除椎板，不存在挤压脊髓之虑，安全可靠。

3.　当切除椎体中央部分时，因为椎板的左右两叶结合而形成棘突的部位遗留有三角形的空隙，其两侧壁为椎板内侧骨皮层，其基底为黄韧带的中央沟，故当用骨刀铲掉棘突及椎板的中央部分时，不会发生对神经组织的损伤。故在椎板中央部分截骨时，即便是穿透内侧骨皮层，只要进刀不是过深，则很少发生神经损伤或硬膜破裂。

4.　沿关节突关节横径1/2交界处，向着椎弓根与椎板内侧骨皮层的方向纵行截骨时，即便是穿透了内侧骨皮层，其深层为硬脊膜囊的外侧缘和神经根，而且均有一定的深度，故不容易造成神经损伤。只要不无限度地过深，一般安全无恙。

5.　要求术者一定要学会掌握使用薄刃骨刀做手术的基本功，您就会体会到用骨刀切除椎板的甜头。

（田慧中　王金武　莫利求）

参 考 文 献

［1］于滨生，芮钢. 脊柱手术关键技术图谱[M]. 北京：人民军医出版社，2011：285-347.

［2］田慧中. "田氏脊柱骨刀"在矫形外科中的应用[J]. 中国矫形外科杂志，2003，11（15）：1073-1075.

［3］田慧中. 脊柱外科医师要善于使用咬骨钳和骨刀[J]. 中国现代手术学杂志，2002，6（1）：67-68.

［4］田慧中，梁益建，马原，等. 用田氏骨刀作全椎板切除减压治疗胸椎黄韧带骨化症[J]. 中国矫形外科杂志，2010，18（20）：1693-1696.

［5］田慧中，白靖平，刘少喻. 骨科手术要点与图解[M]. 北京：人民卫生出版社，2009：54-108.

［6］田慧中，李明，马原. 脊柱畸形截骨矫形学[M]. 北京：人民卫生出版社，2011：335-339.

［7］马永刚，刘世清，卫爱林，等. 胸椎黄韧带骨化症手术方式的探讨[J]. 中国矫形外科杂志，2010，18（9）：784-787.

［8］Robert G Watkins. 脊柱外科手术径路[M]. 王自立，党耕町，译. 北京：人民卫生出版社，2008：72-84.

［9］雷伟，李全明. 脊柱内固定系统应用指南[M]. 西安：第四军医大学出版社，2004：1-423.

［10］孙建民，于夕欣，项国. 胸椎后纵韧带骨化症的诊断与治疗[J]. 中国矫形外科杂志，1998，5（6）：504-505.

［11］雷伟. 脊柱内固定系统应用指南[M]. 2版. 西安：第四军医大学出版社，2013：1-632.

［12］王岩. 坎贝尔骨科手术学：第2卷[M]. 11版. 北京：人民军医出版社，2011：1363-1433.

［13］薛富善. 临床局部麻醉技术[M]. 北京：人民军医出版社，2005：3-432.

［14］David L Brown. 局部麻醉图谱[M]. 范志毅，译. 北京：科学出版社，2008：18-253.

［15］黄文起. 局部麻醉学[M]. 北京：人民卫生出版社，2008：13-174.

［16］孟庆云，柳顺锁，刘志双. 神经阻滞学[M]. 北京：人民卫生出版社，2003：1-796.

［17］田慧中，李明，王正雷. 胸腰椎手术要点与图解[M]. 北京：人民卫生出版社，2012：3-374.

［18］Richard L Drake，Wayne Vogl，Adam W M Mitchell. 格氏解剖学：教学版[M]. 北京：北京大学医学出版社，2006：2-739.

［19］田慧中，黄卫民，窦书和. 骨关节疼痛注射疗法[M]. 北京：人民军医出版社，2011：1-178.

［20］史可任. 颈腰关节疼痛及注射疗法[M]. 4版. 北京：人民军医出版社，2011：783-793.

第二十三章　局部浸润麻醉下胸廓塌陷成形术

第一节　概　述

对重度脊柱侧凸病例伴有呼吸功能影响者，其治疗原则应以改善肺功能为主，矫正脊柱本身的侧凸为辅，应根据侧凸严重程度，进行适当的矫治，不宜强求。能使患者的呼吸功能改善、肺容积增大，人体外型满意和身高增加，就已经达到治疗目的。

重度脊柱侧凸与轻度脊柱侧凸（Cobb角70°以内）在治疗原则上完全不同，轻侧凸一般用后路钉棒法即可达到满意的矫正。但对重度脊柱侧凸（Cobb角70°~186°）的病例，特别是伴有呼吸功能障碍的病例，其侧凸的度数越大、旋转越重，胸廓变形越重其外科治疗的难度越大，这类重病例就不是单纯后路钉棒器械所能解决的对象了。对这类病例的治疗原则应配合颅盆牵引、弹性分叉生长棒内固定和必要时再加上脊柱截骨术才能产生一定的治疗效果。治疗的目标应首先解决呼吸功能障碍的问题，其次才是相应地解决脊柱伸直的问题。胸廓塌陷肺功能不全是个致命的并发症，如果不能首先得到解决，怎么还能进一步矫正脊柱畸形呢？所以对这类患者的治疗重点是"肺功能不全"，而不是"脊柱侧凸"，当然是在术前颅盆牵引的同时对脊柱侧凸也相应地得到了改善，总之颅盆牵引在治疗重度脊柱侧凸合并肺功能障碍的病例中，是其他方法无法代替的一种治疗手段。

胸廓像是个"鸟笼子"，重度脊柱侧凸胸廓塌陷像是个被"挤扁了的鸟笼子"，要想把这个鸟笼子恢复原形，那是很困难的一件事，因为天长日久胸椎产生弯曲和旋转，两侧肋骨的形状也跟随着出现脊柱凹侧肋间隙的变窄，肋骨的密集靠拢胸腔上下径缩小和肋骨塌陷变直，使胸腔容积变小。脊柱凸侧的肋骨变为垂直向脊柱靠拢，使胸腔的左右径缩小，跟随着脊柱侧弯与胸廓变形的加重其肺活量逐渐减少，碳氧交换受到严重影响，是重度脊柱侧凸患者早年夭折的主要原因。要想把挤扁了的鸟笼子恢复正常形状，只在脊柱的本身上下功夫，任何昂贵的内固定器械和三维的矫治方法都是徒劳的，越是破坏性大的、复杂的手术，只能给患者增加痛苦，对患者的肺功能障碍和重度脊柱侧凸收益不大。而颅盆牵引对治疗重度脊柱侧凸是个简单而有效的方法，却至今未得到广泛推广。

第二节　颅盆牵引术

术前先行颅盆牵引3~6周，根据牵引效果择期作弹性分叉生长棒内支撑内固定手术。

先令患者剃头备皮，在静脉麻醉或局部麻醉下取侧卧位，严格消毒皮肤，先作骨盆穿针，进针点位于髂前上棘以上的两横指（3~5cm处），先用导针在髂嵴的外唇击入骨质，然后再按照髂后上棘顶点的方向将导针击入髂骨内，方向一定要准确，不能向内、外、上、下倾斜，要保证导针自髂后上棘顶点穿出皮肤（图23-1）。待双侧髂骨穿针完成之后，再令患者翻身使其平卧，在上背部及颈根部垫高使头后仰，消毒皮肤后将颅环用4枚螺钉固定在头上，不能歪戴帽，4枚螺钉的进钉部位，颅环前方的两枚钉应位于眉弓外上方1cm左右，后方的两枚钉应位于耳轮的外后方1cm左右（图23-2），最好是能使颅钉位于颅骨最大直径的略下

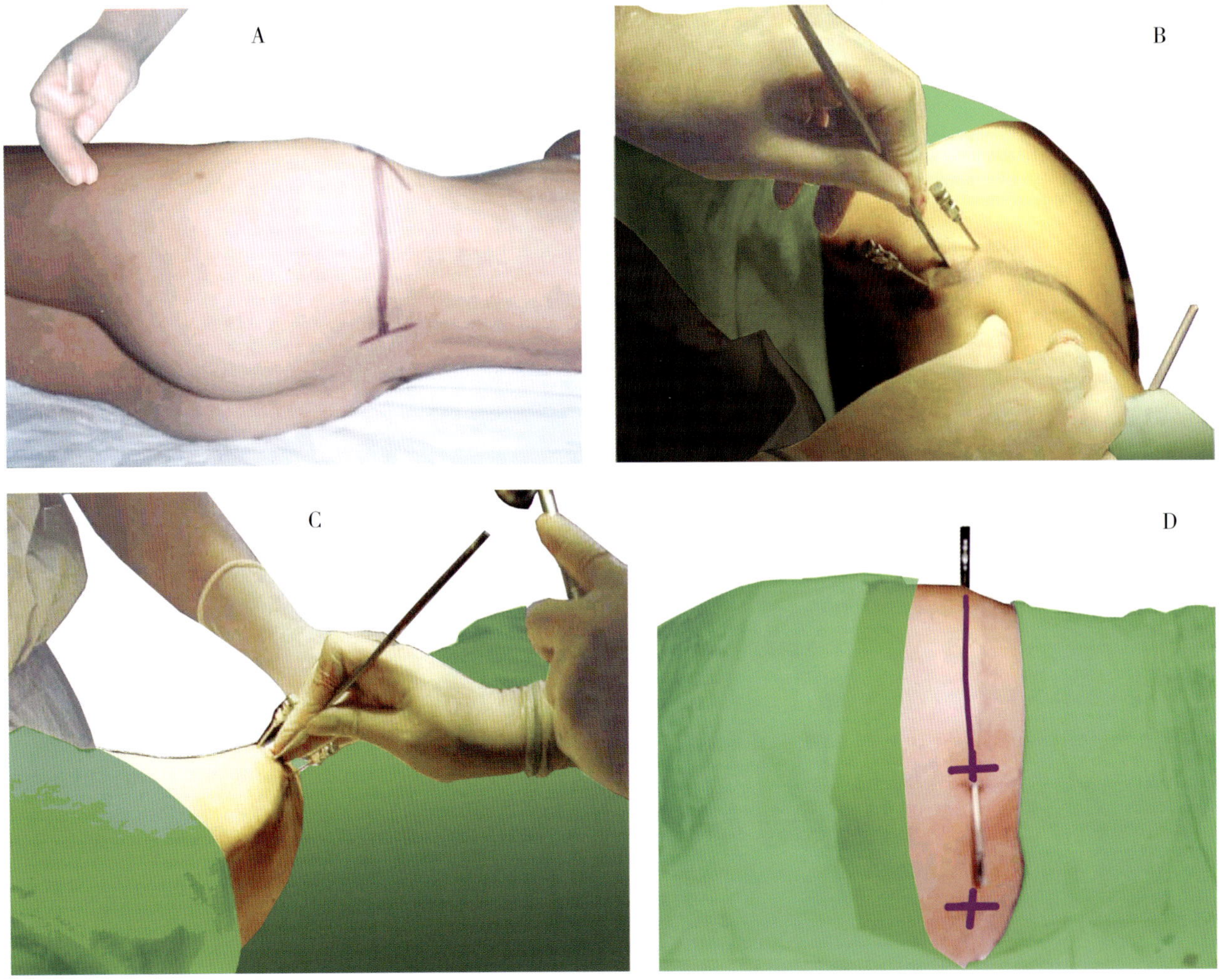

A. 患者取侧卧位，进针点应在髂前上棘以上3~5cm处，描记出进针点和出针点，两点之间作连线，以示进针和出针的方向。B. 先用硬膜外穿刺针插入盆内外的骨膜下，引导进针方向和固定皮肤防止滑移，在两针之间用尖刀刺入皮肤直达髂骨，然后，自此插入导针。C. 拔出导针更换3.5~4.0mm直径的骨圆针，沿导针的方向，用小锤轻轻击入，直至骨圆针自髂后上棘穿出皮肤为止。D. 一侧骨盆穿针已完成，令患者翻身，再用同样的方法做对侧的穿针。

图23-1　骨盆穿针技术

方，这样支撑力就更好。进钉深度以钉尖刺入颅骨的外侧骨皮层为度。

盆针、颅环安装完毕后送患者回病房休息，待第2天在病房安装盆环和4根立柱。令患者采取站立位，将盆环用1.0mm直径的钢丝固定在4处突出于皮肤的盆针上，然后用牙托粉或骨水泥包埋成形，这种方法比螺丝口接头更加方便可靠，待牙托粉凝固成形后，再安装4根立柱，并将颅环端平提起达到第一次撑开的松紧度，之后每天升高3~5mm，3天后每天升高2mm，根据患者的接受情况在3~6

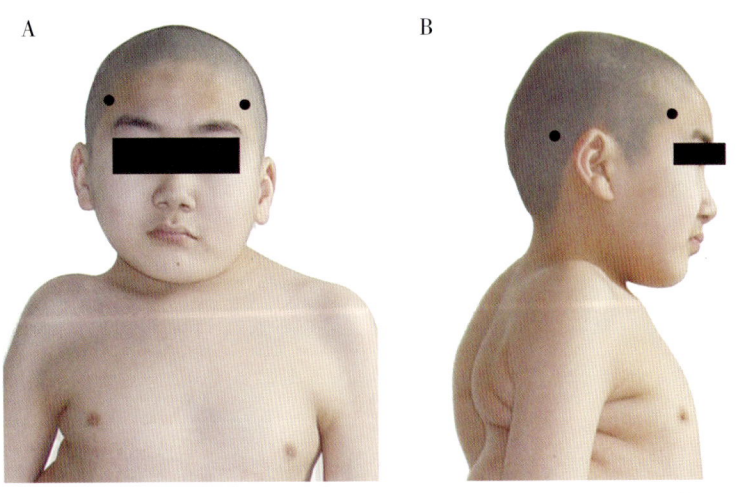

颅环的前两个钉应在眉梢外上方1.5~2cm处，后两个钉应在耳轮后上方1.5~2cm处，如图中的黑点所示。

图23-2　颅环的安装

周内升高至6~15cm，个别病例最高可达22cm。跟随着牵引高度的增加，患者的呼吸功能逐渐改善，精神状况、营养情况逐渐好转，进食量逐渐增加，虚弱的体质逐渐强壮。给接受内支撑内固定手术创造了良好的条件（图23-3）。

牵引期间的观察处理：在病房进行颅盆牵引期间应严格观察护理，牵引的速度应该先快、后慢，特别在牵引的后期严防过牵现象的出现。对两下肢的神经功能情况，行走步态和感觉异常要严格观察记录，在牵引力达到一定程度后，受力最大的是寰椎和枢椎，应随时注意上颈椎有无过牵现象的预兆出现，如伸舌困难、说话不清、吞咽障碍等，这些都是牵引力过大的预兆，如有过牵的怀疑就应减慢牵引速度，每天撑开不得超过1mm，或间隔1~2天撑开1mm。如果确定有过牵现象存在时则应停止牵引或下降2~3cm等待过牵症状消失后继续牵引。如能术后及时发现，及时调整牵引的速度，颅盆牵引为一种安全有效的治疗方法。

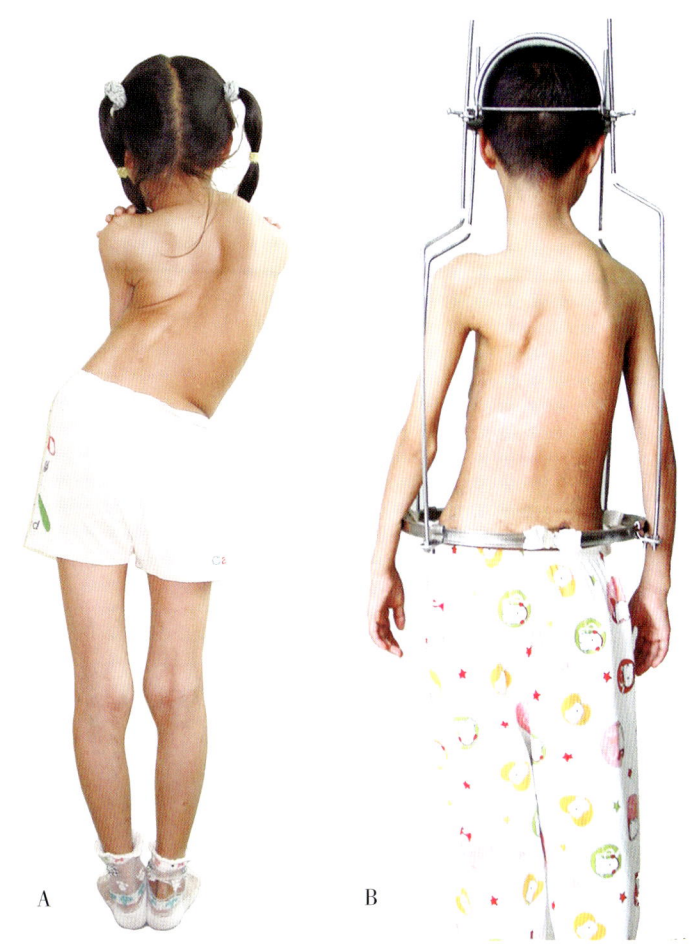

A. 术前人体，重度脊柱侧凸伴胸廓塌陷畸形。 B. 经颅盆牵引后，脊柱侧凸被拉直，呼吸功能大为改善，但左侧胸廓塌陷尚未恢复，下一步应先作胸廓塌陷成形术，后做弹性分叉生长棒矫形术。

图23-3 重度脊柱侧凸伴胸廓畸形

（田慧中 杨美好 吕霞）

第三节 胸廓成形术

一、目的及意义

颅盆牵引对重度脊柱侧弯患者具有增加呼吸量、改善肺功能的作用，如能同时在侧弯凹侧将塌陷的肋骨折弯变圆，用弹性牵引线水平行连接在颅盆装置上作牵引，则更进一步增大了胸腔容积，加大了呼吸量，外观上也纠正了胸廓畸形，无论是对脊柱侧弯的矫正，还是对胸廓畸形的矫正都具有重大意义。介绍重度脊柱侧弯合并严重胸廓塌陷的病例，在颅盆牵引的过程中，同时采用肋骨成形术加水平牵引治疗胸廓塌陷。治疗方法是颅盆牵引3周后，脊柱侧弯矫正到一定程度时，在侧弯凹侧肋骨塌陷最重的部位，与肋骨交叉作横切口，暴露3~6条肋骨，用特制的肋骨折弯器将肋骨折弯变圆，用10号双股粗丝线将每条肋骨提起，自皮肤穿出通过橡皮膜在颅盆装置的立柱上作牵引。能使塌陷的胸廓变圆、呼吸功能明显改善，嘴唇和甲床紫绀消失，给下一步脊柱侧弯矫形手术提供了安全条件。颅盆牵引装置是个有利的牵引固定点，能使折弯变圆的肋骨借助于颅盆装置作牵引，给恢复胸廓塌陷提供了有利的条件，故在颅盆牵引下除矫正脊柱侧弯外，也是同时治疗胸廓塌陷的好时机。

二、适应证与禁忌证

（一）适应证

1. 重度脊柱侧弯合并胸廓塌陷畸形（图23-4）。

2. 年龄在5~25岁之间，最好是发育期间的儿童（图23-5）。

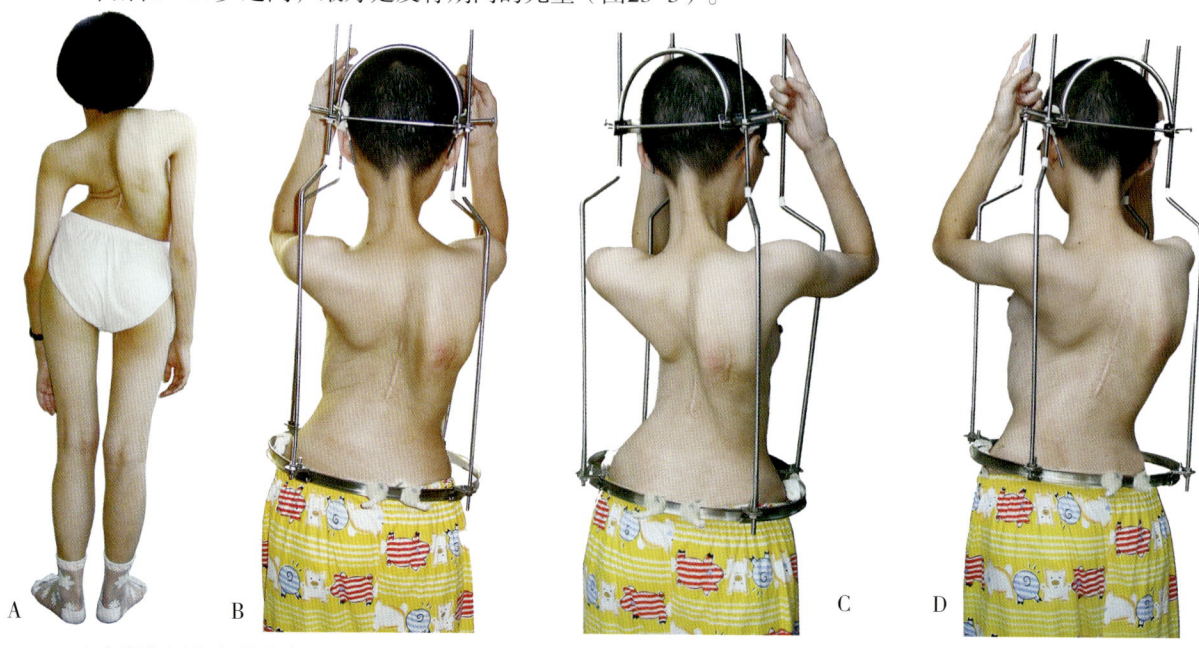

A. 重度脊柱侧弯合并胸廓塌陷，经颅盆牵引躯干拉长后，下一步需要作水平牵引肋骨提升成形术，方可使胸廓隆起变圆，肺活量增加。B. 后面观，左侧胸廓塌陷，右侧剃刀背明显。C. 右后斜面观，重度脊柱侧弯椎体旋转，右侧剃刀背凸出明显。D. 左后斜面观，肋骨呈垂直方向生长，胸廓塌陷明显，肩胛下角撬起，形成一深沟。

图23-4　重度脊柱侧弯合并胸廓塌陷畸形

3. 肺功能不全无法接受脊柱矫形手术的病例。

（二）禁忌证

1. 原发性肺不张或先天性肺缺如的病例。

2. 合并其他主要脏器异常，无法耐受手术的病例。

3. 大面积肋骨缺损无法做肋骨悬吊牵引者。

三、自主创新手术方法和手术器械

作者创用了垂直牵引与水平牵引相结合治疗重度脊柱侧弯合并胸廓塌陷的手术

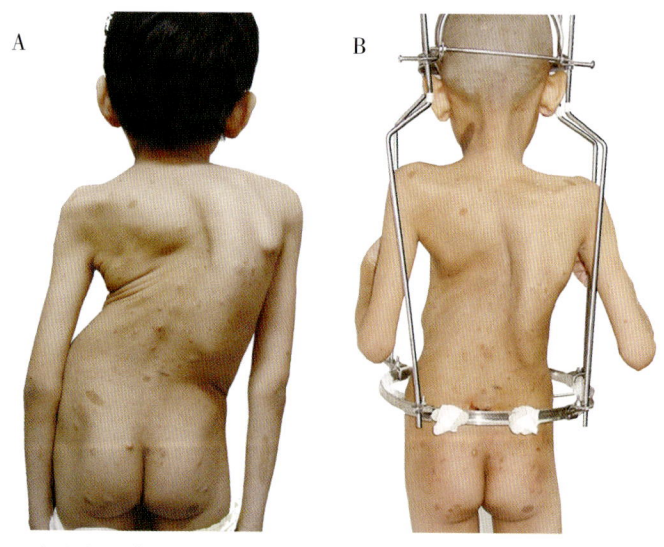

A. 8岁患儿，身材单薄、消瘦，左侧胸廓塌陷严重，右侧剃刀背明显，是颅盆环牵引加水平牵引的适应证。B. 颅盆牵引矫正脊柱侧弯到一定程度后，准备行胸廓塌陷成形术。

图23-5　颅盆牵引加水平牵引治疗胸廓塌陷，最好是在发育期间的儿童，年龄越小效果越好

方法，本着"工欲善其事，必先利其器"的指导思想设计制作了"轻便颅盆牵引装置""弹性分叉生长棒系统""肋骨折弯器"和"水平牵引疗法"。轻便颅盆环乃根据中国人的身材，将重量降低到每套1kg。分叉生长棒专门用于发育期间的重度脊柱侧弯患者，并同时具有矫正凹侧胸廓塌陷的作用。垂直牵引与水平牵引相结合的治疗方法，是作者根据生物力学原理设计应用的。

垂直牵引与水平牵引相结合的治疗方法：在颅盆环垂直牵引下，再加上横向的水平牵引来矫正胸廓塌陷，将3~6条塌陷的肋骨用10号粗丝线提起，通过弹性橡皮条吊在颅盆环装置的立柱上，使其产生横向水平牵引的作用，牵引的作用力与颅盆环垂直牵引的作用力呈90°，起到纵向牵直脊柱和横向提起凹陷肋骨的作用。

四、自主创新的生物力学原理

在颅盆环垂直牵引的条件下，再加上水平牵引矫正肋骨畸形胸廓塌陷，是一种能产生事半功倍效果的联合治疗。垂直牵引与水平牵引相结合在生物力学上能产生巨大的畸形矫正力，除去配合肋骨成形术治疗胸廓塌陷外，还能加强脊柱侧弯、脊柱旋转的矫正作用。单纯垂直牵引或肋间撑开的治疗方法，只能使胸腔上下径拉长、肋间距增宽，但很难使塌陷的肋骨向外凸起，胸腔仍处于扁平状态，胸腔容积虽有改善，但尚未解决根本问题。只有肋骨成形术加水平牵引才是增加呼吸量和延长生命的有效措施。

五、手术方法

（一）术前准备

先作颅盆牵引矫正脊柱侧弯，到一定程度后，根据X线摄片，肺功能检查情况，再作胸廓塌陷成形术。

（二）麻醉

基础加局部浸润麻醉。

（三）体位

在颅盆牵引下取侧卧位。

（四）手术操作程序

1. 第一步：胸廓塌陷成形术，是在侧弯凹侧肋骨塌陷变直、肋缘撬起最重的3~6条肋骨上，与肋骨的走行方向交叉作横切口（图23-6），长为5~8cm，暴露3~6条肋骨。

2. 第二步：切开肋骨骨膜，尽可能少地围绕肋骨剥离骨膜，通过两把肋骨折弯器将肋骨折弯变圆（图23-7、图23-8）。若需要多处肋骨折弯时，可按照同样方法操作。

3. 第三步：然后用双股10号粗丝线用穿线导引器自肋骨下通过，再自切口的两侧软组织内穿出皮肤，连接橡皮条将其固定在颅盆装置上（图23-9）。每条肋骨均按此方法折弯固定，共做3~6条肋骨，然后分层缝合切口，放置橡皮片引流，手术结束。

（五）术后处理

回病房后按颅盆牵引护理，允许早期下床活动。术后常规胸透，看有否气胸存在。练习深呼吸、吹气球以加强肺功能。

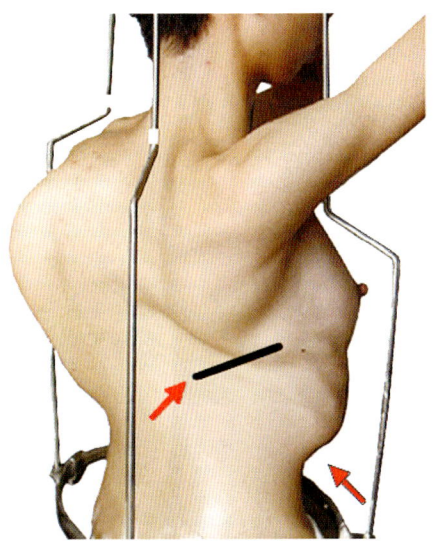

上箭头示皮肤切口，下箭头示肋缘撬起。

图23-6 胸廓塌陷成形术的皮肤切口，与肋骨走行方向相交叉，长为5~8cm。

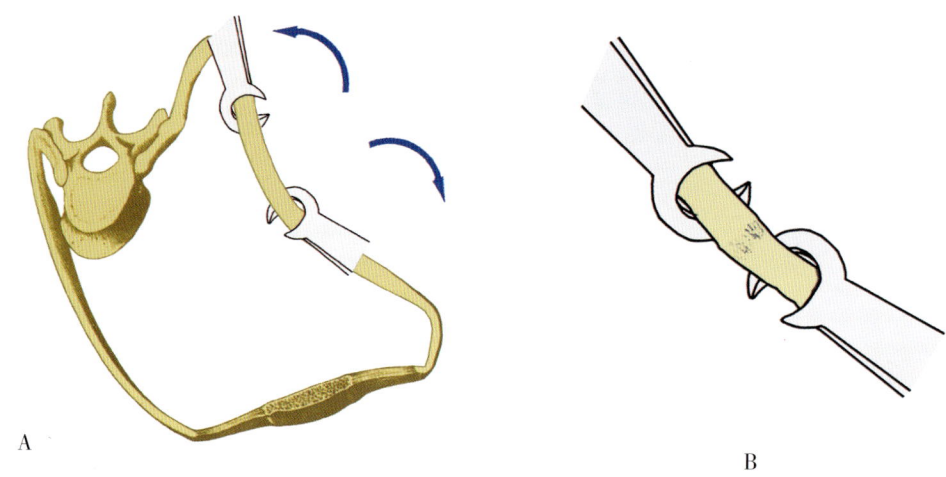

A.脊柱凹侧胸廓塌陷，需要折弯变圆。B.肋骨已被折弯，产生青枝骨折。

图23-7　用自制的肋骨折弯器，将肋骨折弯变圆，使其产生青枝骨折后，准备作水平牵引，吊在颅盆牵引装置的立柱上

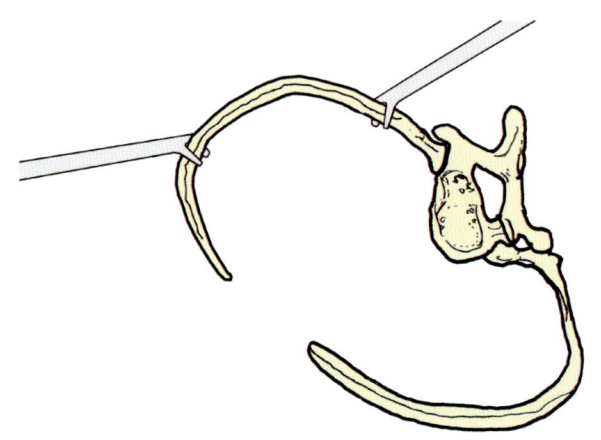

图23-8　已折弯变圆的肋骨，准备下一步作提肋成形术

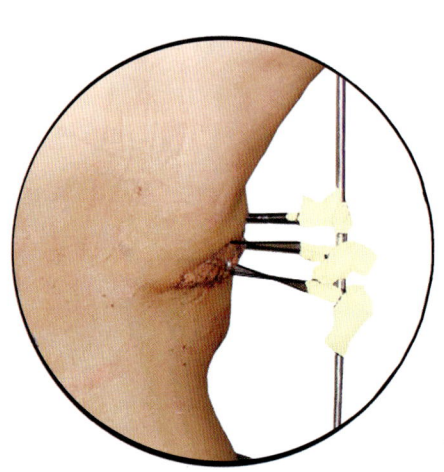

图23-9　将塌陷变直的肋骨折弯变圆后，再用双股10号粗丝线，将3~6条肋骨提起，通过橡皮条将其固定在颅盆牵引装置的立柱上

术后24~48小时拔除引流片，10天后拆除皮肤缝线。3周后拆除肋骨牵引线（图23-10）。等待下一步作脊柱侧弯矫形术。

六、典型病例介绍

患者女，17岁，先天性重度胸椎侧弯合并重度胸廓塌陷畸形，于2002年1月4日入院，术前X线片胸椎侧弯Coba角186°，右侧胸廓严重塌陷，心肺功能受到严重影响，心跳加快，呼吸困难，口唇和甲床紫绀。曾走遍全国各大医院，未得到收容治疗，特来我院要求手术。经颅盆牵引30天，胸椎侧弯从186°变成120°，继续牵引至45天胸椎侧弯变成99°。然后，先行胸廓塌陷矫形术，术中将4条肋骨折弯变圆，吊在颅盆装置的立柱上，中

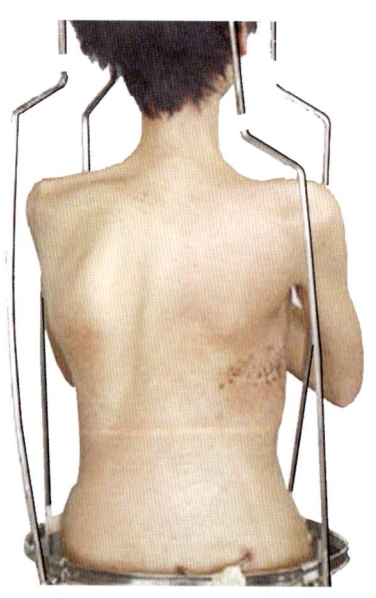

图23-10　三周后拆除提肋固定线，见塌陷的胸廓已恢复圆形，碳氧交换好转，肺功能改善，准备下一步作脊柱内支撑内固定手术

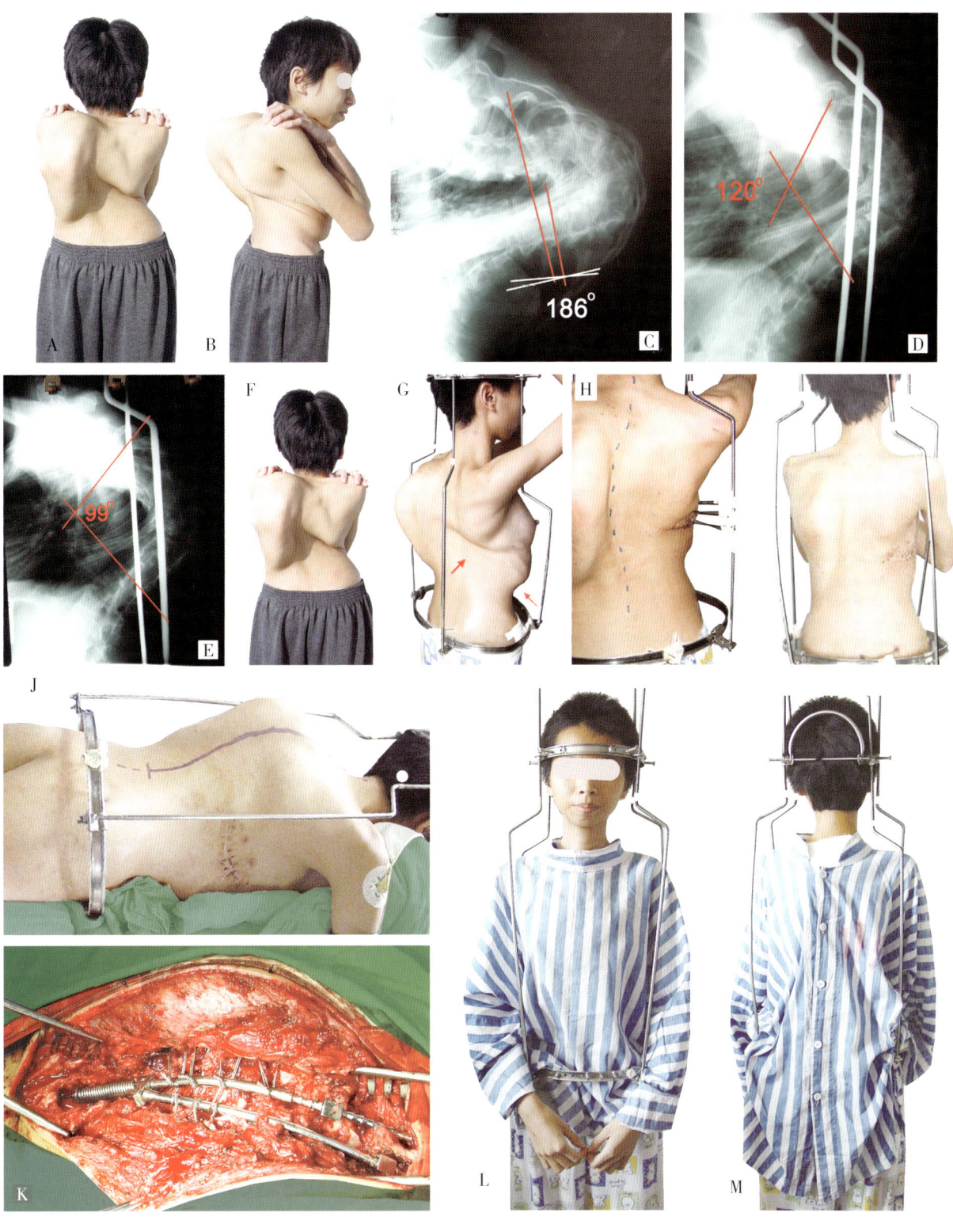

A. 后面观，左侧剃刀背明显，右侧胸廓严重塌陷。B.侧面观，脊柱后侧凸明显，右侧胸廓严重塌陷肋骨变直，肋前缘撬起，胸腔矢状径加大，躯干部缩短。C. 胸椎后侧凸Cobb角186°，为脊柱侧弯患者中最大的角度。其弯曲段已形成U形襻，比180°还超过6°，为一例稀有病例。D. 经颅盆牵引30天，胸椎侧凸从186°变成120°。E. 继续牵引至45天胸椎侧凸变成99°。下一步先作胸廓成形术，后作脊柱侧凸弹性分叉生长棒矫形术，因为对重度脊柱弯曲只有颅盆牵引加弹性分叉生长棒的治疗方法，才能产生内支撑内固定的作用，其他内固定器械难以发挥作用。F. 脊柱侧凸合并重度胸廓塌陷畸形，术前。G. 经颅盆牵引后胸廓塌陷大部改善。H. 将4条肋骨折弯变圆后，用粗丝线加橡皮条固定在颅盆装置的立柱上作水平牵引。I. 胸廓成形术已完成，拆除牵引线后见胸廓塌陷已隆起变圆，胸腔容积加大，碳氧交换明显改善，口唇和甲床紫绀消失。

图23-11 典型病例介绍

间通过橡皮条作弹性牵引，3周后拆除牵引线，见胸廓已扩张变圆，外观明显改善，呼吸量增加，碳氧交换明显改善，以往的口唇和甲床紫绀等缺氧现象恢复正常，给下一步脊柱侧弯矫正手术带来安全。于同年3月12日在颅盆牵引、局部浸润麻醉下，作了弹性分叉生长棒脊柱矫形术，术后恢复良好，身高增加22cm（图23-11）。术后随访4年，已恢复原工作，内固定尚未拆除。

七、优点

1. 在颅盆牵引下同时做胸廓塌陷成形术，能供给一个可靠的牵引固定点。

2. 侧弯凸侧切除肋骨能使肺活量降低，侧弯凹侧胸廓塌陷成形能使肺活量增加，且改善了胸壁畸形。

3. 多根肋骨折弯变圆、悬吊在颅盆装置上的办法，能直接将塌陷的胸壁提起，撬起的肋骨边缘降低，除加大了呼吸量之外，还属于一种胸廓美容手术。

4. 在颅盆牵引下做胸廓塌陷成形术，操作简单，对患者损伤不大，患者容易接受。

八、并发症防范要点

1. 剥离肋骨骨膜时应注意勿损伤胸膜，以免造成气胸，术后必要时应作胸透，如有气胸存在应及时抽气，必要时放置胸腔引流管。

2. 肋骨牵引线悬吊在颅盆装置的立柱上，根据患者的耐受情况随时调整其松紧。

3. 如在颅盆牵引及肋骨悬吊过程中出现脊髓功能障碍的早期症状时，则应及时松解或拆除牵引和悬吊，待其功能恢复后再重新进行。

（黄卫民　田慧中　王磊磊）

第四节　弹性分叉生长棒提肋固定术

令患者带颅盆环俯卧在已填好的手术床上，使人体与手术床之间垫实，不要让患者悬空在架子上，消毒铺单后在局部浸润麻醉或全麻下沿棘突切口，长约30cm，分层暴露棘突、椎板、关节突、横突和肋骨近段，特别是胸椎凹侧的肋骨要尽量向外侧剥离暴露塌陷变直的3~6根肋骨，不需要过多地显露凸侧的剃刀背，因为对剃刀背一般不做处理。下一步选择准备置钩或置钉的位置，在第一根棒上穿上垫圈、弹簧和棒间接头，第一根棒的上钩挂在低位胸椎的下关节突间顶在椎弓根上。第一根棒的尾端将钩挂在全椎板上，个别情况也可用椎弓根钉棒代替，对腰前凸过大或下部腰椎椎弓发育缺陷的病例，也可用骶骨棒代替。第一根棒无需过度折弯与椎板相符贴，穿在椎板下的Luque钢丝牵拉脊柱向第一根棒靠拢，产生横向矫正脊柱侧凸和固定棒的作用。将第二根棒的上钩挂在高于第一根上钩以上相隔2~3个间隙的胸椎下关节突上，将棒折成弧形，通过肋骨的背侧将棒的尾端插入棒间接头的孔内，然后两棒交替撑开，使弹簧完全压缩脊柱侧凸产生一定程度的矫正，然后再将3~6条提肋钢丝固定在第二根棒上，将塌陷的肋骨提起，加大了胸腔容积，增加了棒的稳定性，并起到远跨度纵向撑开矫正脊柱侧弯的作用（图23-12至图23-14）。术毕彻底止血，分层闭合切口，放置T形管引流手术结束。

术后处理：术后继续配带颅盆环回病房，术后第二天扶患者下床站立和围床活动，24~48小时拔除引流管，术后在颅盆牵引下患者无疼痛，便于早期下地活动，切口愈合得快，患者恢复顺利，10天后拆线，择期

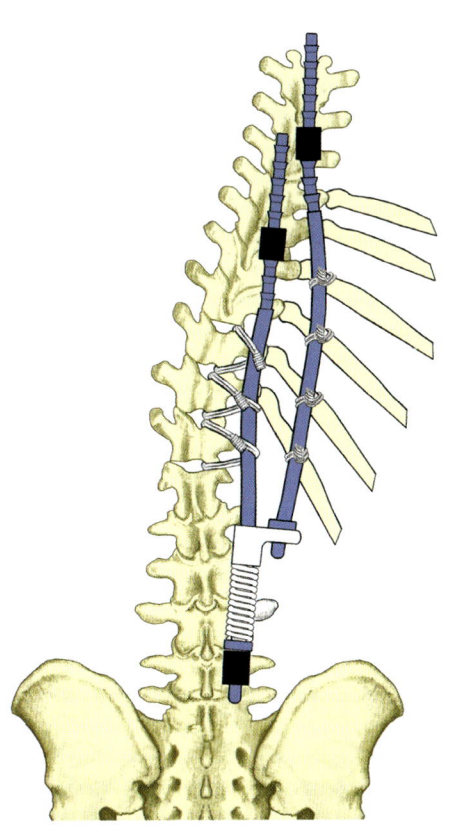

图23-12 分叉生长棒骨着力点位于脊
柱上,稳定可靠,除矫正脊
柱侧弯和旋转外,还能同时
矫正胸廓塌陷畸形

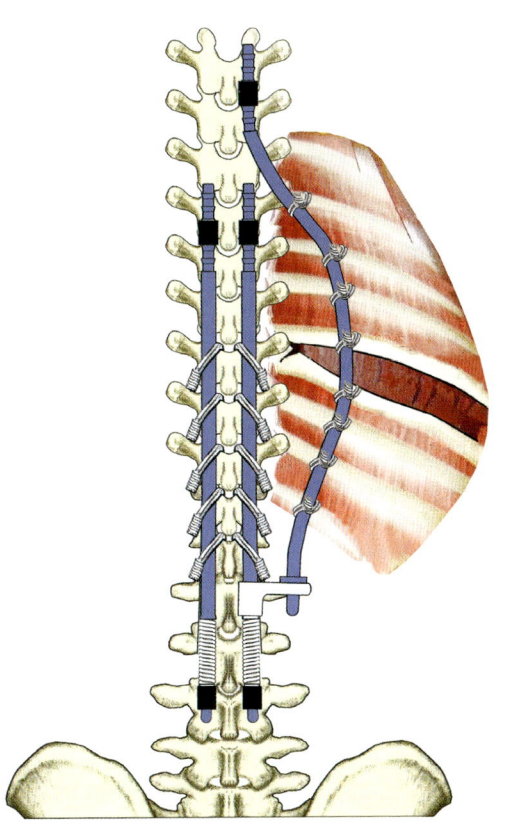

图23-13 颅盆牵引后,扶助生长棒加分
叉生长棒矫正脊柱侧弯合并胸
廓塌陷畸形效果良好

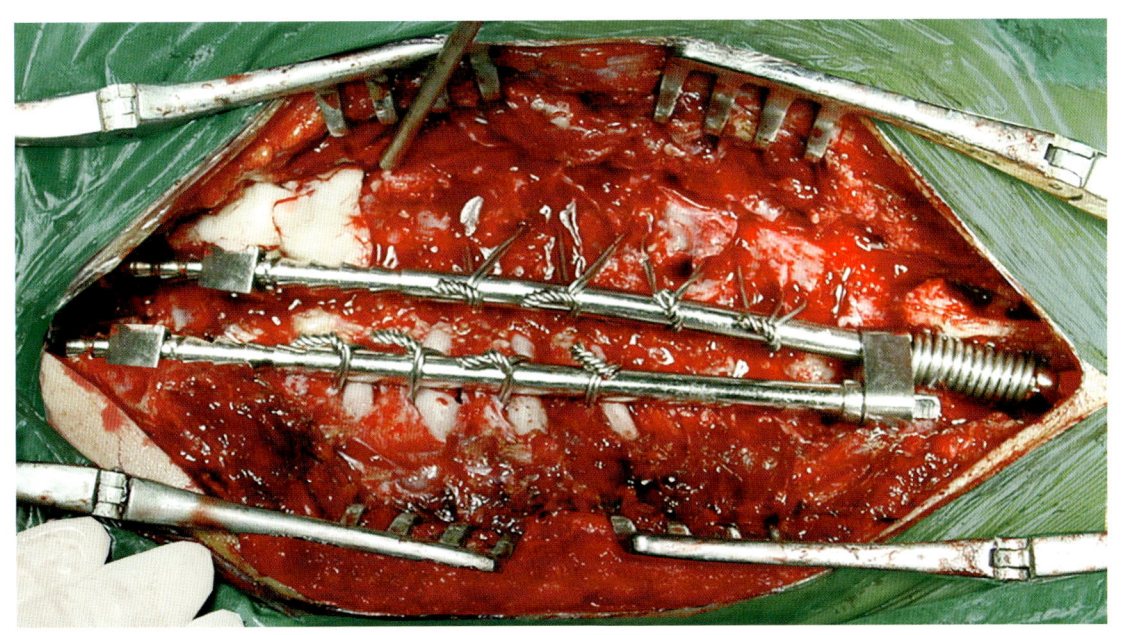

图23-14 弹性分叉生长棒提肋固定已完成

拆除颅盆环,石膏背心外固定而出院,石膏背心固定期限为6~10个月,拆石膏后照X线片复查(图23-15)。

(马原 田慧中 郑君涛 李宇鹏)

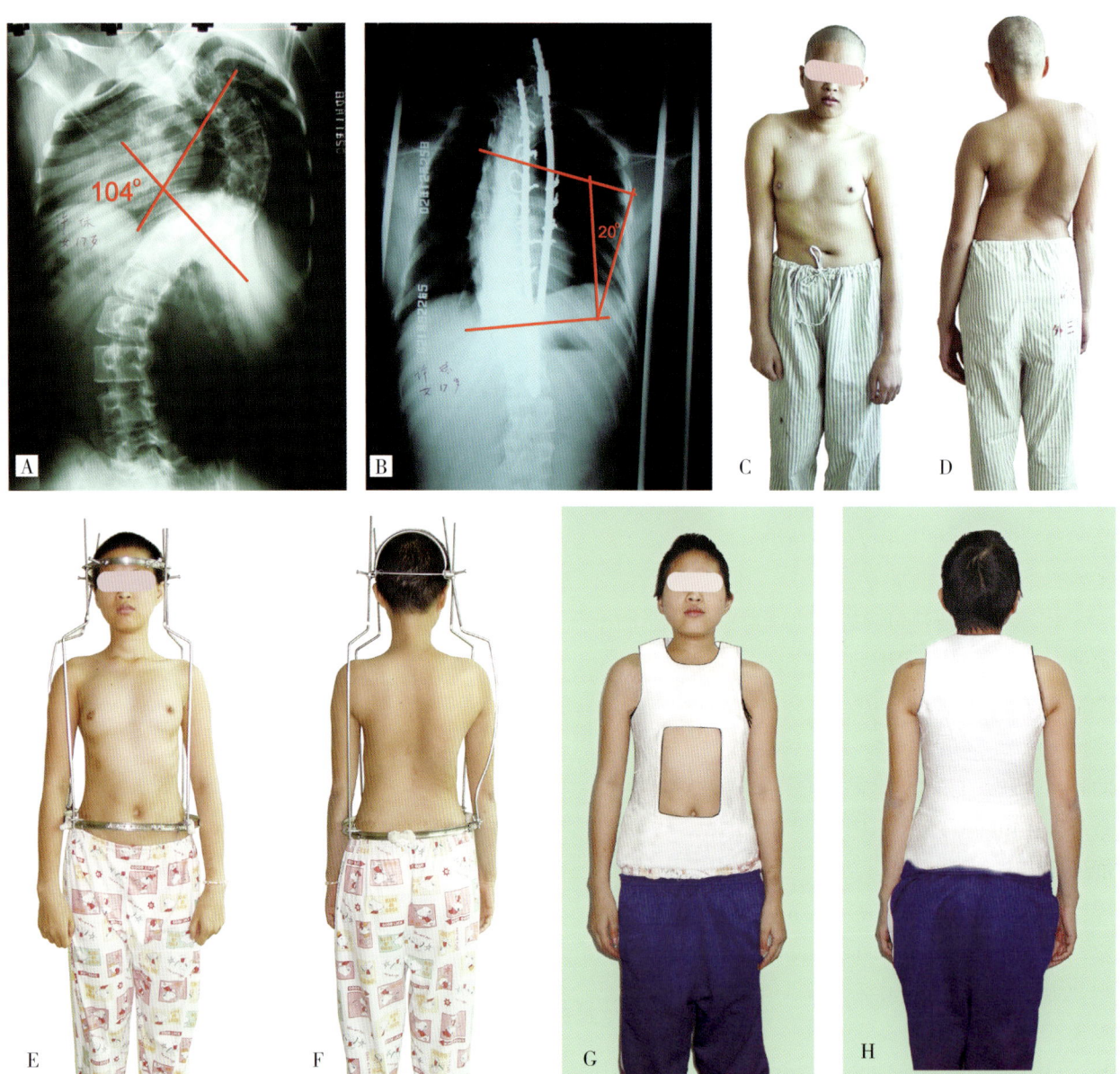

A. 术前X线片示Cobb角104°。B. 经颅盆牵引加弹性分叉生长棒矫正术后Cobb角变为20°。C、D. 术前人体外形；E、F. 颅盆牵引后人体外形。G. 术后石膏背心外固定，正面观。H. 背面观。

图23-15　患者女，16岁，特发性重度脊柱后侧凸伴胸廓塌陷畸形

第五节　注 意 事 项

1. 重度脊柱侧凸与轻度脊柱侧凸的治疗原则完全不同。弯度在75°以内的轻侧凸只需要在脊柱的本身上做器械矫正内固定，就足以达到伸直脊柱和矫正畸形的目的。但对90°甚至100°以上的重度脊柱侧凸，这种单纯器械在脊柱上矫正侧凸的方法，常常难以得到想象的治疗效果。原因是重度脊柱侧凸的弯度大、旋转重，再加上天长日久脊柱的变形和胸廓的塌陷，即便使用万向椎弓根螺钉也难以正确地置入椎弓根和椎体内，勉强置入椎弓根螺钉，在钉棒连接时也会遇到困难，棒折得太弯了在旋转棒矫正侧弯时，也会产生钉孔切割将钉拔出的现象发生。所以对重度脊柱侧凸，仅在脊柱的本身上下功夫，无论是前路手术还是后路手术，都是难以产生理想效果的。对重度脊柱侧凸的患者，采用慢性颅盆牵引的方法，却能达到伸直脊柱、增

加身高和改善肺功能的有效作用。从生物力学原理上来看，只有纵向牵引力对矫正重度脊柱侧弯，才能起到事半功倍的作用。最后用远距离长跨度的弹性分叉生长棒进行内支撑、内固定和石膏背心外固定，使脊柱在弹性生长棒逐渐弹开的过程中纵向发育成长，8~12个月拆除石膏背心，再做二次小切口撑开术。用这种慢性纵向撑开的方法，要比一次性在脊柱上做前路、后路大手术矫正重度脊柱侧凸的方法，更加安全有效。

2．重度脊柱侧凸、胸廓塌陷所致肺功能障碍是患者早年死亡的主要原因。因此，对胸廓塌陷所致的肺功能障碍，就成了首先需要解决的问题，而脊柱侧弯的矫正则变成相应解决的问题。当肺功能受到严重影响时，肺容积极度缩小、肺活量极度下降、血氧饱和度低于60%，使患者时刻面临着缺氧死亡的危险。所以对这种患者入院后，立即给予垂直悬吊牵引（枕颌带牵引），以缓解患者的缺氧症状，然后再更换颅盆牵引，颅盆牵引是一种真正的骨牵引，牵引效果确实可靠，能在3~6周内将重度脊柱侧凸患者的身高增加6~15cm，产生一石二鸟的作用，既矫正了脊柱侧凸，又改善了肺功能，使患者的精神状况焕然一新。食欲增加，使患者的体质和营养状况大大改善。给下一步接受手术治疗，创造了良好的条件。对胸廓塌陷严重的病例，还应在颅盆牵引下，将3~6条塌陷变直的肋骨折弯变圆，通过弹性橡皮条悬吊在颅盆装置的立柱上作平行牵引，这是一种简单而可靠的治疗肺功能障碍的有效措施。待患者的缺氧症状消失后，身体状况好转后，再行弹性分叉生长棒内支撑内固定手术。

3．胸椎侧凸剃刀背的切除对增加肺容积和改善肺功能作用不大。因为重度脊柱侧凸的胸椎椎体产生高度旋转，椎体的侧面与凸侧变直的肋骨互相靠拢（图23-16），就是手术切除了这一段的4~6条肋骨，也未必能增加肺容积，反而能产生降低肺活量的坏作用，所以我们认为切除剃刀背对改善肺功能的作用不大。

4．探讨重度脊柱侧弯、胸廓塌陷的治疗方案。对重度脊柱侧弯、凹侧胸廓塌陷的治疗，应采用"垂直牵引"与"水平牵引"相结合；"肋骨成形术"与"脊柱截骨术"相结合；"脊柱内固定"与"提肋固定"相结合的治疗原则，才能达到其矫正目的。重度脊柱侧弯、胸廓塌陷的治疗，绝非是单纯置入器械能够解决的问题。

5．垂直牵引即颅盆牵引。是治疗发育期间由各种原因所致的重度脊柱侧弯与胸廓畸形的有效措施，利用其慢性牵引的特点，将脊柱拉直，达到内置入器械容易安装的目的。其次还有提肋扩大胸腔改善肺功能的作用。

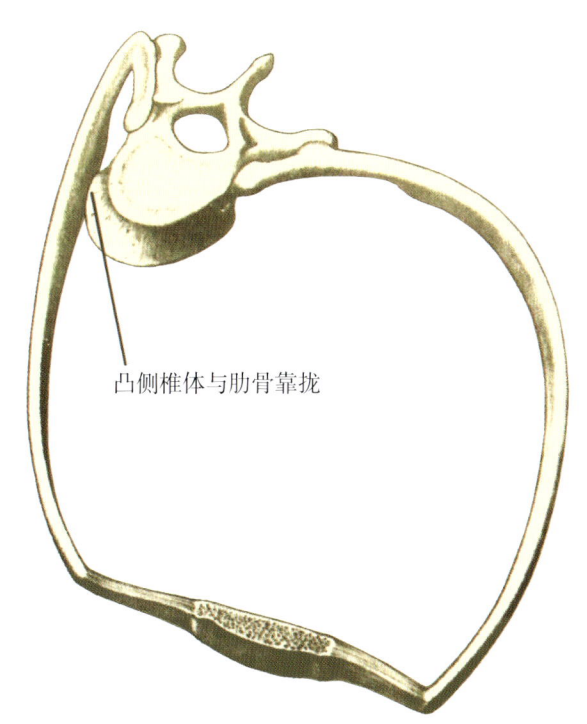

凸侧椎体与肋骨靠拢

图23-16　凸侧剃刀背畸形严重的病例，肋骨与旋转的椎体互相靠拢，单纯切除剃刀背的手术，很难增加胸腔容积和改善肺活量

6．肋骨成形与水平牵引。当胸弯过大、凹侧胸廓塌陷过重，严重影响肺功能时，则应在颅盆牵引下，先作肋骨成形术，将塌陷的3~6条肋骨折弯变圆，经水平牵引连接在颅盆装置的立柱上，这样能使塌陷的胸腔容积进一步加大，改善了缺氧状态，给患者带来生机。

7．弹性分叉生长棒是作者自主创新的，专门用于治疗重度脊柱侧弯胸廓塌陷的手术器械，对发育期间的儿童，能跟随着脊柱的生长，其弹簧逐渐弹开延长，起到生长棒的作用。对合并胸廓塌陷的患者，其弹性分叉生长棒的第二根棒起到提肋固定的作用，能使胸腔进一步扩大变圆，改善肺功能。

（田慧中　郑君涛　周纲）

参 考 文 献

［1］Tian Huizhong, Lv Xia, Tian Bin. Halo Pelvic Distraction in Combination with Total Spine Osteotomy and Internal Fixation for Treatment of Severe Scoliosis[J]. Orthopedic Journal of China, 2006, 1（1）：11-16.

［2］党耕町. 脊柱外科技术[M]. 北京：人民卫生出版社，2004：140-174.

［3］田慧中. "田氏脊柱骨刀" 在矫形外科中的应用[J]. 中国矫形外科杂志，2003，11（15）：1073-1075.

［4］田慧中. 脊柱侧弯合并漏斗胸的诊断与治疗[J]. 中国矫形外科杂志，2005，13（5）：393.

［5］田慧中，曲龙，吕霞，等. 牵拉成骨技术在发育期间脊柱畸形中的应用[J]. 中国矫形外科杂志，2006，14（13）：969-971.

［6］田慧中，刘少喻，马原. 实用脊柱外科学[M]. 广州：广东科技出版社，2008：87-343.

［7］田慧中，吕霞，马原. 头盆环牵引全脊柱截骨内固定治疗重度脊柱弯曲[J]. 中国矫形外科杂志，2007，15（3）：167-172.

［8］田慧中，刘少喻，马原.实用脊柱外科手术图解[M]. 北京：人民军医出版社，2008：48-298.

［9］田慧中，马原，吕霞. 颅盆牵引加弹性生长棒内固定治疗发育期间的脊柱侧凸[J]. 中国矫形外科杂志，2008，16（21）：1660-1663.

［10］田慧中，马原，吕霞. 颅盆牵引下肋骨成形术治疗胸廓塌陷[J]. 中国矫形外科杂志，2009，17（11）：836-838.

［11］田慧中. 我国脊柱畸形治疗发展史[J]. 中国矫形外科杂志，2009，17（9）：706-707.

［12］田慧中，白靖平，刘少喻. 骨科手术要点与图解[M]. 北京：人民卫生出版社，2009：46-151.

［13］田慧中，万勇，李明. 脊柱畸形颅盆牵引技术[M]. 广州：广东科技出版社，2010：1-305.

［14］田慧中，李明，马原. 脊柱畸形截骨矫形学[M]. 北京：人民卫生出版社，2011：5：3-339.

［15］田慧中，张宏其，梁益建. 脊柱畸形手术学[M]. 广州：广东科技出版社，2012：1-483.

［16］田慧中，李明，王正雷. 胸腰椎手术要点与图解[M]. 北京：人民卫生出版社，2012：1-470.

第二十四章　局部浸润麻醉下腰椎间盘摘除术

第一节　概　　述

一、目的及意义

早在1764年Contugno曾描述过腰椎间盘突出症的综合症状。1857年Virchow报告一例腰椎间盘突出症，1896年Kocher发现因外伤所致的一例腰椎间盘突出症。1911年Middleton和Teacher报告了因腰椎间盘突出症压迫神经根一例。同年，Thwait说明腰椎间盘突出症与坐骨神经痛的关系。1928—1929年Schmorl等指出腰椎间盘退行性变与腰椎间盘突出有关。1934年Mixter及Barr报告手术切除突出的腰椎间盘获得成功，并取得良好的效果。其后国内外学者相继开展了腰椎间盘摘除术，并对腰椎间盘突出症进行了深入的研究，目前本症已被国内外学者所公认，并认为本症与95%的坐骨神经痛和50%的腰腿痛有着密切的关系，且能引起继发性腰椎管狭窄。

腰椎间盘突出症的定义：腰椎间盘突出症是因椎间盘变性后，在暴力损伤或累积应力损伤作用下纤维环破裂，髓核突出刺激或压迫神经根、马尾神经所表现的一种综合征，是腰腿痛最常见的原因之一。青春期后人体各种组织即出现退行性变，其中椎间盘的变化发生较早，主要变化是髓核脱水，脱水后椎间盘失去其正常的弹性和张力，在此基础上由于较重的外伤或多次反复的不明显损伤，造成纤维环软弱或破裂，髓核即由该处突出。髓核多从一侧（少数可同时在两侧）的侧后方突入椎管，压迫神经根而产生神经根受损伤征象；也可由中央向后突出，压迫马尾神经造成大小便障碍。如纤维环完全破裂，破碎的髓核组织进入椎管，可造成广泛的马尾神经损害。由于下腰部负重大、活动多，故突出多发生于L_4/L_5与L_5/S_1间隙。

二、局部浸润麻醉下作腰椎间盘摘除术

由于腰椎间盘突出是常见病、多发病，患者人群众多，几乎占门诊量的1/2~2/3。在20世纪50年代时多在气管插管全麻下作腰椎间盘摘除术，60年代、70年代、80年代大部分腰椎间盘突出症均在局部浸润麻醉下进行。因为它是一种常见病、多发病，需要行椎间盘摘除手术的患者越来越多，所以手术操作越来越熟练，把大手术逐渐变成了小手术，只在局部浸润麻醉下即可进行。腰椎间盘摘除术已普及到县级医院。故局部浸润麻醉下作腰椎间盘摘除术的工作在国内已广泛开展，治疗了大批患者。20世纪90年代以后引进国外做法，在气管插管全麻下作腰椎间盘摘除术，还要加置入器械内固定的手术方法，又把小手术变成了大手术，是否能收到更大的治疗效果和减少手术并发症的目的尚待以后总结。

三、解剖分型

中央型（图24-1）（髓核进入中央椎管以刺激马尾神经为主）、侧旁型（图24-2）（髓核从后外侧突破后纵韧带以占据盘黄间隙刺激一侧神经根为主，也可有马尾神经刺激症状）、外侧型（图24-3）（髓核占据侧隐窝根性刺激症状较重）、极外侧型（图24-4）（游离的髓核向上或向下沿神经根管穿出椎间孔刺激脊神

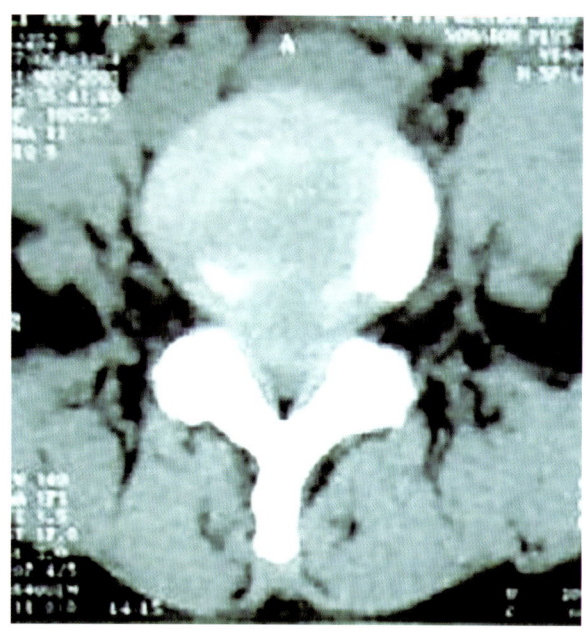

图24-1 中央型椎间盘突出，突出的间盘组织占据中央椎管及侧椎管，往往合并马尾神经损伤

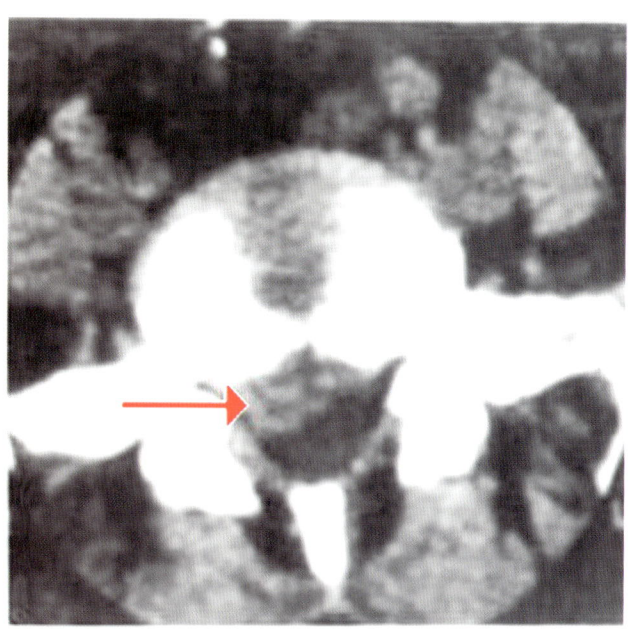

图24-2 侧旁型椎间盘突出，髓核占据盘黄间隙产生根性和马尾神经受压症状

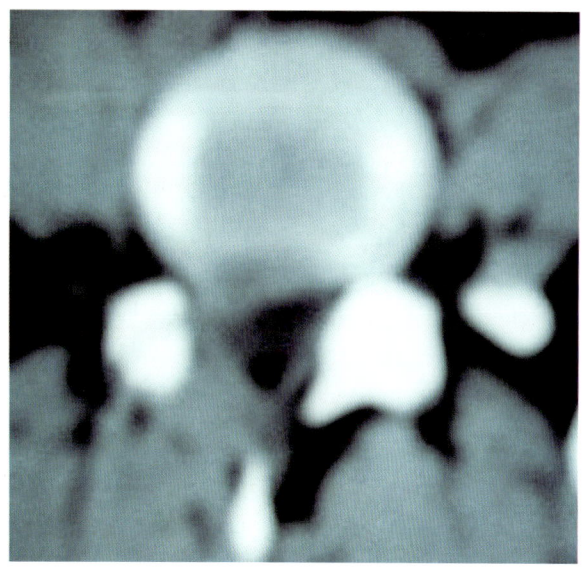

图24-3 外侧型椎间盘突出，髓核占据侧隐窝根性刺激症状较重

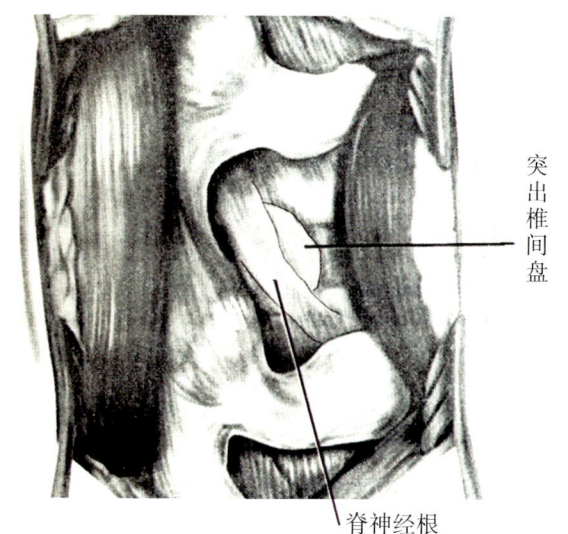

突出椎间盘

脊神经根

图24-4 极外侧型椎间盘突出，突出的髓核穿出椎间孔压迫L$_5$脊神经根

经、根性刺激症状重）。

四、腰椎间盘突出症的临床表现及诊断：

1. 症状　腰痛是腰椎间盘突出症患者最先出现的症状。97%的坐骨神经痛是因为L$_4$/L$_5$、L$_5$/S$_1$间隙椎间盘突出引起的。典型坐骨神经痛是从下腰部向臀部、大腿后方、小腿外侧直到足部的放射痛。马尾神经受压可出现大小便障碍，鞍区感觉障碍。

2. 体征　①腰椎侧凸；②腰椎活动受限；③压痛及骶棘肌痉挛；④神经系统表现；⑤直腿抬高试验及加强试验阳性。

3. 诊断 典型腰椎间盘突出症的患者，根据病史、症状、体征，以及X线平片上相应神经节段有椎间盘退行性表现者即可做出初步诊断。结合X线造影、CT、MRI等方法，能准确地作出病变间隙、突出方向、突出物的大小、神经受压情况及主要引起症状部位的诊断。

（田慧中 龙浩 赵自平）

第二节 局部浸润麻醉下咬骨钳开窗椎间盘摘除术

一、目的及意义

在局部浸润麻醉下用椎板咬骨钳在单侧椎板间开窗，行腰椎间盘切除术的方法是一种最常用的手术方法，至今仍在应用这种方法作腰椎间盘摘除手术。单侧暴露椎板间开窗较双侧暴露全椎板切除的手术方法损伤小、减少了出血、节约了手术时间，给术后早期下床活动带来了方便，是最初开始采用全椎板切除治疗腰椎间盘突出症的一大改革和进步。

二、适应证

1. 症状体征典型，反复发作，非手术治疗无效，病程半年以上。

2. 坐骨神经症状典型，腰痛明显，足部有皮感异常。

3. 急性腰椎间盘突出症，代偿性腰椎侧凸，有马尾神经症状，大小便功能障碍。

4. 影像学检查：CT及MRI检查均与临床症状相吻合，定位诊断明确。

三、手术方法

（一）术前准备
拍摄腰椎正侧位X线片和CT片，必要时拍摄MRI。

（二）麻醉
局部浸润麻醉。

（三）体位
卧位有三种，俯卧位、侧卧位、膝胸卧位（图24-5）。

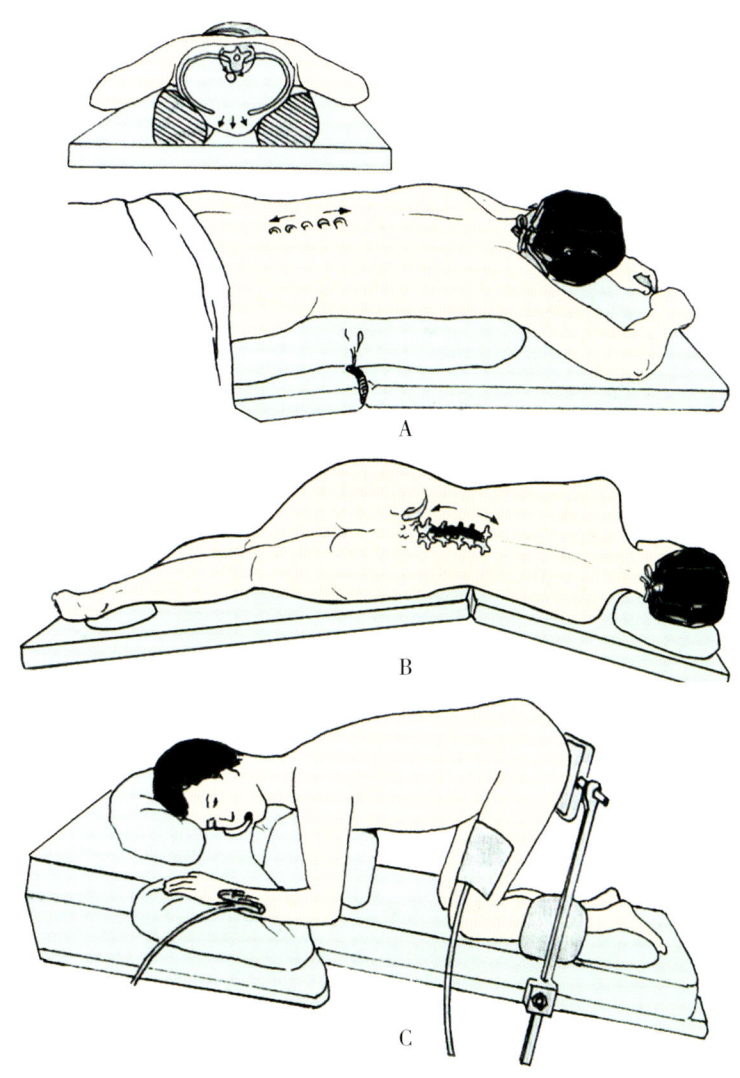

A. 俯卧位最常用，腹部应空出，防止腔静脉回流受阻。B. 侧卧位腹部不受压，术中出血较少，术者方便，助手困难。C. 膝胸卧位，摆位置困难浪费时间，患者不舒服。

图24-5 手术体位

（四）手术操作程序

1. 第一步：取侧卧位，沿棘突切口长3~5cm，切开皮肤、皮下组织，显露深筋膜、棘上韧带和棘突（图24-6），将棘上韧带、深筋膜和骶棘肌自骨膜下向外侧剥离，暴露单侧椎板，直达椎板外侧缘，然后插入单侧暴露拉钩，将拉钩的尖端插入上关节突的外侧缘，撬开暴露椎板（图24-7）。

2. 第二步：用寇克钳夹持黄韧带，用尖刀片沿关节突边缘切除黄韧带（图24-8）。

3. 第三步：用枪状咬骨钳自椎板间开窗，形成1.5~2.0cm的骨窗（图24-9）。

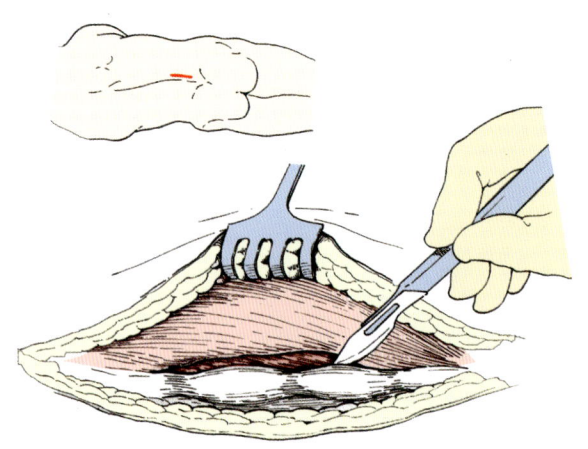

图24-6 切口长3~5cm，暴露单侧椎板

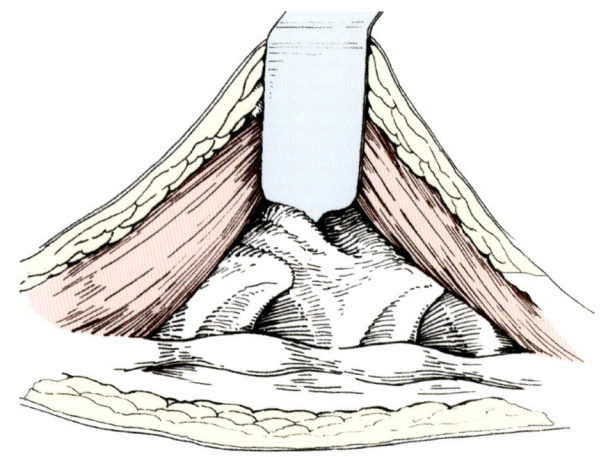

图24-7 单侧拉钩撬开骶棘肌，显露关节突和椎板

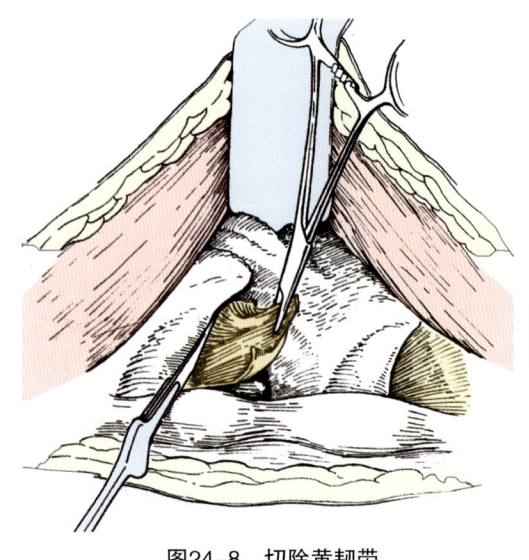

图24-8 切除黄韧带

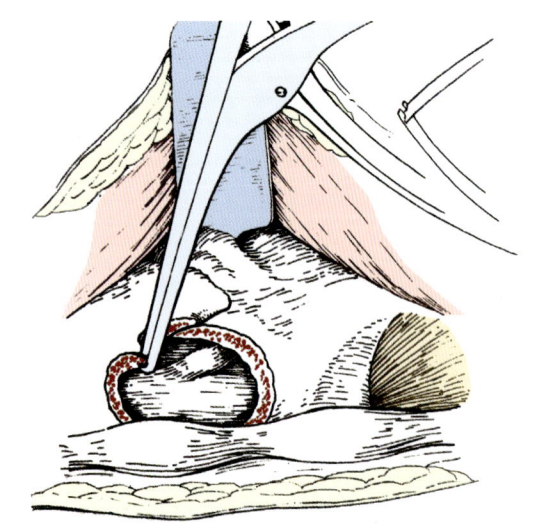

图24-9 用枪状咬骨钳开窗

4. 第四步：用神经剥离器轻轻分离开硬膜外脂肪，显露硬脊膜和神经根（图24-10）。

5. 第五步：术者用手指探查突出的椎间盘，如发现有较硬的半球状隆起物，则为突出的椎间盘（图24-11）。

6. 第六步：用神经根拉钩拉开神经根，显露突出的椎间盘，用尖刀片沿突出物的周围，呈圆形切开后纵韧带和纤维环（图24-12）。

7. 第七步：用髓核钳夹持突出的椎间盘，慢慢地向外提拉，采取慢牵牛的方法，方能把整块髓核自间隙内拉出，其剩余部分再用刮匙和髓核钳清除干净（图24-13）。

8. 第八步：用盐水冲洗伤口，清点棉片和纱布，放入明胶海绵2~4块，起止血作用，放置引流管，分层

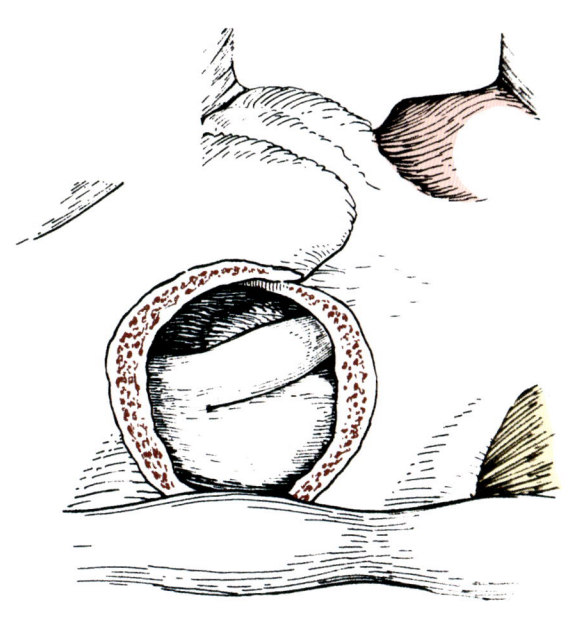

图24-10 暴露神经根和硬膜囊

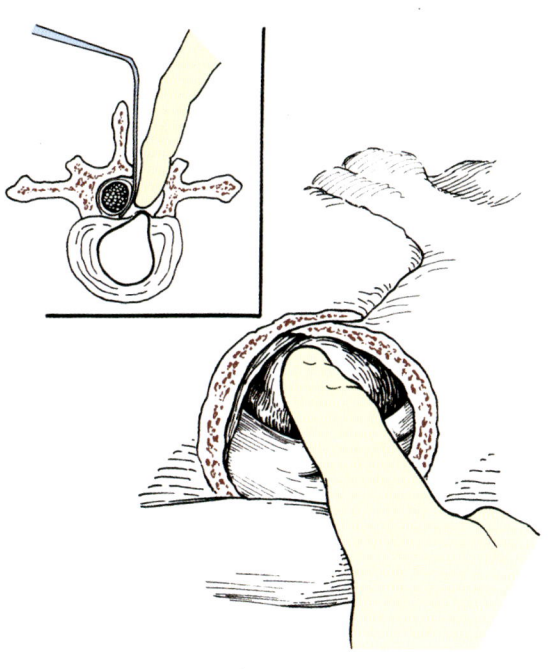

图24-11 用食指触摸突出的椎间盘

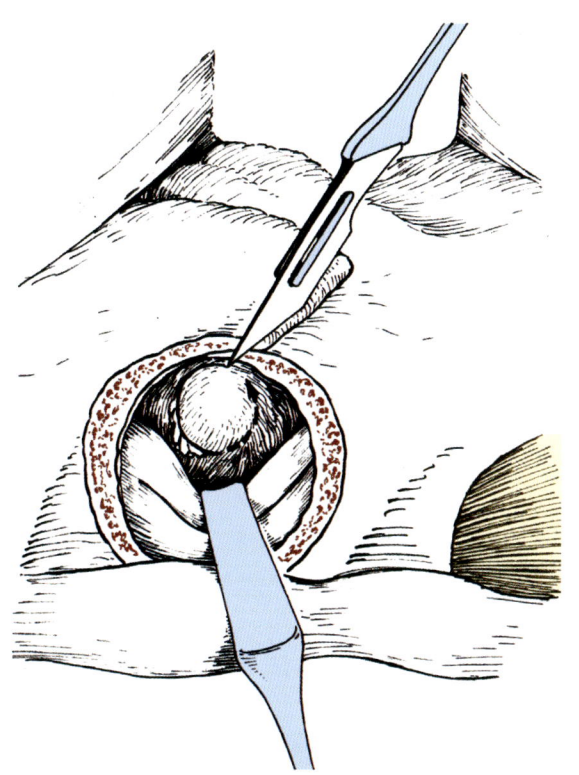

图24-12 用尖刀切开后纵韧带和纤维环

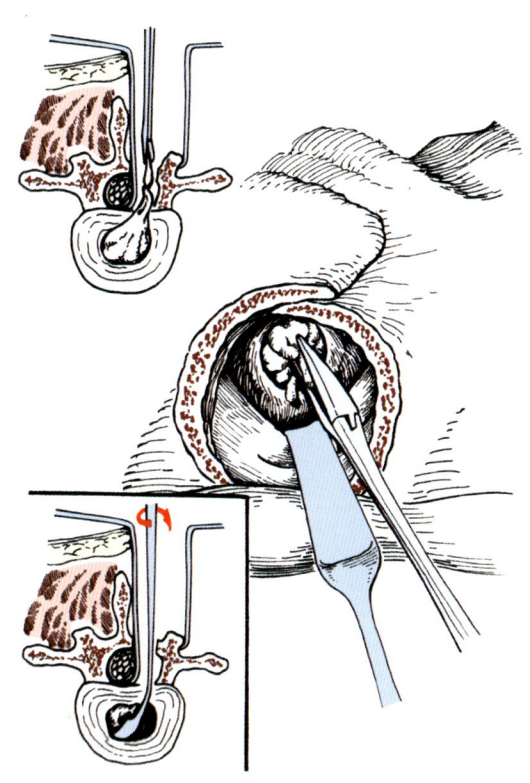

图24-13 用髓核钳拉出间盘组织

闭合伤口手术结束。

（五）术后处理

回病房取仰卧位，压迫伤口可以减少出血，术后24~48小时拔除引流管，在床上练习仰卧挺腰抬高骨盆运动，2~5天下床活动。

四、局部浸润麻醉的优点

1. 简化了麻醉程序，避免了全身麻醉的术后反应。

2. 减少了出血量：局麻药液中含有肾上腺素，使伤口内渗血较少。

3. 在黄韧带切开前硬膜外注药，可减少剥离神经时的疼痛。

4. 局麻术后恢复快、切口反应小、愈合快。

五、陷阱与要点

1. 用咬骨钳咬除椎板时，咬骨钳的钳嘴容易将硬膜撕破连同神经纤维拔出，这种现象称"拔丝现象"。

2. 咬骨钳的嘴都有一定的厚度，在咬除上关节突冠状部时，容易挤压根管内的脊神经根，造成术后神经症状难以恢复的结果。

3. 剥离游离神经根时，应将神经根与其周围血管、脂肪、纤维组织一同剥离牵开，可避免静脉丛的出血。

4. 牵开神经根时，动作手法宜轻柔，以免损伤。

六、并发症及其处理

1. 硬脊膜破裂脑脊液漏的处理：撕裂口大的需要缝合修补，撕裂口小的或只是硬膜撕裂而蛛网膜尚未破的，用明胶海绵覆盖，术后甘露醇脱水，加压包扎亦可奏效。

2. 咬骨钳撕破硬膜连同神经纤维拔出的，应将已拔出的神经纤维剪掉，明胶海绵覆盖，术后3~5天内甘露醇脱水，加压包扎，取头低脚高位或俯卧位即可。

3. 硬膜前静脉丛的出血问题：应多采取侧卧位手术，可避免静脉丛过多出血，如采取俯卧位时应将腹部空出，避免腔静脉回流受阻。术中采用棉片压迫的方法亦可达到止血目的。

4. 椎间盘感染的预防措施：在切除髓核时尽量不要伤及软骨板和软骨下骨组织，当然器械的无菌消毒也是重要环节。

（黄卫民　王金武　陈国斌）

第三节　局部浸润麻醉下单侧椎板间骨刀开窗腰椎间盘摘除术

一、目的及意义

在局部浸润麻醉下用薄刃骨刀在单侧椎板间开窗切除椎间盘的手术方法，比用咬骨钳开窗的方法安全可靠，因为骨刀是从外向内逐层切开，避免了咬骨钳嘴插入椎板下咬骨时挤压神经组织的可能性。而且简捷、快速、创伤小、出血少，节约了手术时间。开窗的方法很简单，用直骨刀在上节椎骨的下关节突上做一倒U形截骨，在下节椎骨的上关节突上做一L形截骨，去掉这两块骨头即可充分显露黄韧带和神经根，这种椎板开窗的方法显露清楚，给切除黄韧带和椎间盘带来方便，而且还同时切除了内聚的上关节突冠状部，解决了根管狭窄的问题，实为一举两得。

二、适应证

1. 具有单侧症状的腰椎间盘突出症或CT片显示偏一侧的腰椎间盘突出病例。

2. 无论是侧旁型或中央型，CT显示为巨块型的腰椎间盘突出病例。

3. 腰椎间盘突出合并神经根管狭窄的病例。

4. 椎体后缘骨刺合并腰椎间盘突出，需要同时切除骨刺的病例。

5. 以往做过腰椎间盘切除，效果欠佳需要翻修的病例。

6. 单侧神经创伤性粘连需要松解者。

三、手术方法

（一）术前准备

术前影像学定位检查，准备开窗用的骨刀和常用器械。

（二）麻醉

局部浸润麻醉。

（三）体位

俯卧位。

（四）手术操作程序

1. 第一步：沿棘突作2.5cm长纵切口，暴露单侧椎板和关节突，将2.5cm宽的特制椎板拉钩的尖端插入横突的骨质内，拉开肌肉，暴露关节突关节（图24-14、图24-15）。

2. 第二步：先在上一椎骨的下关节突上，靠近棘突的根部作倒U形开窗（图24-16），暴露下一椎骨的上关节突关节面，然后再在关节面的中央（相当于椎弓根的内侧缘）纵行截骨（图24-17），在下一椎骨的椎板上缘作横形截骨，两者相交形成L形方窗（图24-18）。

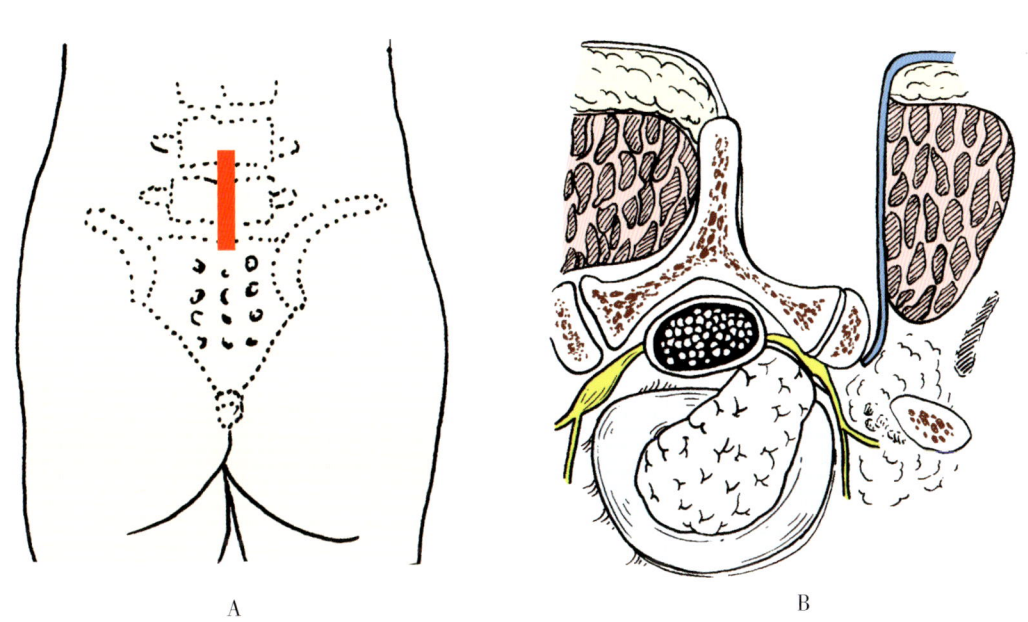

A

B

A. 切口长2.5cm。B. 单侧椎板暴露保留对侧附着组织不剥离，损伤小、恢复快。

图24-14　单侧暴露示意图

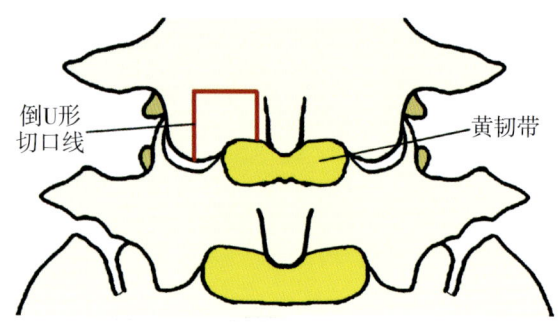

图24-15　暴露左侧关节突关节后，作U形开窗

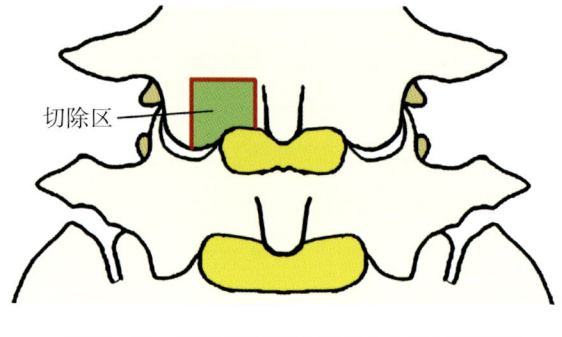

图24-16　用骨刀在下关节突上作倒U形开窗

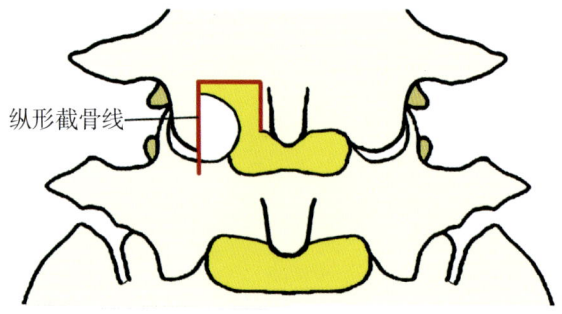

图24-17　在上关节突关节面上作纵形截骨

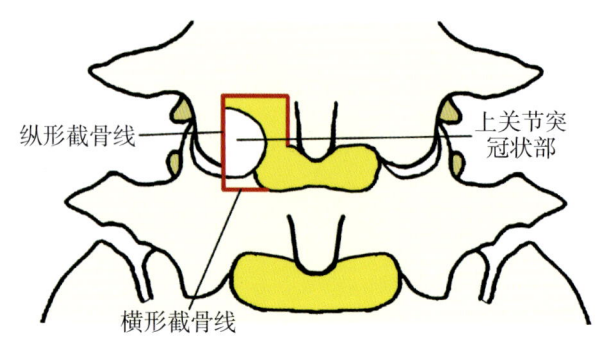

图24-18　再在椎板上缘作横形截骨，两者相交形成L形方窗

　　3. 第三步：在方形窗口的底部暴露出黄韧带（图24-19），用寇克钳提起黄韧带，用尖刀片沿开窗的边缘切除黄韧带（图24-20），显露神经根和硬膜管（图24-21），将神经根和硬膜管用神经剥离器向内侧分离，连同硬膜前脂肪血管组织一起推向内侧，暴露突出的椎间盘（图24-22）。在硬膜前的头侧和尾侧各塞入

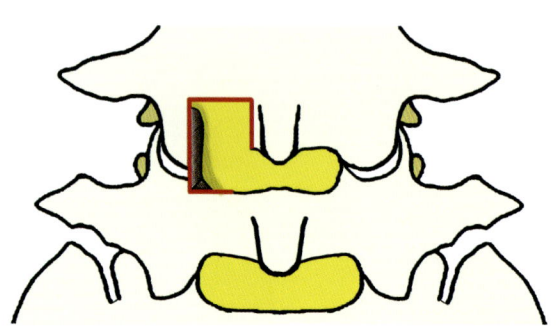

图24-19　椎板间开窗完成后显示黄韧带

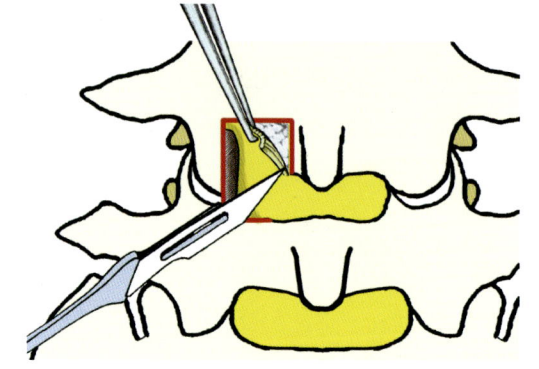

图24-20　用寇克钳提起黄韧带，用尖刀片沿开窗的边缘切除黄韧带

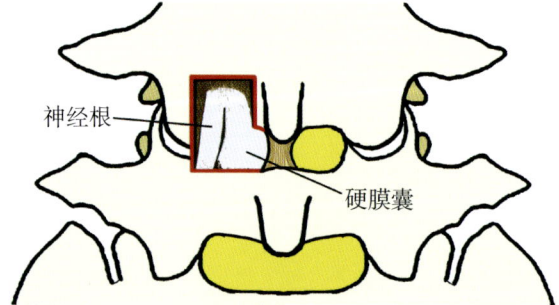

图24-21　在方窗内切除黄韧带暴露神经根和硬膜囊

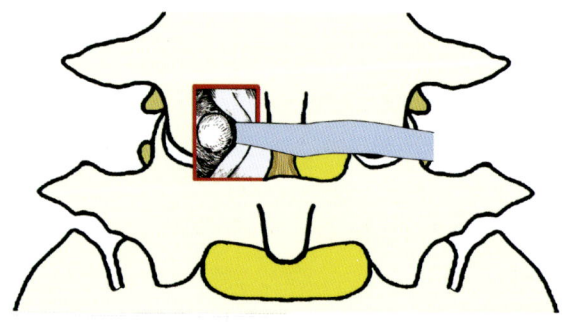

图24-22　向内侧剥离牵开神经根，暴露突出的椎间盘

一枚带黑丝线的棉片，控制视野中的出血。

4. 第四步：用小号直骨刀在椎间盘或突起的骨赘上作方形开窗，然后用髓核钳摘除髓核组织，应尽可能将同侧和对侧的变性髓核组织去除干净，以免复发（图24-23）。

5. 第五步：一般只摘除髓核和纤维环组织即可，不需要破坏其两端的软骨板或骨组织，因为骨组织损伤会造成椎间隙渗血，容易并发椎间盘炎。

6. 第六步：术毕取出棉片，冲洗伤口，严格止血，放入明胶海棉覆盖硬膜，放置负压引流管，分层闭合切口。

（五）术后处理

回病房取仰卧位，压迫伤口可以减少出血，术后24~48小时拔除引流管，在床上练习仰卧挺腰抬高骨盆运动，2~5天下床活动。

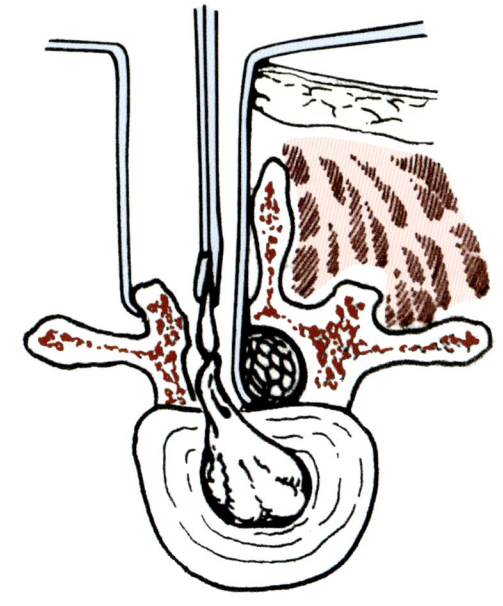

图24-23 用髓核钳将同侧和对侧的变性髓核组织去除干净

四、陷阱与要点

1. 局部浸润麻醉的最大优点是简化了手术过程，加快了操作时间，减少了术中出血量，能顺利完成手术的全过程。

2. 用骨刀开窗的最大优点是比用椎板咬骨钳方便快捷，因为骨刀开窗是凿刃自外向内截骨，待凿刃到达内侧骨皮层时，将骨刀轻轻旋转即可将欲切除的一块U形或L形椎板撬拔取除，方法极其简单，根本不需要刀刃接触神经根和硬膜囊，故无损伤神经和硬脊膜之虑。

3. 相反地用椎板咬骨钳开窗时，咬骨钳的一叶钳咀则必须插入椎板下，方能自内向外咬除椎板，对于伴有椎管狭窄的患者，有时会造成下叶钳嘴挤压脊神经根而致椎间盘切除术后根性症状加重的危险性。用骨刀开窗则完全可以避免这种现象的发生。

4. 用骨刀开窗完全可以避免咬骨钳开窗时撕裂硬脊膜，造成脑脊液漏或咬住硬脊膜产生拔丝现象的并发症。

5. 手术者必须具备纯熟的局部解剖概念，才能掌握骨刀进入的深度，在骨刀将要抵达内侧骨皮层的时候，轻轻捻转骨刀即可将欲截除的骨块撬掉，绝对不会伤及里边的神经组织。

6. 如果开窗后未触到突出的椎间盘时，则应认真地探查是否为破裂脱出型，应仔细寻找，看脱出的髓核是否在附近的硬膜外间隙内。

7. 手术探查的椎间隙一定要与CT片上的间隙相吻合，如果弄错间隙也是找不到椎间盘突出的原因。

8. 术前CT片上若为双间隙突出，搞不清是那个间隙引起的症状，则应同时解决两个间隙的问题，以免术后症状依然存在。

五、硬膜前静脉丛破裂出血的预防措施

1. 当牵开脊神经和硬膜囊切除突出的椎间盘时，最容易造成硬膜前静脉丛的出血而致术野不清，给切除椎间盘的工作造成困难，延误了手术时间，甚至由于术野不清使处理椎间盘突出的工作做得不彻底，影响术后效果。

2. 根据作者的经验，应用竹筷子剥离器将神经根与其周围的纤维脂肪组织和硬膜前静脉丛一起自外向

内，从突出的椎间盘或后纵韧带上用力刮开的办法，比单独牵开神经根的做法更不容易损伤硬膜前静脉丛，然后再用神经根拉钩将已剥离开的神经根和其周围组织一起牵向对侧，这样做既方便又快捷，很少造成出血（图24-24、图24-25）。

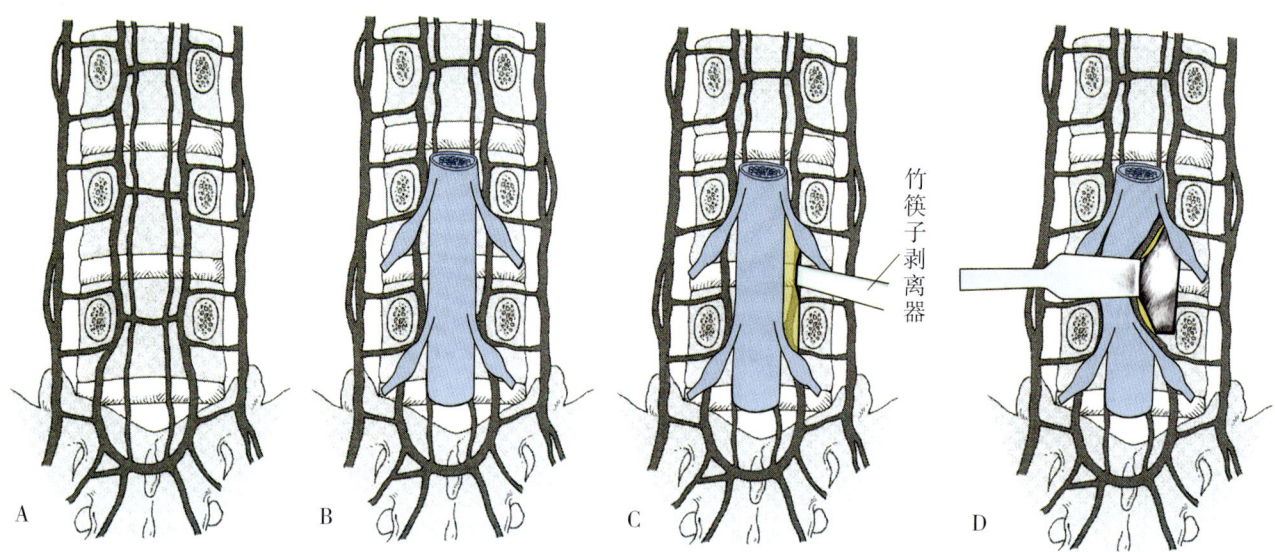

A. 腰骶段硬膜前静脉丛的分布。B. 硬膜囊、神经根与硬膜前静脉丛的关系。C. 用竹筷子剥离器剥离神经根和其周围纤维脂肪组织与硬膜前静脉丛。D. 将硬膜囊、神经根和其周围的纤维脂肪组织与硬膜前静脉丛一起用牵开器牵开，暴露突出的椎间盘。

图24-24　防止硬膜前静脉丛破裂出血的手术方法

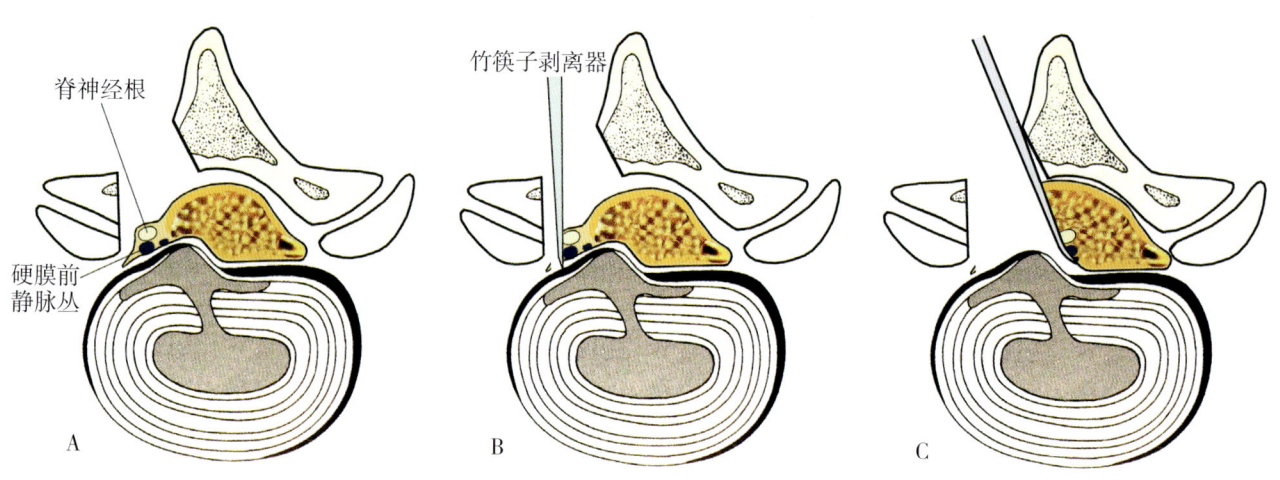

A. 腰椎间盘突出与神经根及其周围纤维脂肪组织和硬膜前静脉丛的关系。B. 用竹筷子剥离器剥离神经根和其周围纤维脂肪组织与硬膜前静脉丛。C. 用牵开器将神经根与其周围组织一起牵开，暴露突出的椎间盘。

图24-25　用竹筷子剥离器剥离硬膜前静脉丛的方法

　　3. 竹筷子剥离器的制作：在高压消毒包内准备竹筷子1根，术中临用时将其末端削成扁形，利用其末端代替剥离器，因为竹子的末端与金属剥离器的末端光滑度不同，故很容易将神经根周围的纤维脂肪组织与硬膜前静脉丛自后纵韧带上撕脱下来，而不至于损伤静脉丛造成出血，这是一种简易的防止硬膜前静脉丛出血的方法，值得试用。

（田慧中　李宇鹏　徐粤新）

参 考 文 献

［1］田慧中，刘少喻，马原. 实用脊柱外科手术图解[M]. 北京：人民军医出版社，2008：524-527.

［2］党耕町. 脊柱外科技术[M]. 北京：人民卫生出版社，2004：220-223.

［3］赵建华，金大地，李明. 脊柱外科实用技术[M]. 北京：人民军医出版社，2005：220-236.

［4］陈晓亮. 脊柱外科实用图谱[M]. 北京：人民卫生出版社，2003：1-53.

［5］董中. 骨科手术图谱[M]. 北京：人民卫生出版社，1995：24-35.

［6］田慧中. "田氏脊柱骨刀"在矫形外科中的应用[J]. 中国矫形外科杂志，2003，11（15）：1073-1075.

［7］田慧中. UL形侧隐窝开窗腰椎间盘切除术500例报告[J]. 美国中华骨科杂志，1996，2（3）：172-175.

［8］田慧中. 脊柱外科医师要善于使用咬骨钳和骨刀[J]. 中国现代手术学杂志，2002，6（1）：67.

［9］田慧中，梁益建，马原，等. 用田氏骨刀作全椎板切除减压治疗胸椎黄韧带骨化症[J]. 中国矫形外科杂志，2010，18（20）：1693-1696.

［10］田慧中，白靖平，刘少喻. 骨科手术要点与图解[M]. 北京：人民卫生出版社，2009：69-99.

［11］于滨生，郑召民. 脊柱外科手术技巧[M]. 北京：人民军医出版社，2009：167-226.

［12］田慧中，黄卫民，窦书和. 骨关节疼痛注射疗法[M]. 北京：人民军医出版社，2011：1-178.

［13］史可任. 颈腰关节疼痛及注射疗法[M]. 4版. 北京：人民军医出版社，2011：783-793.

［14］薛富善. 临床局部麻醉技术[M]. 北京：人民军医出版社，2005：3-432.

［15］Richard L Drake，Wayne Vogl，Adam W M Mitchell. 格氏解剖学：教学版[M]. 北京：北京大学医学出版社，2006：2-739.

［16］David L Brown. 局部麻醉图谱[M]. 范志毅，译. 北京：科学出版社，2008：18-253.

［17］黄文起. 局部麻醉学[M]. 北京：人民卫生出版社，2008：13-174.

［18］孟庆云，柳顺锁，刘志双. 神经阻滞学[M]. 北京：人民卫生出版社，2003：1-796.

［19］潘晓军，傅志俭，宋文阁. 临床麻醉与镇痛彩色图谱[M]. 济南：山东科学技术出版社，2003：21-273.

［20］田慧中，李明，王正雷. 胸腰椎手术要点与图解[M]. 北京：人民卫生出版社，2012：245-374.

［21］田慧中. 脊柱外科医师要善于使用咬骨钳和骨刀[J]. 中国现代手术学杂志，2002，6（1）：67.

［22］田慧中，刘少喻，曾昭池. 腰骶椎手术要点与图解[M]. 北京：人民卫生出版社，2013：1-453.

第二十五章　局部浸润麻醉下腰椎管狭窄减压术

第一节　半椎板切除全椎管减压术

一、概述

造成腰椎管狭窄的主要原因为退变而引起的椎体间关节不稳，椎体后缘增生，多发性椎间盘突出、黄韧带肥厚和椎板关节突增生。

采用半椎板切除全椎管减压的手术方法来治疗老年性多节段腰椎间盘突出，黄韧带肥厚和骨质增生所形成的退变性椎管狭窄症，因其从症状和体征重的一侧进入椎管，故更容易达到硬膜管和神经根前后的全椎管减压和对侧椎板后植骨稳定脊柱的目的。多数患者的腰痛症状常为一侧轻一侧重，脊髓造影和其他影像学表现也常见占位性压迹偏向一侧，因此我们采取症状和体征重的一侧作半椎板切除，保留棘突，如不拟做对侧椎板后植骨者仅做单侧暴露即可。经半椎板入路可以彻底切除黄韧带，向内可以切除对侧向椎管内膨出的黄韧带和椎板内侧骨皮质，而达到整个椎管后方减压的目的。向外切除椎板和上关节突的冠状部，直达椎弓根的内侧缘，能达到充分减压神经根，暴露硬膜囊的外侧缘，进一步拉开神经根和硬膜囊，给摘除椎间盘和铲平骨性突出的椎体后缘创造了良好的条件。根据狭窄的长度，一般1~4节半椎板切除足以达到全椎管减压的目的。

（一）椎体间关节劳损是导致晚年退行性改变的原因

反复的慢性劳损或急性扭伤可造成椎体间关节损害，使髓核和纤维环产生变性、松动，产生异常的研磨作用，X线侧位片所见椎体上下缘有平行骨刺形成。从正位片上椎体侧缘骨刺略带鹦鹉嘴状并非完全平行，这说明椎间隙向左右方向的异常活动尚不太严重，从侧位片上可见椎体前缘的平行骨刺比较明显呈鸭嘴状（图25-1），则表明其前后方向的异常活动度较大，但并无临床症状表现。而椎体后缘的骨质增生和椎间盘突出则为造成腰椎管前后径狭窄的重要原因。该间隙的不稳和异常活动（图25-2）还可导致黄韧带的增厚，椎板的增生和上关节突内聚肥大。这些都是造成椎管狭窄症的一连串因素。

（二）椎管狭窄症的好发部位和节段

L_4~S_1段由于椎管的本身宽大故椎间盘突出的发病率较椎管狭窄症的发病率为高。但老年性退变性腰椎管狭窄症和多发性腰椎间盘突出症则常侵犯L_2~L_4的一段（图25-3）。因为L_2~L_4段椎管的本身管径较小，椎体间隙也容易

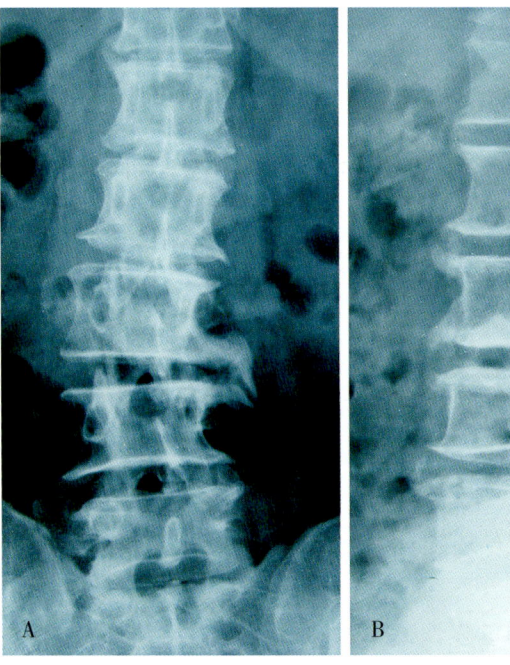

A. 正位。B. 侧位。

图25-1　老年性、多发性骨质增生，多发性腰椎管狭窄

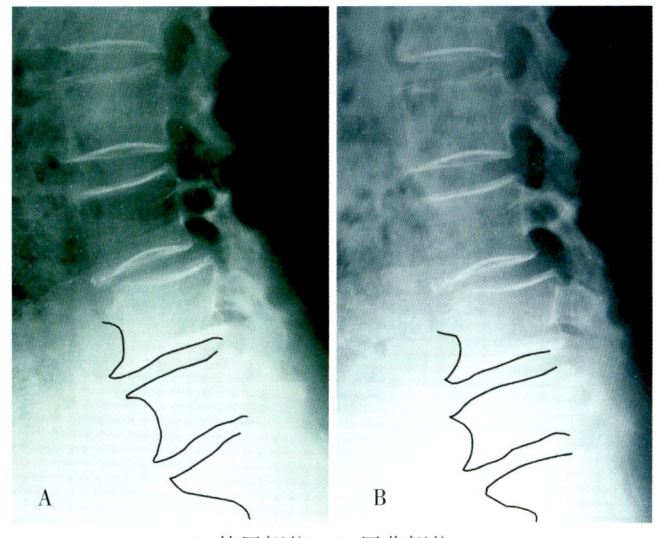

A. 伸展侧位。B. 屈曲侧位。

图25-2 多发性骨质增生、多发性椎管狭窄，伴有L₃~L₄之间不稳

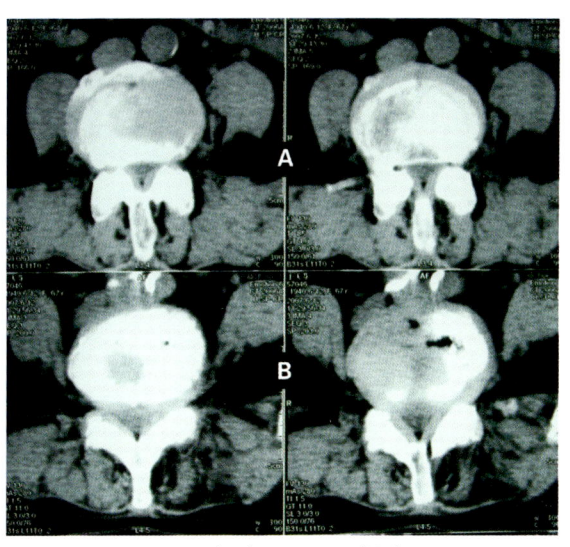

A. L₃~L₄间隙。B. L₄~L₅间隙。

图25-3 多发性重度椎管狭窄、椎间盘突出、黄韧带肥厚

发生不稳，是退变性全椎管狭窄症的好发部位。因此，对老年性退变性腰椎管狭窄症和多发性腰椎间盘突出症应有足够的认识，单纯用小开窗摘除L₄~L₅和L₅~S₁两个椎间盘是难以解决这类问题的，而半椎板切除全椎管减压和多发性椎间盘摘除术才是有效方法。但还有少数病例尚需同时做对侧椎板后植骨融合术，否则以后的不稳定还能使患者的症状复发。

（三）半椎板切除全椎管减压的合理性

全椎板切除乃为中央进路必需切除棘突和椎板，切除得窄了留下隐窝和根管的后壁其减压作用不彻底，切除得宽了使两侧小关节遭受破坏是以后不稳的原因，而且也只能达到使硬膜和神经根向后方移位的目的，因自后正中入路对椎管前方的减压比较困难。而半椎板切除的手术入路，保留了棘突和对侧椎板，可以做对侧椎板后植骨融合用，对不需要植骨的病例还可以保留棘间韧带和对侧的筋膜、肌肉不被剥离，纯属单侧暴露，也增加了脊柱的稳定性。半椎板切除属于侧旁入路，用适当的器械进行椎管内扩大减压，照样能达到全椎板切除的目的，而且是通过侧方向内牵开神经根和硬膜管来切除突出的椎间盘和铲平椎体后缘骨赘既方便又可靠，采用适当的器械也照样可以切除对侧突出的椎间盘和后缘骨赘，而达到全椎管减压的目的。

（四）腰椎管狭窄症与颈椎管狭窄症有根本上的不同

腰椎管狭窄受压者为神经根和马尾，而颈椎管狭窄的受压者则为脊髓。腰椎管的致压物大多来自椎管和根管的前方，而颈椎管的致压物则可来自椎管的后方（皱叠的黄韧带和椎弓）。单纯用后开门或椎板切除的方法能使颈脊髓向后移位而得到减压效果，但将单纯的椎板切除或后开门的手术应用在腰椎管狭窄时就不一定能达到理想的效果。因此在腰椎管狭窄时绝不能只作后减压（椎板切除或椎弓成形）而忽视了对椎管前致压物的处理（椎间盘和后缘骨赘）。对个别有明显不稳存在的病例，单侧椎板后植骨融合也是十分必要的。

二、目的及意义

针对老年性多发性腰椎管狭窄症作半椎板切除全椎管减压术治疗腰痛、间歇性步行。对不适应作全麻插管的病例可再用局部浸润麻醉下进行椎管扩大减压术。

三、病变部位及手术适应证

（一）病变部位及体征

老年性腰椎管狭窄症，通常为多间隙病变，常见于L_2~S_1之间的椎间隙，在MRI片上由于多发性椎间盘突出和黄韧带肥厚而形成串珠样狭窄表现。患者的临床症状也不像青壮年人腰椎间盘突出那样典型的坐骨神经症状，而是腰部酸胀、困痛，有时涉及一条腿或两条腿，特别是走路多了症状加重，休息后减轻，即所谓"间歇性跛行"。

（二）手术适应证

1. 具有非典型的坐骨神经症状。

2. 年龄在45~80岁。

3. 有明显的间歇性步行和临床症状。

4. X线片显示腰椎多发性骨质增生，椎体上下缘常有平行骨刺存在（图25-4），腰前凸消失或加大，有时椎体间有轻度不稳和错位。

5. MRI或脊髓造影正位片上可见腰段造影剂充盈浓度呈节段性变淡变窄，在侧位片上可见造影剂的前后径变窄且呈多节段哑铃型表现（图25-5）。

四、手术方法

（一）术前准备

术前晚应给予安眠镇静剂，使患者很好入睡。必要时备血300~400ml。高龄患者如伴有高血压或糖尿病者宜先用内科疗法控制后再行手术。

（二）麻醉

局部浸润麻醉。

（三）体位

卧位有两种，俯卧位、侧卧位。

（四）手术操作程序

1. 第一步：在局部浸润麻醉下沿棘突切开皮肤和皮下组织，暴露腰背筋膜后层，纵行切开棘上韧带，向着拟作半椎板切除的一侧剥离暴露单侧椎板（图25-6）。

2. 第二步：如拟做对侧椎板后植骨者暴露

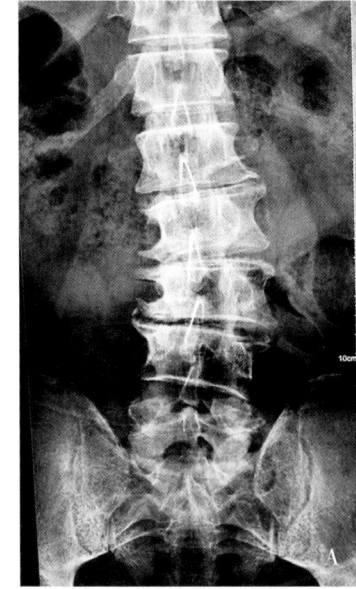
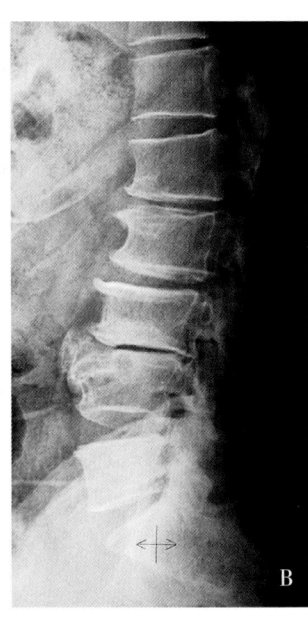

A. 正位。B. 侧位。

图25-4　老年性多发性骨质增生，椎体前缘及外侧缘平行骨刺存在

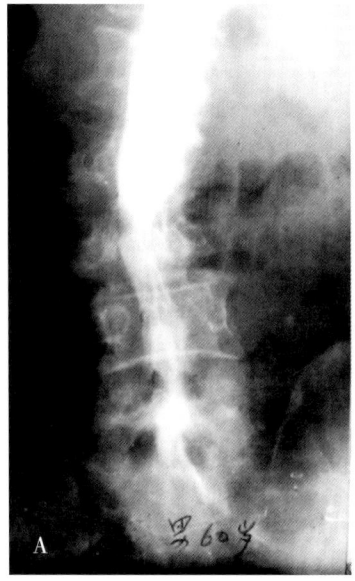
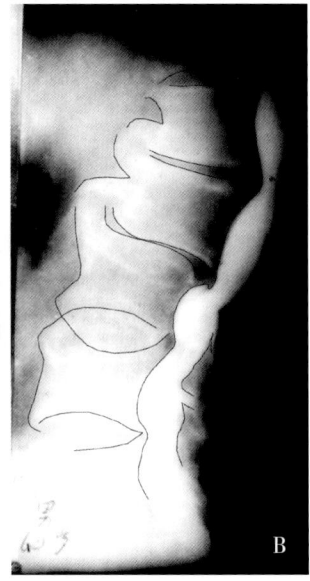

A. 正位片，椎管狭窄段造影剂变浅变窄。B. 侧位片，造影剂呈哑铃形，多发性椎间隙变窄。

图25-5　腰椎管狭窄症脊髓造影

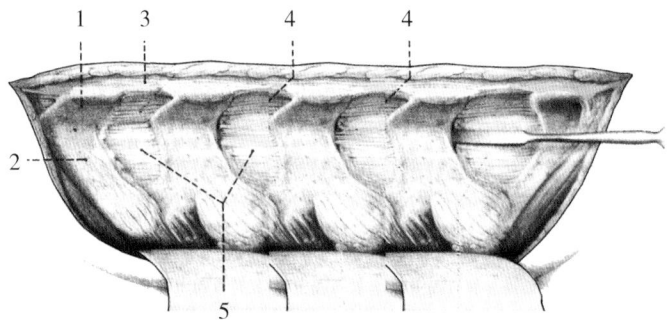

1. 棘突；2. 椎板；3. 棘上韧带；4. 棘间韧带；5. 黄韧带。

图25-6　不损伤对侧软组织，单侧暴露棘突、椎板、关节突，有利于术后早期下地活动

双侧椎板。用牵开器拉开骶棘肌，用锐利的骨刀做半椎板切除，保留棘突，内自棘突根部，向外至椎弓根内侧缘，根据需要切除1~4节半椎板，包括根管和隐窝的后壁。彻底切除黄韧带暴露硬膜管和神经根，隔着硬膜触诊突出的椎间盘并确定其部位和数目，然后再翻转手指向上触诊对侧椎板下向椎管内膨出的黄韧带和椎板内侧骨皮质，可清楚地摸到膨出的黄韧带和增厚的骨质为造成椎管前后径狭窄的原因。用枪钳咬除椎板下黄韧带，再用锐利的骨刀凿除椎板内侧增厚的骨皮质而达到向后扩大椎管的目的（图25-7至图25-11）。

　　3. 第三步：用神经剥离器和神经根拉钩将神经根和硬膜囊向内侧牵拉，用棉片在其远端和近端填塞压迫椎前静脉丛起止血作用。暴露突出的椎间盘和突出的椎体后缘。

　　4. 第四步：用特制的铲形骨刀切除椎体后缘并摘除突出的椎间盘（图25-12），必要时可自此切口内镶入骨块作椎体间植骨。另外也可在对侧被保留的椎板后植骨，其融合作用可靠而且还有棘突形成隔墙使碎骨块不易掉入减压的缺隙内。术毕彻底清除棉片，半椎板的缺隙内用明胶海绵敷盖止血。放置T形管引

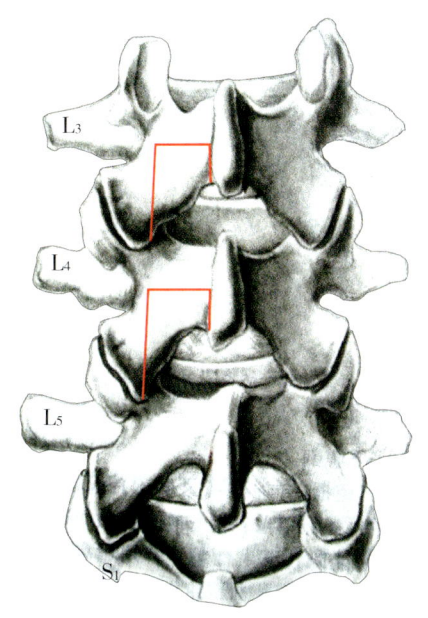

图25-7　半椎板切除时下关节突的预定切除线

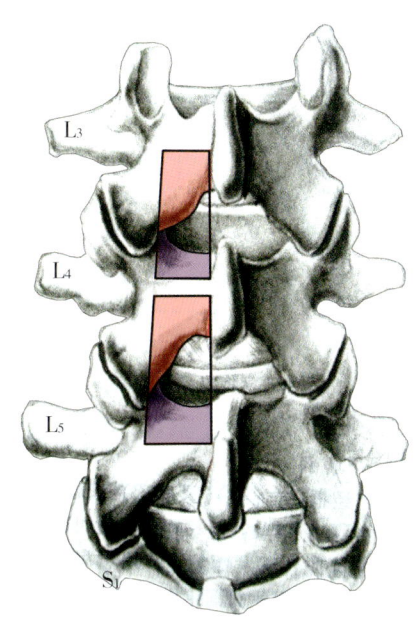

图25-8　下关节突与上关节突的开窗预定切除范围

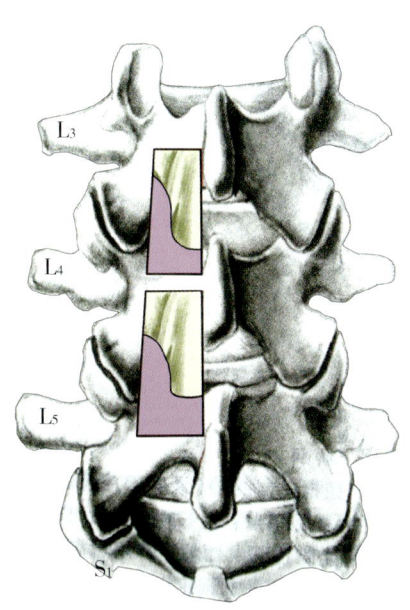

图25-9　上一椎骨的下关节突已被切除

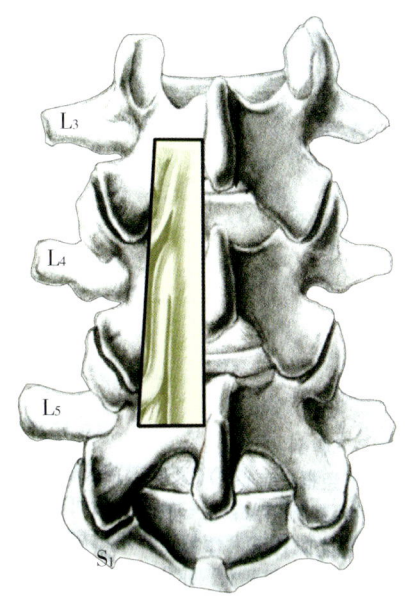

图25-10　上、下关节突均已切除形成半椎板切除，显露硬脊膜囊和脊神经根

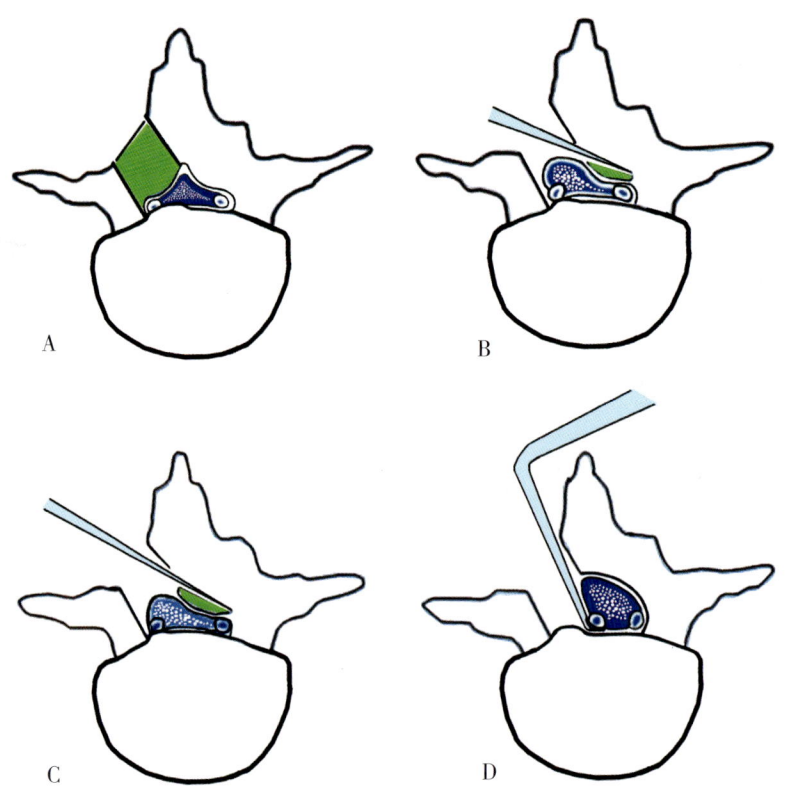

A. 半椎板切除范围。B. 通过半椎板开窗，切除对侧突入椎管内的黄韧带和增后的皮质骨。C. 突入对侧椎管内的黄韧带和皮质骨已被切掉。D. 然后将硬膜管和神经根拉向对侧，再处理突出的椎间盘。

图25-11　半椎板切除操作

流。然后寻找肌肉内的出血点，电凝止血，缝合腰背筋膜后层与棘上韧带，用细丝线缝合皮下组织和皮肤而结束手术。

（五）术后处理

手术后24~48小时拔除引流管。同时做植骨融合者给予支具固定，未做植骨者术后3~5天下床活动。

五、典型病例介绍

蒋XX，男，54岁，汉族，腰痛伴双下肢麻木无力（右侧重），曾经推拿、牵引、封闭和药物治疗3年余无效，走路多了、工作累了腰腿痛加重，休息后症状减轻，近两月来病情恶化，活动极度受限，卧床不起翻身时疼痛严重。查体：营养情况中等，一般检查阴性。患者在床上翻身困难，腰肌强直，L_3~L_4右侧压痛较左侧更明显，咳嗽痛加重且向下肢

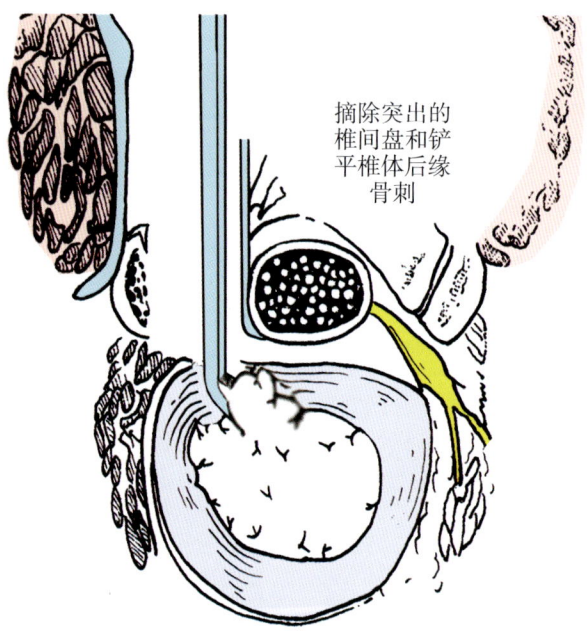

摘除突出的椎间盘和铲平椎体后缘骨刺

图25-12　扩大椎管的工作已完成，现正在切除椎间盘

放散。X线摄片L_2~L_5明显骨质增生，前纵韧带钙化，椎体后缘突出。脊髓造影正位相L_2~L_5三间隙腰椎间盘突出，造影剂稀疏变窄，侧位相L_2~L_5段椎管前后径明显变窄，造影剂呈多节性哑铃形改变。因患者经济情况不允许未做CT和MRI检查。诊断为多发性腰椎间盘突出合并腰椎管狭窄症。

定于1992年8月1日在局麻下行右侧半椎板切除全椎管减压术，同时摘除L₂~L₅三个椎间盘（图25-13）。术后症状完全消失，手术后第4天下床活动，第9天拆线，患者十分满意，配带腰围而出院休息。于1993年2月15日来院复查，一切症状消失已恢复原工作。

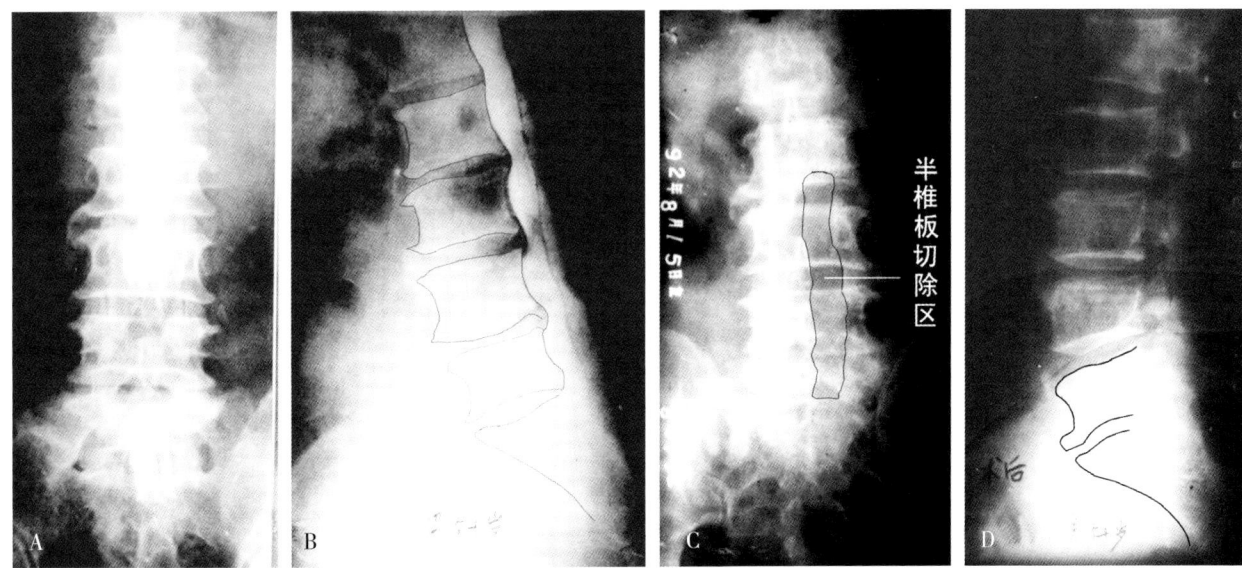

A. 术前脊髓造影正位相L₂~L₅三间隙腰椎间盘突出，造影剂稀疏变窄。B. 侧位相L₂~L₅段椎管前后径明显变窄，造影剂呈多节性哑铃形改变。C. L₂~L₅半椎板切除椎管扩大术，摘除三个椎间盘，术后疼痛完全消失，早期下地活动自如。D. 术后侧位腰前凸恢复正常，活动功能良好。

图25-13　典型病例介绍

六、陷阱与要点

1. 老年性腰椎管狭窄症常缺乏典型的坐骨神经症状，其主诉以间歇性跛行为主，CT和MRI能明确诊断。

2. 椎管扩大术不能只做黄韧带和椎板内侧骨皮层的切除减压，一定要同时切除突出的椎间盘和增生的椎体后缘，方能达到减压目的。

3. 除伴有椎弓峡部不连滑脱之外，一般不需要植骨和器械内固定。

4. 对老年性椎管狭窄，半椎板切除的范围不能过短，至少也要切除2~4节半椎板包括1~3个椎间盘。

5. 单侧暴露，不剥离对侧软组织，术后可以早期下床，稳定性较好，比做对侧椎板后植骨的稳定性更好。

6. 用骨刀做半椎板切除快捷方便，不易损伤硬膜或神经组织。

（田慧中　马原　周纲）

第二节　腰椎管狭窄全椎板切除减压术

一、目的及意义

切除腰椎椎管周围结构特别是黄韧带增生和皱褶对硬膜囊和神经根的压迫。

二、适应证

中央型腰椎管狭窄（包括黄韧带肥厚、椎间盘突出及椎体后缘骨质增生）。

三、手术方法

（一）术前准备
同腰椎间盘摘除手术。

（二）麻醉
局部浸润麻醉。

（三）体位
同腰椎间盘摘除手术。

（四）手术操作程序

1. 第一步：后正中切口入路，详见腰椎后正中手术入路。外侧暴露至小关节和关节间部，注意不要损伤关节囊。若拟后外侧融合则暴露至横突尖（图25-14）。

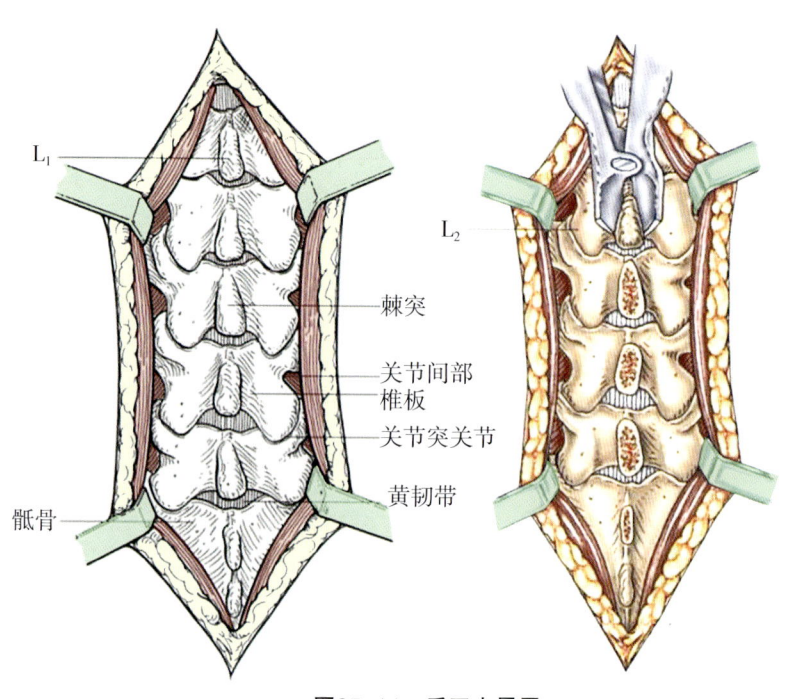

图25-14　后正中暴露

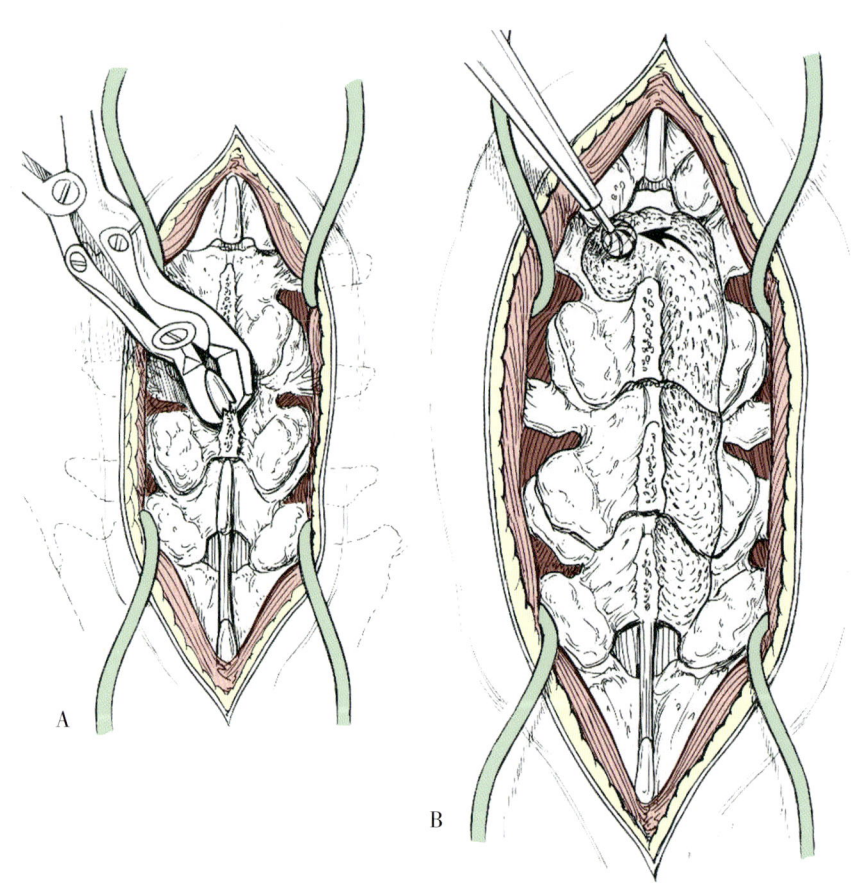

A. 用咬骨钳咬除棘突。B. 磨钻切除椎板外板。
图25-15　切除椎板外板

2. 第二步：切除棘突和后方韧带复合体，咬骨钳或磨钻切除椎板外板（图25-15）。剥离黄韧带，由尾向头侧切除整个椎板（图25-16）。神经剥离子分离黄韧带和硬膜囊，棉片覆盖硬膜表面，尖刀或椎板咬骨钳切除剩下的黄韧带（图25-17）。

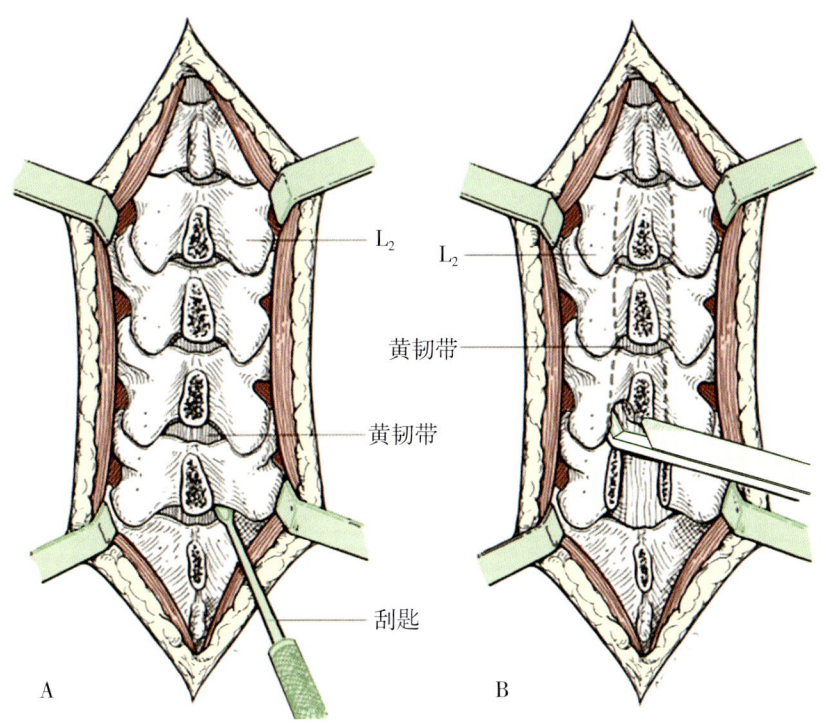

A. 剥离黄韧带。B. 切除椎板。

图25-16　剥离黄韧带后，切除椎板

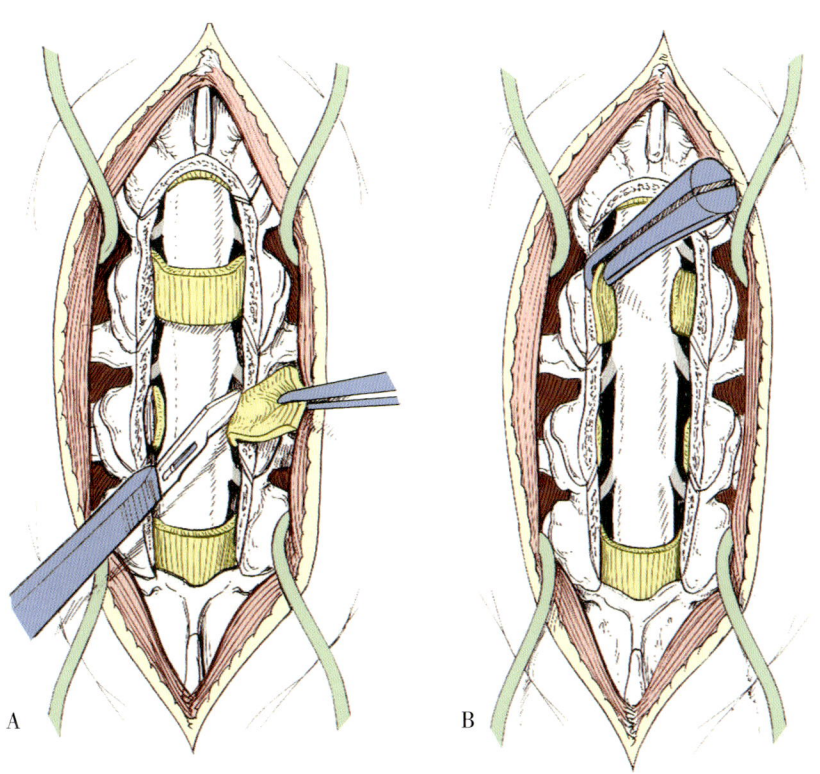

A. 尖刀切除黄韧带。B. 椎板咬骨钳切除剩下的黄韧带。

图25-17　切除黄韧带

　　3．第三步：　确认关节间部和椎弓根内缘，用薄骨刀或45°椎板咬骨钳切除残余的黄韧带外侧和关节突内侧，下关节突内侧用骨刀凿去后，上关节突用椎板咬骨钳切除。注意保留关节突关节和关节间部（图25-18）。

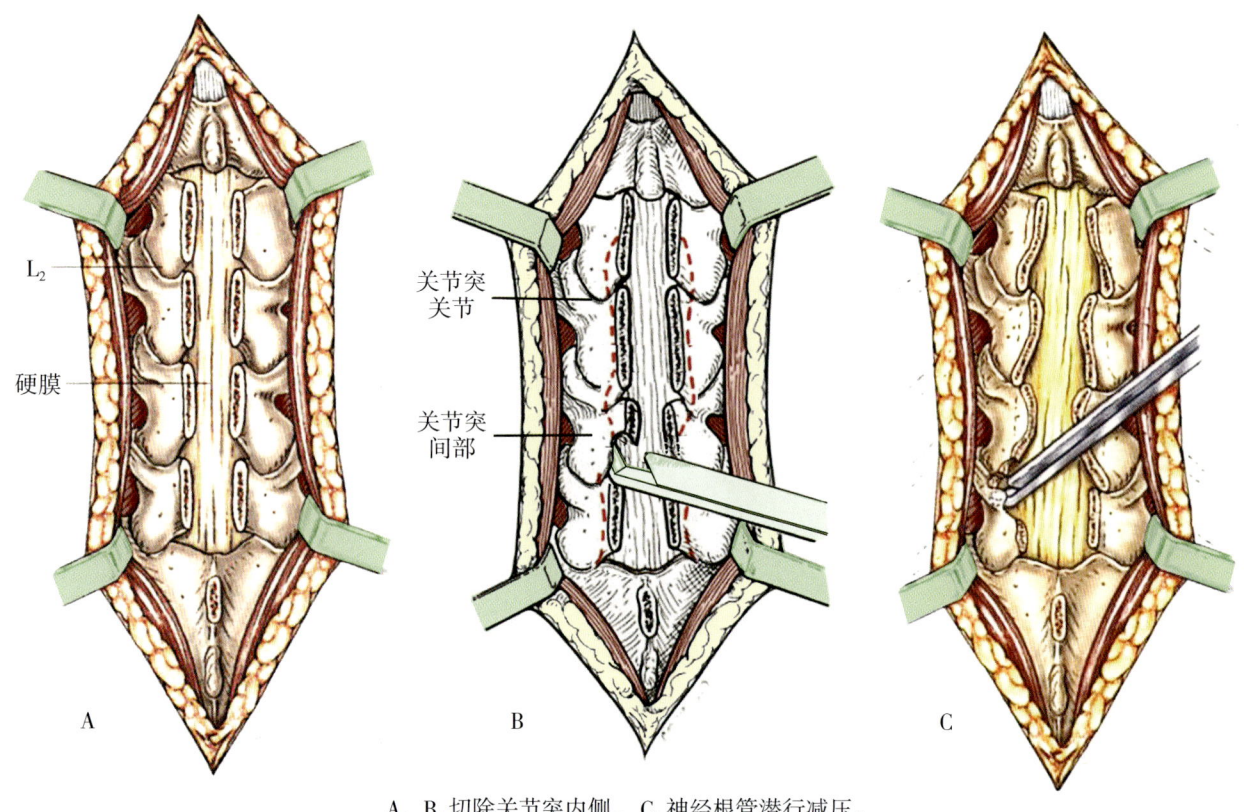

A、B. 切除关节突内侧。C. 神经根管潜行减压。

图25-18　椎管减压

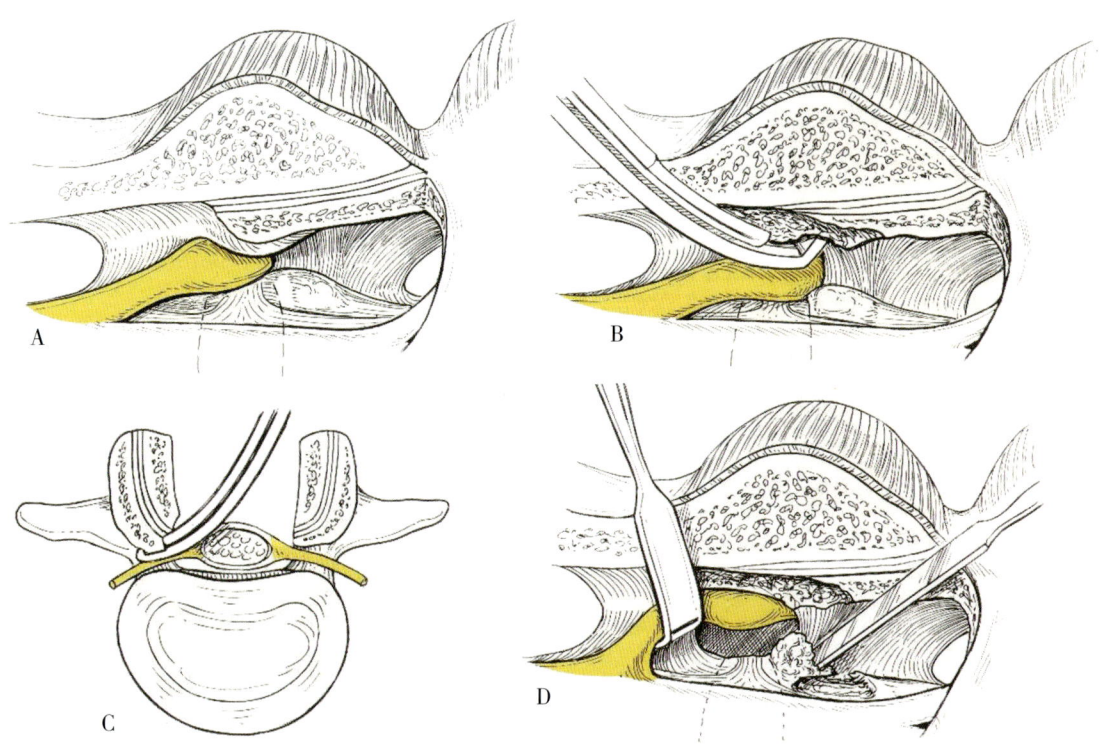

图25-19　神经根管内骨赘切除

4．第四步： 逐一确认神经根，沿其背面深入45°椎板咬骨钳至神经根管内，潜行切除增生的骨赘。神经剥离子探查神经根管，拨开神经根后用窄骨刀去除腹侧骨赘（图25-19）。圆头探针探查神经根管内通畅，神经根不受压（图25-20）。

5．第五步： 反复冲洗伤口，电凝止血。如切骨面大量渗血用骨蜡封闭。如不考虑融合，不要切除椎间盘。伤口内留置引流管，逐层关闭切口。

（五）术后处理

同腰椎间盘摘除，半椎板切除法。

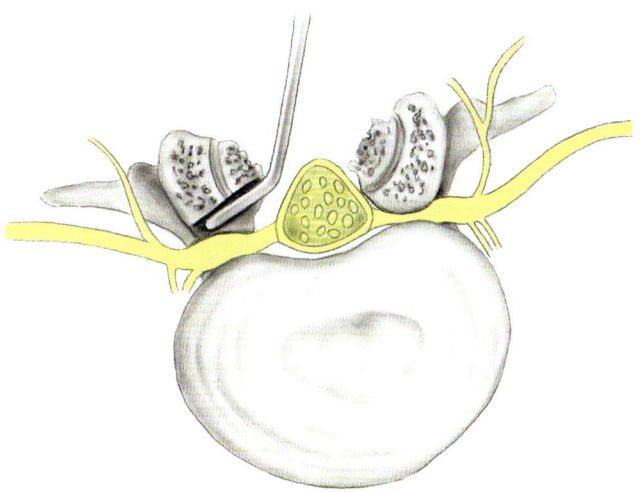

图25-20　减压完成后确认神经根管通畅

（刘少喻　王立　王萧枫）

参 考 文 献

［1］田慧中. 半椎板切除全椎管减压术治疗腰椎管狭窄症50例报告[J]. 美国中华骨科杂志，1996，2（2）：144.

［2］田慧中，刘少喻，马原. 实用脊柱外科手术图解[M]. 北京：人民军医出版社，2008：540-546.

［3］田慧中. 脊柱外科医师要善于使用咬骨钳和骨刀[J]. 中国现代手术学杂志，2002，6（1）：67-69.

［4］宁志杰，吴复元，孙磊. 临床骨科检查诊断学[M]. 北京：人民军医出版社，2007：55-74.

［5］鲁玉来，孙永华. 最新腰腿痛诊断治疗学[M]. 北京：人民军医出版社，2007：233-241.

［6］田慧中. "田氏脊柱骨刀"在矫形外科中的应用[J]. 中国矫形外科杂志，2003，11（15）：1073-1075.

［7］田慧中. UL形侧隐窝开窗腰椎间盘切除术500例报告[J].美国中华骨科杂志，1996，2（3）：172.

［8］田慧中，梁益建，马原，等. 用田氏骨刀作全椎板切除减压治疗胸椎黄韧带骨化症[J]. 中国矫形外科杂志，2010，18（20）：1693-1696.

［9］田慧中，白靖平，刘少喻. 骨科手术要点与图解[M]. 北京：人民卫生出版社，2009：69-99.

［10］艾尔肯·阿木冬，田慧中，吕霞. 用薄刃骨刀行半椎板切除全椎管减压治疗老年性腰椎管狭窄症[J]. 中国矫形外科杂志，2011，19（16）：1385-1387.

［11］Kim NH，Lee HM，Chun IM. Neurologic injury and recovery in patients with burst fracture of the thoracolumbar spine[J]. Spine，1999，24：290.

［12］Meves R，Avanzi O. Correlation between neurological deficit and spinal canal compromise in 198 patients with thoracolumbar and lumbar fractures[J]. Spine，2005，30：787.

［13］McGuire Jr RA：The role of anterior surgery in the treatment of thoracolumbar fractures[J]. Orthopedics，1997，20：959.

［14］Freemont AJ. Nerve Ingrowth into Diseased Intervertebral Disc in Chronic Back Pain[J]. Lancet，1997，350：178.

［15］Esses S，Botsford D，Kostuik J. The Role of External Spinal Skeletal Fixation in the Assessment of Low Back Disorders[J]. Spine，1989，14：594.

［16］Boden SD，Riew KD，Yamaguchi K，et al. Orientation of the Lumbar Facet Joints. Association with Degenerative Disc Disease[J]. J Bone Joint Surg Am，1996：78-403.

［17］Tian Hui-zhong. Total spinal osteotomy for the treatment of kyphosis and kyphoscoliosis[J]. Japanese Scoliosis Society program of the 25 th Annual Meeting，1991，25：23.

［18］Tian Huizhong，Lv Xia，Tian Bin．Halo Pelvic Distraction in Combination with Total Spine Osteotomy and Internal Fixation for Treatment of Severe Scoliosis[J]．Orthopedic Journal of China，2006，1（1）：11-16.

［19］葛宝丰．实用骨科学[M]．2版．北京：人民军医出版社，2002：1712-1717.

［20］胡有谷，党耕町，唐天驷.脊柱外科学[M]．2版．北京：人民卫生出版社，2000：1219-1220.

［21］冯传汉，张铁良．腰椎狭窄临床骨科学[M]．2版．北京：人民卫生出版社，2004：1879-1913.

［22］于滨生，郑召民．脊柱外科手术技巧[M]．北京：人民军医出版社，2009：192-195.

［23］Wiltse LL．Surgery for intervertebral disk disease of the lumbar spine[J]．Clin Orthop Relat Res，1977（129）：22-45.

［24］Oda I，Abumi K，Yu BS，et al．Types of spinal instability that require interbody support in posterior lumbar reconstruction: an in vitro biomechanical investigation[J]．Spine，2003，15，28（14）：1573-1580.

［25］Aono H，Ohwada T，Hosono N，et al．Incidence of postoperative symptomatic epidural hematoma in spinal decompression surgery[J]．Neurosurg Spine，2011，15（2）：202-205.

［26］田慧中，黄卫民，窦书和．骨关节疼痛注射疗法[M]．北京：人民军医出版社，2011：1-178.

［27］史可任．颈腰关节疼痛及注射疗法[M]．4版．北京：人民军医出版社，2011：783-793.

［28］薛富善．临床局部麻醉技术[M]．北京：人民军医出版社，2005：3-432.

［29］Richard L Drake，Wayne Vogl，Adam W M Mitchell．格氏解剖学：教学版[M]．北京：北京大学医学出版社，2006：2-739.

［30］David L Brown．局部麻醉图谱[M]．范志毅，译．北京：科学出版社，2008：18-253.

［31］黄文起．局部麻醉学[M]．北京：人民卫生出版社，2008：13-174.

［32］孟庆云，柳顺锁，刘志双．神经阻滞学[M]．北京：人民卫生出版社，2003：1-796.

［33］潘晓军，傅志俭，宋文阁．临床麻醉与镇痛彩色图谱[M]．济南：山东科学技术出版社，2003：21-273.

［34］田慧中，刘少喻，曾昭池．腰骶椎手术要点与图解[M]．北京：人民卫生出版社，2013：1-453.

第二十六章　局部浸润麻醉下腰椎融合术

第一节　经后路椎板开窗椎体间融合术

一、目的及意义

在局部浸润麻醉下进行经后路作椎体间融合，自单侧关节突间开窗、拉开神经根、切除椎间盘、植入自体骨块或异体骨块或人工融合器的手术方法和手术入路是最常用的途径。在局部浸润麻醉下进行该手术，能减少术中出血，术后切口愈合快。由于局部浸润麻醉下对神经和硬膜管的碰触及过度牵拉，患者能及时告知术者他的感觉情况，避免了对脊神经根或马尾神经的器械性损伤，意义重大，值得推荐。

二、适应证与禁忌证

（一）适应证

腰椎滑脱症，退变性侧凸，腰椎失稳症，腰椎管狭窄症伴腰痛，腰椎管狭窄症减压后失稳，腰椎间盘突出症术后复发，间盘源性下腰痛。

（二）禁忌证

1. 不适合手术治疗的患者。
2. 曾经前路椎间盘切除术。
3. 可能有感染的。

三、手术方法

（一）术前准备

1. 确定融合节段　邻近节段失稳、椎间盘及关节突关节严重退变，并结合患者年龄，可适当延长融合节段。
2. 根据影像学选择合适的内固定器械。

（二）麻醉

局部浸润麻醉。

（三）体位

1. 腹部悬空俯卧位，腹部不受压，减少硬膜外出血（图26-1）。
2. 工作位置示意图（图26-2）。

（四）手术操作程序

1. 显露　取融合节段相邻上下棘突连线，腰椎后正中切口（图26-3）。用

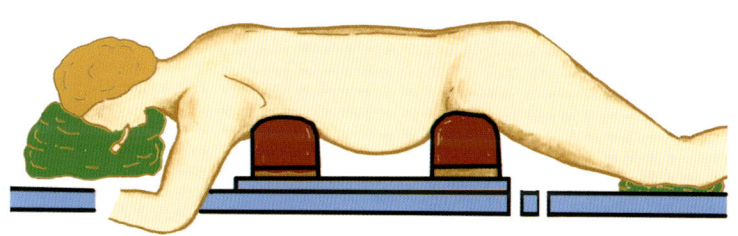

图26-1　体位

电刀沿棘突左右旁切开腰背筋膜（图26-4），紧贴棘突及椎板皮质骨面在骨膜下将腰部肌群向两侧剥离，至椎板外缘。沿峡部向头侧剥离，显露"人"字嵴及关节突外缘。对于峡部裂滑脱者，由于椎体连同关节突关节向前方滑移，应先显露上位椎板的外缘，借此向下沿关节突外缘显露直至滑脱椎的置钉点。在椎间关节处，将腰横动脉背侧支连同腰部肌群剥向外侧，防止出血（图26-5、图26-6），进一步显露横突。显露头侧节段进钉点时，应注意保护关节囊，避免剥离损伤，引起临近节段退变。过程中出血可用双极电凝止血或用纱布块填塞止血，整体剥离顺序是由尾侧向头侧。

2. 椎板切除减压　对于腰椎峡部裂性滑脱症的椎板切除，应揭盖式整块摘除。先切除椎板上下的黄韧带，用布巾钳将游离椎板向上提起，用电刀切离椎间关节韧带及关节囊，将游离椎板摘除（图26-7）。用骨刀或椎板咬骨钳将峡部增生软骨和瘢痕组织切除，使神经根充分减压（图26-8）。

解除神经压迫是临床疗效的关键。对于腰椎管狭窄症的神经减压，如果有马尾神经症状者，需行全椎板切除；如果仅有神经根症状，需进行侧隐窝减压。神经根减压需进行关节突关节内侧切除。用骨刀切除增生的上关节突内缘后，并用椎板咬骨钳切除神经根管入口处椎板，并潜行去除椎板前方皮质骨，充分减压神经根（图26-9）。硬膜外静脉丛出血时（图26-10），用双极电凝直视下止血。切除椎体间后纵韧带及已电凝止血的硬膜外静脉丛（图26-11），使硬膜囊及神经根获得较大的活动

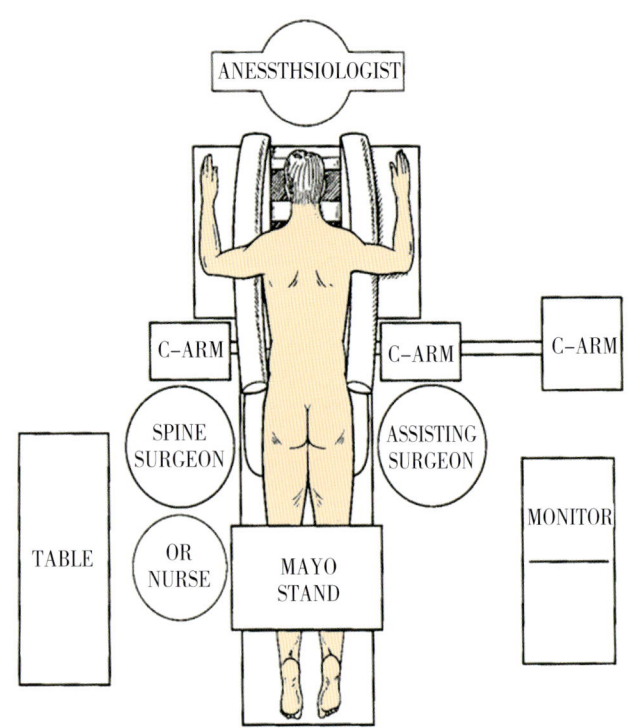

图26-2　工作位置示意图

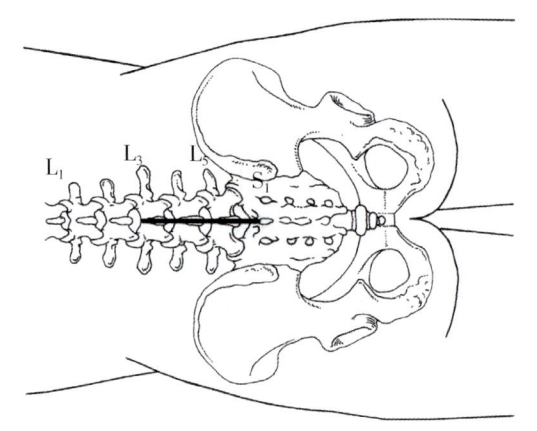

图26-3　腰椎后正中皮肤切口

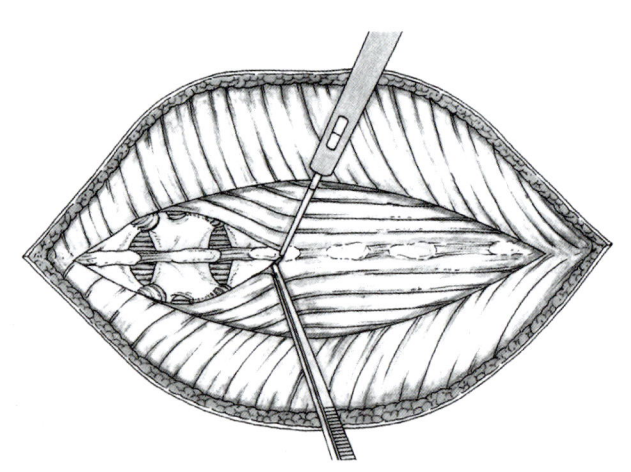

图26-4　棘突旁电切腰背筋膜

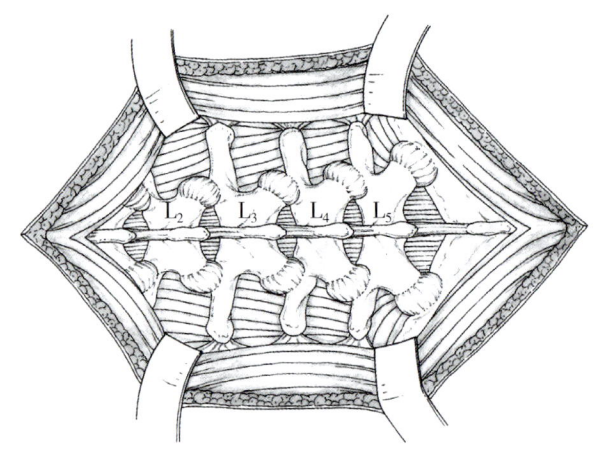

图26-5　剥离椎旁肌显露椎板

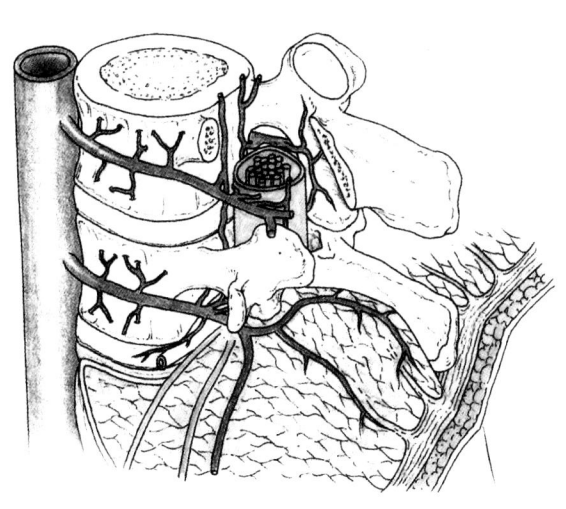

图26-6 椎间关节及毗邻血管

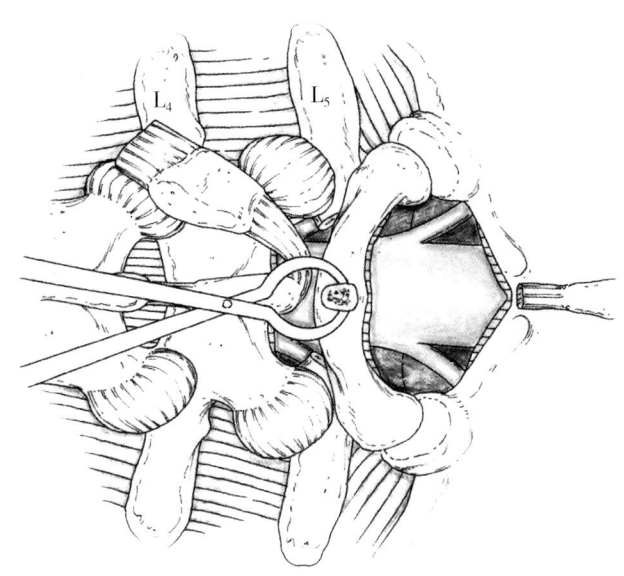

图26-7 游离切除L₅椎板

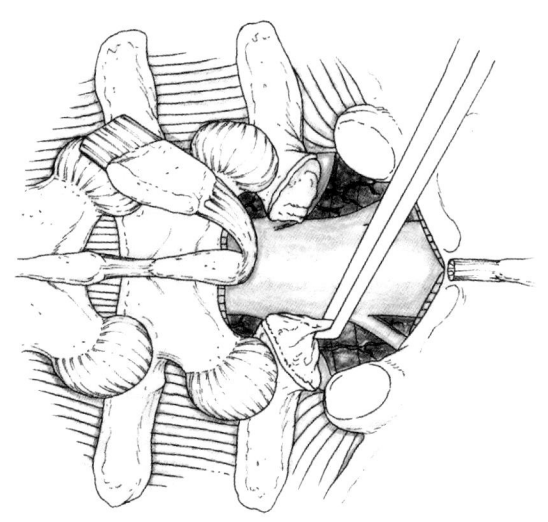

图26-8 切除峡部增生瘢痕组织，神经根充分减压

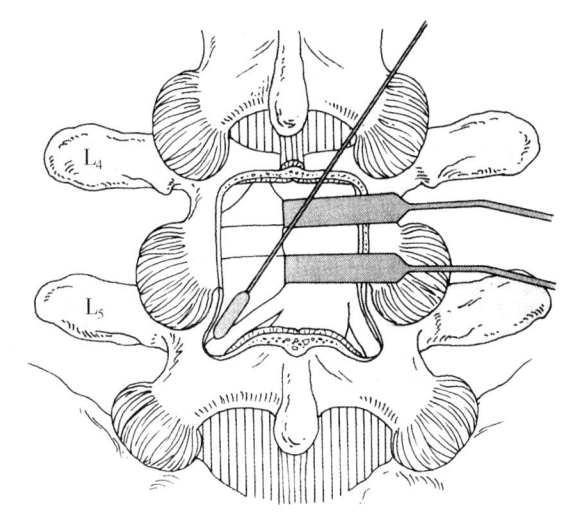

图26-9 减压神经根管

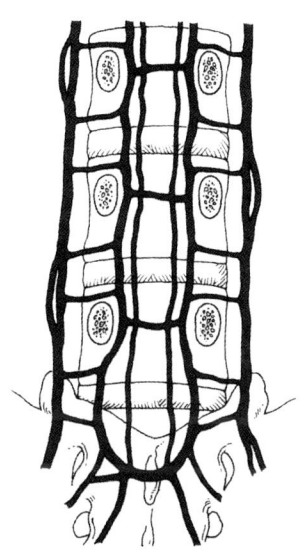

图26-10 椎管及周围静脉丛

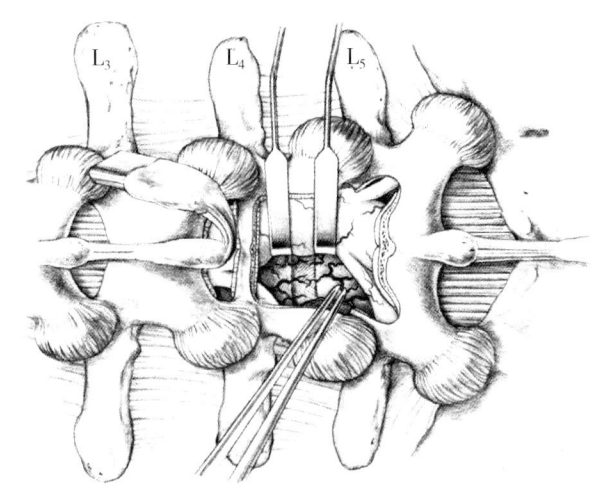

图26-11 双极电凝止血

度（图26-12）。

3. 椎弓根钉置入　腰椎椎弓根进钉点是横突中线与上关节突外缘的交点（图26-13），相当于"人"字嵴处。用磨钻制备皮质孔，用骨锥与矢状面呈10°~15°沿椎弓根刺入椎体，用探针明确椎体前和椎弓根四壁无破损后，插入定位针，行X线透视。位置和方向良好后，攻丝扩髓（目前多为自攻螺钉可直接拧入），置入适当长度的椎弓根钉（图26-14、图26-15）。骶骨置入椎弓根钉时，螺钉前端穿破骶骨前方皮质行双皮质固定可增加螺钉把持力。

4. 椎间盘切除、植骨床制作、椎体间植骨或椎间融合器植入　用神经拉钩将神经根和硬脊膜拉向对侧，充分显露椎间盘。电凝止血后，用尖刀切开纤维环（图26-16）。用髓核钳和刮匙将髓核

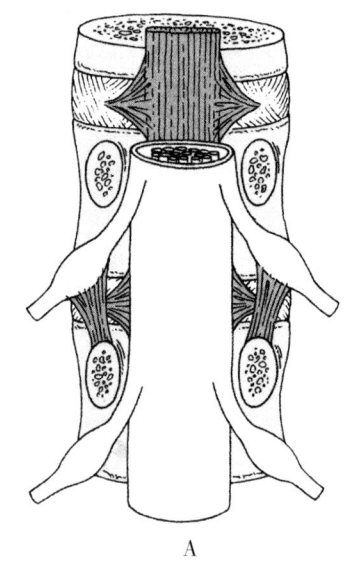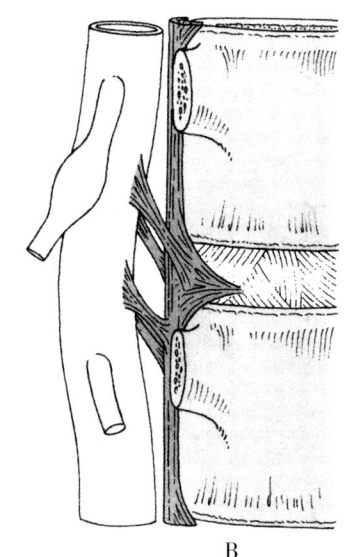

A. 正面观。B. 侧面观。

图26-12　硬膜囊和神经根的固定韧带

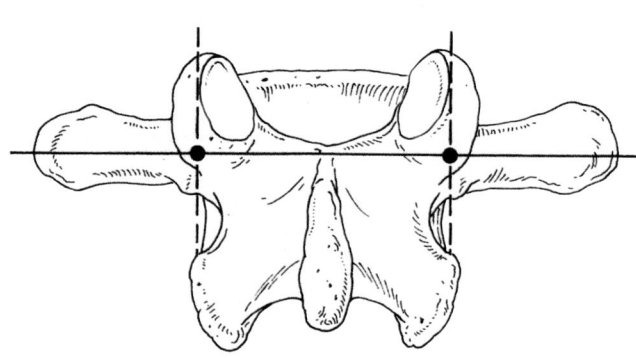

图26-13　腰椎椎弓根进钉点为横突中线与上关节突外缘垂线交点

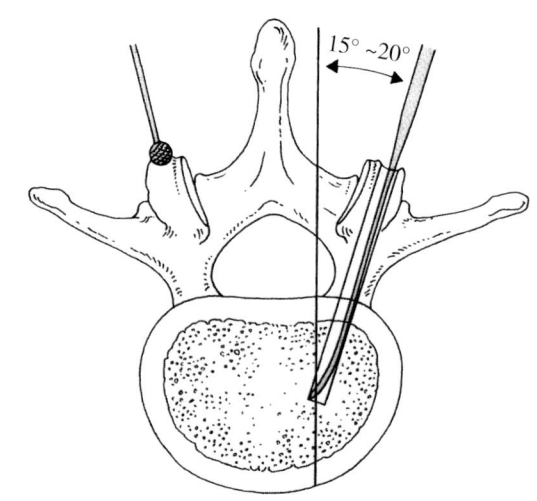

图26-14　椎弓根钉道的制备

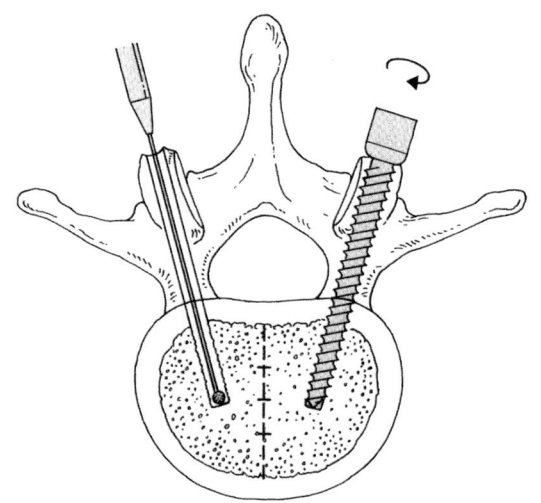

图26-15　用球头探针确认椎弓根四壁完整，并拧入椎弓根钉

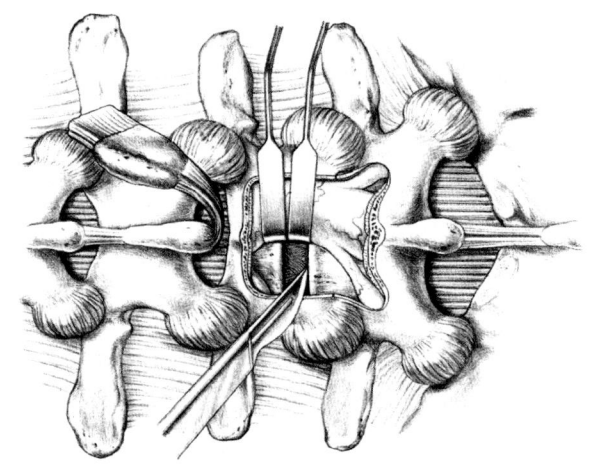

图26-16　尖刀切开纤维环

摘除后，用椎板双刃刮刀切除软骨终板，露出骨性终板（图26-17），制成平坦的椎体间植骨床（图26-18）。椎体间冲洗后，将型号合适的椎间融合器植入椎体间。椎体间融合器的前方、外侧和中间植入松植骨（图26-19）。融合器植入前，先将部分松质骨植于前方，从一侧植入椎体间融合器，将之推向对侧，植入碎骨，植入第二枚椎间融合器。最后，在空隙处植入碎骨。如果不使用椎体间融合器，可在椎体间行自体骨移植，通常采用三皮质髂骨四块植入椎体间（图26-20、图26-21）。也可将减压骨块制备成小骨粒，通过植骨漏斗打压植入椎体间，最后用一较大楔形骨块封堵植骨口。

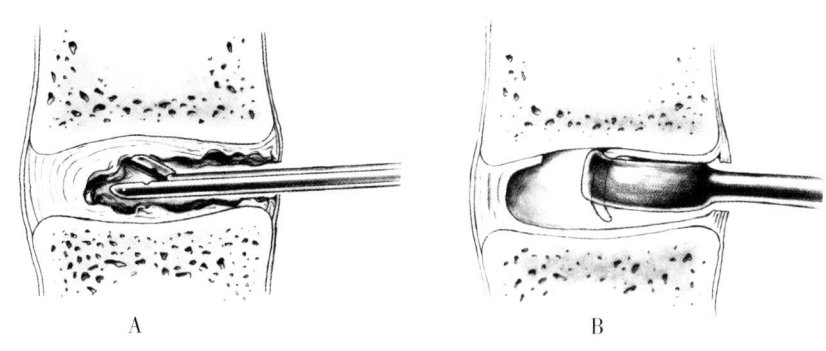

A.用髓核钳摘除髓核组织。B.刮出软骨终板。
图26-17 摘除髓核和刮出软骨终板

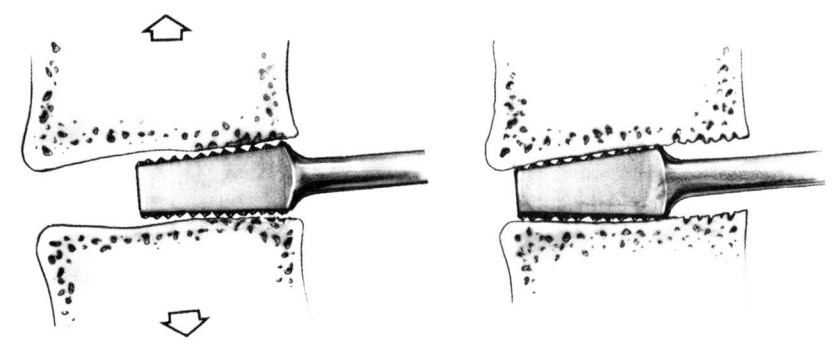

图26-18 显露骨性终板，制备植骨床

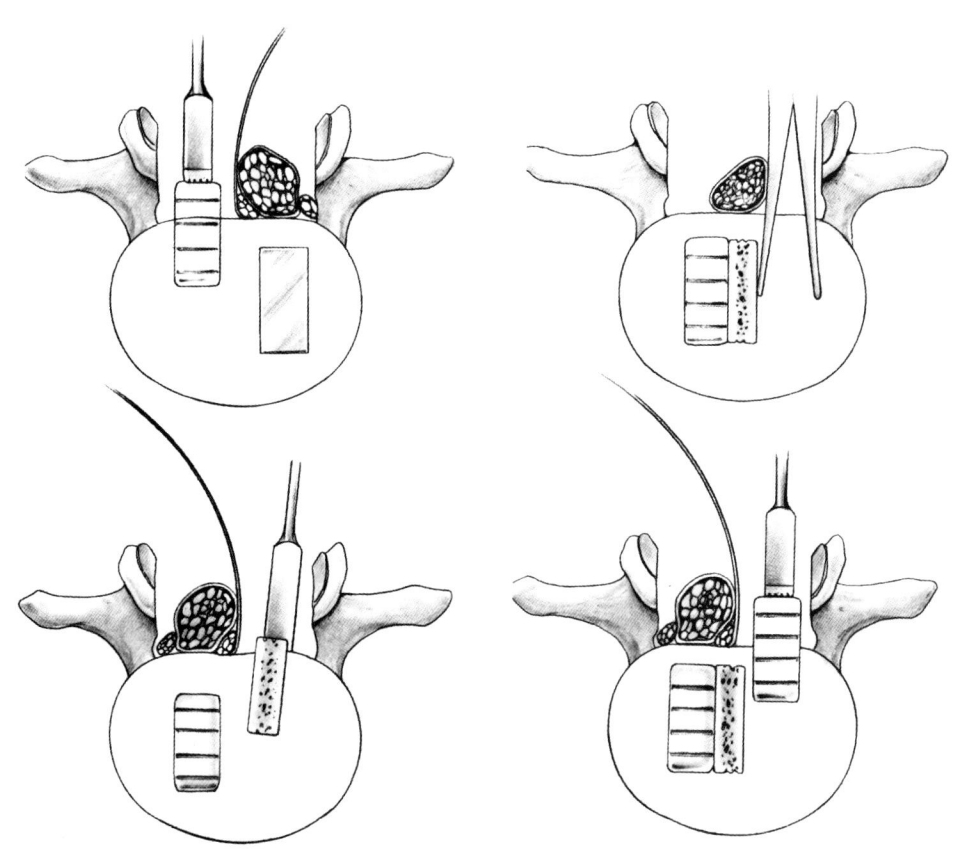

图26-19 椎间融合器和骨块的植入

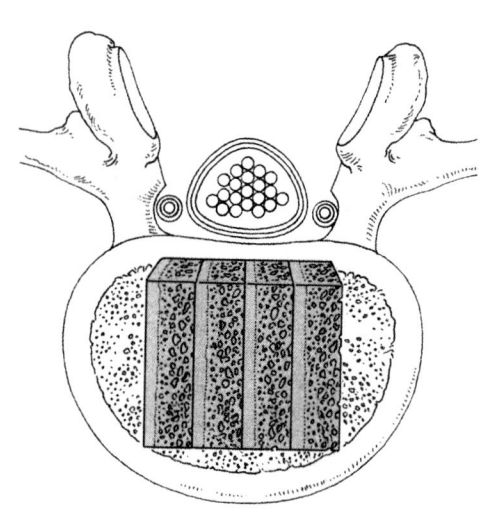

图26-20　自体髂骨块的椎体间植骨方法

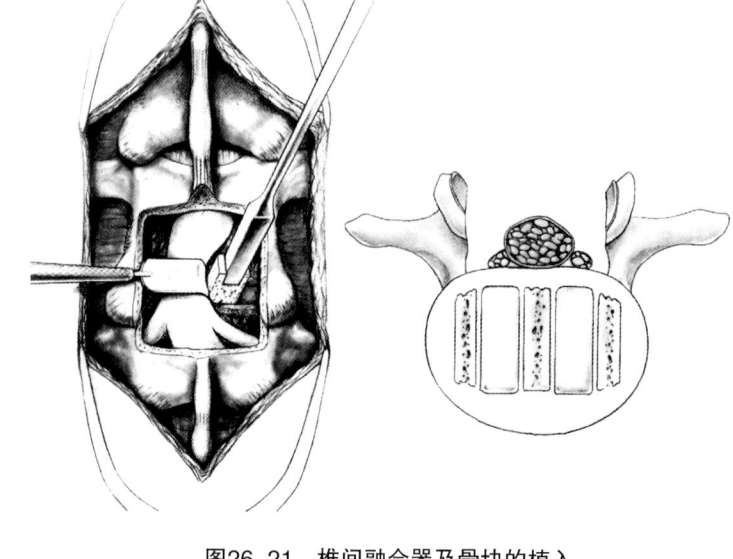

图26-21　椎间融合器及骨块的植入

5．安装固定器械　将棒或板预弯后置入椎弓根螺钉尾槽上，椎间稍加压并固定安装顶丝锁紧。若为碎骨粒椎间植骨，则椎间不需加压（图26-22）。

6．植骨　在关节突、椎板外侧及横突根部用磨钻头打磨成渗血骨面，制作侧后方植骨床，将切除棘突和椎板骨碎粒，铺实植入。

7．关闭切口　用生理盐水冲洗创口，留置负压引流管后，逐层缝合伤口。

（五）术后处理

术后第二天拔除引流管，鼓励床上主动活动，防止下肢静脉血栓形成。术后1周可离床活动。骨质疏松者可配戴支具。术后6个月可从事正常工作。

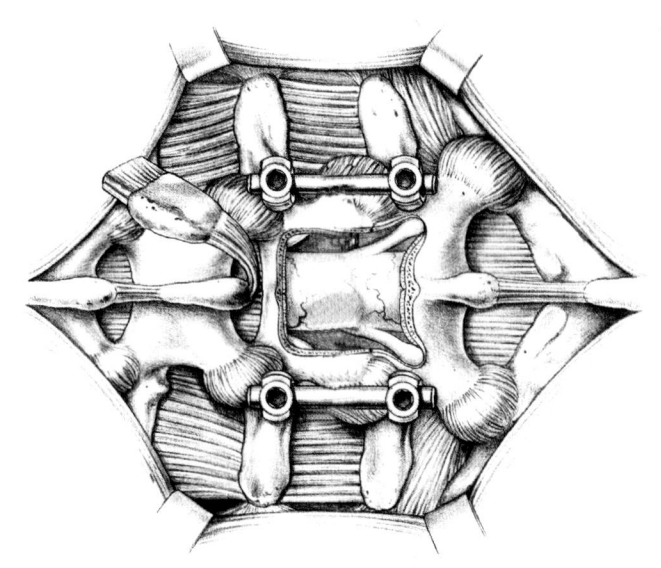

图26-22　安装纵棒并锁紧固定

四、陷阱与要点

1．关节突外侧的腰横动脉背侧支在手术剥离时容易损伤，出血较多。一旦损伤，需用双极电凝止血。用电凝进行表面止血，过深则容易损伤神经根。止血困难时，需采用止血材料压迫止血。

2．打开椎管。用角度小刮匙搔刮游离椎板下的黄韧带。用椎板钳咬骨时，助手用神经剥离子保护硬脊膜。若用骨刀时，切勿先去除黄韧带。黄韧带是骨刀凿除椎板时良好保护硬膜的天然屏障。用神经钩探查神经根管，决定是否扩大减压。向内剥离硬脊膜囊及神经根时要轻柔，一旦损伤椎管内静脉丛，将引起出血。

3．充分减压神经根，以免残留症状。有神经根或硬膜囊与后纵韧带粘连时，要从外侧向内侧剥离，防止硬脊膜损伤。硬脊膜一旦损伤，需要缝合修补。

4．发现穿破椎弓根应及时调整钉的位置，探查神经根的移动情况。术前行CT检查，测量要置入椎弓根钉的椎弓根直径、长度及倾斜角度，手术中定位行X线透视，攻丝后探查椎弓根四壁，避免穿破椎弓根损伤神经根。

5. 由于L₅和S₁处肌肉丰富，部分病例还有髂后上棘的遮挡，同时椎弓根钉置入内倾角度较大，若过度牵拉肌肉，将导致术后肌肉瘢痕化。因此，置入椎弓根钉时，可采用经多裂肌间隙置入，以保护肌肉，减小切口长度。若有髂后上棘遮挡，一并去除。

6. 显露椎间盘时，神经拉钩要宽而且不能拉过中线，拉开神经根时，要与神经根走行一致，避免神经牵拉损伤。

7. 操作不当，可导致马尾神经、神经根和腹部大血管损伤。术中应避免神经根和硬脊膜过牵，其牵拉范围绝对不能超过中线。椎间融合器及骨块植入要低于椎体后缘3 mm。如果术后出现神经症状，需及时行CT或MRI检查，判明是否有椎间融合器位置不当及骨块移位，决定是否再次手术。切除椎间盘时，切勿损伤前纵韧带，如果有椎前大血管损伤，立即采取治疗措施。

8. 椎间盘对侧后外侧部容易残留。切除间盘时必须耐心细致，尽可能切除干净。如有困难，应双侧入路。

9. 椎间隙显露骨性终板面积和植骨量应充分，植骨面至少应达到横切面的30%。

五、并发症防范要点

1. 手术减压不充分： 神经的有效减压是手术疗效的关键所在。减压不彻底一般出现在侧隐窝，应对神经根管充分减压。

2. 神经根牵拉损伤： 术后出现根性疼痛，一般是由于在椎体间操作时，牵拉神经造成，术后对症处理可缓解。同时，注意术中牵拉神经要轻柔，神经拉钩应与神经根走行一致。

3. 腹腔大血管损伤： 此为灾难性并发症，术中切除椎间盘时，切勿损伤前纵韧带，如果有椎前大血管损伤，立即采取治疗措施。

4. 假关节形成： 由于椎间盘切除和植骨不充分所致。

（庄新明　田慧中　王磊磊）

第二节　腰椎后路椎体间融合术（PLIF）

一、目的及意义

在局部浸润麻醉下经后路对椎体间行支撑性融合，恢复椎间隙的高度，扩大椎间孔的上下径，目前常用的有垫片（Spacer）、融合器（Cage）和同种异体融合器。

二、适应证与禁忌证

（一）适应证

1. L₃~S₁退变性疾病。

2. 退变性腰椎滑脱。

3. 腰椎间盘突出症或后路手术失败，遗留下腰痛。

（二）禁忌证

1. 重度骨质疏松症。

2. 椎体间隙感染。

3. 多节段腰椎病变。

4. 二次手术硬膜外严重粘连。

5. 难复性脊柱滑脱症。

三、手术方法

第一步：在准备融合的节段做正中皮切口，对椎板后肌肉剥离、暴露不宜太宽，仅暴露至两侧关节突的外缘即可。

第二步：先切除部分棘突（图26-23、图26-24），暴露有病变的椎间隙，然后在上一椎骨的下关节突上作倒U形截骨（图26-25），暴露下一节椎骨的上关节突和椎板上缘，在两侧的上关节突和椎板上缘作竖U形截骨（图26-26），倒U形截骨和竖U形截骨相对接，形成方窗，显露黄韧带。

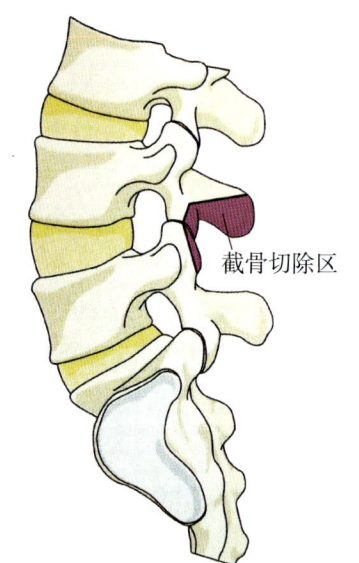
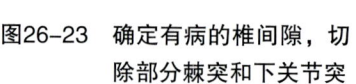
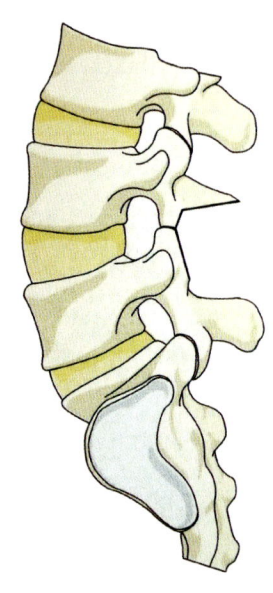

图26-23　确定有病的椎间隙，切除部分棘突和下关节突　　图26-24　部分棘突和下关节突已被切除

第三步：沿方窗的边缘彻底切除黄韧带（图26-27），显露硬膜外脂肪。

第四步：清除硬膜外脂肪，暴露硬膜管和两侧的脊神经根（图26-28）。

第五步：在脊神经根的外侧插入神经根拉钩，将脊神经根、硬膜管及其硬膜前静脉丛和纤维脂肪组织，一并自后纵韧带和纤维环上向中线牵开，显露椎体间隙和椎体后缘（图26-29）。

第六步：在突出的椎间盘上用尖刀片作圆形开窗，插入环形刮匙清理椎间隙并彻底切除终板上的软骨面（图26-30、图26-31）。

第七步：利用PLIF撑开器撑开椎间隙（图26-32），在椎间隙内利用PLIF试模撑开试验，先将试模扁平置入，再将试模旋转90°使间隙撑开、扩张（图26-33、图26-34）。

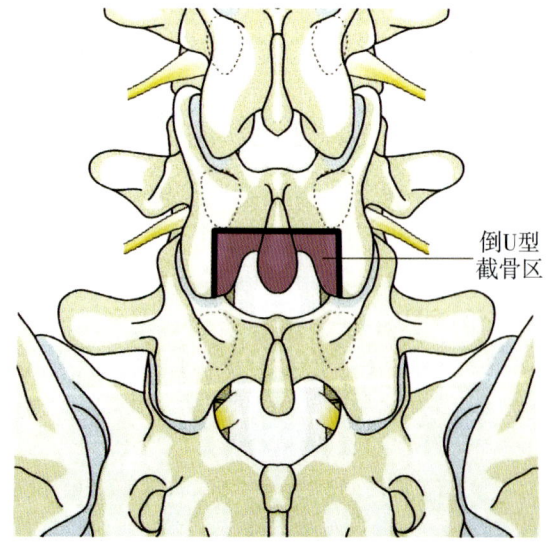

图26-25　用骨刀在上一节椎骨的椎板下半部作倒U形开窗

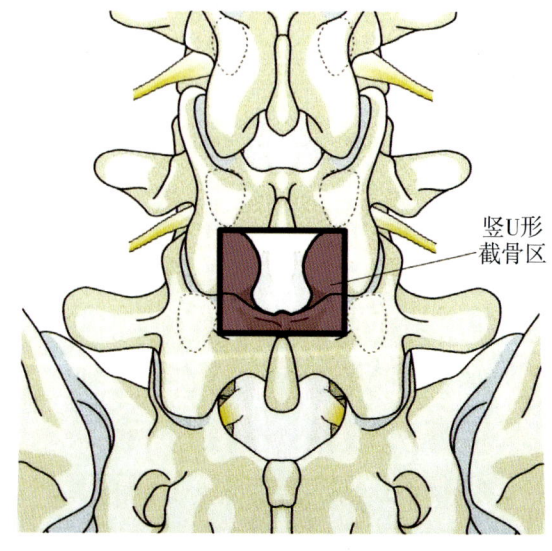

图26-26　用骨刀再在下一节椎骨的椎板上半部作竖U形开窗

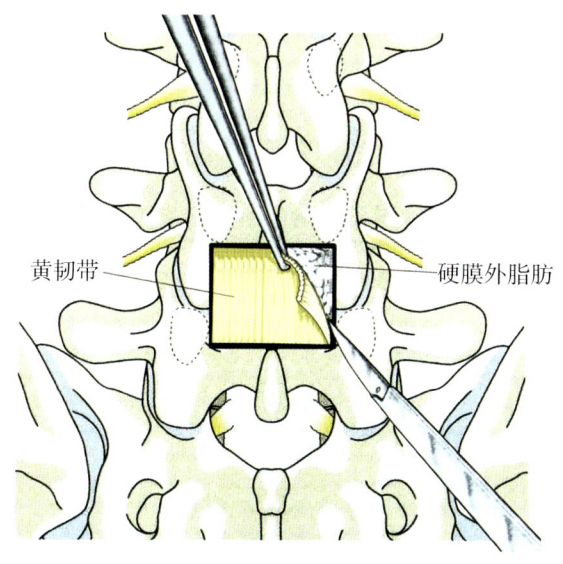

图26-27 切除黄韧带显露硬膜外脂肪

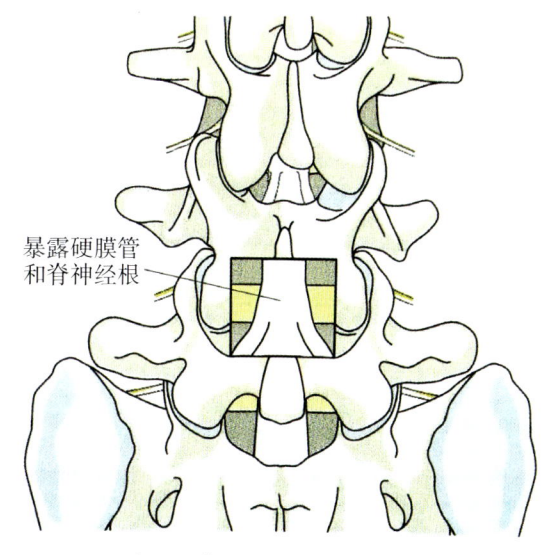

图26-28 清除硬膜外脂肪显露硬脊膜管和脊神经根

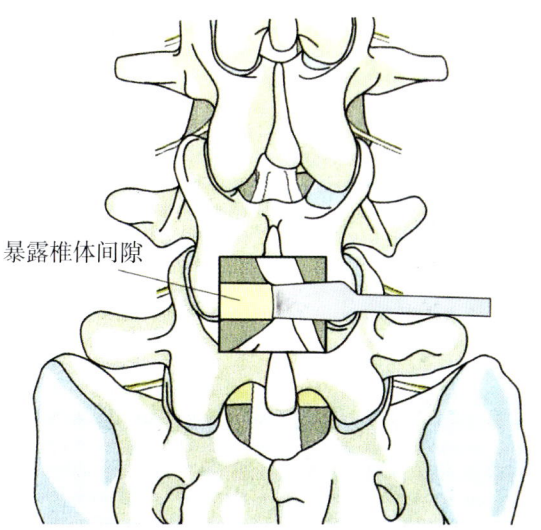

图26-29 拉开脊神经根、硬膜管和其周围的纤维脂肪组织，显露椎体间隙

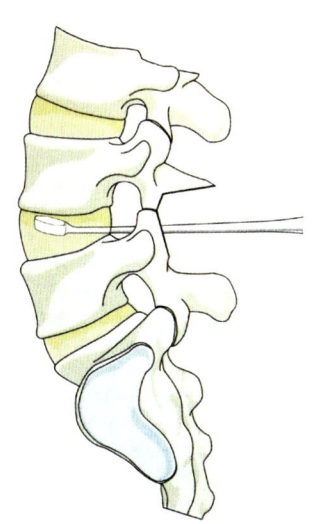

图26-30 用空心刮勺刮除髓核组织和终板上的软骨面

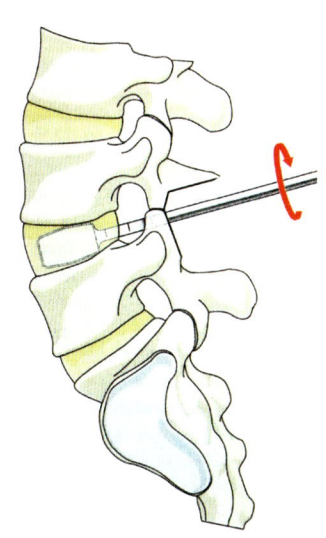

图26-31 利用椎间隙刨削器清除上下终板的软骨面

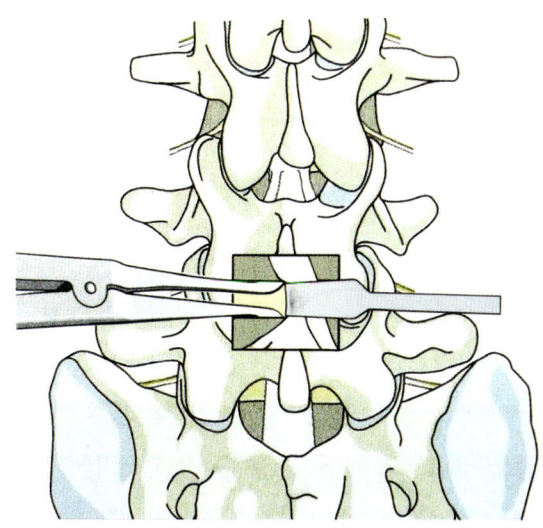

图26-32 用椎体间撑开器撑开椎体间隙

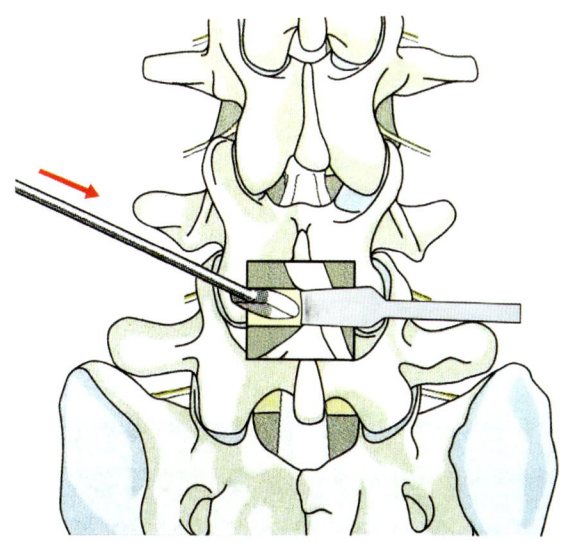

图26-33 将试模撑开器扁平塞入椎间隙内

第八步：取出试模，更换临时撑开器，置入椎体间隙内（图26-35、图26-36），使椎间隙撑开，以便在对侧置入同种异体撑开器。

第九步：在对侧椎间隙内置入第一枚同种异体融合器（PLIF）后（图26-37、图26-38），在椎体间隙的前侧和内侧进行碎骨块植骨（图26-39），然后再在另一侧置入第二枚同种异体PLIF（图26-40、图26-41）。

第十步：钉棒系统的安装。椎弓根螺钉也可在开窗之前先安装，但固定棒需要等到融合器安装好后再与螺钉相连接。或者在同种异体融合器置入椎体间隙后再安装钉棒系统亦可（图26-42）。

术后处理：回病房卧平床，压迫切口可以减少出血，术后24~48小时拔除引流管，在床上练习挺腰抬高骨盆运动，术后2~5天下床活动，10天后拆线、出院。

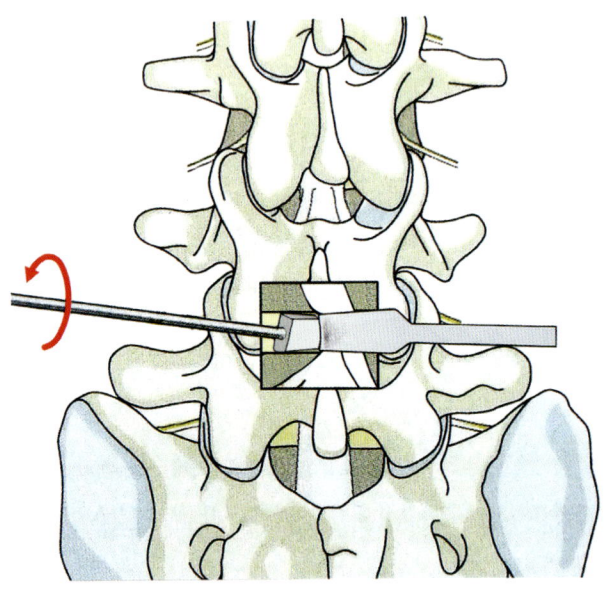

图26-34　将试模撑开器旋转90°，起扩大椎间隙的作用

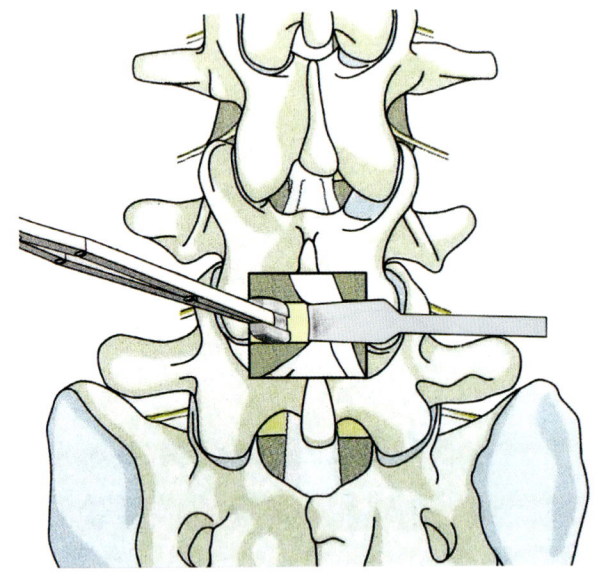

图26-35　更换临时撑开器

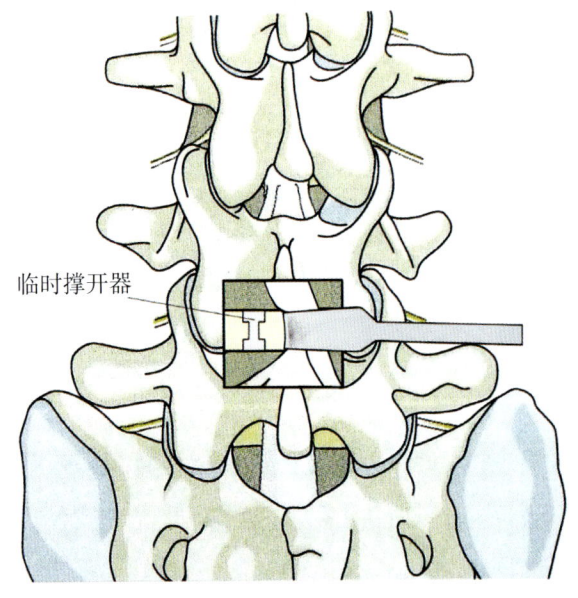

图26-36　将临时撑开器置入后，去除夹持器，以便安装对侧的同种异体融合器

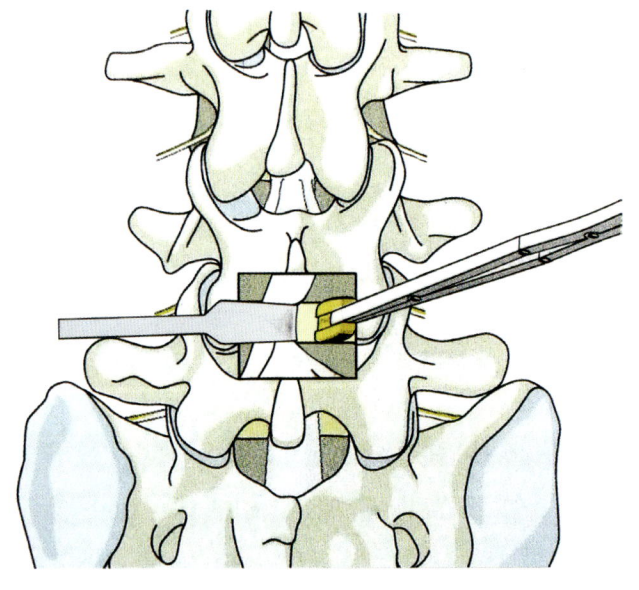

图26-37　将第一枚同种异体融合器置入椎间隙内

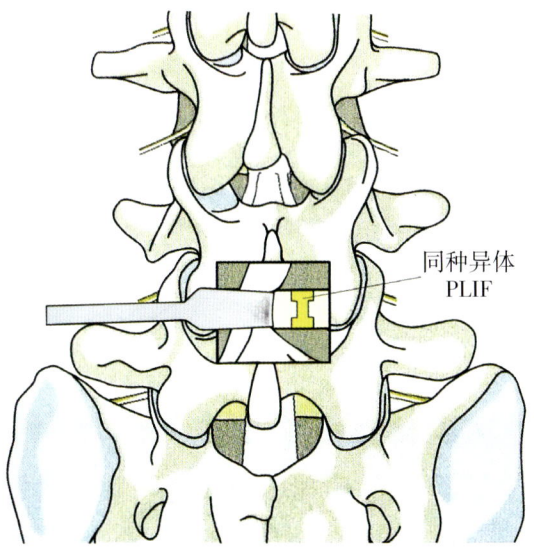

图26-38 第一枚同种异体融合器已安装好

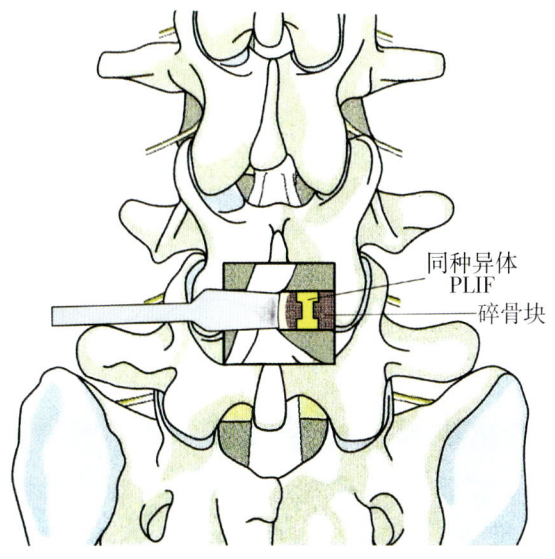

图26-39 在其周围植入自体骨碎骨块,打实之

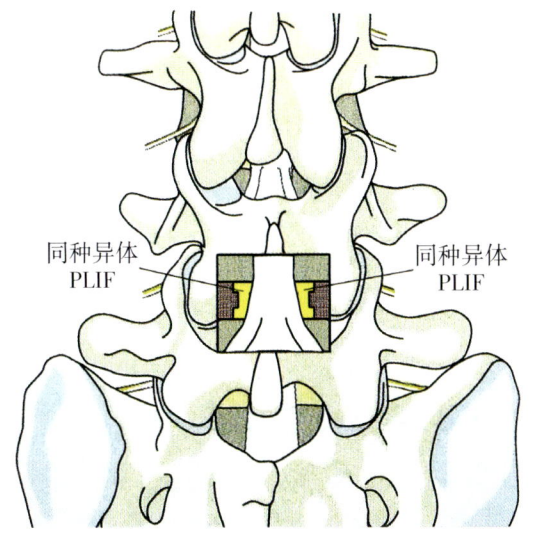

图26-40 两侧椎体间同种异体融合器和碎骨块植骨已完成

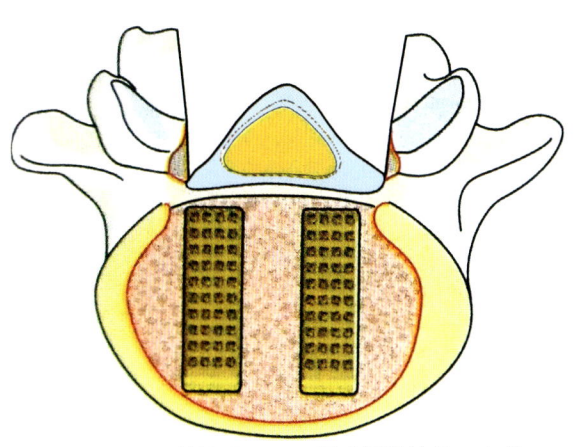

图26-41 轴位观:PLIF及碎骨块植骨已完成

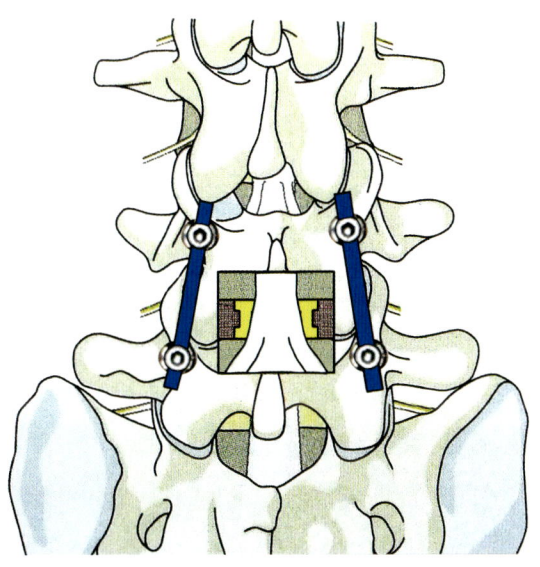

图26-42 钉棒系统内固定已完成

四、术中陷阱及注意事项

1. 全椎板切除行椎体间植骨融合术后，为了防止椎体间发生不融合，最好是同时进行短节段的钉棒系统内固定，以便植骨融合。

2. 用骨刀做双U形全椎板切除的手术入路，能节约手术时间，预防咬骨钳开窗时产生的硬膜撕裂及拔丝现象的发生。

3. 在剥离器和牵开脊神经根和硬脊膜管时，造成硬膜前静脉丛出血的止血方法很重要。除严格避免腹部受压以外，用竹筷子剥离器剥离硬膜前静脉丛及其周围的纤维脂肪组织，防止静脉丛的破裂出血，也很重要。

4. 彻底清除椎体间隙、刮干净终板软骨面，保留终板坚质骨也很重要，清除干净终板软骨面能保证植骨融合，保留坚质骨面能防止支撑体塌陷至椎体的松质骨内。

5. 后路钉棒内固定配合椎体间融合术，是一种较好的选择。

6. 不要忘记在椎体间融合的同时，是矫正椎体间隙不等宽、脊柱侧凸、脊柱后凸和脊柱滑脱的好机会，应趁机同时进行矫正，且勿失去这次机会。

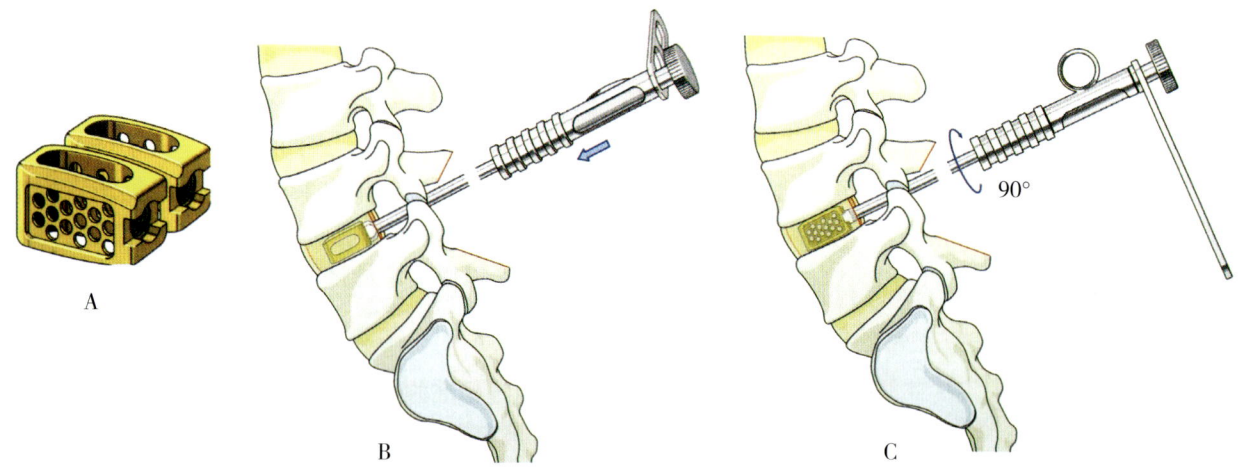

A. 接触性融合器。B. 置入融合器。C. 安装时须将融合器旋转90°以增加椎间隙高度。

图26-43　接触性融合器的应用

7. PLIF融合器的种类颇多，如接触性融合器（Contact fusion cage）是一种钛合金的融合器，它的横断面呈矩形。接触性融合器有两种规格，其高度最大为17mm，乃根据椎间隙和终板的形态而设计。在融合器的顶部和底部呈开口，可进行打压植骨，这样可使植骨与终板紧密结合（图26-43）。安装时先从融合器的侧面置入，然后旋转90°撑开椎间隙，使融合器位于最终的置入位置，并使植骨面与终板紧密接触。还有Plivios融合器，这种PEEK（聚醚醚酮）融合器在外观上与接触性融合器相同（图26-44）。

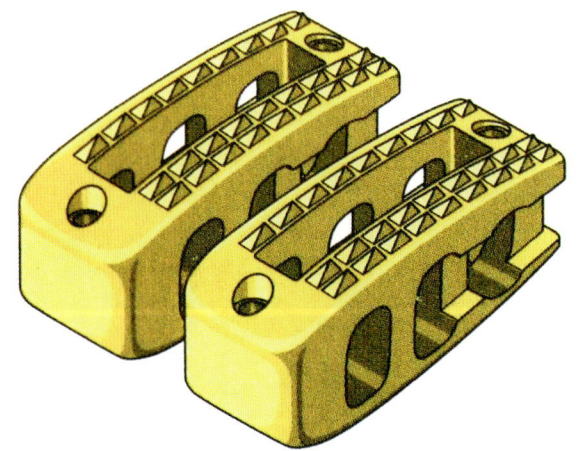

图26-44　Plivios融合器

（张强　王金武　田慧中）

第三节 腰椎关节突间入路融合术

一、目的及意义

在局部浸润麻醉下经腰椎关节突间入路行椎体间支撑性融合术，恢复椎间隙的高度，矫正椎间隙的滑脱、错位和椎间隙前后左右不等宽所造成的脊柱侧凸和后凸畸形。

二、适应证与禁忌证

（一）适应证

1. L_3~S_1椎间盘退变性疾病。
2. 退变性腰椎滑脱症。
3. 腰椎间盘突出症。
4. 腰椎间盘手术失败，遗留顽固性腰背痛。
5. 退变性脊柱侧凸或代偿性腰椎侧凸。

（二）禁忌证

1. 老年性骨质疏松症。
2. 椎体间隙感染尚未稳定。
3. 多节段腰椎病变。
4. 二次手术硬膜外严重粘连，分离困难。
5. 重度难复性脊椎滑脱。

三、手术方法

第一步：在准备融合的节段做正中皮切口长为6~10cm，剥离椎板后肌肉偏向拟切除关节突的一侧，直到关节突关节的外侧缘及上、下位横突的显露。

第二步：在棘突间置入撑开器进行撑开，使椎间隙张开、增加显露。

第三步：在间隙的上位及下位椎弓根内置入椎弓根螺钉各1枚。

第四步：亦可用侧位撑开器撑开置入的螺钉，使椎间隙增宽（图26-45）。

第五步：在上位椎骨的下关节突上做截骨，切除下关节突，暴露下一椎骨的上关节突（图26-46、图26-47）。

第六步：切除下一椎骨的上关节突，暴露椎体间隙（图26-48）。

第七步：用直刮匙、弯刮匙、空心刮匙和刨削器

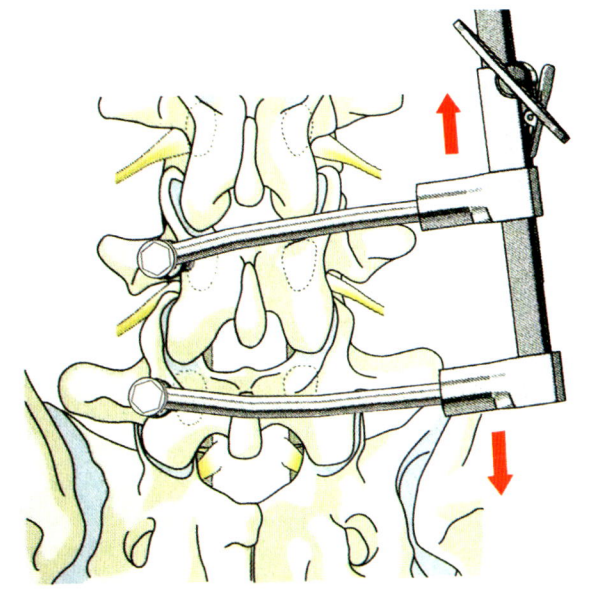

图26-45 开窗前先将椎弓根螺钉安装好，在螺钉上用撑开器撑开，使椎间隙增宽，便于操作

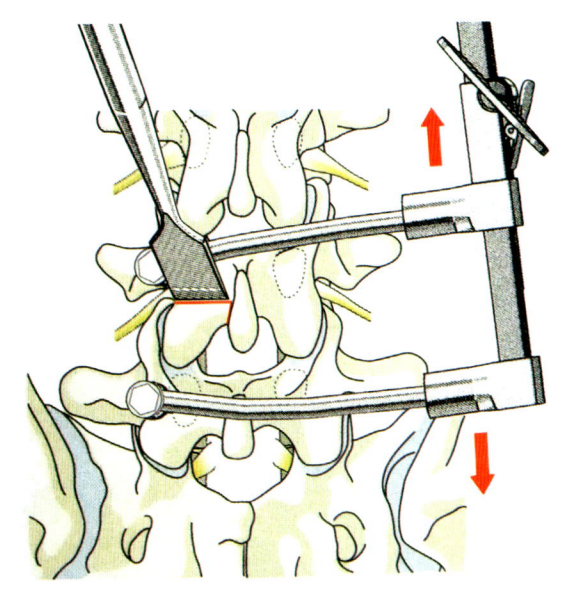

图26-46 用骨刀在上位椎骨的下关节突上作L形截骨，切除下关节突，暴露下位椎骨的上关节突

清理椎间盘组织及终板软骨面（图26-49）。

第八步：插入TLIF融合器试模。

第九步：用特制漏斗将松质骨颗粒植入处理好椎间隙（图26-50）。

第十步：取出试模更换TLIF融合器，击入椎体间隙内（图26-51）。

第十一步：从横断面观察融合器的置入，将融合器推进至最终位置（图26-52）。

第十二步：附加双侧钉棒系统内固定（图26-53）。

术后处理：回病房卧平床，仰卧位压迫切口可以减少出血，术后24~48小时拔除引流管，在床上练习挺腰抬高骨盆运动，术后2~5天下床活动，10天后拆线、出院。

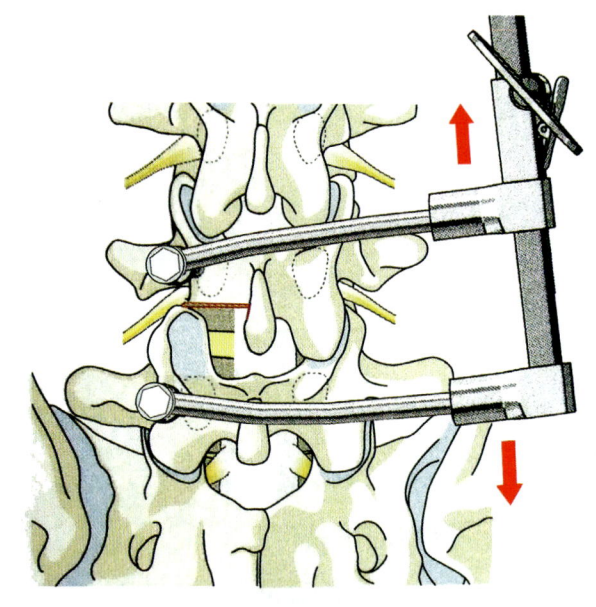

图26-47　已切除上位椎骨的下关节突，下位椎骨的上关节突关节面已暴露

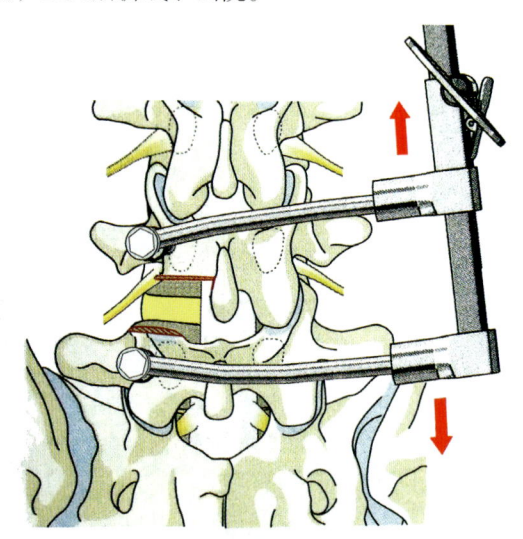

图26-48　下、上关节突均已切除，向对侧牵开脊神经根和硬膜囊，暴露出椎体后缘和椎体间隙

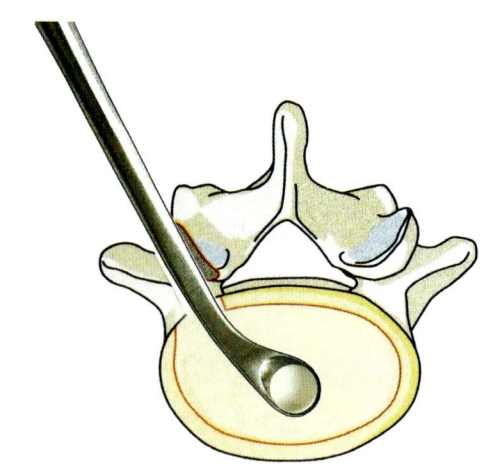

图26-49　彻底切除髓核组织，用空心刮匙刮除终板上的软骨面

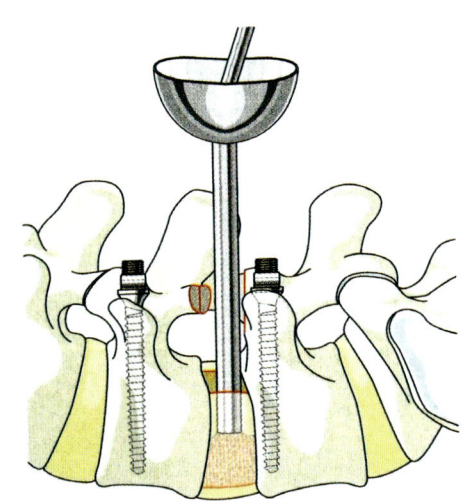

图26-50　用漏斗插入椎体间隙内，加压植入自体松质骨颗粒

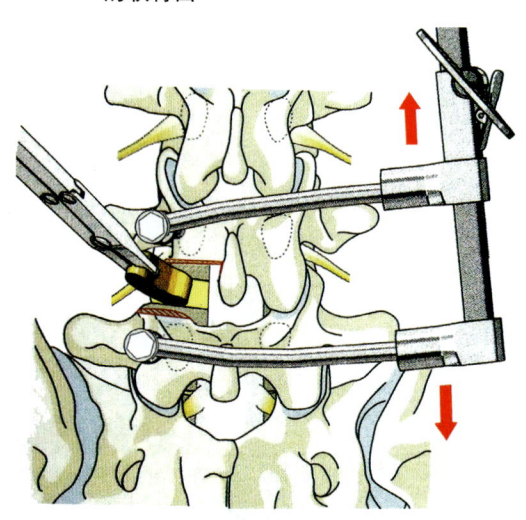

图26-51　植入同种异体融合器

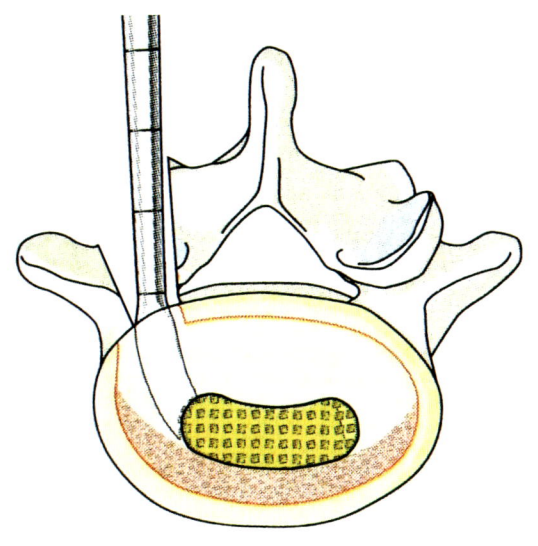

图26-52 轴位像显示同种异体融合器和松质骨颗粒植入的位置

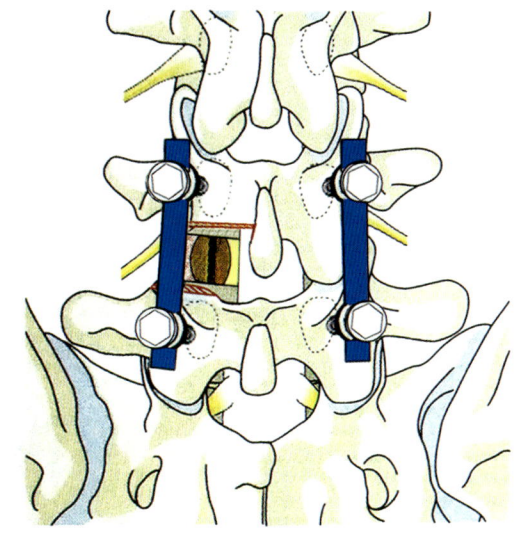

图26-53 椎体间植骨融合已完成，单节段椎弓根钉棒系统已安装好

四、术中陷阱及注意事项

1. 关节突间入路椎体间融合术的优点是，当上下关节突切除后牵开脊神经根和硬膜囊，暴露椎体间隙，利用椎弓根螺钉连接撑开器，能使椎间隙撑开变宽，操作方便。比从正中入路简单省时，从单侧进入椎体间隙即可完成置入撑开器和碎骨块植骨的工作。

2. 用薄刃骨刀做关节突切除术非常方便、省时，缩短了手术时间，避免了损伤硬膜和脊神经根的危险发生。

3. 关节突间入路造成硬膜前静脉出血的机会相对较少，一般均能较广泛地暴露椎体后缘和椎体间隙，给处理椎间隙、清理髓核组织和刨削终板软骨面提供方便。

4. 彻底清除椎体间隙、刮干净终板软骨面，保留终板坚质骨也很重要，清除干净终板软骨面能保证植骨融合，保留坚质骨面能防止支撑体塌陷至椎体的松质骨内。

5. 后路钉棒内固定配合椎体间融合术，是一种较好的选择。

6. 不要忘记在椎体间融合的时候，是矫正椎体间隙不等宽、脊柱侧凸、脊柱后凸和脊柱滑脱的好机会，应趁机同时进行矫正，勿失去这次机会。

7. 关节突间入路是下腰椎椎体间融合术和矫正椎体间滑移、不等宽，腰椎侧凸、后凸和不稳定的优选方法。

（黄卫民　陈国斌　田慧中）

第四节　腰椎椎板螺钉固定术

同样在局部浸润麻醉下进行一种传统的腰椎椎板间固定方法，其固定效果不如椎弓根钉棒系统牢固可靠，但当今常用它配合椎体间内固定应用，如单侧钉棒系统内固定，对侧采用椎板螺钉内固定的方法能产生较好的治疗效果。也可用于椎体植骨融合后，双侧椎板间应用这种固定方法能减少植骨后的活动度，促进椎体植骨的愈合。

一、适应证与禁忌证

（一）适应证

1. 适用于退行性腰椎病变，做了椎体间骨融合或植入椎体间融合器（Cage）或垫片（Spacer）的病例。

2. 双侧关节突椎板未被破坏，需要单纯做椎板后植骨融合的病例。

3. 不需要椎板开窗探查椎管内病变的病例，只需要作融合的病例。

（二）禁忌证

1. 超过两个节段需要作融合的病例。

2. 椎弓峡部不连的病例。

3. 骨折或畸形的病例。

4. 骨质疏松的病例。

二、优点

1. 椎板螺钉固定术，可通过微创技术完成，即空心螺钉技术。损伤小、恢复快、操作简单。

2. 技术含量比较高，如能熟练掌握操作方法，可节约手术时间。

三、缺点

1. 较钉棒系统稳定性略差。

2. 在椎板切除患者中无法应用。

3. 对椎板开窗患者，应用此技术也较困难。

4. 与钉棒系统不一样，无法恢复生理前凸。

四、手术方法

利用直径3.2mm的摆动钻及其相应的导向器，从上一棘突的基底部钻孔。向外、向下、向前通过椎板及下关节突，穿过关节突关节，在横突基底附近穿出（图26-54）。对每个钉道测深，用4.5mm直径的攻丝对钉道攻丝，如果关节突关节严重硬化，攻丝必须超过硬化的关节面。然后拧入直径4.5mm的皮质骨螺钉（图26-55）。当在棘突上钻第一枚钉道

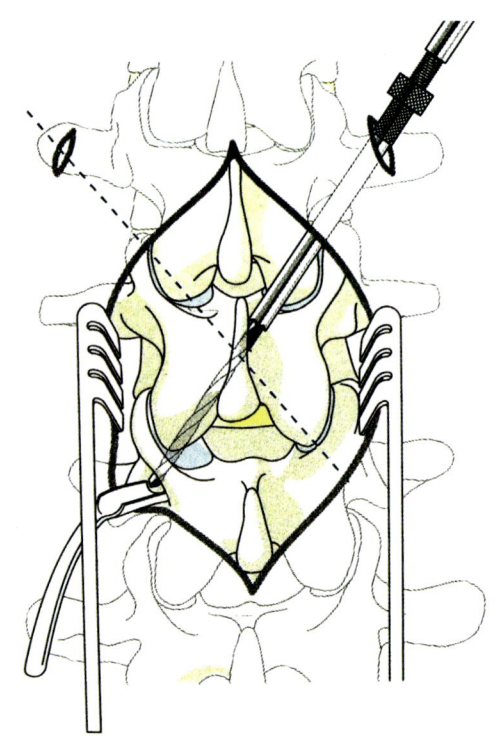

图26-54　3.2mm直径特殊长钻头的方向和位置，钻头用套筒保护。在皮肤刺出小口后，术者通过摆动钻钻孔

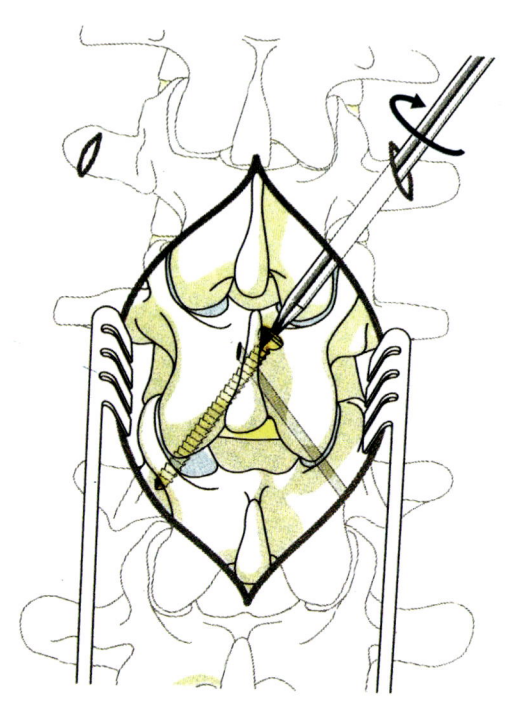

图26-55　拧入4.5mm直径、长度合适的皮质骨螺钉

时，应该想到还要钻第二枚螺钉，要留出第二枚钉的位置（图26-56）。这样才能给第二枚螺钉留出足够的位置，螺钉仅起到螺栓的作用（图26-57、图26-58），而不起拉力螺钉的作用已足够。螺栓阻滞相应节段的运动，而不需要产生加压作用。钻入螺钉的方向，可利用通过皮下隧道来调整方向，以免广泛暴露。另外L₅~S₁之间因椎板较薄也不宜应用，故仅限于L₄~L₅应用此方法。

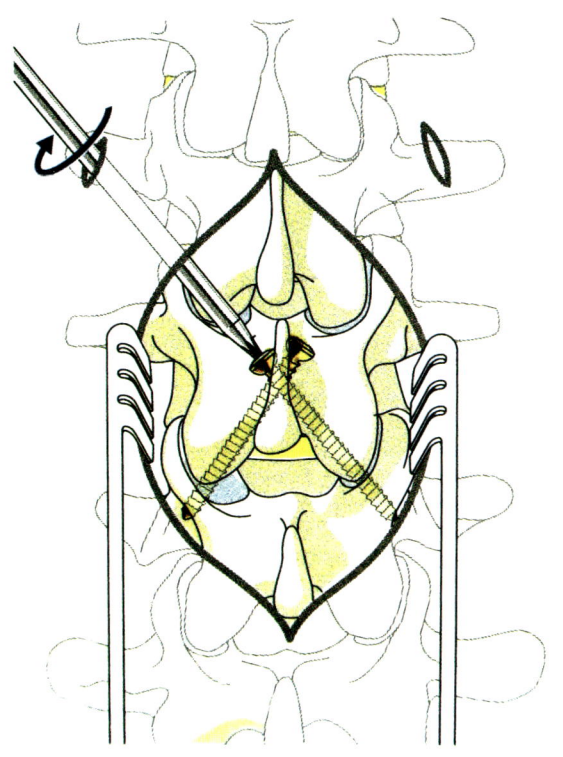

图26-56 经椎板两枚螺钉固定的后侧观

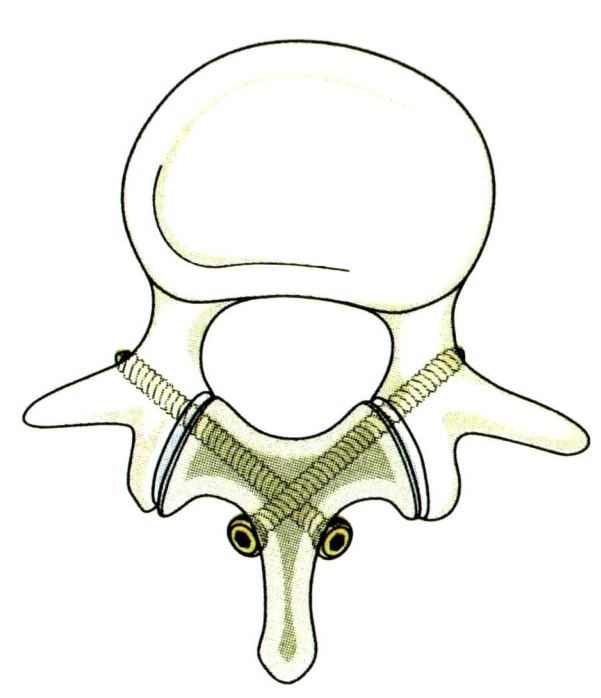

图26-57 轴位观察两枚螺钉

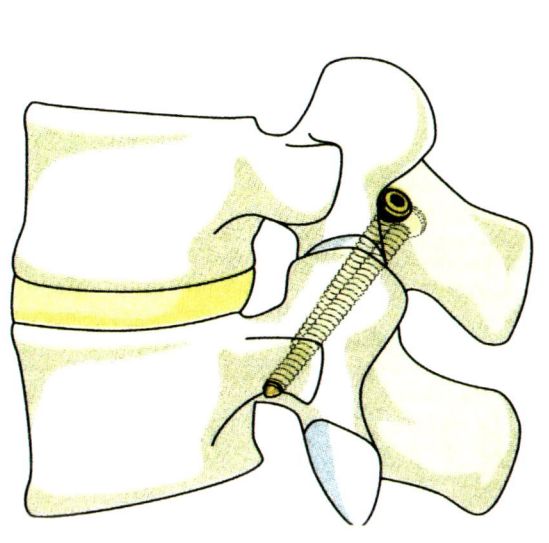

图26-58 侧位观察两枚螺钉

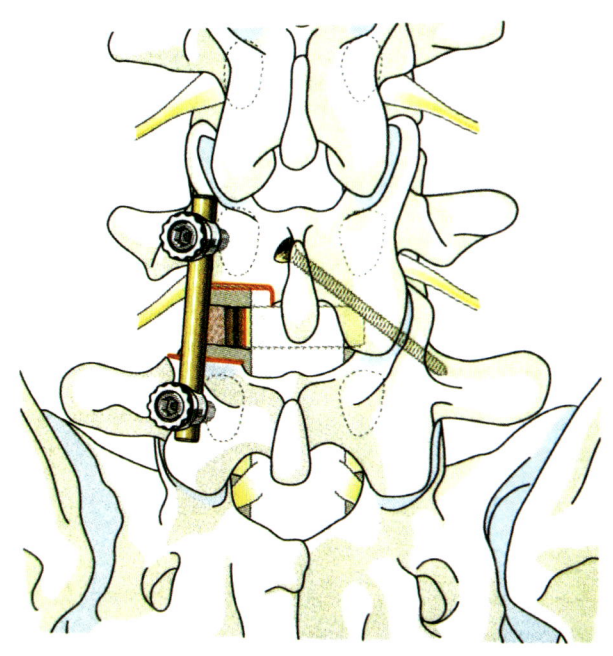

图26-59 单侧钉棒系统内固定加对侧椎板螺钉内固定

五、注意事项

1. 该方法为一经典式老方法，其用途受到限制，当今已被钉棒系统所代替，故临床上较少应用。

2. 所有下腰椎退变性疾病的患者均应同时作椎管内探查和减压工作，均应进行椎板开窗或半椎板切除或全椎板切除而失去了术后椎板螺钉内固定的机会。

3. 单纯作椎板后植骨内固定的机会很少。

4. 椎体间植骨融合后，单侧用钉棒系统内固定时，对侧可用椎板螺钉内固定（图26-59）。

（赵自平　王萧枫　田慧中）

参 考 文 献

[1] Max Aebi，Vincent Arlet，John K Webb. AO脊柱手册——原理与技巧[M]. 陈仲强，袁文，译. 济南：山东科学技术出版社，2010：151-355.

[2] 于滨生，郑召民. 脊柱外科手术技巧[M]. 北京：人民军医出版社，2009：207-213.

[3] Oda I，Abumi K，Yu BS，et al. Types of spinal instability that require interbody support in posterior lumbar reconstruction: an in vitro biomechanical investigation[J]. Spine，2003，28（14）：1573-1580.

[4] Devkota P，Shrestha SK，Krishnakumar R，et al. Posterior lumbar interbody fusion for the management of spondylolisthesis[J]. Nepal Med Coll J，2011，13（1）：46-49.

[5] Satoh I，Yonenobu K，Hosono N，et al. Indication of posterior lumbar interbody fusion for lumbar disc herniation[J]. Spinal Disord Tech，2006，19（2）：104-108.

[6] Harms J，Rolinger H. A one-stager procedure in operative treatment of spondylolistheses：Dorsal traction- reposition and anterior fusion[J]. Z Orthop Ihre Grenzgeb，1982，120：343-347.

[7] Yan DL，Pei FX，Li J，et al. Comparative study of PILF and TLIF treatment in adult degenerative spondylolisthesis[J]. Eur Spine J，2008，17（10）：1311-1316.

[8] Starkweather AR，Witek-Janusek L，Nockels RP，et al.The multiple benefits of minimally invasive spinal surgery: results comparing transforaminal lumbar interbody fusion and posterior lumbar fusion[J]. Neurosci Nurs，2008，40（1）：32-39.

[9] Dhall SS，Wang MY，Mummaneni PV. Clinical and radiographic comparison of mini-open transforaminal lumbar interbody fusion with open transforaminal lumbar interbody fusion in 42 patients withlong-term follow-up[J]. Neurosurg Spine，2008，9（6）：560-565.

[10] 田慧中，李明，王正雷. 胸腰椎手术要点与图解[M]. 北京：人民卫生出版社，2012：3-374.

[11] 田慧中，刘少喻，曾昭池. 腰骶椎手术要点与图解[M]. 北京：人民卫生出版社，2013：1-453.

[12] 关凯，孙天胜，李敛，等. 动态固定及其在腰椎退行性疾病中的应用现状[J]. 中国脊柱脊髓杂志，2006，16：709-711.

第二十七章　围手术期护理技术

第一节　术前准备与患者的护理

一、术前准备

（一）指导患者身体准备

1. 完成术前常规各项化验、影像检查，评估患者身体各器官机能情况，评价患者对麻醉和手术的耐受性。脊柱畸形截骨矫形手术患者需要进行肺功能测定，肺功能测定包含肺容量及通气功能的测定项目，包括有肺活量、功能残气量、肺总量、每分钟通气量、第一秒用力呼出量、用力呼气肺活量及用力呼气中期流速等。还需根据肺活量、最大通气量的预计公式，按年龄、性别、身高、体重等，算出相应的值，然后以实际测定值与预计值相比，算出所占百分比，根据此值，来评定肺功能损害程度及分级。

2. 为了适应术后的变化的适应性锻炼：练习床上进食、床上大小便、床上肢体功能锻炼、长时间卧床、正确的咳嗽咳痰、改善肺活量训练（深呼吸、吹气球、双手辅助呼吸）、腹部按摩训练等。

3. 对于患者合并的其他专科情况，建议请相应专科会诊后，进行相应的治疗，以达到可以耐受手术的程度：纠正水、电解质、酸碱平衡失调；纠正营养不良及贫血；急性呼吸道感染治愈后1~2周方可手术，慢性肺功能障碍者须改善肺功能后方可手术；对于近期有脑卒中病史的患者，应推迟2~6周再行手术；有心脏疾病者应根据Goldman指数量化心源性死亡的危险性和危及性命的并发症，评估是否手术；对肾功能障碍的患者术前应最大程度地改善肾功能；糖尿病患者要评估糖尿病的慢性并发症，控制血糖在正常或正常略高的范围内；对于凝血障碍者，须在术前设法改善凝血功能指标达到正常后方可手术，否则列为手术禁忌证。

（二）术前1天的常规准备

1. 术前医嘱（含确定手术时间、选择麻醉方式、术前12小时禁食和4小时禁饮、必要时灌肠、更衣备皮、镇静、留置尿管、交叉配血、备适量同型血、预防性抗生素的应用、麻醉前药物等）；检查各项化验及影像检查资料是否齐全、病历文书是否书写完成；检查患者准备情况及医嘱执行情况，检查其他人员准备的落实情况。

2. 术前1天的晚上，应对全部准备工作再进行检查一遍。如有发热、妇女月经来潮，应推迟手术日期，最后确定将于次晨手术者，当晚可给予镇静剂，以保证患者充足的睡眠。

（三）麻醉医生的准备

1. 麻醉前诊视：麻醉前必须诊视患者，了解病史及既往手术及麻醉史，以及镇静、催眠、止痛及抗高血压药物的应用情况，体检时着重了解心、肺、肝、肾及中枢神经系统的状态，参考各项化验和特殊检查，根据手术的缓急和患者的一般情况，对患者耐受麻醉与手术的能力做出恰当的估价。如患者合并有内科疾病，麻醉医生应要求手术医生请相关专科会诊，调整好患者各系统功能，使患者能够耐受麻醉与手术。经与手术医生协商，选择麻醉方式，通常脊柱畸形截骨矫形手术采用气管插管全麻或基础麻醉加局部麻醉（田氏配方）。在诊视患者时，要向患者介绍麻醉施行方案、施行过程中的不适及安全措施，以消除患者思想顾虑，使其能够积极配合麻醉。对于过度紧张而难以自控者，应以药物配合治疗。有心理障碍者，应请心理学专家协助处理。

2. 麻醉用具和药品的准备与检查： 为了使麻醉和手术能安全顺利进行，防止任何意外事件的发生，麻醉前必须对麻醉和监测设备、麻醉用具及药品进行准备和检查。无论实施何种麻醉均必须准备麻醉机、急救设备和药品。麻醉实施前须对已经准备好的设备、用具和药品等，进行再一次检查和核对，术中所用药品，必须经过核对后方可使用。

3. 麻醉实施前检查患者准备情况： 如再次检查患者全身各重要系统功能是否能够耐受手术，有否禁食8~12小时、禁饮4小时，患者情绪是否安定，有否按医嘱执行术前30分钟注射镇静药物和抗胆碱药物。

4. 如术中需要进行控制性降压者，必须保证组织灌注量，严格掌握血压控制标准，重视体位调节，加强监测ECG、SpO_2、尿量和动脉血压。防止长时间控制性降压，以减少并发症的发生。对于有严重器官疾病者，禁忌使用控制性降压。

（四）护理准备（病房护士、手术室护士）

1. 病房护士：

（1）心理护理：由于大量的日常护理工作，病房护士密切与患者接触，最容易赢得患者的信任。在术前病房护士应协助医生向患者解释手术的必要性、术中术后可能出现的不适及如何进行调整适应，减少患者的焦虑、恐惧情绪。

（2）按医嘱执行各项术前准备工作，并及时检查发现和解决术前准备中未能完成的部分项目，及时将术前准备的执行情况向医生进行反馈，直到各项术前准备执行完毕，如手术同意书是否签字。

（3）严格督促患者进行术前各项适应性训练及各项改善脊柱柔软性的特殊准备。

（4）入室前，检查有无更衣、留置尿管、交叉配血、应用预防性抗生素、是否已经肌注术前针等，去除患者的假牙或牙托，将手术部位备皮，将患者连同手术标识牌、病历、影像学资料等一起送到手术室。

（5）将患者送入手术室后，整理患者病床，备好术后因特殊卧位需要的软垫，并在床边准备好气管插管包或气管切开包、急救车(含急救药品)、氧气、心电监护设备等，等待患者术后回到病床。

2. 手术室护士：

（1）手术间准备：脊柱畸形矫形手术通常要求在较大的层流手术室进行。手术台应为万能手术床，能升能降、角度和倾斜度可调，并要配备脊柱外科专用手术架以适应脊柱手术不同体位的需要。

（2）手术室设备：术前一天准备呼吸机、心电监护仪、C形臂机、诱发电位记录仪、电锯、电钻等设备并在适当位置摆放。如采用胸腔镜下前路矫形手术，还需要准备胸腔镜电视手术系统物品。术前检查各种设备是否完好，任何设备如有故障，均应及时排出，以保证次日手术顺利进行。

（3）手术室器械：常规骨外科手术器械、脊椎显露器械（Cobb骨膜剥离器、自动撑开器、椎板拉钩、棘突咬骨钳、椎板咬骨钳、刮匙、神经剥离子、髓核钳等）。如前路手术则增加经胸腔手术器械（肋骨骨膜剥离器、肋骨剪、胸腔自动撑开器、肋骨合拢器等）、截骨器械（田氏脊柱骨刀）、内固定器械等。

（4）护士人员分工：由于脊柱畸形矫形手术为重大手术，故应由手术室护士长安排骨科手术经验丰富的护士担任器械护士和巡回护士。

（5）术前访视：手术室护士术前一天进行术前访视，参与手术术前讨论，了解患者的基本病情及心理状态，进行适当的心理疏导，检查术前准备的落实情况，介绍手术室环境，交代进入手术室的流程，告知手术的麻醉方式及麻醉手术过程中可能出现的不适及应对措施。

二、术前患者的护理

（一）心理护理

护士首先掌握患者的心理特点，与患者建立良好的护患关系，尽快消除他们的陌生感、孤独感；其次，在日常生活中以及在进行各种治疗时，尽量陪伴在旁，给予安慰和鼓励，使患者能够积极配合治疗与护理。

（二）手术前期患者护理

1. 心理准备：增进与患者及家属的交流，将患者的病情、诊断、手术方法、手术的必要性、手术的效果以及可能发生的并发症及预防措施、手术的危险性、手术后的恢复过程及预后向患者及家属交代清楚，提出要求患者配合的事项和手术前后应注意的问题，以取得患者的信任和配合，使患者安心地接受手术。

2. 环境准备：病房温度应保持在18~20℃，湿度50%~60%，减少陪护。对新入院的患者，护士要介绍病区环境。

3. 身体准备：帮助患者完善各种检查，护士向患者讲解各项检查的意义，帮助和督促患者接受检查。对于留取样本的血、尿、便化验检查，应向患者交代各种标本的采集要求。

（三）呼吸系统功能训练

由于呼吸肌发育差、收缩力弱、通气动力减低，胸廓畸形使肺组织的正常发育受到限制，因此术前呼吸功能训练是十分必要的。常用方法是让患者每天训练深呼吸、吹气球。

（四）体位训练

根据手术方式嘱患者术前练习侧卧位或俯卧位以适应术中体位，保证手术顺利进行；练习床上排便，以适应术后卧床的需要及与术中脊髓损伤引起的尿潴留鉴别。

（许红梅　杨美好　李璐）

第二节　术中准备与患者的护理

一、术中准备

1. 手术当天负责将患者接入手术室；负责打开手术布类包、器械包；建立静脉通道；协助麻醉医生进行麻醉；协助手术医生摆放手术体位，注意脊柱畸形患者俯卧位手术一定要注意垫好体位枕头，防褥疮发生；器械护士上台后清点手术器械。

2. 手术室的环境：手术室应邻近手术科室和相关科室。手术室分为无菌区、清洁区、半清洁区和污染区。适宜温度为20~24℃，湿度为50%~60%。

二、术中患者的护理

手术中患者的护理包括评估及文件记录、体位准备和手术过程中的观察。

1. 手术体位的要求：最大限度地保证患者的舒适与安全；有利于暴露手术野，方便术者操作；对呼吸、循环影响最小；不使肢体过度牵拉或压迫而受损；肢体不可悬空放置，应有托架支托。

2. 手术野皮肤消毒：消毒用药液不可过多；从手术中心开始，用力稳重均匀环行涂擦；消毒范围应超过手术切口所需面积。

3. 手术过程中的观察：巡回护士应密切观察患者的反应，及时发现患者的不适或意外情况，防止并发症的发生，确保患者的安全。

（杨美好　张勤　许红梅）

第三节　术后处理与患者的护理

一、术后处理

术后处理是连接术前准备、手术与术后康复之间的桥梁，术后处理得当，能够使手术的应激反应降到最小程度。脊柱畸形矫形手术术后通常要求进入重症监护室进行监护，平稳后再转回普通病房。

（一）术后常规处理

1. 术后医嘱：包括诊断、实施的手术名称、监测方法和治疗措施。如止痛药、抗生素的应用，伤口护理及静脉输液，防褥疮护理，各种管道、插管、引流物、吸氧等处理。

2. 术后体位：麻醉清醒返回病房后，第一个24小时，在保证不压出褥疮的情况下，尽可能平卧或45°半侧卧，便于压迫止血，减少渗血。置胸腔闭式引流者，床头可抬高30°。

3. 术后输液及循环量的观察：手术后输液的用量、成分和输注速度，取决于手术的大小、患者器官功能状态和疾病严重程度。输液过程中要不断观察血压、术后计尿量、末稍循环情况，及时调整输液的用量、成分和输注速度。

4. 术后心肺功能的监测：手术完成后暂时可因疼痛换气不足或麻醉后变化引起肺容量和肺通气量下降10%~30%，对术前就有肺功能严重不全的患者，有发生肺功能衰竭的可能，故术后应进行心肺功能监测。常用简便的方法是动脉血气分析。

5. 术后抗生素的使用：脊柱侧弯矫正术后切口感染、内固定外露可导致矫正失败，是一种严重的术后并发症，因此除术中坚持无菌操作外，术后应早期大量使用广谱抗生素。

6. 术后饮食处理：不论选择局部麻醉加基础麻醉还是全身麻醉，一般都要求术后返回病床当晚禁食，次晨患者完全清醒，方可以给予流质或半流质食物，在术后2~3天逐渐过渡到软食、普食。

7. 术后疼痛处理：术后麻醉作用消失后，切口受到刺激会出现疼痛，术后疼痛可引起呼吸、循环、胃肠道和骨骼肌功能的变化，甚至引起并发症，还可加重原有并发症，故疼痛要及时处理。常用的方法有术后静脉镇痛和硬膜外管镇痛泵镇痛，脊柱畸形矫形手术多数应用静脉镇痛。如无条件，亦可应用镇痛药物如曲马朵、哌替啶等。

（二）术后特殊处理

1. 术后神经功能监测：在患者麻醉清醒后立即检查下肢的感觉运动及鞍区的感觉，每天查2~3次，连续检查3天以上。如果手术后立即出现双下肢感觉及运动异常，在排除术中意外损伤的前提下，可能是术中过度矫正弯曲所致，应立即拆除内固定或回松过度的撑开，在局麻下患者诉说症状缓解。如果过撑损伤能在术后6小时以内解除，则神经功能可基本恢复，否则将变为持久性瘫痪。笔者曾遇到2例术后第3天逐渐出现瘫痪症状的，其可能与术后神经水肿有关，均经脱水及使用激素后痊愈。

2. 术后的拍片检查：术后1周以内拍全脊柱正侧位X线片，了解内固定情况，并进行术前术后对比，记录详细资料以备总结，如内固定无异常，出院后每年拍片复查一次，了解植骨融合及内固定位置，并与术后第一次拍片相比较，了解矫正度是否丢失。

3. 术后功能锻炼：术后一周拍X线片无异常后，可逐渐扶起行走，进行深呼吸及肢体功能锻炼并逐渐延长离床时间至站立可达1小时以上，拆线后即可行石膏背心或支具外固定。

二、术后患者的护理

（一）生命体征的观察及护理

患者回病房后，连接心电监护仪，以监测血氧饱和度、血压、建立护理记录单。全身麻醉未清醒者去枕平卧头偏向一侧，持续低流量氧气吸入（2~3L/min），保持呼吸道通畅。因手术创伤大，出血量多，患者易发生血容量不足而致休克，术后24小时必须密切观察血压、脉搏、呼吸的变化，保持血氧饱和度在95%以上。

（二）体位护理

正确的体位护理对预防内固定器脱钩断棒，保证手术效果具有非常重要的意义。在搬运患者时，应始终注意保持脊柱呈水平位置，严禁脊柱屈曲、扭转，要互相配合，动作一致。术后3天内给予使用气垫床，手术回来后6小时平卧，便于压迫止血，减少渗出。平卧6小时后给予2小时翻身一次可预防压疮的发生。翻身时，使整个脊柱保持一直线，轴向滚动45°，然后垫软枕，将双下肢置于髋、膝关节稍屈曲位，双下肢可自由活动。

（三）脊髓神经的观察

神经系统并发症是该手术的主要并发症，返回病室后要观察患者双下肢感觉，运动情况及括约肌功能，每天检查2~3次，连续检查3天以上。如果术后出现双下肢感觉及运动异常，立即通知主管医生。术后出现双下肢感觉及运动异常，在排除术中以外损伤的前提下，可能是术中过度矫正弯曲所致，应立即拆除内固定或回松过度的撑开。如果过撑损伤能在术后6小时以内解除，则神经功能可基本恢复，否则将变为持久性瘫痪。

（四）保持呼吸道通畅，预防肺部感染

由于该术前为气管全麻，气管黏膜受到刺激，使咽喉部疼痛影响患者的自主咳嗽及呼吸，容易发生肺部感染。护理措施：低流量吸氧，雾化吸入，协助轴线翻身，定时扣胸拍背，鼓励深呼吸及有效咳嗽、排痰，保持呼吸道通畅。

（五）饮食指导

患者术后常出现不同程度的胃肠道反应，如恶心、呕吐、腹胀等，术后6小时从饮水开始进流质饮食→半流食→软食→普食逐渐增加，使胃肠道功能逐渐稳定，禁食辛辣、油腻之品，多食富含白蛋白、维生素食物如鸡蛋、瘦肉、鱼虾、新鲜蔬菜、水果等，同时进食粗纤维类蔬菜，防止便秘。

（六）正确指导功能锻炼

向患者讲解功能锻炼的重要性，克服困难和疼痛，自觉锻炼。术后即可开始做四肢活动，如足的背伸、旋内、旋外，屈膝屈髋，手指、腕关节、肩关节外展、内收、旋转等，同时配合做扩胸运动，深吸气慢呼气，并进行吹气球、吹水瓶等呼吸功能锻炼。术后一周以内摄全脊柱正侧位片，如内固定无异常，可配戴支具下逐渐扶起下地行走活动，并逐渐延长离床时间至站立可达1小时以上，活动时应多做四肢运动，避免做躯体测屈、扭转、弯腰等动作，活动强度要循序渐进，同时注意有无呼吸困难、头晕等不适症状。

（七）出院指导

术后应给予石膏背心外固定或支具外固定，固定期限为4~6个月，要保持正确的走路姿势，加强营养及腹肌、背肌的锻炼。支具配戴时间内不做上身前屈、旋转动作，避免上肢用力提拉重物，避免脊柱外伤，预防内固定松动、滑脱。术后3个月、6个月各复查一次，不适随诊，直至植骨愈合或脊柱发育成熟。

（李璐 许红梅 张勤）

参 考 文 献

［1］饶书城. 脊柱外科手术学[M]. 2版. 北京：人民卫生出版社，1999：159-171.

［2］田慧中. 脊柱畸形外科学[M]. 乌鲁木齐：新疆科技卫生出版社，1994：86-97.

［3］田慧中，吕霞，马原. 头盆环牵引全脊柱截骨内固定治疗重度脊柱弯曲[J]. 中国矫形外科杂志，2007，15（3）：167-172.

［4］田慧中. "田氏脊柱骨刀"在脊柱外科中的应用[J]. 中华骨科杂志，1994，14（4）：236.

［5］田慧中，李佛保. 脊柱畸形与截骨术[M]. 西安：世界图书出版公司，2001：260-268.

［6］田慧中. 椎弓椎体联合截骨术治疗脊柱后凸和后侧凸[J]. 中华骨科杂志，1989，9：321.

［7］田慧中. "田氏脊柱骨刀"在矫形外科中的应用[J]. 中国矫形外科杂志，2003，11（15）：1073-1075.

［8］马原. 全脊柱截骨矫正严重后凸畸形[J]. 中国矫形外科杂志，2006，14（3）：187-188.

［9］田慧中. 脊柱外科医师要善于使用咬骨钳和骨刀[J]. 中国现代手术学杂志，2002，6（1）：67.

［10］田慧中，马原，胡永胜，等. 强直性脊柱炎颈胸段后凸畸形截骨矫正术[J]. 中国矫形外科杂志，2006，14（7）：522~523.

［11］富田胜郎，马原，田慧中. 全脊椎整块切除术[J]. 中国矫形外科杂志，2006，14（7）：500-505.

［12］田慧中，刘少喻，马原. 实用脊柱外科手术图解[M]. 北京：人民军医出版社，2008：74-84.

［13］吴在德，吴肇汉. 外科学[M]. 7版，北京：人民卫生出版社，2009：127-136.

［14］胥少汀，葛宝丰，徐印坎. 实用骨科学[M]. 3版. 北京：人民军医出版社，2005：266-274.